I. Alder, S. Baldes, C. Niehoff

55 Fälle

Schwangerschaft, Geburt, Wochenbett und Stillzeit

Inga Adler, Siegrun Baldes, Caroline Niehoff

Hebammenwissenschaft

55 Fälle Schwangerschaft, Geburt, Wochenbett und Stillzeit

ELSEVIER

Elsevier GmbH, Bernhard-Wicki-Str. 5, 80636 München, Deutschland
Wir freuen uns über Ihr Feedback und Ihre Anregungen an kundendienst@elsevier.com

ISBN 978-3-437-45075-4 eISBN 978-3-437-06430-2

Aus Gründen der Barrierefreiheit sind die Bilder in elektronischen Ausgaben dieses Buches mit Alt-Text-Beschreibungen (Alternativ-Text) versehen, die von Elsevier bereitgestellt werden. Mehr Informationen erhalten Sie unter https://www.elsevier.com/about/accessibility

Bücher und Zeitschriften, die von Elsevier veröffentlicht werden, entsprechen den geltenden Produktsicherheitsanforderungen. Für etwaige Bedenken oder Fragen zur Produktsicherheit wenden Sie sich bitte an unseren autorisierten Vertreter, Elsevier B.V., productsafety@elsevier.com.

Elsevier nimmt eine neutrale Position in Bezug auf territoriale Meinungsverschiedenheiten oder Zuständigkeitsansprüche in seinen veröffentlichten Inhalten ein, einschließlich Landkarten und institutionellen Zugehörigkeiten.

1. Auflage 2026

Wichtiger Hinweis: Die medizinischen Wissenschaften unterliegen einem sehr schnellen Wissenszuwachs. Der stetige Wandel von Methoden, Wirkstoffen und Erkenntnissen ist allen an diesem Werk Beteiligten bewusst. Sowohl der Verlag als auch die Autorinnen und Autoren und alle, die an der Entstehung dieses Werkes beteiligt waren, haben große Sorgfalt darauf verwandt, dass die Angaben zu Methoden, Anweisungen, Produkten, Anwendungen oder Konzepten dem aktuellen Wissensstand zum Zeitpunkt der Fertigstellung des Werkes entsprechen.
Der Verlag kann jedoch keine Gewähr für Angaben zu Dosierung und Applikationsformen übernehmen. Es sollte stets eine unabhängige und sorgfältige Überprüfung von Diagnosen und Arzneimitteldosierungen sowie möglicher Kontraindikationen erfolgen. Jede Dosierung oder Applikation liegt in der Verantwortung der Anwenderin oder des Anwenders. Die Elsevier GmbH, die Autorinnen und Autoren und alle, die an der Entstehung des Werkes mitgewirkt haben, können keinerlei Haftung in Bezug auf jegliche Verletzung und/oder Schäden an Personen oder Eigentum, im Rahmen von Produkthaftung, Fahrlässigkeit oder anderweitig übernehmen.

Für die Vollständigkeit und Auswahl der aufgeführten Medikamente übernimmt der Verlag keine Gewähr.
Geschützte Warennamen (Warenzeichen) werden in der Regel besonders kenntlich gemacht (®). Aus dem Fehlen eines solchen Hinweises kann jedoch nicht automatisch geschlossen werden, dass es sich um einen freien Warennamen handelt.

Bibliografische Information der Deutschen Nationalbibliothek
Die Deutsche Nationalbibliothek verzeichnet diese Publikation in der Deutschen Nationalbibliografie; detaillierte bibliografische Daten sind im Internet über https://www.dnb.de abrufbar.

26 27 28 29 30 5 4 3 2 1

In ihren Veröffentlichungen verfolgt die Elsevier GmbH das Ziel, genderneutrale Formulierungen für Personengruppen zu verwenden. Um jedoch den Textfluss nicht zu stören sowie die gestalterische Freiheit nicht einzuschränken, wurden bisweilen Kompromisse eingegangen. Selbstverständlich sind **immer alle Geschlechter** gemeint.

Planung: Linda Seidl; Projektmanagement: Ulrike Schmidt
Redaktion: Christel Hämmerle, München
Herstellung: Ute Landwehr-Heldt, Bremen
Satz: Thomson Digital, Noida/Indien
Druck und Bindung: Drukarnia Dimograf Sp. z o. o., Bielsko-Biała/Polen
Umschlaggestaltung: SpieszDesign, Neu-Ulm
Titelfotografie: © LIGHTFIELD STUDIOS - stock.adobe.com

Aktuelle Informationen finden Sie im Internet unter **www.elsevier.de**

Vorwort

Liebe Leserinnen, liebe Leser, liebe Studierende der Hebammenwissenschaft,

dieses Buch ist mehr als ein klassisches Lehrwerk. Es ist auch eine Einladung, klinisches Denken einzuüben und Sicherheit zu gewinnen, um praxisrelevante Situationen problemorientiert beurteilen zu können. Ein interdisziplinäres Autorinnenteam aus zwei Hebammen und einer Ärztin hat sich zusammengefunden, um ein Lehrbuch zu gestalten, das sowohl zeitgemäß als auch praxisnah ist. Im Zentrum stehen realitätsnahe Fallbeispiele, die nicht nur Neugier wecken, sondern auch zentrale Themen und Herausforderungen der klinischen Praxis ins Licht rücken und rekonstruktives, induktives oder analytisches Vorgehen einfordern. Gezielte Fragestellungen regen dazu an, verschiedene Blickwinkel einzunehmen und interdisziplinäre Perspektiven zu beleuchten.
Dieses Buch führt zur Fallarbeit hin. Damit möchten wir bei unseren Lesern und Leserinnen Denkprozesse anstoßen, zur Reflektion fachlicher Entscheidungen einladen und Studierende in die Aktion bringen. Denn Hebammenarbeit ist lebendig, komplex und verantwortungsvoll – das muss auch das Lernen sein.
Unser Ziel ist es auch, Ihnen als Studierende zu ermöglichen, Interdisziplinarität als gelebte Realität im beruflichen Alltag zu erfahren. Dieses Buch möchte Lust aufs Lernen vermitteln: ein Lernen, das evidenzbasierte und leitlinienorientierte Inhalte vermittelt und zugleich tief verankert in der Praxis ist.
Sie werden beim Lesen nicht nur Wissen erwerben, sondern auch mitdenken, mitfühlen, mitdiskutieren und genau das ist es, was eine gute Hebammenausbildung heute braucht.
Wir wünschen Ihnen spannende Einblicke, erkenntnisreiche Aha-Momente und viel Freude auf Ihrem Weg durch dieses besondere Buch!

Osnabrück, im Januar 2026
Inga Adler
Siegrun Baldes
Caroline Niehoff

Die Autorinnen

Inga Adler
Lehrkraft für besondere Aufgaben im Studiengang Hebammenwissenschaft
M. Ed. Gesundheitswissenschaften und Hebamme

Siegrun Baldes
Lehrkraft für besondere Aufgaben Studiengang Hebammenwissenschaft
Wissenschaftliche Mitarbeiterin
B.Sc. Pflegewissenschaft; M.A. Pflegepädagogik und Hebamme

Prof. Dr. med. Caroline Niehoff
Professorin für Medizin, Frauengesundheit und reproduktive Gesundheit
Ärztliche Leitung im MVZ Kinderwunsch- und Hormonzentrum Münster
Fachärztin für Gynäkologie & Geburtshilfe, Schwerpunktbezeichnung Gynäkologische Endokrinologie & Reproduktionsmedizin, Fachkunde Labor

Fehler gefunden?

An unsere Inhalte haben wir sehr hohe Ansprüche. Trotz aller Sorgfalt kann es jedoch passieren, dass sich ein Fehler einschleicht oder fachlich-inhaltliche Aktualisierungen notwendig geworden sind.

Sobald ein relevanter Fehler entdeckt wird, stellen wir eine Korrektur zur Verfügung. Mit diesem QR-Code gelingt der schnelle Zugriff.

https://else4.de/9783437450754

Wir sind dankbar für jeden Hinweis, der uns hilft, dieses Werk zu verbessern. Bitte richten Sie Ihre Anregungen, Lob und Kritik an folgende E-Mail-Adresse: kundendienst@elsevier.com

Abkürzungen

APD	Anterior-posteriorer Durchmesser, Durchmesser des Bauchs von vorne nach hinten
ATD	Abdomenquerdurchmesser, Durchmesser des Bauchs von der einen zur anderen Seite
AU	Abdomenumfang
AZ	Allgemeinzustand
BB	Blutbild
bds.	beidseits, bilateral
BEL	Beckenendlage
Bili	Bilirubin
BPD	biparietaler Durchmesser, quergemessener Durchmesser des Köpfchens
CCT	kraniales Computertomogramm
CT	Computertomogramm
CTG	Kardiotokogramm
EA	Epiduralanästhesie
ET	errechneter Entbindungstermin
ETS	Ersttrimester-Screening
FHF	fetale Herzfrequenz
FL/HL	Femurlänge/Humeruslänge, Länge des Oberschenkelknochens (Femur) und des Oberarmknochens (Humerus)
FOD	fronto-okzipitaler Durchmesser, Längsdurchmesser des Köpfchens
FW	Fruchtwasser
GA	Gestationsalter
GDM	Gestationsdiabetes
Gravida	Schwangere/Zahl der Schwangerschaften
GTE	gestationsbedingte Trophoblasterkrankungen
Hb	Hämoglobin
hCG/HCG	humanes Choriongonadotropin
HES	hypertensive Erkrankungen in der Schwangerschaft
HF	Herzfrequenz
HiHH	hintere Hinterhauptshaltung
Hkt	Hämatokrit
IUFT	intrauteriner Fruchttod
IUT	intrauterine Transfusion
IVF	In-vitro-Fertilisation
KU	Kopfumfang
Lj.	Lebensjahr
LR	letzter Tag der Regelblutung
LT	Lebenstag
M., Mm.	Musculus, Musculi
MRT	Magnetresonanztomografie
N., Nn.	Nervus, Nervi
NV	Nabelvene
p. p.	post partum
Para	Gebärende/Anzahl der Geburten
PCOS	polyzystisches Ovarsyndrom
PDA	Periduralanästhesie
PPD	postpartale Depression
PROM	premature rupture of membranes (vorzeitiger Blasensprung)
Rh	Rhesus
S	Schnittentbindung (Kaiserschnitt)
SIH	schwangerschaftsinduzierte Hypertonie
SP	Spontangeburt
SPA	Spinalanästhesie
SSL	Scheitel-Steiß-Länge, Länge des Babys vom äußersten Kopfende bis zum äußersten Steißende
SSW	Schwangerschaftswoche
STD	sexuell übertragbare Erkrankung(en)
Vag. Op	Zangen- oder Saugglockengeburt
Z. n.	Zustand nach
ZNS	zentrales Nervensystem

Abbildungsnachweis

Der Verweis auf die jeweilige Abbildungsquelle befindet sich bei allen Abbildungen im Werk am Ende des Legendentextes in eckigen Klammern. Alle nicht besonders gekennzeichneten Grafiken und Abbildungen © Elsevier GmbH, München.

E355	Goldman L et al. Cecil MEDICINE. 23rd Edition, Philadelphia: Elsevier Saunders, 2008
E914	Ginsberg G et al. Clinical Gastrointestinal Endoscopy, 2nd Edition, Elsevier, 2012
E1390	Ford HB, Schust DJ. Recurrent pregnancy loss: etiology, diagnosis, and therapy. Rev Obstet Gynecol. 2009;2 (2): 76–83
E1469	Stiefel A, Brendel K, Bauer N et al. Hebammenkunde, 6. Aufl., Thieme/Stuttgart, 2020
F210-053	Righard L, Alade MO. Effect of delivery room routines on success of first breastfeed. Lancet. 1990;336 (8723): 1105–1107. doi:10.1016/0140-6736(90)92579-7
F1227-001	Cox JL, Holden JM, Sagovsky R. Detection of postnatal depression. Development of the 10-item Edinburgh Postnatal Depression Scale. Br J Psychiatry. 1987; 150: 782–786. doi:10.1192/bjp.150.6.782
G244	Chudleigh T, Thilaganathan B. Ostetric Ultrasound – How, why and when, 3rd Edition, Elsevier/Churchill Livingstone, 2004
J751-140	iStock.com/Jomkwan
J751-141	iStock.com/Aja Koska
J751-142	iStock.com/Mark Dymchenko
J751-143	iStock.com/EyeEm Mobile GmbH
J751-144	iStock.com/FatCamera
J751-148	iStock.com/ideabug
J787	Colourbox.com
J787-184	Colourbox.com/Arne Trautmann
J787-190	Colourbox.com/#821
J787-223	Colourbox.com/Ahmet Eylem Misirligül
K115	Andreas Walle, Hamburg
K550	Simone Drexler-Lobgesang, Viernheim
L106	Henriette Rintelen, Velbert
L138	Martha Kosthorst, Borken
L141	Stefan Elsberger, Planegg
L143	Heike Hübner, Berlin
L157	Susanne Adler, Lübeck
L190	Gerda Raichle
M438	Prof. Dr. med. Marion Kiechle, München
M1149	Dr. Sergej Haide, DIAKONEO Klinik Hallerwiese, Nürnberg
M1651	Inga Adler, Osnabrück
M1652	Siegrun Baldes, Lüdinghausen
O408	Martina Gärtner, Gauting
P600	Dr. med. Eva Weber, Bonn
P683	Dr. med. Anne Gesenhues
P780	Prof. Dr. med. Dr. h.c. Ioannis Mylonas, München
R284	Kiechle M. Gynäkologie und Geburtshilfe, 2. Aufl., Elsevier/Urban & Fischer, 2011
R490	Gruber G, Hansch A. Blickdiagnosen Innere Medizin, 2. Aufl., Elsevier/Urban & Fischer, 2024
S130-6	Speckmann, Hescheler, Köhling. Physiologie, 6.Aufl., Elsevier/Urban & Fischer, 2013
T127	Prof. Dr. med. Dr. h.c. Peter C. Scriba, München
T192	Dr. med. Kay Goerke, Schwetzingen
T409	Fotosammlung des Dr. von Haunerschen Kinderspitals, München
T568	Prof. Dr. med. Christof Specker, Essen
T1297	Forschungsdepartment Kinderernährung (FKE), Klinik für Kinder- und Jugendmedizin, Ruhr-Universität Bochum
U144	Medela Medizintechnik GmbH & Co Handels KG
W257	Gemeinsamer Bundesausschuss (G-BA), juristische Person des öffentlichen Rechts, Berlin
W333-008	Peripartal haemorrhage, diagnosis and therapy. Guideline of the DGGG, OEGGG and SGGG (S2k-Level, AWMF Registry No. 015/063, August 2022). http://www.awmf.org/leitlinien/detail/ll/015-063.html
W333-017	Deutsche Gesellschaft für Gynäkologie und Geburtshilfe (DGGG) und Deutschen Gesellschaft für Hebammenwissenschaft (DGHWi). S3-Leitlinie Vaginale Geburt am Termin, Langfassung - Vers. 1.0, 2020. AWMF-Register Nr. 015/083

Inhaltsverzeichnis

Inhaltsverzeichnis nach Diagnosen

Fallbeispiele: Wochenbett

Fallbeispiele: Besondere Stillsituationen

I Schwangerschaft

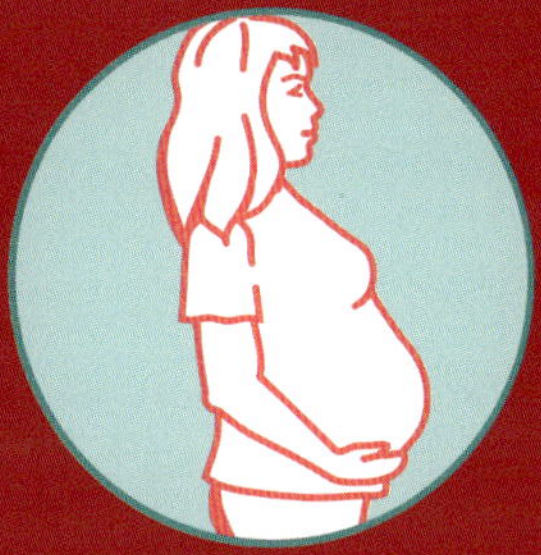

Fallbeispiele: Kinderwunsch

1

Es ist wie verhext

Caroline Niehoff

Fallbeispiel

Beim Ehepaar Emilia und Ben Schneider besteht seit inzwischen vier Jahren ein Kinderwunsch. Alle Freunde haben schon längst ihr erstes Kind bekommen. Dieser unerfüllte Kinderwunsch nagt immer mehr an ihrer Partnerschaft. Ihre Freunde sagen immer, sie sollen sich entspannen und mal schön Urlaub machen, dann wird's schon klappen. Emilia ist inzwischen so verzweifelt, dass sie in allen möglichen Foren googelt. Sie nimmt Nahrungsergänzungsmittel ein: Vitamine, Omega-3 Fettsäuren, macht regelmäßig Sport, trinkt keinen Alkohol, raucht keine Zigaretten. An Ben ist die Verzweiflung seiner Frau nicht spurlos vorbeigegangen. Auch er nimmt Nahrungsergänzungsmittel ein. Aber es will einfach nicht klappen. Dabei scheint alles ganz normal zu sein. Emilia hat einen regelmäßigen Zyklus. Beide sind gesund und sportlich, nichts deutet darauf hin, warum keine Schwangerschaft eintritt. Es ist wirklich wie verhext.

1. **Erheben Sie die Anamnese des Paars.**
2. **Erläutern Sie der Patientin unter Nutzung der Fachbegriffe, welche verschiedene Zyklusausprägungen es geben kann.**
3. **Erklären Sie dem Paar die sinnvollen Untersuchungen.**
4. **Fassen Sie die therapeutischen Möglichkeiten zusammen.**
5. **Das Paar ist sichtlich erschöpft und mitgenommen, da es nun doch schon zwei künstlichen Befruchtungen hinter sich hat. Beraten Sie das Paar unter Berücksichtigung der Schwangerschaftsraten zum weiteren Vorgehen.**

1. Anamnese des Paars

Aus dem Fallbeispiel erfährt man, dass Emilia Schneider einen regelmäßigen Zyklus angibt, und der Kinderwunsch seit vier Jahren besteht.
Während der Anamnese muss erfragt werden, wie alt das Paar ist, wie regelmäßig es Geschlechtsverkehr hat und wie oft die Blutung bei Emilia auftritt, denn auch eine Blutung alle 3 Monate kann als regelmäßig wahrgenommen werden. Insgesamt liegen bislang wenig Informationen und Befunde zum Thema Kinderwunsch vor.
Eine weitere wichtige Information ist das Gewicht. So geht z. B. eine Adipositas mit niedrigen Konzeptionsraten und erhöhten Fehlgeburtsraten einher. Auch Untergewicht kann die Erfüllung des Kinderwunsches im Rahmen von einer Anorexia nervosa oder exzessiv betriebenen Leistungssports erschweren (s. Fall: „Ich bekomme keine Blutung.")
Der schon recht lange bestehende Kinderwunsch lässt vermuten, dass eine stärkere Einschränkung der Fruchtbarkeit vorliegen muss.
Emilia Schneider ist 38 Jahre alt, hat einen BMI von 32 kg/m² und hat einen Zyklus von 34 Tagen Länge.
Die Dauer des Kinderwunsches und das Alter der Patientin geben Aufschluss darüber, in welche Richtung die weitere Beratung gehen wird. Bei langer Kinderwunschdauer und höherem Alter (wie bei Emilia Schneider) wird eine invasivere Therapie bis hin zur assistierten Befruchtung wahrscheinlicher.

MERKE
Fragen Sie bei der Anamneseerhebung immer konkret nach und lassen Sie scheinbar eindeutige Informationen (regelmäßiger Zyklus: also alles in Ordnung) nicht unhinterfragt.

2. Verschiedene Zyklusausprägungen

Eumenorrhö, Menarche

- Die **Eumenorrhö** bezeichnet den normalen Menstruationszyklus. Dieser sollte per Definitionen zwischen 25 und 35 Tagen lang sein. Minimale Schwankungen der Zykluslänge von +/-3 Tagen gelten ebenfalls als normal.
- Die **Menarche** bezeichnet die erste Menstruationsblutung eines Mädchens. Sie sollte zwischen dem 9. und 16. Lebensjahr einsetzen.

Zyklusstörungen

Die Zyklusstörungen können folgendermaßen zusammengefasst werden (➤ Abb. 1.1).

Primäre Amenorrhö	Regelblutung ist noch nie aufgetreten
Sekundäre Amenorrhö	Ausbleibende Regelblutung > 3 Monate Zuvor haben aber bereits Regelblutungen stattgefunden.
Polymenorrhö	Zykluslänge < 25 Tage
Oligomenorrhö	Zykluslänge > 35 Tage
Hypomenorrhö	Zu schwache Regelblutung
Hypermenorrhö	Zu starke Regelblutung
Menorrhagie	Verlängerte Regelblutung (7–10 Tage)
Metrorrhagie	Azyklisch auftretende Zwischenblutungen außerhalb des Menstruationszyklus

Im normalen Zyklusverlauf können zudem Zwischenblutungen auftreten, die ebenfalls unterschiedliche Ursachen haben können. Die häufigste Ursache ist hormonellen Ursprungs: eine Follikelreifungsstörung mit nachfolgender Gelbkörperschwäche (Lutealinsuffizienz). Aber auch Myome, eine Adenomyosis (Endometrioseherde in der Gebärmuttermuskulatur) im Rahmen einer Endometriose oder Polypen können eine Zwischenblutung hervorrufen.
Zeigt eine Patientin Zyklusstörungen, sollte eine transvaginale Sonografie erfolgen, um Uterus und Adnexe darzustellen und organische Ursachen ausschließen zu können.

MERKE
Der normale Menstruationszyklus (Eumenorrhö) sollte zwischen 25 und 35 Tagen lang sein. Schwankungen von +/-3 Tagen sind normal.

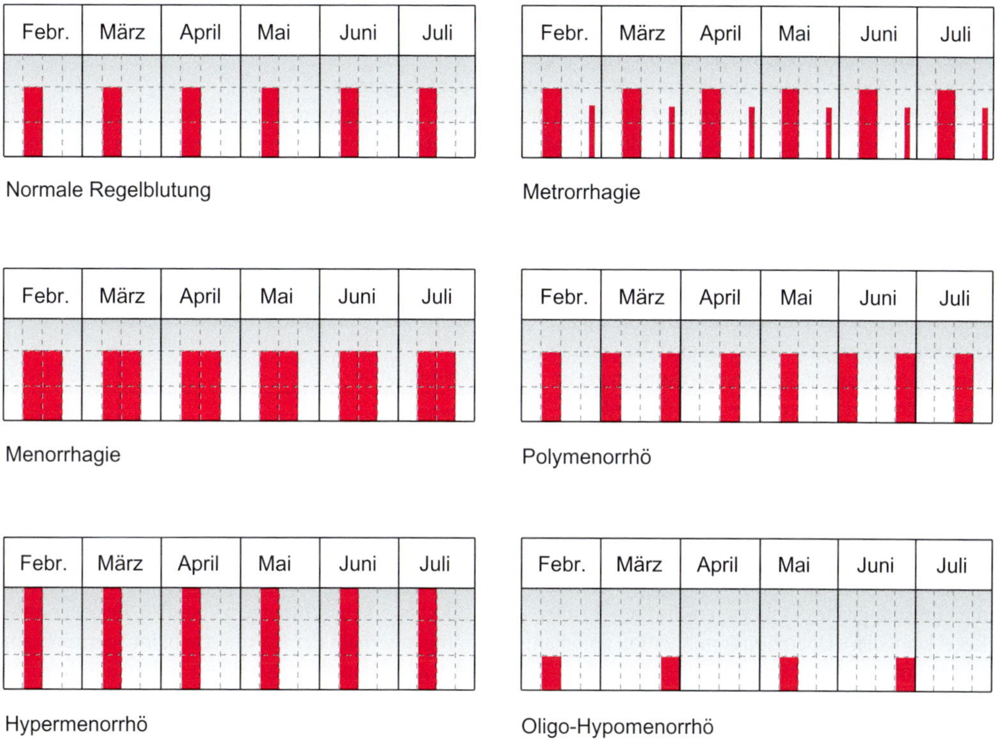

Abb. 1.1 Zyklusanomalien [L157]

3. Sinnvolle Untersuchungen

30 % der Ursachen der Kinderlosigkeit liegt bei den Frauen, 30 % bei den Männern und 30 % bei beiden. Es macht also immer Sinn, beide Partner genau zu untersuchen, bevor man mit einer Therapie beginnt.

Zyklusmonitoring

Frauen mit Kinderwunsch achten oft sehr auf ihren Zyklus. Sie sammeln Informationen über den Zeitpunkt des Eisprungs mittels Ovulationstests oder Temperaturkurven, um das Schwangerwerden zu optimieren. All das kann sehr anstrengend und nach einiger Zeit auch belastend sein. Daher kann bei Bedarf eine genaue Beobachtung des Zyklus mittels Ultraschall und ggf. Hormonwerten angeboten werden (Zyklusmonitoring). Hierbei lässt sich feststellen, ob und wann sich eine reife Eizelle entwickelt hat, ob ein Eisprung stattfindet und wie die Qualität der Gelbkörperphase ist.

- Bei einem regelhaften 28-tägigen Zyklus erwartet man am 14. Zyklustag einen Follikel von etwa 2 cm, eine schön aufgebaute Schleimhaut von ungefähr 10–12 mm und einen weiblichen Geschlechtshormonwert (Estradiol) von ungefähr 200 pg/ml.
- In der Lutealphase wird Estradiol und Progesteron kontrolliert, was bei einem regelhaften 28-tägigen Zyklus am 21. Zyklustag bei einem Estradiolwert von 100 pg/ml und einem Progesteronwert von mindestens 10 pg/ml liegen sollte.

Testen der Eileiterdurchgängigkeit

Aufgrund von Infektionen, Endometriose oder anderen Ursachen kann es zu Verwachsungen und Verklebungen der Eileiter kommen, sodass Spermien nicht mehr zur Eizelle gelangen können. Störungen oder Blockaden der Eileiter sind häufige Ursachen bei unerfülltem Kinderwunsch. Die Prüfung der Eileiterdurchgängigkeit kann entweder per Bauchspiegelung (Laparoskopie: LSK) oder mit einer speziellen Ultraschalluntersuchung erfolgen.

- Die **Bauchspiegelung** ist ein kurzer operativer Eingriff unter Narkose und stellt den Goldstandard für eine Abklärung der Eileiterdurchgängigkeit dar. Gleichzeitig können bei dem Eingriff der gesamte Bauchraum beurteilt, ggf. Verwachsungen gelöst oder Endometrioseherde (➤ Abb. 3.1) entfernt werden. In den meisten Fällen nutzt man diese OP, um ergänzend auch eine Gebärmutterspiegelung (Hysteroskopie: HSK) durchzuführen. Bei der Hysteroskopie kann die Gebärmutter von innen beurteilt werde mit der Frage, ob Myome, Verwachsungen oder sonstige Faktoren vorliegen, welche die Einnistung eines Embryos erschweren. In aller Regel kann diese Operationskombination ambulant stattfinden.
- Bei der **Ultraschallmethode** der **Eileitertestung (Hysterokontrastsonographie** oder auch Hysterosalpingo-contrast sonography **HyCoSy)** wird ein Katheter in den Gebärmutterhalskanal eingeführt und anschließend eine Lösung, die mit Luftblasen aufgeschäumt wird, in die Gebärmutterhöhle appliziert. Da Luft im Ultraschall weiß erscheint, können die durchgängigen Eileiter als feine weiße Linien dargestellt werden. Im Allgemeinen wird diese Untersuchung gut vertragen, ihre Irrtumswahrscheinlichkeit liegt bei ca. 10–15 %. Der Vorteil dieser Ultraschallmethode ist, dass diese Untersuchung ohne Narkose und ambulant durchgeführt werden kann.

Statistisch ergibt sich nach einer solchen Eileiterspülung eine gesteigerte Schwangerschaftsrate. In einigen Fällen kann HyCoSy eine therapeutische Wirkung haben, insbesondere, wenn während der Untersuchung eine mechanische Öffnung der Eileiter erreicht wird. Während der HyCoSy-Untersuchung kann der Druck des Kontrastmittels helfen, **leichte Verstopfungen** oder **Verklebungen** in den Eileitern zu lösen und die **Durchgängigkeit** zu verbessern.

Spermiogramm

Beim Spermiogramm handelt es sich um die Analyse des Ejakulats. Dafür werden das Volumen des Ejakulats analysiert sowie die Anzahl, Beweglichkeit und das Aussehen der Spermien unter dem Mikroskop beurteilt und nach Kriterien der WHO ausgewertet. Um eine optimale Aussagekraft zu erreichen, ist eine Karenzzeit (ejakulationsfreie Zeit) von 2–5 Tagen vor Abgabe des Spermiogramms ideal. Nach **WHO** 2021 gelten folgende **Normwerte:**

Konzentration	> 16 Mill./ml
Gesamtzahl	≥ 39 Mill.
Motilität (Progressivmotilität)	≥ 30 %
Morphologie (Normalformen)	≥ 4 %

Wenn Spermiogrammbefunde unterhalb dieser Normwerte liegen, sind die Bedingungen schwierig, über Geschlechtsverkehr schwanger zu werden. Bei jeder Abweichung unterhalb der Normwerte beim Spermiogramm ist es also sinnvoll, sich an ein Kinderwunschzentrum zu wenden.

MERKE

Bei unerfülltem Kinderwunsch sollten immer beide Partner untersucht werden: Zu 60 % sind auch bei den Männern Ursachen zu finden.

4. Therapeutische Möglichkeiten

Zyklusmonitoring

Zyklusmonitoring meint die Planung des zeitlich genau terminierten Geschlechtsverkehrs (VZO: Verkehr zum Optimum). Bei Zyklen ohne Eizellreifung erfolgt zunächst eine Stimulation mit Tabletten (Clomifen oder Letrozol), oder mit Spritzen (Pens, mit denen FSH und LH appliziert werden können).

Insemination

Bei leichten Einschränkungen im Spermiogramm kann eine Insemination durchgeführt werden. Als Insemination wird das Einspülen von konzentrierten, beweglichen Spermien in die Gebärmutterhöhle der Frau bezeichnet. Voraussetzung für das Gelingen einer Insemination sind offene und funktionsfähige Eileiter der Frau.

- Eine Insemination kann in einem spontanen Zyklus ohne Medikamentengabe oder aber nach einer Stimulation der Eizellreifung durchgeführt werden. Ist das Eibläschen (der Follikel) reif, wird der Eisprung ausgelöst, sodass das Einspülen der Spermien zum perfekten Zeitpunkt im Zyklus erfolgt (einige Stunden vor dem Eisprung). Die besten Spermien sind nun direkt vor Ort, um eine Schwangerschaft zu erzielen. Mit der Insemination kann also eine Optimierung der Schwangerschaftschancen erreicht werden.
- Eine Samenübertragung kann auch mit gespendeten Fremdsamen (aus einer lizensierten Samenbank mit der ein Kooperationsvertrag vorliegen muss), durchgeführt werden. Diese Therapie ist für Paare, bei denen der Mann keine befruchtungsfähigen Spermien bildet und für gleichgeschlechtliche Paare oder alleinstehende Frauen eine Option.

Spenderspermien dürfen in Deutschland nur noch in Kinderwunschzentren geliefert werden, eine Lieferung an Privatpersonen ist nach dem Samenspenderegistergesetz (SaRegG) nicht legal.

Extrakorporale Befruchtung: IVF und ICSI

Auch wenn Spermien und Eizelle außerhalb des Körpers zusammengeführt werden, ist und bleibt jede Befruchtung ein natürlicher Vorgang. Der häufig verwendete Begriff der „künstlichen Befruchtung“ ist irreführend. Die Befruchtung außerhalb des Körpers kann mittels IVF (In-Vitro-Fertilisation) oder mittels ICSI (intrazytoplasmatische Spermieninjektion) erreicht werden. Bei regelrechter Spermienqualität wird die IVF-Behandlung, bei Einschränkungen der Spermienqualität die ICSI-Methode angewandt.

- **Schritt 1 – Stimulation des Eibläschen (Follikel)-Wachstums:** Mit Beginn der Regelblutung startet eine etwa 10-tägige Hormongabe. Diese Hormone sorgen dafür, dass nicht – wie im natürlichen Zyklus – nur ein Eibläschen heranwächst, sondern mehrere (ca. 10–15) Follikel reifen. Dieses Wachstum wird mittels Ultraschalluntersuchungen und Hormonbestimmungen regelmäßig überwacht.
- **Schritt 2 – Eizellgewinnung (Follikelpunktion):** Wenn die Eizellen reif sind, werden sie im Rahmen der **Follikelpunktion** gewonnen. Ultraschallgesteuert werden von der Scheide aus die Eibläschen punktiert, sodass die darin befindlichen Eizellen abgesaugt und im Reagenzglas aufgefangen werden können. Dieser Eingriff findet in der Regel in kurzer Narkose ambulant statt. Zeitgleich erfolgt die Spermienabgabe durch den Partner.
- **Schritt 3 – Befruchtung:** Am Tag der Follikelpunktion werden die Eizellen mit den aufbereiteten Samenzellen zusammengebracht. Diese werden gemeinsam über Nacht im Brutschrank kultiviert, sodass die Befruchtung auf natürliche Weise stattfindet. Am nächsten Tag wird überprüft, ob und in welchem Ausmaß die Befruchtung erfolgreich war. Einige der erfolgreich befruchteten Eizellen werden dann innerhalb weniger Tage zu Embryonen weiterkultiviert. Überzählige befruchtete Eizellen können in flüssigem Stickstoff eingefroren (kryokonserviert) werden.
- **Schritt 4 – Embryotransfer:** Zwei bis fünf Tage nach der Eizellgewinnung wird der Embryo in die Gebärmutter der Frau eingesetzt (Embryotransfer). Dieser Schritt ist schmerzfrei und ohne Narkose möglich. 10–14 Tage später wird der Schwangerschaftstest gemacht.

TESE

Sollten im Ejakulat keine Spermien nachweisbar sein, gibt es die Möglichkeit einer Hodenbiospie, der sog. TESE (Testikuläre Spermien-Extraktion). Dieser Eingriff muss von einem kooperierenden Urologen im Vorfeld durchgeführt werden. Mit diesen vorher kryokonservierten Hodengewebsproben kann dann eine Kinderwunschbehandlung mittels ICSI durchgeführt werden.

Verlängerte Embryonenkultur

Im Rahmen einer Kinderwunschbehandlung mittels IVF oder ICSI können die entstandenen Embryonen unter bestimmten Bedingungen vier bis fünf Tage im Brutschrank kultiviert werden. Durch diese verlängerte Embryonenkultur ist es möglich, die Entwicklung der Embryonen differenzierter zu beobachten und den Embryo mit der optimalsten Entwicklung auszuwählen, damit die Chance auf eine Einnistung und Schwangerschaft steigt. So kann also nur ein einziger sehr gut entwickelter Embryo in die Gebärmutter übertragen und ein erhöhtes Mehrlingsrisiko umgangen werden.

5. Weiteres Vorgehen

Schwangerschaftsraten sind altersabhängig. Die Schwangerschaftsrate bei VZO-Zyklen (VZO: Verkehr zum Optimum) nach 4 Jahren Kinderwunsch ist bei 30-Jährigen 10 %, bei 40-Jährigen bei 2 %. Im Vergleich dazu sind die Schwangerschaftsraten bei der künstlichen Befruchtung bis zum 35. Lebensjahr ungefähr bei 40 %, mit 40 Jahren ungefähr bei 20 %.

Um selbst auch in der künstlichen Befruchtung eine realistische Wahrscheinlichkeit eines Schwangerschaftseinritts zu haben, muss man bedenken, dass bei einer 35-jährigen Frau nacheinander zwölf Embryonen in die Gebärmutter gesetzt werden müssen, um auf eine 95-prozentige Schwangerschaftsrate zu kommen. Das schwierigste Unterfangen der Reproduktionsmediziner ist also daher, die Paare zu motivieren, weiterzumachen. Es ist bekannt, dass durch das vorzeitige Aufgeben der Therapie die Chancen der meisten Paare nicht ausgenutzt werden.

ZUSAMMENFASSUNG

Am Anfang einer Kinderwunschbehandlung steht die Diagnostik bei Frau und Mann. Es gibt verschiedene Therapieoptionen. Um eine realistische Chance auf eine Schwangerschaft zu bekommen, müssen meist mehrere Zyklen durchgeführt werden.

WAS WÄRE, WENN ...

- ... sich zwei Frauen gemeinsam ein Kind wünschen würden?
  - Zunächst ist eine Kontaktaufnahme mit einer Kinderwunschklinik notwendig, die mit einer Samenbank kooperiert. Dort erfolgt ein Beratungsgespräch zu medizinischen, rechtlichen und organisatorischen Fragen. Bei der Samenbank können dann Spermien bestellt werden, die nur an ein Kinderwunschzentrum und keinesfalls an Privatpersonen geliefert werden dürfen.
    Seit dem 1. Juli 2018 regelt das Samenspenderregistergesetz (SaRegG) alle Kinderwunschbehandlungen mit Spenderspermien. Eine Geburt nach Spenderspermienbehandlung muss gemeldet werden. Erreicht das Wunschkind das Alter von 16 Jahren, hat es ein Recht, Zugang zum Samenspenderregister zu beantragen und Informationen über seine genetische Herkunft zu erhalten.

LITERATUR

1. Brucker S, Simoes E, Wallwiener D (Hrsg.). Frauengesundheit – Frauenmedizin: München: Elsevier, 2023.
2. Seitz S (Hrsg.). Gynäkologie und Geburtshilfe. Springer: Heidelberg; 2024.
3. Uhl B. Gynäkologie und Geburtshilfe compact. 7. A. Stuttgart: Thieme, 2023.
4. Leidenberger FA, Stowitzki T, Ortmann O. Klinische Endokrinologie für Frauenärzte. 5.A. Berlin: Springer, 2014.
5. Gesetz zur Errichtung eines Samenspenderregisters und zur Regelung der Auskunftserteilung über den Spender nach heterologer Verwendung von Samen (Samenspenderregistergesetz – SaRegG) Unter: www.gesetze-im-internet.de/saregg (letzter Zugriff: 15.08.2025).

2

Ich bekomme keine Blutung

Caroline Niehoff

Fallbeispiel

Die 19-jährige Lina Koch stellt sich in der Kinderwunsch-Sprechstunde vor. Lina ist gesund und hat keinerlei Probleme. Sie hat gerade das Abitur hinter sich gebracht und kann sich nun voll auf ihren Sport konzentrieren. Sie ist Leichtathletin, trainiert 6-mal in der Woche, sie ist zudem in einem Förderprojekt und hat ein Stipendium in den USA erhalten, das in einem Monat beginnen soll. Da sie mit ihrem Freund in die USA gehen wird und nun die Familienplanung angehen möchte, möchte sie sich vorher noch über die Möglichkeiten einer Schwangerschaft informieren.

Lina hat einen festen Freund und verhütet bis jetzt mit Kondom. Unterbauchschmerzen kennt sie nicht. Zu ihrer Freude hat sie noch nie ihre Periodenblutung gehabt. Diese hätte sie wahrscheinlich nur vom Training abgehalten. Sorgen macht sie sich deswegen nicht.

Lina ist eine sportliche, aber auffallend schlanke Patientin. Sie wiegt 48,5 kg, die Körpergröße beträgt 1,72 m. Damit hat sie einen BMI von 16,2 kg/m^2.

1. Erläutern Sie Lina unter Nutzung der Fachbegriffe, wie der natürliche Zyklus abläuft und welche Zyklusausprägung hier vorliegt.

2. Erklären Sie Lina, welche Diagnose Sie stellen.

3. Analysieren Sie mögliche Schwierigkeiten in der Kommunikation der Diagnose mit der Patientin.

4. Besprechen Sie mit Lina das weitere Vorgehen.

5. Analysieren Sie, welche grundsätzlichen Störungen bei einer primären Amenorrhö vorliegen könnten.

1. Verlauf des natürlichen Zyklus und Zyklusausprägungen

Verlauf des Zyklus

Der Hypothalamus schüttet in der Regel phasenweise das Gonadotropin-Releasing-Hormon (GnRH) aus. GnRH stimuliert die Hypophyse zur Bildung von Gonadotropinen (Follikel-stimulierendes Hormon [FSH] und luteinisierendes Hormon [LH]), die in den Blutkreislauf abgegeben werden. Die Gonadotropine regen die Ovarien zur Bildung eines Follikels und von Östrogen (hauptsächlich Östradiol) an (➤ Abb. 2.1).

- **FSH** aktiviert die Aromatase in den Granulosazellen der Eierstöcke, welche die sich entwickelnden Eizellen umgeben, um Androgene in Östradiol umzuwandeln.
- Mit ansteigendem Östradiol kommt es in der Mitte des Zyklus zur positiven Rückkopplung auf die Hirnanhangsdrüse, das **LH** wird massiv freigesetzt und löst den Eisprung (Ovulation) aus. Aus dem Follikel entsteht der Gelbkörper (Corpus luteum), der Progesteron produziert.

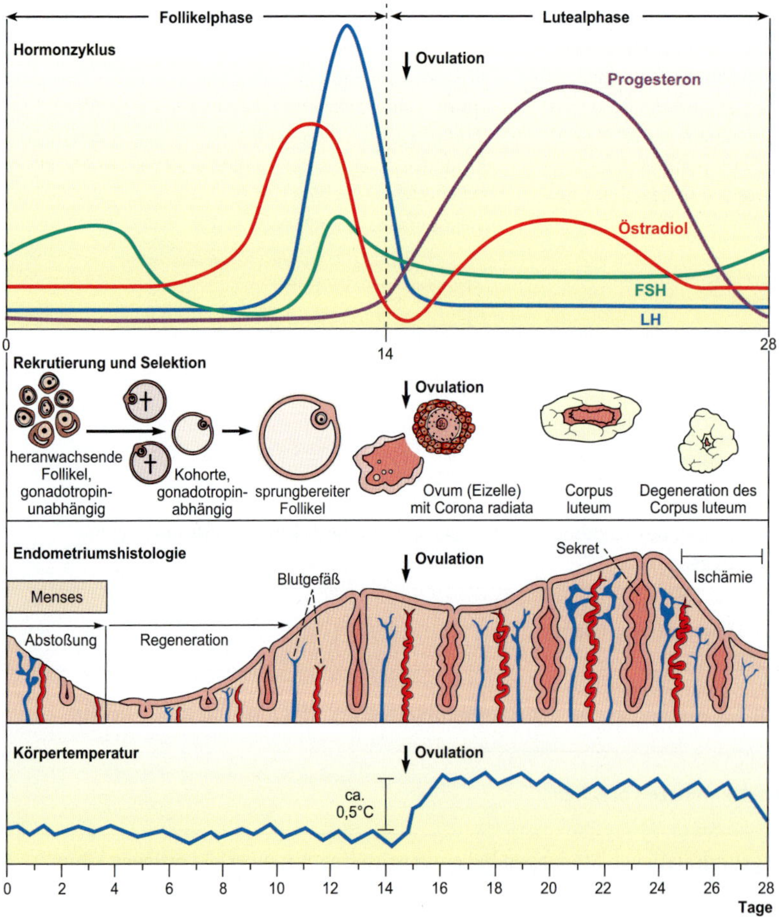

Abb. 2.1 Weiblicher Monatszyklus (Schema) mit Hormonspiegeln, Follikelentwicklung und Veränderungen der Uterusschleimhaut. Die Uterusschleimhaut (Endometrium) durchläuft vor der Ovulation die Proliferationsphase und befindet sich nach der Ovulation in der Sekretionsphase. Der für die Ovulation wesentliche LH-Peak wird komplex reguliert; beteiligt ist der präovulatorisch rasch ansteigende Östrogenspiegel, der die LH-Bildung stimuliert. Nur ein Tertiärfollikel wird dominant und differenziert sich zum sprungreifen Follikel, alle anderen sterben ab (symbolisiert durch ein Kreuz). [L106-S130-6]

- **Östrogen** regt das Endometrium zur Proliferation an.
- **Progesteron** bewirkt eine Veränderung des Endometriums, das dadurch reich an Drüsen und für die Einnistung vorbereitet wird (Dezidualisierung des Endometriums).

Kommt es zu keiner Schwangerschaft, nimmt die Östrogen- und Progesteronproduktion ab und das Endometrium wird während der Periodenblutung abgestoßen. In einem typischen Zyklus ohne Befruchtung kommt es 14 Tage nach dem Eisprung zur Regelblutung.

Zyklusstörungen

Bei Lina Koch liegt eine Amenorrhö vor. Es gibt zwei verschiedene Formen der Amenorrhö:

- **Primäre Amenorrhö:** Tritt bei Frauen auf, bei denen noch nie eine Blutung eingetreten ist. Die erste Blutung (Menarche) sollte zwischen dem 9. und 16. Lebensjahr einsetzen. Man kann also erst nach dem 16. Lebensjahr von einer primären Amenorrhö sprechen.
- **Sekundäre Amenorrhö:** Wenn die Regelblutung > 3 Monate aussetzt.

MERKE

- Bei der primären Amenorrhö ist die Regelblutung noch nie aufgetreten.
- Bei der sekundären Amenorrhö bleibt die Blutung > 3 Monate aus. Zuvor haben aber bereits Regelblutungen stattgefunden.

2. Welche Diagnose stellen Sie?

Primäre Amenorrhö

Lina Koch ist 19 Jahre alt und hatte bisher noch nie eine Regelblutung. Bei ihr liegt demnach eine primäre Amenorrhö vor. Die meisten Fälle einer Amenorrhö lassen sich mittels Anamnese, Ultraschall und einem einfachen Hormonstatus klären, seltenere Diagnosen können durch eine Stufendiagnostik gefunden werden. Die Entscheidung zu einer Therapie hängt von der Notwendigkeit einer Hormontherapie oder einem Kinderwunsch ab. Lina Koch ist Leistungssportlerin, die sich hohe Ziele gesteckt hat. Ihr Ernährungszustand lässt darauf schließen, dass sie sich auch in diesem Bereich extrem – und offensichtlich zu sehr – diszipliniert, um vermeintlich noch bessere Leistungen bringen zu können. Zudem befindet sie sich in einem permanenten Anspannungszustand, zum einen durch den Sport und zum anderen natürlich auch durch die Abiturprüfung, die sie gerade erst abgeschlossen hat.

Hypogonadotroper Hypogonadismus

Leistungssport, Essstörungen und Stress können zu einer **zentralen Regulationsstörung** führen, die einen hypogonadotropen Hypogonadismus auslösen. Letztendlich registriert der Körper schlechte Bedingungen und verhindert mit dieser Regulation das Eintreten einer Schwangerschaft. Die wahrscheinlichste Diagnose ist daher hypogonadotroper Hypogonadismus. In diesem Fall sind die Gonadotropin-Spiegel niedrig. Leistungssport, Untergewicht und Anorexia nervosa führen dazu, dass der GnRH-Pulsgenerator ausfällt und damit die Produktion der Gonadotropine LH und FSH nicht mehr stattfindet. Das charakterisiert den hypogonadotroper Hypogonadismus (➤ Abb. 2.2).

Anorexia nervosa

Ein Beispiel für eine sekundäre Amenorrhö kann die Anorexie (Anorexia nervosa, Magersucht) sein. Bei dieser **Essstörung** streben die Betroffenen starkes Untergewicht an, oft begleitet von einer gestörten Körperwahrnehmung, von extremer Angst vor Gewichtszunahme und restriktivem Essverhalten. Häufig tritt die Anorexie im Jugend- und jungen Erwachsenenalter nach der ersten Regelblutung auf. Auch hier entwickelt sich eine Störung der hypothalamisch-hypophysär-gonadalen Achse, was zu einem Ausbleiben der Eizellreifung mit daher geringer Östrogenproduktion mit fehlendem Eisprung **(Anovulation)** und nachfolgendem Ausbleiben der Menstruation **(Amenorrhö)** führt. Hier bedingt das geringe Körperfett einen Leptin-Mangel, der an den Hypothalamus meldet, dass die Bedingungen für eine Schwangerschaft nicht optimal sind. Darüber hinaus kann sich Nährstoffmangel (Eisen, Zink, Folsäure) auf Eizellqualität und Schwangerschaft negativ auswirken. Die bei der Anorexie vorliegenden Körperbildprobleme können zur Ablehnung des eigenen Körpers mit der Angst vor Gewichtszunahme in der Schwangerschaft führen.

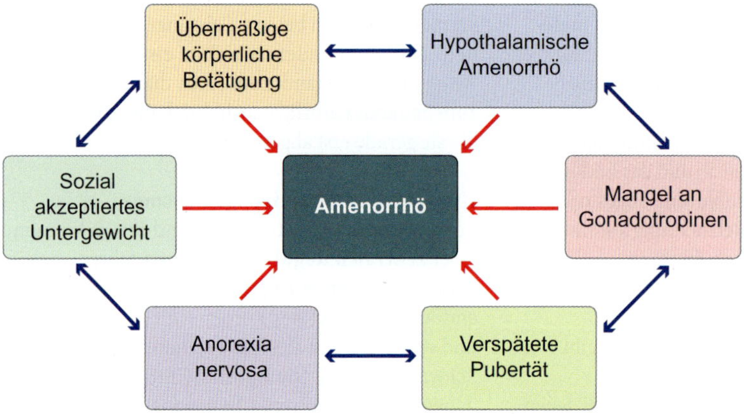

Abb. 2.2 Erkrankungen, die mit einer Amenorrhö und einem niedrigen Östradiolspiegel ohne Erhöhung der Gonadotropine einhergehen [L157]

Hyperprolaktinämie

Jede hypothalamisch-hypophysäre Dysregulation kann zur Amenorrhö führen. Darunter fällt auch eine Hyperprolaktinämie. Ist der Prolaktinspiegel zu hoch, wird der GnRH-Pulsgenerator gehemmt und es tritt eine Amenorrhö auf. Prolaktin kann erhöht sein durch ein Prolaktinom: Dieser gutartige Tumor der Hirnanhangsdrüse (im Hypophysenvorderlappen), produziert vermehrt Prolaktin. Manche Medikamente wie Psychopharmaka erhöhen den Prolaktinspiegel.

Sheehan-Syndrom

Ein Sonderfall in der Geburtshilfe ist das Sheehan-Syndrom. Dieses tritt auf, wenn infolge eines erhöhten Blutverlusts unter der Geburt eine **Minderperfusion** der **Hypophyse** hervorgerufen wird, die damit einhergeht, dass LH und FSH nicht mehr produziert werden.

MERKE

Leistungssport, Essstörungen und Stress können eine zentrale Regulationsstörung hervorrufen, die zu einem hypogonadotropen Hypogonadismus führt. Typisch ist der niedrige LH-Spiegel.

3. Mögliche Schwierigkeiten in der Kommunikation mit der Patientin

Lina Koch fühlt sich sportlich, gesund und fit. Sie macht sich selbst keinerlei Sorgen, dass sie noch nie ihre Periode gehabt hat.

Vielleicht weiß Lina, dass ihr Lebensstil ungesund ist, möchte dies aber nicht wahrhaben oder stellt den sportlichen Erfolg über die gesundheitlichen Folgen. Es stellt sich die Frage, ob sich Lina in der jüngsten Vergangenheit so stark in diese Richtung entwickelt hat oder ob sie vielleicht schon von Kindheitstagen an in diese Richtung gelenkt wurde. Bezüglich Ihrer sozialen Kontakte ist nur bekannt, dass die Patientin einen festen Freund hat. Über familiäre Strukturen und andere Freundschaften weiß man nichts. Die Patientin ist 19 Jahre alt. Es ist also nicht möglich, die Eltern zu informieren und von den Sorgen berichten. Die Patientin ist mit dem BMI von 16,2 kg/m^2 zwar deutlich untergewichtig, allerdings noch nicht in dem Ausmaß, dass sie künstlich ernährt und in die Klinik eingewiesen werden müsste. Dies ist also ebenfalls keine Option und würde sich sowieso nicht positiv Vertrauensverhältnis auswirken.

Es scheint sinnvoll zu sein, dass zunächst versucht wird, Vertrauen aufzubauen und mehr über die Patientin zu erfahren. Dann aber muss der Patientin vermittelt werden, dass sie untergewichtig ist und ihrem Körper dauerhaft schadet. Sicherlich ist es möglich, die Patientin drüber zu informieren, dass Ihre primäre Amenorrhö Anlass zur Sorge gibt und auch Ernährungsgewohnheiten und Sport Auslöser der Amenorrhö sein können. Die Einleitung zum Gespräch kann die Bitte sein, dass Lina kurz beschreibt, wie sie zur Leichtathletik gekommen ist, wie sie sich ernährt und wie ihr Tagesablauf jetzt aussieht.

Lina war schon als kleines Mädchen immer mit dem Vater laufen. Auch der Vater war ein guter Leichtathlet. Schon früh wurde festgestellt, dass sie eine gute Läuferin ist, sie wurde speziell gefördert. Sie trainiert immer schon mindestens viermal die Woche und achtet sehr auf ihre Ernährung. Insbesondere im letzten Jahr ist sie noch mal deutlich strenger mit sich geworden, weil sie auf das Stipendium hingearbeitet hat. Morgens gibt es Haferflocken mit Wasser und etwas Obst, anschließend 2,5 Stunden Training. Mittags dann meist gedämpftes Gemüse und Fisch oder mageres Fleisch, selten Kohlenhydrate. Am Nachmittag steht das zweite 2,5-stündige Training an. Im Anschluss trinkt sie meist einen Eiweiß-Shake und abends isst sie einen Salat. Ihre Eltern haben in den letzten Monaten auch gesagt, dass sie sehr dünn geworden ist, aber sie will erfolgreich sein und ihre Eltern stolz machen.

4. Weiteres Vorgehen

Um Patienten auf krankmachendes Verhalten aufmerksam zu machen, hilft es häufig, pathophysiologischen Zusammenhänge zu erläutern, damit sie selbst erkennen, dass sie sich schaden. In jedem Fall sollte man vermeiden, Vorwürfe zu machen, da diese Haltung den Aufbau eines gegenseitigen vertrauensvollen Verhältnisses verhindert. Im vorliegenden Fall könnte erklärt werden, dass ein völliges Ausbleiben der Periode nicht normal ist und durch eine zentrale hormonelle Regulationsstörung bedingt sein kann. Die verminderte Ausschüttung Geschlechtshormone führt nicht nur dazu, dass die Periode ausbleibt, sondern auch zum Abbau der Knochenmasse, Libidoverlust und zu depressiver Stimmung (bedingt durch Östrogenmangel). Insbesondere die Knochengesundheit ist im Leistungssport von erheblicher Bedeutung. Wenn Lina also noch lange erfolgreich sein möchte, ist es wichtig, dass sie einen ausgeglichenen Hormonhaushalt hat.

Erreichbar wird dies allerdings nur, wenn es zu einer Gewichtszunahme kommt. Hier kann Verständnis über die möglichen Ängste der Patientin geäußert werden, wenn sie glaubt, dass ihre Erfolge an das niedrige Gewicht gekoppelt sein könnten. Um diese Ängste abzubauen, ist eine Ernährungsberatung zu empfehlen, die sich speziell um die Anliegen von Sportlern kümmert und ein Konzept entwickelt, wie körperliche Gesundheit erhalten und sportliche Erfolg erzielt werden können.

MERKE

Möchte man Patientinnen auf das krankmachende Verhalten aufmerksam machen, helfen Vorwürfe selten. Wichtig ist, ein Vertrauensverhältnis zu etablieren.

5. Mögliche Störungen, die bei primärer Amenorrhö vorliegen können

Zeigt eine Patientin eine Amenorrhö, sollte eine transvaginale Sonografie erfolgen, um Uterus und Adnexe darzustellen und organische Ursachen ausschließen zu können.

- Das **Mayer-Rokitansky-Küster-Hauser-Syndrom (MRKH-Syndrom)** bezeichnet eine angeborene Aplasie von Uterus und Teilen der Vagina, die bei ansonsten phänotypisch normalen Frauen auftritt. Die Ovarfunktion ist erhalten, sodass die sekundären Geschlechtsmerkmale ganz normal ausgeprägt sind.
- Auch ein isolierter Verschluss des Jungfernhäutchens **(Hymenalatresie)** könnte vorliegen und sollte ausgeschlossen werden.
- Wenn anatomische Ursachen ausgeschlossen sind, sollten mithilfe einer Hormonanalyse FSH, LH und Estradiol (das weibliche Geschlechtshormon) bestimmt werden. Sind die Hormone niedrig, handelt es sich um die schon beschriebene Konstellation des hypogonadotropen Hypogonadismus. Sind bei FSH und LH erhöht, aber Estradiol niedrig, kommt als Differenzialdiagnose der **hypergonadotrope Hypogonadismus** in Frage: Als Reaktion auf eine verminderte Ausschüttung der peripheren Ge-

schlechtshormone werden verstärkt Gonadotropine (FSH und LH) ausgeschüttet, die dadurch deutlich erhöht sind. Ursächlich ist z. B. eine **prämature Ovarialinsuffizienz,** d. h. eine Erschöpfung der Eizellreserve.
- Eine weitere Zyklus-Regulationsstörung ist das PCO-Syndrom (➤ Kap. 4).

MERKE

Die Amenorrhö kann jeweils unterschiedliche Ursachen haben. Diese müssen diagnostisch abgeklärt werden.

ZUSAMMENFASSUNG

Die primäre Amenorrhö kann verschiedene hormonelle oder organische Ursachen haben. Um organische Ursachen auszuschließen, sollte eine transvaginale Sonografie veranlasst werden.
Eine gründliche Anamnese und Bestimmung der Hormonkonstellation sind wichtig. Je nach zugrundeliegender Ursache können Verhaltensänderungen ausreichen, um wieder einen regelhaften Zyklus zu generieren.

WAS WÄRE, WENN ...

- ... die Patientin bereits eine manifeste Essstörung mit Körperschemastörung ohne Krankheitseinsicht hätte?
  – Zeigt die Patientin keine Krankheitseinsicht, gibt es wenig Möglichkeiten. Die Patientin kann regelmäßig wieder einbestellt werden, um immer wieder ins Gespräch zu kommen. Gegebenenfalls ändert sich mit der Zeit ihre Einstellung und sie kann weitere Hilfe durch Therapeuten akzeptieren.

LITERATUR

1. Brucker S, Simoes E, Wallwiener D (Hrsg.). Frauengesundheit – Frauenmedizin: München: Elsevier, 2023.
2. Gordon CM, Ackerman KE, Berga SL et al: Functional hypothalamic amenorrhea: An Endocrine Society clinical practice guideline. Clin Endocrinol Metab 102 (5): 1413–1439, 2017. DOI: 10.1210/jc.2017-00131 (letzter Zugriff: 07.08.2025).
3. Uhl B. Gynäkologie und Geburtshilfe compact. 7. A. Stuttgart: Thieme, 2023.

Jahrelang Schmerzen und seit Monaten rektale Blutungen

Caroline Niehoff

Fallbeispiel

Sophie Wagner ist 32 Jahre alt. Sie ist verzweifelt, da sie seit 15 Jahren zyklusabhängige Unterbauchschmerzen hat. Zu Beginn waren die Schmerzen nicht so stark und sie hatte geglaubt, das sei während der Periode normal.

Seit ungefähr 7 Jahren sind die Schmerzen aber kaum noch auszuhalten. Zudem hat sie seit etwa 6 Monaten auch rektale Blutungen während der Periode bemerkt.

Schmerzen beim Wasserlassen und beim Stuhlgang bestehen sowieso immer. Die Familie und Freunde von Sophie Wagner sagen, sie habe zu viel Stress und sollte doch mal entspannen. Die Beschwerden belasten zunehmend ihre Beziehung: der Geschlechtsverkehr ist extrem unangenehm und der Kinderwunsch seit drei Jahren unerfüllt.

Bei der vaginalen Untersuchung hat die Gynäkologin kleine Knötchen im Douglas-Raum getastet und festgestellt, dass die Gebärmutter und die Ovarien schlecht und nur unter Schmerzen beweglich sind. Das linke Ovar tastet sich vergrößert.

1. Leiten Sie durch Zusammenfassen der Symptome eine Diagnose her.

2. Erläutern Sie grob die Klassifikation der Erkrankung.

3. Beschreiben Sie die Therapiemöglichkeiten.

4. Beantworten Sie die Frage, warum die Patientin nicht schwanger wird.

1. Herleitung der Diagnose

Die lange Leidensgeschichte von Sophie Wagner ist erschütternd, aber nicht ungewöhnlich. Wie auch Sophie Wagner haben viele Patientinnen einen Ärztemarathon hinter sich – im Schnitt vergehen knapp zehn Jahre bis zur sicheren Diagnose der chronischen Erkrankung. Da die Symptome der Endometriose auch bei anderen Erkrankungen wie **Reizdarmsyndrom, Blasenentzündungen** oder **hormonellen Störungen** auftreten können, landen viele Frauen zunächst bei Ärzten, die nicht sofort an Endometriose denken. Dies kann zu Missverständnissen, Fehldiagnosen und Behandlungsfehlern führen. Die beschriebene Symptomatik der zyklusabhängigen Unterbauchschmerzen mit zunehmender Intensität, die zusätzlich aufgetretenen zyklischen rektalen Blutungen, die Schmerzen beim Wasserlassen und bei der Defäkation, die Sterilität, die weiteren Befunde (Knötchen im Douglas-Raum, der fixierte Uterus, die fixierten Ovarien und das vergrößerte linke Ovar mit dem Verdacht auf eine Zyste) führen zur Verdachtsdiagnose einer Endometriose. Diese ist wahrscheinlich tiefinfiltrierend. Es ist bekannt, dass die Diagnose oft sehr spät gestellt wird und solch eine so lange Leidensgeschichte nicht untypisch ist.

Endometriose bezeichnet das Auftreten von versprengten Endometriumzellen außerhalb des Uterus (Cavum uteri). Die Endometriumzellen sind hormonabhängig, sie proliferieren und bluten ab im Rahmen des normalen Zyklus. Dies führt zu einer Entzündungsreaktion im Bereich der versprengten Zellen, die mit erheblichen Schmerzen einhergehen kann. Zur Diagnostik ➤ Merke-Kasten.

Die Ursache einer Endometriose ist unbekannt. Es gibt verschiedene Hypothesen.

- Eventuell ist eine **retrograde Menstruation** über die Eileiter in die Bauchhöhle ursächlich.
- Die **Metaplasietheorie** besagt, dass embryonale Stammzellen im Körper fehlgeleitet oder fehldifferenziert werden und sich zu Endometriosegewebe entwickeln können. Dies würde bedeuten, dass es in bestimmten Bereichen des Körpers (z. B. im Bauchraum, den Eierstöcken oder den Eileitern) eine Umwandlung von Zellen in Endometriosegewebe gibt, auch wenn dieser Bereich normalerweise nicht von Endometriumzellen (Gebärmutterschleimhaut) befallen ist. Wirklich beweisend für eine Endometriose ist nur die Bauchspiegelung mit feingeweblicher Untersuchung.

MERKE

Die Diagnose Endometriose kann durch bildgebende Verfahren wie Ultraschall oder MRT gestellt werden. Ist durch Bildgebung alleine keine eindeutige Diagnose zu stellen, kann eine Bauchspiegelung mit feingeweblicher Untersuchung von auffälligen Herden zur Diagnosestellung eingesetzt werden

2. Klassifikation

Es gibt zwei Klassifikationen für die Endometriose:

- Die **rASRM-Klassifikation** (revised Classification of the American Society of Reproductive Medicine): Für die Größe der Herde an Ovar, Tube und im Douglasraum werden Punkte von I–IV vergeben. Tiefinfiltrierende Herde werden hier nicht berücksichtigt.
- Die **ENZIAN-Klassifikation** beschreibt die tiefinfiltrierende Endometriose mit Befall des Bindegewebes und angrenzender Organe (A =Douglas und Vagina, B= Ligamentum sarcouterinum, Ligamentum cardinale, C=Darm, P= Peritoneum, O=Ovar, T=Tuben, F=Fernmanifestationen). Je nach Ausdehnung der Herde werden Punkte von I–IV vergeben.

MERKE

Die Ausdehnung der Endometriose korreliert nicht unbedingt mit der Intensität der Schmerzen.

3. Therapiemöglichkeiten

Sophie Wagner ist überglücklich, dass sie endlich Antworten und Hilfe erhält, auf der anderen Seite ist sie wütend, dass es lange gedauert hat, bis sie eine Diagnose erhalten hat und ihre gravierenden Symptome über Jahre abgetan wurden. Zur Symptomkontrolle eignet sich primär ein hormoneller Behandlungsversuch, insbesondere, wenn die Patientin keine Operation wünscht. Bei Sophie

Wagner gibt es bei bestehendem Kinderwunsch durchaus die Option, zunächst eine Kinderwunschbehandlung durchzuführen, bevor eine andere Therapie in Erwägung gezogen wird. Erst wenn mehrere Therapieansätze auch mit Embryonentransfer ohne Erfolg geblieben sind, sollte auf eine Bauchspiegelung verwiesen werden.

Die Idee dahinter ist, dass eine Schwangerschaft die beste Therapie der Endometriose darstellt: Denn in der Schwangerschaft sorgt der hohe Progesteronspiegel für einen Stillstand und sogar für eine Rückentwicklung der Endometriose. Auch das Stillen ist eine gute Therapieoption: Da beim Stillen der Zyklus unterbunden wird und kein LH und FSH in der Hypophyse und damit auch keine Östrogene im Eierstock gebildet werden, „trocknen" Endometrioseherde zum Teil sogar nachhaltig aus.

Medikamentöse Therapie

Frauen ohne Kinderwunsch kann eine Therapie mit kombinierten oralen **Kontrazeptiva** helfen. Noch besser wirksam und auch explizit für die Therapie der Endometriose zugelassen sind **Gestagene** (Visanne®). Die Zulassung bezieht sich nicht auf die Empfängnisverhütung, obwohl die Dosis des Gestagens dafür ebenfalls ausreichend wäre.

Früher wurden regelhaft GnRH-Analoga eingesetzt. Sie sorgen dafür, dass die Hypophyse kein LH und FSH ausschüttet und damit keine Eizellreifung stattfindet. Da der Östrogenreiz ausbleibt, werden auch die Endometriosezellen im Wachstum beeinflusst. Das Nebenwirkungsprofil ist allerdings so ausgeprägt (Verminderung der Knochendichte, Symptom eines Östrogenmangels: Wechseljahrsbeschwerden), dass zusätzlich Östrogene verabreicht werden müssen.

Operative Therapie

Bei explizitem Wunsch der Patientin mit hoher Symptomlast, bei unklaren Befunden in der Bildgebung mit dem Verdacht auf bösartige Prozesse oder der Gefahr einer Organzerstörung (z. B. entzündliche Verengung der Harnleiter mit Nierenstau) kann eine Operation zur Symptomkontrolle durchgeführt werden. Nach Möglichkeit sollten, so wenig invasiv wie möglich, alle Herde mit einer Bauchspiegelung entfernt werden. Ist die Familienplanung noch nicht abgeschlossen, muss unbedingt darauf geachtet werden, dass die ovarielle Reserve erhalten bleibt. Insbesondere bei tief infiltrierender Endometriose mit Blasen-, Darm- oder vaginaler Beteiligung handelt es sich um eine große Operation, die ein hohes Nebenwirkungspotenzial mit sich bringt. Eine Operation sollte unbedingt in einem Endometriosezentrum durchgeführt werden.

Bei Sophie Wagner gibt es bei bestehendem Kinderwunsch durchaus die Option, zunächst eine Kinderwunschbehandlung durchzuführen, bevor eine andere Therapie in Erwägung gezogen wird. Erst wenn mehrere Therapieansätze auch mit Embryonentransfer ohne Erfolg geblieben sind, sollte auf eine Bauchspiegelung verwiesen werden.

4. Gründe für das Nichtschwangerwerden

Die durch die Endometriose bedingte Sterilität hat eine multifaktorielle Genese. Zum einen sind die Tuben durch Adhäsion häufig nicht frei beweglich oder gar ganz verschlossen. Zum anderen ist die biologische Qualität der Eizellen betroffen. Der chronische Entzündungsprozess kann den normalen Reifungsprozess der Eizellen stören. Damit wird die Eizellenqualität herabgesetzt werden, was zu einer geringeren Befruchtungsrate und einer höheren Fehlgeburtsrate führen kann.

Insbesondere bei der Ovarial-Endometriose, bei der das Endometriosegewebe direkt in den Ovarien lokalisiert ist (➤ Abb. 3.1), kommt es zur Verminderung der Eizellreserve. In einigen Fällen kann dies sogar zu einer frühzeitigen Ovarialinsuffizienz führen.

Liegt Endometriosegewebe in der Gebärmuttermuskulatur (Adenomyose) vor, ergeben sich möglicherweise ungünstige Bedingungen für die Einnistung eines Embryos.

- Bei einer nur **milde ausgeprägten Endometriose** kann nach erfolgter Operation 6–12 Zyklen abgewartet werden, ob spontan eine Schwangerschaft eintritt. Sollte dies nicht der Fall sein, kann anschließend mit einer Stimulation oder gleich mit einer In-vitro-Fertilisation begonnen werden.
- Bei sehr **ausgeprägter tief infiltrierende Endometriose** sollte nicht so lange abgewartet werden,

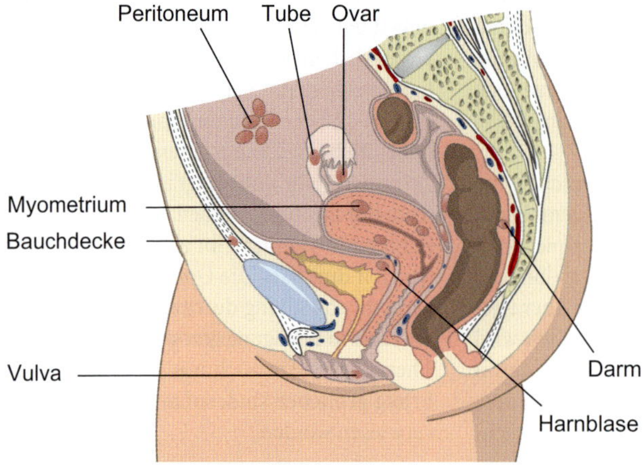

Abb. 3.1 Mögliche Lokalisationen von Endometrioseherden [L138]

da der spontane Schwangerschaftseintritt unwahrscheinlich ist. Die Patientin sollte sich in einem Kinderwunschzentrum beraten lassen.

MERKE

Der Eintritt einer Schwangerschaft mit nachfolgender Stillzeit ist die beste Therapie einer Endometriose. Primär kann immer ein hormoneller Behandlungsversuch gestartet werden. Bei explizitem Wunsch der Patientin kann zur Symptomkontrolle die komplette operative Sanierung der Herde angestrebt werden, was sehr häufig eine sehr umfangreiche Operation notwendig macht. Obwohl eine Endometriose-Operation die Fruchtbarkeitsbedingungen verbessern kann, bleiben in vielen Fällen Verklebungen oder Narbengewebe zurück, welche die Fruchtbarkeit beeinträchtigen können. Die Verschlechterung der Eizellenqualität und der chronische Entzündungsprozess bleiben weiterhin als erschwerende Komponente erhalten. Eine spontan eintretende Schwangerschaft ist nach einer solchen erfolgreichen Operation daher eher unwahrscheinlich. Die Patientin sollte frühzeitig in einem Kinderwunschzentrum vorgestellt werden.

ZUSAMMENFASSUNG

Obwohl die Endometriose nach Myomen die zweithäufigste benigne gynäkologische Erkrankung ist und zwischen 4–12 % aller Frauen zwischen dem 20. Lebensjahr und der Menopause davon betroffen sind, wird die Diagnose durchschnittlich erst 10 Jahre nach dem Auftreten der ersten Symptome gestellt. Entscheidend sind die gründliche Anamnese und eine gynäkologische Untersuchung. Den endgültigen Beweis liefern bildgebende Verfahren oder die diagnostische Bauchspiegelung.
Therapeutisch kann bei Kinderwunsch zunächst eine Schwangerschaft angestrebt werden oder eine hormonelle Therapie versucht werden. Eine operative Resektion aller Herde bedeutet unter Umständen eine sehr ausgedehnte Operation.

WAS WÄRE, WENN ...

- ... die Patientin eine operative Therapie ablehnen würde?
  - Die Patientin entscheidet, ob ihre Beschwerden so ausgeprägt sind, dass eine operative Sanierung in Frage kommt. Jede Operation birgt Risiken. Mögliche Komplikationen sind die Verletzung der Blase, Darmperforationen oder Harnleiterverletzungen, was eine sofortige Ausweitung des operativen Eingriffs erfordert.

– Lehnt sie trotz ihres ausgeprägten Beschwerdebildes eine operative Sanierung ab, bleibt die Möglichkeit eines Therapieversuchs mit einem oralen Kontrazeptivum oder der Visanne®. Die Behandlung mit oralen Kontrazeptiva (wie die Pille) oder Visanne® (ein Gestagenpräparat) ist eine häufige Therapieoption, um die Symptome zu lindern und das Fortschreiten der Erkrankung zu kontrollieren. Beide haben sich in der Praxis als wirksam erwiesen, wobei die Erfahrungen je nach Patientin unterschiedlich ausfallen können. Viele Frauen berichten von einer deutlichen Schmerzlinderung und einer Verbesserung der Lebensqualität mit beiden Präparaten. Bei Visanne® speziell gibt es Berichte über eine stärkere Reduktion der Endometriose-Symptome und eine gute Verträglichkeit im Vergleich zu herkömmlichen Schmerzmitteln oder anderen Hormonbehandlungen.
– Auf jeden Fall muss die Patientin darauf hingewiesen werden, dass ihre Fertilität durch die medikamentöse Therapie nicht garantiert positiv beeinflusst werden kann. Zur Erfüllung des Kinderwunsches müssen die hormonellen Präparate wieder abgesetzt werden.
Die effektivste Therapie einer Endometriose ist die erhoffte Schwangerschaft. Die hohen Progesteronspiegel und das Ausbleiben der zyklischen Menstruationsblutung führen zur Austrocknung der Endometrioseherde. Noch erfolgreicher ist die Stillzeit, in der die Werte des weiblichen Geschlechtshormons ganz niedrig sind und daher das Wachstum der Endometriose nicht durch Hormone angeregt wird.

- … die Patientin also die Operation ablehnt.
  – Es sollte zügig mit einer Kinderwunschbehandlung begonnen werden. Diese leitliniengerechte Option sollte der Patientin auf jeden Fall anstelle einer ausgedehnten Operation angeboten werden.

LITERATUR

1. Brucker S, Simoes E, Wallwiener D (Hrsg.). Frauengesundheit – Frauenmedizin: München: Elsevier, 2023.
2. Deutsche Gesellschaft für Gynäkologie und Geburtshilfe (DGGG), Österreichische Gesellschaft für Gynäkologie und Geburtshilfe (OEGGG), Schweizerische Gesellschaft für Gynäkologie und Geburtshilfe (SGGG). S2k-Leitlinie „Diagnostik und Therapie der Endometriose". Version 2025-05. AWMF-Registernummer 015/045, März 2025. Version 3.0. Unter: https://register.awmf.org/assets/guidelines/015-045l_S2k_Diagnostik_Therapie_Endometriose_2025-06.pdf (letzter Zugriff: 07.08.2025).
3. Seitz S (Hrsg.). Gynäkologie und Geburtshilfe. Heidelberg: Springer, 2024.

4

Ich nehme zu und mein Zyklus wird immer unzuverlässiger

Caroline Niehoff

Fallbeispiel

Anna Becker ist 32 Jahre alt und möchte gerne schwanger werden. Vor zwei Jahren hat sie die Pille abgesetzt und probiert nun gemeinsam mit ihrem Partner mit regelmäßigem Geschlechtsverkehr schwanger zu werden. Beide sind sehr belastet, denn ihre Sexualität dient nur noch dem Ziel, eine Schwangerschaft zu erzielen. Immer wieder hofft sie, dass es geklappt haben könnte, da sie nie vorhersagen kann, wann die Blutung regelhaft einsetzen wird: Der Patientin macht ihr Zyklus große Sorgen: Nach Absetzen der Pille hatte sie noch alle 8 Wochen ihre Periode. Seit etwa 6 Monaten hatte sie aber gar keine Blutung mehr.

Die junge Frau ist übergewichtig mit einem BMI von 36 kg/m^2. Zudem leidet sie an einer ausgeprägten Akne. Außerdem weisen Kinn und Wangen vermehrten Haarwuchs auf. All diese Symptome hatte sie schon als Jugendliche, nach Beginn der Pilleneinnahme war dies aber deutlich besser geworden. Neben der Infertilität leidet die Patientin nun wieder mehr unter diesen zusätzlichen Symptomen. Sie ist ansonsten gesund und raucht nicht. Sie kann sich allerdings aufgrund der aktuellen Anspannung kaum zu gesundem Essen disziplinieren, weswegen sie in den letzten Monaten fast 10 kg zugenommen hat.

Anna Becker hat eine normale Pubertät durchlebt: Ihre erste Regelblutung hat sie erst relativ spät im Alter von 16 Jahren bekommen, das Genitale und die sekundären Geschlechtsmerkmale sind unauffällig.

1. **Ordnen Sie die Behaarung im Gesicht und die Akne dem entsprechenden Symptomkomplex zu.**
2. **Äußern Sie Ihre Verdachtsdiagnose.**
3. **Beschreiben Sie die wichtigsten hormonellen Parameter im Rahmen der Diagnostik.**
4. **Beschreiben Sie eine häufig assoziierte zusätzliche Stoffwechselproblematik und erläutern sie deren Entstehung.**
5. **Analysieren Sie die Therapiemaßnahmen.**
6. **Ermitteln Sie, welche Diagnose Sie unbedingt ausschließen müssen.**

1. Behaarung im Gesicht und Akne als Hinweise worauf?

Behaarung von Frauen an Stellen, die für männliche Behaarung typisch sind (Hirsutismus) und Akne gehören zum Symptomkomplex der Vermännlichung **(Androgenisierung).** Hinzu kommt außerdem der verstärkte Ausfall der Kopfbehaarung **(Alopezie).** Verschiedene Krankheitsbilder können zu einer verstärkten Androgenproduktion führen und somit Androgenisierungserscheinungen auslösen.

Folgende Erkrankungen und Maßnahmen gehen mit Symptomen einer Androgenisierung einher:

- Polyzystisches Ovarsyndrom (PCOS)
- Adrenaler Enzymdefekt (Late Onset adrenogenitales Syndrom)
- Einnahme androgenisierender Medikamente (z. B. anabole Steroide, männliches Geschlechtshormon: Testosteron)

MERKE

Zum Symptomkomplex einer Androgenisierung gehören Hirsutismus, Akne und Alopezie.

2. Verdachtsdiagnose

Die von Anna Becker beschriebene Symptomatik, ihr Erscheinungsbild und ihre Untersuchungsbefunde deuten auf ein **polyzystisches Ovarsyndrom** (PCOS) hin. Das PCOS ist eine der häufigsten hormonellen Störungen bei Frauen im gebärfähigen Alter und betrifft weltweit bis zu 5–18 % der Frauen. Die genaue Ursache des PCOS ist noch nicht vollständig geklärt, jedoch scheinen genetische Faktoren eine Rolle zu spielen.

Die **Diagnosestellung** des PCOS erfolgt häufig anhand der Rotterdam-Kriterien, die 2003 von der European Society of Human Reproduction and Embryology (ESHRE) und der American Society for Reproductive Medicine (ASRM) definiert wurden. Demnach liegt ein PCOS vor, wenn mindestens zwei der folgenden drei **Kriterien** erfüllt sind:

- Oligomenorrhö und/oder Anovulation
- Klinischer oder biochemischer Hyperandrogenismus (also Androgenisierung [s. o.] oder hohe Androgene in den Blutwerten)
- Polyzystische Ovarien (festgestellt mithilfe einer Ultraschalluntersuchung) oder erhöhter Anti-Müller-Hormon-Wert (AMH-Wert). Der AMH-Wert ist ein wichtiger Marker, der in der Fruchtbarkeitsdiagnostik verwendet wird, um die Ovarialreserve (die Anzahl der Eizellen) zu bestimmen. Er gibt Aufschluss über die Anzahl der Eizellen, die in den Eierstöcken vorhanden sind und damit über die Fruchtbarkeit einer Frau. Ein höherer AMH-Wert deutet auf eine gute Ovarialreserve hin, während ein niedriger Wert eine verminderte Reserve anzeigen kann.
  - Sehr hohe AMH-Werte deuten auf eine große Anzahl von Follikeln hin, was beim PCOS der Fall ist.
  - Hohe AMH-Werte liegen bei jüngeren Frauen vor.
  - Niedrige AMH-Werte weisen auf eine verringerte Anzahl von Eizellen hin, was bei älteren Frauen oder bei Frauen mit bestimmten Erkrankungen wie Endometriose oder nach einer Chemotherapie vorkommen kann.

MERKE

PCOS ist in diesem Fall die wahrscheinlichste Diagnose. Alle anderen Erkrankungen, die zu einer Androgenisierung führen können, müssen mit bedacht werden.

3. Wichtigste hormonelle diagnostische Parameter

Die für die Diagnostik relevanten **Androgene** bei PCOS sind:

- Androstendion
- DHEA-Sulfat (DHEA-S)
- Testosteron

Androstendion und DHEA-S sind Androgene der Nebennierenrinde, Testosteron ein Androgen des Ovars. Grundsätzlich sollten die Androgene in der ersten Zyklushälfte nachgewiesen werden, da nach der Ovulation ein physiologischer Anstieg der Androgene zu vermerken ist.

Folgende **weitere Hormonbasisdiagnostik** ist hilfreich:

- **LH** und **FSH:** LH ist häufig erhöht und dadurch der LH/FSH-Quotient zugunsten von LH verschoben. Ein Wert > 1 ist typisch.
- **SHBG** (Steroidhormon bindendes Globulin):

- Testosteron und DHEA-S werden an SHBG gebunden transportiert. Sie sind in Relation zum SHBG erhöht (der freie Androgenindex ist erhöht = Testosteron im Verhältnis zu SHBG errechnet).
- SHBG ist reduziert (SHBG bindet die Steroidhormone und hemmt sie in ihrer Wirksamkeit. Bei niedrigen SHBG können also die Androgene stärker wirken).

- **AMH** (Anti-Müller-Hormon): AMH wird in den Primär- und Sekundärfollikeln produziert, ist bei PCOS häufig ebenfalls erhöht und zeigt eine hohe Follikelanzahl an.

MERKE

Die Hormonkonstellation ist nicht ausschlaggebend für die Einleitung einer Therapie. Diese sollte vom klinischen Beschwerdebild abhängig gemacht werden. Die Bestimmung der Hormone ist allerdings wichtig, um andere Ursachen der Androgenisierung auszuschließen und die Verdachtsdiagnose zu untermauern.

4. Mit PCOS häufig assoziierte Stoffwechselsymptomatik

- Das Polyzystische Ovarsyndrom (PCOS) geht häufig einher mit einer **Insulinresistenz,** bei der die Körperzellen weniger empfindlich gegenüber Insulin werden. Dies führt zu einem höheren Insulinspiegel im Blut, auch als **Hyperinsulinismus** bezeichnet. Der Körper versucht, den erhöhten Insulinbedarf durch verstärkte Insulinproduktion zu kompensieren. Diese Insulinresistenz ist eng mit der Entwicklung von **Typ-2-Diabetes** und anderen metabolischen Erkrankungen verbunden.
- Etwa 30–40 % der Patientinnen mit PCOS haben eine **gestörte Glukosetoleranz,** was als Vorstufe zum Typ-2-Diabetes gilt. Der erhöhte Insulinspiegel fördert die vermehrte **Exprimierung** von **Androgenen** am Ovar.
  - Dies führt zu einer **Follikelreifungsstörung:** Der erhöhte Androgenspiegel beeinträchtigt die normale Follikelreifung im Ovar. Infolgedessen bleiben viele Follikel in einem unreifen Zustand, was zu polyzystischen Ovarien führt.
  - Dies trägt zu den häufigen **Menstruationsstörungen** und **Unfruchtbarkeit** bei, die für Frauen mit PCOS charakteristisch sind.
- Darüber hinaus können Hyperinsulinismus und Insulinresistenz auch die **Glukoneogenese** in den **Hepatozyten** anregen. Dies bedeutet, dass die Leber mehr Glukose produziert, was den Blutzuckerspiegel weiter ansteigen lässt und das Risiko für die Entwicklung von **Diabetes mellitus** erhöht.

Da viele Frauen mit PCOS eine Insulinresistenz oder eine gestörte Glukosetoleranz entwickeln, sollte eine **diabetologische Vorstellung** erfolgen, um das Risiko für Typ-2-Diabetes frühzeitig zu erkennen. Um die Glukosetoleranz zu überprüfen und frühe Anzeichen einer Insulinresistenz oder Diabetes zu identifizieren, kann ein 75 g OGTT (oraler Glukosetoleranztest) mit paralleler Messung der Insulinspiegel durchgeführt werden. Hierbei werden zunächst nüchtern Blutzucker und Insulin gemessen, anschließend trinkt die Patientin 75 g eines Glukosesirups. Nach 60 und 120 Minuten werden Blutzucker und Insulin kontrolliert.

5. Therapiemaßnahmen

Die Behandlung des Polyzystischen Ovarsyndroms (PCOS) ist individuell und zielt darauf ab, die Symptome zu lindern und mögliche Komplikationen zu verhindern. Die Therapie des PCOS ist multimodal und hängt von den individuellen Symptomen und Zielen der Patientin ab. Eine Kombination aus Gewichtsmanagement, Insulinempfindlichkeitstherapie (Metformin®), Ovulationsinduktion und gegebenenfalls unterstützenden Maßnahmen wie der Hormontherapie kann dazu beitragen, die Symptome zu lindern, die Fruchtbarkeit zu fördern und das Risiko von Begleiterkrankungen zu reduzieren.

Gewichtsreduktion

Eine Gewichtsreduktion ist eine der ersten und wichtigsten Maßnahmen, insbesondere bei übergewichtigen Patientinnen. Studien zeigen, dass bereits eine moderate Gewichtsabnahme (5–10 % des Körpergewichts) die Insulinempfindlichkeit verbessern, den Hormonhaushalt regulieren und die Menstruationszyklen normalisieren kann.

Zur Unterstützung der Gewichtsreduktion können Medikamente eingesetzt werden, die primär zur Behandlung des Typ-2-Diabetes entwickelt wurden. Dazu gehören Wegovy® mit dem Wirkstoff Semaglutid und Mounjaro® (Tirzepatid), die inzwischen zur Gewichtsreduktion zugelassen sind, aber auf einem Privatrezept verordnet werden müssen, da die Erstattung keine Kassenleistung ist.

Medikamentöse Therapie

- **Metformin®**, ein Insulin-sensibilisierendes Medikament, wird häufig bei Frauen mit PCOS eingesetzt, die Insulinresistenz oder gestörte Glukosetoleranz haben. Es verbessert die Insulinempfindlichkeit und hilft, die Blutzuckerwerte zu stabilisieren. Metformin® kann den Blutzucker senken, die Insulinproduktion normalisieren und auch zur Regulierung des Menstruationszyklus beitragen. Es wird oft als erste Therapieoption für Frauen mit PCOS und Insulinresistenz empfohlen.
- Bei Frauen mit PCOS, die aufgrund von Anovulation (fehlendem Eisprung) Schwierigkeiten haben, schwanger zu werden, kommen **Stimulationsmedikamente** zum Einsatz.
  - **Clomifen®** blockiert die Östrogenrezeptoren im Hypothalamus, was die Ausschüttung von LH und FSH stimuliert, die für die Follikelreifung und den Eisprung verantwortlich sind.
  - **Letrozol®** ist ein Aromatasehemmer, der die Östrogensynthese hemmt und den Körper dazu anregt, mehr FSH zu produzieren, was wiederum die Eizellreifung fördern kann. Es wird oft als Alternative zu Clomifen® verwendet, besonders bei Frauen, bei denen Clomifen® keine ausreichende Wirkung zeigt. Um das Risiko für Mehrlingsschwangerschaften zu minimieren, erfolgt die Stimulation in der Regel unter regelmäßiger **Ultraschallkontrolle,** um die Anzahl der reifenden Follikel zu überwachen und so eine übermäßige Stimulation zu verhindern. In Fällen, in denen die orale Stimulation (z. B. Clomifen® oder Letrozol®) nicht ausreicht, können eine Stimulation mit FSH oder assistierte Reproduktionstechniken in Betracht gezogen werden.
- Für Frauen mit PCOS, die keine Kinderwünsche haben, sind **orale Kontrazeptiva** eine gängige Behandlung. Sie helfen, den Hormonhaushalt zu regulieren, die Symptome des Hyperandrogenismus (wie Akne und Hirsutismus) zu lindern und die Menstruationszyklen zu normalisieren.

MERKE

- Durch eine Gewichtsreduktion von 5–10 % in 6 Monaten können bei maximal 50 % der Patientinnen wieder ovulatorische Zyklen erreicht werden. Die Wahrscheinlichkeit einer Konzeption nimmt ab einem BMI von 29 pro Zunahme um einen BMI-Punkt linear um 4 % ab.
- Insgesamt bestehen bei **Adipositas** die folgenden **erhöhten Risiken:** erhöhte Abortraten, die Gefahr der Entwicklung eines Gestationsdiabetes, vermehrte Geburtsrisiken wie Schulterdystokie, höhere Wahrscheinlichkeiten für eine Behinderungen des Kindes, erschwerte Bedingungen für die Schwangerschaftsbetreuung, erhöhte Risiken für Schlaganfall und Herzinfarkt und etwa 2,5-mal höhere Risiken für eine tiefe Beinvenenthrombose.
- Ab einem **BMI > 40** kann eine Adipositas-Chirurgie angedacht werden.
- Im Hinblick auf die Sterilitätsproblematik oder bei PCO reduziert sich diese Grenze bereits auf einen BMI > 35.

6. Auszuschließende Diagnose

Insbesondere das **AGS** (adrenogenitales Syndrom) sollte großzügig durch eine genetische Analyse ausgeschlossen werden. AGS ist der Oberbegriff für verschiedene autosomal-rezessiv vererbte Stoffwechselkrankheiten, bei denen die Biosynthese der Steroidhormone in der Nebennierenrinde gestört ist. Dadurch kann es – je nach Gendefekt – zu einer verminderten oder vermehrten Synthese von Glukokortikoiden, Mineralokortikoiden und Sexualhormonen kommen. Das AGS ist beim Menschen eine der häufigsten **autosomal-rezessiven Erkrankungen.** Wird eine Frau mit einem AGS schwanger, kann es in der Schwangerschaft durch den erhöhten Androgenspiegel beim Fetus bei Mädchen zu einer Störung der Geschlechtsentwicklung (DSD) kommen. Die betreffenden Mädchen haben einen weiblichen Genotyp (XX), jedoch einen männlichen Phänotyp.

Klinisch unterscheidet man **zwei Verlaufsformen** des AGS:

- Early-Onset-AGS („klassisches AGS"), das schon im Neugeborenenalter mit schweren Symptomen beginnt, und
- Late-Onset-AGS („nicht-klassisches AGS"), das sich erst später – in der Pubertät oder im Erwachsenenalter – manifestiert. Es hat eine deutlich mildere Symptomatik.

Daher sollte beim Verdacht auf AGS abgeklärt werden, ob ein Gendefekt vorliegt. Für detaillierte Informationen und das weitere Vorgehen wird auf Spezialliteratur verwiesen.

ZUSAMMENFASSUNG

Das PCOS ist eine der häufigsten hormonellen Störung der Frau. Betroffen sind etwa 5–18 % aller Frauen im fertilen Alter. Die Diagnose kann gestellt werden, wenn anovulatorische Zyklen bzw. eine Oligo- oder Amenorrhö in Kombination mit Androgenisierungserscheinungen oder erhöhten Androgenspiegeln ohne Androgenisierung oder im Ultraschall polyzystische Ovarien oder ein erhöhter AMH-Wert nachweisbar sind. In der Hormondiagnostik ist der LH/FSH Quotient häufig zugunsten von LH verschoben und > 1. Die Patientinnen leiden oft zusätzlich unter einer Insulinresistenz bzw. einer Glukose-Stoffwechselstörung, welche die Symptomatik noch verschlechtert. Die Therapie richtet sich danach, ob aktuell ein Kinderwunsch besteht oder nicht. Immer sollte der erste Schritt die Gewichtsreduktion auf einen BMI< 30 kg/m^2 sein. Anschließend kann je nach Bedarf weiter medikamentös therapiert werden, um den Hormon- und Glukosehaushalt zu normalisieren.

WAS WÄRE, WENN ...

- … kein Kinderwunsch bestehen und das PCOS nicht behandelt werden würde?
  – Langfristig könnte sich ein erhöhtes Risiko für Insulinresistenz, Übergewicht und Herz-Kreislauf-Erkrankungen entwickeln. Deswegen sollte, auch wenn kein Kinderwunsch besteht, über Lebensstiländerungen (vermehrt Sport, kohlenhydratarme Ernährung) informiert und der Zuckerstoffwechsel kontrolliert werden.

LITERATUR

1. Seitz S (Hrsg.). Gynäkologie und Geburtshilfe. Heidelberg: Springer, 2024.
2. Teede H, Tay CH, Laven J et al. International Evidence-based guideline for the assessment and management of polycystic ovary syndrome 2023. Melbourne (Australia): Monash University, 2023. Unter: https://www.monash.edu/__data/assets/pdf_file/0003/3379521/Evidence-Based-Guidelines-2023.pdf (letzter Zugriff: 14.08.2025).

Fallbeispiele: Schwangerschaft

5

Eine Schwangerschaft lässt sich nicht immer planen

Siegrun Baldes

Fallbeispiel

Die 25-jährige Mariam Abali hält im heimischen Badezimmer einen handelsüblichen Schwangerschaftstest in der Hand und betrachtet erstaunt das positive Ergebnis. Sie schwankt zwischen Freude und Verunsicherung, denn sie ist ungeplant schwanger geworden. Ihre Partnerschaft ist erst wenige Monate alt, ihr Freund und sie leben in getrennten Wohnungen. Kürzlich konnte Mariam ihre Berufsausbildung erfolgreich abschließen und wurde von ihrem Ausbildungsbetrieb in Vollzeit angestellt. Die Gründung einer Familie stand nicht auf dem Plan. Schnell stellt Mariam jedoch fest, dass ein Schwangerschaftsabbruch für sie nicht in Frage kommt und sie sich auf das Baby freut. Auch ihr Freund reagiert zunächst überrascht, dann aber begeistert und versichert Mariam, sie zu unterstützen. Von ihrer älteren Schwester weiß Mariam, dass die Schwangerenvorsorge-Untersuchungen auch von einer Hebamme durchgeführt werden können und nicht zwingend bei einer Gynäkologin stattfinden müssen. Von einer ihrer Freundinnen erhält Mariam schließlich die Telefonnummer von einer Hebamme: „Ruf einfach an!“, sagt ihre Freundin, „die Hebamme ist toll, die kann dir schon ganz viel erklären und sagen, was alles wichtig ist und auf dich zukommt.“ Nachdem Mariam sich mit ihrem Partner besprochen hat, nimmt sie in der 9. Schwangerschaftswoche Kontakt zu einer freiberuflichen Hebamme auf.

1. **Legen Sie alle im Rahmen des deutschen Gesundheitssystems möglichen Betreuungskonzepte zur Schwangerenversorgung dar.**
2. **Führen Sie alle gesetzlichen Regelungen auf, aus denen sich die professionelle Zuständigkeit der Hebamme für eine Schwangerenversorgung herleiten lässt.**
3. **Benennen Sie Spannungsfelder, die sich im Rahmen einer interprofessionellen Betreuung (hier: Hebamme[n] und Fachärztin) insbesondere für die Schwangere ergeben können.**
4. **Wie könnten Sie dieser Problematik entgegenwirken (fachärztliche und Hebammensicht)?**

1. Betreuungskonzepte zur Schwangerenversorgung

Klinisches Setting

- Eine durch Hebammen geleitete Schwangerenvorsorge im klinischen Setting ist, wenn sie unabhängig von ärztlicher Weisung stattfinden soll, nur auf **freiberuflicher Basis** möglich. Die Voraussetzung hierzu ist die Anmietung von Räumen innerhalb der Kooperationsklinik.
- Als **angestellte Hebamme** wäre eine Tätigkeit innerhalb einer Schwangerenambulanz/Schwangeren-Sprechstunde denkbar. In diesem Falle ist die Hebamme an ärztliche Weisungen gebunden. Synergieeffekte lassen sich durch eine gemeinsame Nutzung der Infrastruktur herstellen uns die Hemmschwelle für die Schwangere, auch Kontakt zu einer Hebamme zu suchen, ist evtl. niedriger. Bei diesem Betreuungsmodell kann die Autonomie der Hebamme gefährdet sein. Es sind dezidierte vertragliche Regelungen mit dem Träger des Krankenhauses erforderlich (u. a. aus haftungsrechtlichen Gründen).

Eigene Praxis

Vorsorgeuntersuchungen können in der eigenen Praxis oder in einer hebammengeleiteten Einrichtung wie z. B. einem Geburtshaus als **freiberufliche Leistung** angeboten werden. Hierbei betreuen die Hebammen im kompletten Betreuungsbogen. Bei einer geplanten Geburtsbegleitung ist die Durchführung von Vorsorgeuntersuchungen durch die Hebamme häufig auch eine Voraussetzung für die Geburtsbetreuung durch das Hebammenteam. Von Vorteil ist bei dieser Betreuungsform, dass die Schwangere/das werdende Elternpaar und die Hebamme(n) über einen längeren Zeitraum ein enges Vertrauensverhältnis miteinander aufbauen. Hierdurch werden gute Rahmenbedingungen für die Geburtsbetreuung geschaffen. Die Hebammen (➤ Abb. 5.1) erleben eine unterstützende Einbindung in ein Kolleginnen-Team. Hier sind eine gute Teamorganisation und regelmäßige Absprachen notwendig.

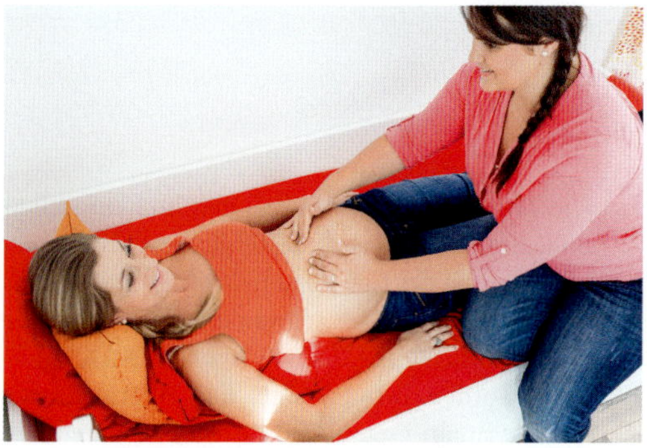

Abb. 5.1 Freiberufliche Hebammen können die Betreuung während der gesamten Schwangerschaft übernehmen. [J787–184]

Häusliches Umfeld

Ein sehr niederschwelliges Betreuungsangebot stellt die Schwangerenvorsorge als freiberufliche Leistung im häuslichen Umfeld dar. *„Der ursprünglichste Ort für eine Vorsorgeuntersuchung in der Schwangerschaft ist das Zuhause der Frau."* [2]

Für die Schwangere ist diese Betreuungsform leichter zu organisieren und wird von vielen Frauen gerne angenommen. Die Schwangerschaft wird in diesem Betreuungszusammenhang eher als ein **soziales Ereignis** und nicht als ein medizinischer Prozess erlebt, bei dem auch andere Familienmitglieder unkompliziert mit einbezogen werden können. Das eigene Zuhause ist ein geschützter, intimer Bereich, in dem die Schwangere die Spielregeln bestimmt. Für die Hebamme ist es auch im Hinblick auf die Wochenbett-Betreuung von Vorteil, wenn sie das private Umfeld der Schwangeren frühzeitig kennenlernt. Eigene Praxisräume sind nicht zwingend erforderlich.

Gynäkologische Praxis

Möchten Hebammen die Schwangerenvorsorge in einer gynäkologischen Praxis anbieten, so erfordert dies klare vertragliche Regelungen der Rahmenbedingungen sowie der Abrechnungsmodalitäten. Bei diesem Versorgungsmodell arbeiten Ärztin und Hebamme in gemeinsamen Praxisräumen, wobei die Hebamme häufig einen Raum in der Praxis der Ärztin anmietet. Es ergibt sich ein Synergieeffekte durch gemeinsame Nutzung der Infrastruktur. Eine Zusammenarbeit auf Augenhöhe vorausgesetzt, kann dies die Betreuung der Schwangeren durch einen fachlichen Austausch optimieren. Werden die **Zuständigkeiten** nicht exakt **geklärt,** besteht hier jedoch auch die Gefahr der Überversorgung der Schwangeren. Im ungünstigsten Falle und v. a. dann, wenn klare Absprachen und Rollenklärungen fehlen, kann es auch zu einer Degradierung der Hebamme zum „Handlanger" der Ärztin kommen [2].

MERKE

Schwangere Frauen und deren Familien sollten in der Frühschwangerschaft wertfrei über die verschiedenen Betreuungsmöglichkeiten im Rahmen der Schwangerenvorsorge aufgeklärt werden. Viele Frauen wünschen sich eine **gemeinsame Betreuung** durch Hebamme und Gynäkologin. Die stärkere Berücksichtigung der Bedürfnisse schwangerer Frauen sowie eine engere Kooperation beider Berufsgruppen kann dazu beitragen, eine Fehl-, Unter-, oder Überversorgung in diesem Bereich zu reduzieren.

2. Schwangerenversorgung

Leistungen für Schwangere, die in einer gesetzlichen Krankenkasse versichert sind, werden im fünften Buch des **Sozialgesetzbuches** geregelt (SGB V, § 24c: Leistungen bei Schwangerschaft und Mutterschaft; §24d: Ärztliche Betreuung und Hebammenhilfe; §24 f–i).
Die Leistungserbringung ist außerdem im **Asylbewerberleistungsgesetz** sowie im Zwölften Buch Sozialgesetzbuch geregelt. Hier werden zusätzliche Bedarfe für Schwangerschaft und Mutterschaft erfasst (SGB XII: §30: Mehrbedarf; §31: einmalige Bedarfe, §49: Hilfe zur Familienplanung, §50: Hilfe bei Schwangerschaft und Mutterschaft). Das Erbringen von Hebammenleistungen im Zusammenhang mit der medizinischen und psychosozialen Versorgung von Schwangeren lässt sich zudem aus dem Hebammengesetz, der Studien- und Prüfungsverordnung für Hebammenstudierende, der Hebammengebührenverordnung sowie den Berufsordnungen der Länder herleiten [1].

3. Spannungsfelder bei interprofessioneller Betreuung

Herausforderungen des beruflichen Alltags liegen in einem oftmals unzureichenden fachlichen Austausch zwischen den einzelnen Professionen. Häufig findet trotz „geteilter" Schwangerenvorsorge **keine Kommunikation** zwischen den **Professionen** statt. Die Ursache hierfür kann in der Ablehnung eines interprofessionellen Versorgungsmodells durch eine der beteiligten Professionen liegen und erfolgt unabhängig von den tatsächlichen Betreuungsbedarfen der Schwangeren.
Schwierigkeiten können sich auch daraus ergeben, dass die Klientin von Vertreterinnen der jeweiligen Profession nicht wertfrei über **Zuständigkeiten aufgeklärt** wird und ihr die Wahlfreiheit bezüglich des gewünschten Betreuungsmodells abgesprochen wird. So hat sowohl eine gesunde Schwangere ein Anrecht auf ärztliche Versorgung als auch die Risikoschwangere einen gesetzlich fundierten Anspruch auf Hebammenhilfe.

MERKE

- **Gynäkologinnen** und **Hebammen** rechnen ihre im Rahmen der Schwangerenvorsorge erbrachten Leistungen unabhängig voneinander ab und treten somit in wirtschaftlicher Hinsicht nicht in Konkurrenz zueinander.
- Eine **interprofessionelle Zusammenarbeit** im Bereich der Schwangerenvorsorge lässt sich am jeweiligen Standort z. B. im Rahmen gemeinsamer Fortbildungsveranstaltungen mit externen Referenten anbahnen. Denkbar wären außerdem gemeinsame Qualitätszirkel oder interprofessionelle Arbeitskreise mit fachlichem Schwerpunkt, die in regelmäßigen Abständen mehrmals im Jahr zusammenkommen. Hebammen sollten ihre Tätigkeiten und Untersuchungsergebnisse im Rahmen der von ihnen erbrachten Betreuungsleistungen in der Schwangerenvorsorge im Mutterpass dokumentieren.

4. Maßnahmen aus Sicht der Hebammen und Fachärzte

Gynäkologinnen und Hebammen sollten gemeinsam prüfen, ob Modelle einer interprofessionellen Zusammenarbeit an ihren jeweiligen Standorten umsetzbar sind. In Deutschland gibt es zahlreiche Best-practice-Modelle. Sie reichen von der Zusammenarbeit beider Professionen in einer gynäkologischen Praxis oder einer interdisziplinären Zusammenarbeit in Medizinischen

Versorgungszentren bis hin zu Kooperationen zwischen niedergelassenen Hebammen in von Hebammen geleiteten Einrichtungen und Gynäkologinnen [2].

WAS WÄRE, WENN …

- … sich Mariam für eine kombinierte Betreuung durch ihre Gynäkologin und eine Hebamme entscheidet?
  - Eine interprofessionelle Betreuung in der Schwangerschaft würde Mariam die Inanspruchnahme einer medizinischen, ärztlichen Expertise bei gleichzeitiger Versorgung durch eine freiberufliche Hebamme, z. B. in ihrem eigenen häuslichen Umfeld, ermöglichen. Eventuell würde ihr die Hebamme hierdurch zu einer persönlicheren, ganzheitlicheren Sicht auf ihre Schwangerschaft verhelfen.
  - Mariam könnte erleben, wie die stärkere Berücksichtigung ihrer Bedürfnisse durch eine engere Kooperation beider Berufsgruppen eine Fehl-, Unter- oder Überversorgung verhindert.
  - Mit dem Angebot einer interprofessionellen Betreuung in der Schwangerschaft stärken beide Berufsgruppen die Wahlfreiheit der Klientin.

LITERATUR

1. Lange U, Wallheinke A, Schäfers R. Modelle der Schwangerenvorsorge durch Hebammen. In: Deutscher Hebammenverband (Hrsg.). Schwangerenvorsorge durch Hebammen. 4. A. Stuttgart: Thieme, 2023.
2. Arbeitskreis Frauengesundheit in Medizin, Psychotherapie und Gesellschaft e. V. (AKF). So gelingt die interdisziplinäre Vorsorge in der Schwangerschaft: Der Arbeitskreis Frauengesundheit e. V. im Gespräch mit Frauenärzt*innen, Hebammen und Mother Hood e. V. Berlin: AKF, 2025.

6

Mir ist übel

Siegrun Baldes

Fallbeispiel

Kirstie Pabst ist in der 7+0 SSW und erwartet ihr erstes Kind. Seit einer Woche übergibt sie sich am Morgen regelmäßig. Auch während des Tages wird sie ständig von Übelkeit geplagt und hat wenig Appetit. Sie sorgt sich darum, ob der Embryo ausreichend mit Nährstoffen versorgt ist. Gleichzeitig fühlt sie sich trotz ausgedehnter Nachtruhe vollkommen müde und erschöpft. Mit Hanno, ihrem Mann führt sie eine harmonische Ehe. Beide wünschen sich eine große Familie, allerdings wurden die Eheleute von dieser Schwangerschaft überrascht. Kirstie grübelt viel darüber nach, was da alles auf sie zukommt. Erst vor wenigen Monaten wurde sie in ihrer Firma zur Bereichsleitung befördert und trägt nun deutlich mehr berufliche Verantwortung. Die betreuende Gynäkologin verordnet Kirstie Ruhe und bietet ihr eine Krankschreibung an. Kirstie denkt: „Wenn ich mich jetzt schon so schlecht fühle, wie soll ich dann die restliche Schwangerschaft packen? Und wie geht es beruflich weiter?"

1. **Definieren Sie die Begriffe Nausea und Emesis unter Berücksichtigung der Auswirkungen auf das Allgemeinbefinden der betroffenen Frauen.**
2. **Nennen Sie alle evidenzbasierten Empfehlungen zur Behandlung einer Emesis gravidarum. Ergänzen Sie erfahrungsbasierte Empfehlungen.**
3. **Beschreiben Sie alle Faktoren, mit denen Sie eine Emesis gravidarum von einer Hyperemesis abgrenzen können.**
4. **Nennen Sie alle Behandlungsmaßnahmen, die bei einer Hyperemesis gravidarum erforderlich sind. Bitte begründen Sie Ihre Therapievorschläge.**
5. **Der Übergang zur Erstelternschaft wird in der Psychologie sowie den Sozialwissenschaften als ein oftmals krisenhaft erlebtes Ereignis beschrieben, durch das die werdenden Eltern sowohl ihre eigene Rolle als auch die Paarbeziehung neu definieren müssen. Bitte ordnen Sie die beschriebene Situation einem entwicklungspsychologischen Modell zu.**

1. Nausea und Emesis

Mit den Begriffen Nausea (➤ Abb. 6.1) und Emesis gravidarum werden umgangssprachlich Übelkeit und das mit der Schwangerschaft assoziierte Erbrechen bezeichnet. Von Übelkeit in der Frühschwangerschaft sind ca. 70–80 % aller Frauen betroffen. Man schätzt, dass die mit der Frühschwangerschaft zusammenhängende Übelkeit bei ungefähr 40 % der Schwangeren mit (morgendlichem) Erbrechen einhergeht. Einige Frauen werden stattdessen auch von einem trockenen Würge- oder Brechreiz geplagt. Die betroffenen Frauen erleben aufgrund eines allgemeinen Krankheitsgefühls einen großen Leidensdruck. Nausea und Emesis gravidarum manifestieren sich zwischen der 4. und 10. SSW. Die Symptome verschwinden für gewöhnlich bis zur 16. Schwangerschaftswoche [1].

MERKE

Die betroffenen Schwangeren erleben die Übelkeit am Morgen als besonders ausgeprägt. Hier wird ein Zusammenhang mit einem niedrigen Blutzuckerspiegel vermutet. Starke Gerüche, wie z. B. der Geruch von Gekochtem, Gebratenem oder nach frisch gebrühtem Kaffee scheinen die Symptomatik ebenso zu verschlimmern wie das Essen fetter oder stark gewürzter Speisen. Auch negativer Stress kann die Übelkeit verstärken.

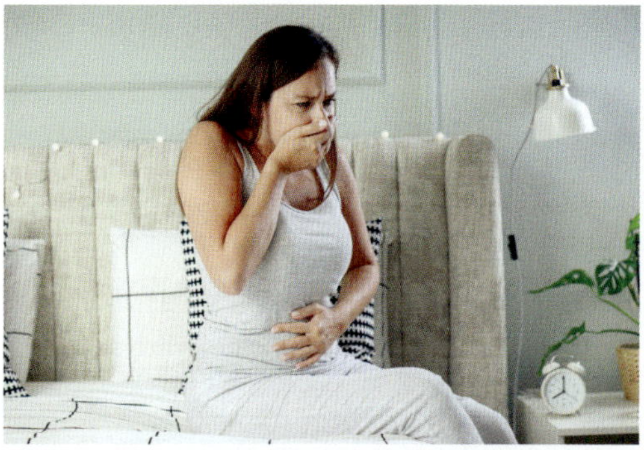

Abb. 6.1 Schwangerschaftserbrechen wird oft als „Morgenübelkeit" bezeichnet, kann aber zu jeder Tages- oder Nachtzeit auftreten. Diese Art von Übelkeit und Erbrechen beginnt normalerweise etwa nach 5 Wochen der Schwangerschaft und ist um die 9. Woche am schlimmsten. [J787–223]

Schwangere Frauen, die von Nausea und Emesis gravidarum betroffen sind, sollten in ihrem subjektiven Leidensdruck ernst genommen werden. Sie benötigen eine ausführliche, individuell angepasste Beratung zur Ernährungsumstellung, einer möglichen Lebensstilanpassung und zu weiteren Therapiemöglichkeiten. Bei großer Erschöpfung und allgemeiner Leistungseinschränkung sollte den Betroffenen eine Krankschreibung angeboten werden [1].

2. Evidenz- und erfahrungsbasierte Empfehlungen bei Emesis gravidarum

Evidenzbasierte Maßnahmen zur Linderung von Nausea und Emesis in der Frühschwangerschaft sind derzeit noch nicht ausreichend untersucht.

- Vielen Schwangeren hilft die **Akupressur** des Akupunkturpunktes Pe 6 (Neigunan) an der Innenseite der Handgelenke oder das Tragen eines Akupressur-Armbandes.
- Klinische Evidenzen weisen darauf hin, dass unterschiedliche **Teemischungen** wie Fenchel-Anis-Kümmel-Tee, ein Tee aus frischem Ingwer oder aus Kamille die Übelkeit lindern kann.
- Empfohlen wird auch die Einnahme der **Vitamine** $\mathbf{B_1}$ (Thiamin) und $\mathbf{B_6}$ (Pyridoxin) per os.
- **Hebammen** berichten über **gute Erfahrungen** mit
  - der Einnahme einer ersten kleinen Morgenmahlzeit noch vor dem Aufstehen im Bett,
  - vielen kleinen, über den Tag verteilten Mahlzeiten,
  - eiweißreicher, salziger und fettarmer Kost,
  - Nahrungsmitteln mit geringer glykämischer Last (verhindert, dass der Blutzuckerspiegel sprunghaft ansteigt und dann schnell wieder abfällt),
  - dem Extrakt der Ingwerwurzel (Rhizoma Zingiberis) in Kapselform,
  - dem Vermeiden von kohlesäurehaltigen Getränken,
  - einer Entlastung von beruflichen und häuslichen Pflichten [2] [3].

MERKE

- Die **Emesis gravidarum** muss gut von einer Hyperemesis gravidarum abgegrenzt werden! Oftmals ist der Übergang fließend.
- Bei der **Hyperemesis gravidarum (HG)** handelt es sich um eine schwerwiegende, schwangerschaftsspezifische Erkrankung, die bei ausbleibender Therapie zu gravierenden Komplikationen bei Mutter und Kind führen kann. Um den Schweregrad der HG objektiv einschätzen zu können, wird international v. a. der PUQEScore (Pregnancy-Unique Quantification of Emesis and Nausea) verwendet. Die HG erfordert eine stationäre Aufnahme der Patientin in eine Klinik mit geburtshilflicher Abteilung sowie eine entsprechende interprofessionelle und interdisziplinäre Versorgung (z. B. Psychosomatik, Innere Medizin, Psychiatrie) [1].

3. DD Emesis gravidarum und Hyperemesis

Eine Hyperemesis gravidarum (HG) wird definiert als multifaktorielle Erkrankung mit persistierender Übelkeit und Erbrechen, das häufiger als 5-mal am Tag auftritt. Im Gegensatz zu einer als physiologisch zu betrachtenden, v. a. morgendlichen Übelkeit und gelegentlichem Erbrechen in der Frühschwangerschaft leiden die Betroffenen unter einem **ausgeprägten Krankheitsgefühl.** Hinzu kommt eine Gewichtsabnahme von mehr als 3 kg seit Feststellung der Schwangerschaft oder ein Verlust von 5 % des ursprünglichen Körpergewichts vor Schwangerschaftseintritt mit Problemen bei der Nahrungs- und Flüssigkeitsaufnahme bis hin zur Dehydration, Störung des Elektrolythaushalts und einer Ketoazidose [1].

MERKE

Die für Deutschland beschriebene Prävalenz der Hyperemesis gravidarum (HG) liegt bei 0,5–2 %. Das bedeutet, dass ca. 21.000 Frauen jährlich von einer HG betroffen sind.
Die **Ätiologie** der HG gilt nach wie vor als ungeklärt. Biochemisch fällt der deutlich erhöhte Wachstumsdifferenzierungsfaktor 15 (GDF 15) auf. Der erhöhte GDF 15-Spiegel korreliert mit dem Auftreten des Krankheitsbildes. Studien weisen darauf hin, dass der erhöhte GDF 15-Spiegel auch als größter genetischer Risikofaktor für die HG gelten dürfte.
Weitere **Risikofaktoren** für die Entwicklung einer Hyperemesis sind außerdem

- bei Mehrgebärenden eine Hyperemesis in der vorangegangenen Schwangerschaft,
- eine (nicht diagnostizierte) Hyperthyreose,
- eine Infektion des Magens mit Helicobacter pylori.

Häufige **mütterliche Komplikationen** sind neben dem massiven Gewichtsverlust und einer Entgleisung des Elektrolythaushalts auch Depressionen bis hin zu Suizidgedanken. Bei sehr schweren Verläufen sollte ein Schwangerschaftsabbruch in Erwägung gezogen werden. Studienergebnisse belegen eine deutliche Häufung von intrauteriner Wachstumsrestriktion, niedrigem Geburtsgewicht sowie einer erhöhten Frühgeburtlichkeit im Zusammenhang mit einer HG [1].

4. Behandlungsmaßnahmen bei Hyperemesis gravidarum

- Die Behandlung der HG erfordert eine stationäre Aufnahme der Schwangeren und eine Betreuung durch ein interprofessionelles und interdisziplinäres Team. Aufgrund des multifaktoriellen Geschehens und der bislang unklaren Genese der HG erfolgt eine **symptomatische Therapie,** die sich an dem jeweiligen Schweregrad des Krankheitsbildes orientiert.
- Die gute Wirksamkeit von **Ingwer** und **Akupunktur/Akupressur** als Alternativmaßnahmen konnte in zahlreichen, aktuellen Studien nachgewiesen werden.
- Für den Einsatz von **Antiemetika** existieren bisher keine Standards. Sie sollten im Rahmen eines Stufenkonzepts und möglichst unter stationärer Observanz nach ärztlicher Anordnung eingesetzt werden.
- Das Mittel der Wahl für eine **medikamentöse Therapie** in der Schwangerschaft ist Meclozin, gefolgt von Dimenhydrinat (z. B. Vomex) und Doxylamin (z. B. Gittalun, Off-label-use). Je nach Schweregrad der Hyperemesis erfolgt die medikamentöse Therapie oral oder parenteral [1].

5. Übergang zur Erstelternschaft aus Sicht der Entwicklungspsychologie

Die Psychologin Gabriele Gloger-Tippelt entwickelte 1988 ein 8-stufiges Phasenmodell des Übergangs zur

Erstelternschaft. Sie verdeutlicht in diesem Modell, dass der Übergang zur Elternschaft insbesondere im Zusammenhang mit dem ersten Kind Anpassungsleistungen der Eltern erfordert, die Raum und Zeit benötigen. Alle Erstlingseltern scheinen diese Phasen mehr oder weniger ausgeprägt zu durchlaufen.
Kirstie befindet sich in Phase 1, der so genannten Verunsicherungsphase (bis zur 12. SSW). Hier sehen sich die Eltern mit ersten Erwartungen oder Verunsicherungen konfrontiert, die durch die in der frühen Schwangerschaft typischen körperlichen Beschwerden noch verstärkt werden können. Für die Schwangere hängt das positive oder negative Erleben dieser Phase stark von der Unterstützung durch den Partner/die Partnerin ab [4].

ZUSAMMENFASSUNG

Mehr als ⅔ aller Frauen leiden in der Frühschwangerschaft unter **Übelkeit (Nausea).** Bei ca. 40 % aller Frühschwangeren kommt es zusätzlich zu (morgendlichem) **Erbrechen** (Emesis). Die betroffenen Frauen stehen oftmals unter einem hohen Leidensdruck, da Nausea und Emesis mit einem allgemeinen Krankheitsgefühl einhergehen können. Ingwerpräparate in Kapselform oder ein Tee aus frischem Ingwer, kleine, über den Tag verteilte Mahlzeiten und Entlastung von beruflichen und häuslichen Pflichten verschaffen Linderung. Bei einem physiologischen Verlauf verschwinden diese Beschwerden um die 16. Schwangerschaftswoche in der Regel vollständig.
Die **Emesis gravidarum** (Schwangerschaftserbrechen) muss gut von der **Hyperemesis gravidarum** (übersteigerte Form des Schwangerschaftserbrechens) abgegrenzt werden. Hierbei handelt es sich um ein komplexes Krankheitsbild, das mit Übelkeit, mehrfachem täglichen Erbrechen (unstillbares Erbrechen) und einem Gewichtsverlust der Schwangeren einhergeht. Die Behandlung sollte stationär im Krankenhaus erfolgen.

WAS WÄRE, WENN ...

- … sich Kirsties Zustand weiter verschlechtern und sie Anzeichen einer Hyperemesis gravidarum zeigen würde? Diese Änderung der Diagnose würde eine erhebliche Umstellung ihrer Behandlung erforderlich machen.
  - Krankenhausaufnahme: Im Gegensatz zur Emesis Gravidarum, die ambulant behandelt werden kann, erfordert eine Hyperemesis Gravidarum in der Regel eine stationäre Aufnahme.
  - Interprofessionelle und interdisziplinäre Versorgung: Aufgrund der multifaktoriellen Natur und der unklaren Genese einer HG würde Kirstie die Versorgung durch ein interprofessionelles und interdisziplinäres Team benötigen, zu dem möglicherweise Spezialisten für Psychosomatik, der Inneren Medizin und aus der Psychiatrie gehören.
  - Medikamente: Es gibt keine allgemeingültigen Standards für Antiemetika in der Schwangerschaft. Gute Erfahrungen liegen vor für Meclozin, gefolgt von Dimenhydrinat (z. B. Vomex) und Doxylamin (z. B. Gittalun), je nach Schweregrad orale oder parenterale Applikation.

LITERATUR

1. Rath W, Maul H, Abele H et al. Hyperemesis gravidarum – eine interprofessionelle und interdisziplinäre Herausforderung. Zeitschrift für Geburtshilfe und Neonatologie 2024; 228 (3): 218–231. DOI: 10.1055/a-2200-9686 (letzter Zugriff: 19.02.2025).
2. Teuerle S. Übelkeit und Erbrechen. In: Deutscher Hebammenverband (Hrsg.). Schwangerenvorsorge durch Hebammen. 4. A. Stuttgart: Thieme, 2023.
3. Büthe K. Nausea und Emesis. In: Büthe K. Evidenzbasierte Schwangerenbetreuung und Schwangerschaftsvorsorge: Eine Arbeitshilfe für Hebammen im Praxisalltag. 2.A. Stuttgart: Thieme, 2023.
4. Fischer J, Geene R. Netzwerke in Frühen Hilfen und Gesundheitsförderung: Neue Perspektiven kommunaler Modernisierung. Weinheim: Beltz, 2017.

7

Wer schaut danach, wie es uns geht?

Siegrun Baldes

Fallbeispiel

Janna Mai ist 28 Jahre alt und seit dem vergangenen Jahr verheiratet, sie und ihr Partner wünschen sich seit längerer Zeit ein Kind. Janna arbeitet in Vollzeit als Bürokauffrau bei einer Versicherungsgesellschaft. Im Februar bleibt bei Janna die Regelblutung aus. Der handelsübliche Schwangerschaftstest zeigt ein positives Ergebnis an, gleichzeitig fühlt sich Janna sehr müde und verspürt ein Spannen ihrer Brüste. Von ihrer besten Freundin, die bereits zweifache Mutter ist, hat Janna die Empfehlung erhalten, sich frühzeitig an eine Hebamme zu wenden. Sie vereinbart deshalb mit Hebamme Lia aus der Hebammenpraxis „Kugelrund" einen Termin zu einem ersten Vorgespräch. Aufgeregt fährt Janna zum Gespräch mit der Hebamme. In der Tasche hat sie eine lange Liste mit Fragen zu ihrer Schwangerschaft, die sie Lia stellen möchte. Als sie von der Hebamme über die angebotenen Vorsorge- und Beratungsleistungen sowie die ärztlichen Leistungen aufgeklärt wird, legt sich ihre Aufregung schnell. „Lia hat ja alle wichtigen Punkte schon berücksichtigt", denkt sich Janna. Sie erhält außerdem ausführliche Informationen zu den ersten Vorsorgeuntersuchungen in der Frühschwangerschaft. Zufrieden verlässt Janna eine Stunde später die Hebammenpraxis. Nach einigen Tagen Bedenkzeit entscheidet sie sich für ein kooperatives Betreuungsmodell durch das Hebammenteam „Kugelrund" und ihre Gynäkolog*in.

1. **Benennen Sie alle Richtlinien, an denen Sie sich als Hebamme bei der Durchführung der Schwangerenvorsorge-Untersuchungen orientieren.**

2. **Nennen Sie alle Vorsorgeuntersuchungen, die Schwangeren in der Frühschwangerschaft im Rahmen des ersten Vorsorgetermins angeboten werden sollten.**

3. **Erläutern Sie alle Beratungsthemen im Rahmen der Schwangerenvorsorge und -betreuung.**

1. Richtlinien für Hebammen bei Schwangerenvorsorge-Untersuchungen

Inhalte und Umfang von Schwangerenvorsorge-Untersuchungen werden in Deutschland über die ärztlichen Mutterschaftsrichtlinien (Mu-RL) definiert. Sie gelten auch für die in der Schwangerenvorsorge tätigen Hebammen als bindend. Die Mu-RL regeln darüber hinaus die Kostenübernahme für Gynäkolog*innen und Hebammen durch die gesetzlichen Krankenkassen. Für Hebammen, die Schwangerenvorsorge-Untersuchungen anbieten, bedeutet dies folglich, dass sie alle Untersuchungen gemäß Mu-RL durchführen müssen. Eine hilfreiche Orientierung bieten außerdem die evidenzbasierten *Guidelines Antenatal Care* des britischen National Institute of Clinical Excellence (NICE). Alle Untersuchungen, Screenings und Beratungsleistungen sind als Angebote für die Schwangere zu verstehen, die diese nach Aufklärung und Zustimmung in Anspruch nehmen *können.* Eine evidenzbasierte Leitlinie für die Schwangerenvorsorge bei unkomplizierten Schwangerschaften befand sich bei Erstellung dieses Buches in Deutschland erstmalig in der Entwicklung [1],[2].

MERKE

Im Gegensatz zu den deutschen Mu-RL betonen die *NICE-Guidelines Antenatal Care* den Angebotscharakter der empfohlenen Vorsorgeuntersuchungen. Hieraus lässt sich ableiten, dass vor jeglicher Maßnahme eine angemessene Beratung (*shared decision making*) der Schwangeren über Sinn und Zweck der geplanten Untersuchung durchzuführen ist. Die Schwangere muss der Untersuchung zustimmen oder kann eine bestimmte Untersuchung auch ablehnen [2].

2. Vorsorgeuntersuchungen in der Frühschwangerschaft

Gemäß gültiger Mutterschaftsrichtlinien (Mu-RL) in der Fassung vom 21. September 2023 gehören zu einer Erstuntersuchung in der Frühschwangerschaft:

- Bestimmung von Größe und Gewicht
- Blutgruppenbestimmung
- Antikörpersuchtest
- Bestimmung des Röteln-Titers, wenn keine zweimalige Impfung dokumentiert ist

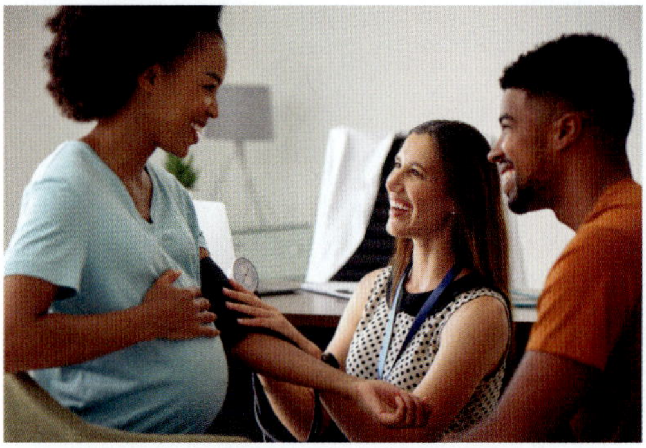

Abb. 7.1 Etwa 6–8 % aller Schwangeren sind von hypertensiven Schwangerschaftserkrankungen (Bluthochdruck) betroffen. Deshalb ist eine Blutdruckmessung unabdingbar. [J787–190]

- Bestimmung des Hämoglobinwertes (Hb)
- Bestimmung des HBsAg
- Untersuchung des Mittelstrahlurins auf Proteinurie und Glukosurie
- Untersuchung auf Chlamydien
- Blutdruckmessung (➤ Abb. 7.1)
- Untersuchung auf Vaginose
- Vaginale Untersuchung
- Bei Erstuntersuchung zwischen der 9. und 12. Schwangerschaftswoche eine Ultraschall-Untersuchung [3].

3. Beratungsthemen bei Schwangerenvorsorge und -betreuung

Frauen- und familienzentrierte Beratung

Jede Schwangere hat unabhängig von einer Vorsorgeuntersuchung im Rahmen der Schwangerenbetreuung auch Anspruch auf eine umfassende, frauen- und familienzentrierte Beratung zu allen Themen rund um Schwangerschaft, Geburt und Wochenbett. **Ziel** der **Beratung** ist die Unterstützung der Schwangeren bei der Etablierung oder Konsolidierung eines protektiven Lebensstils. Hierzu sollte, falls erforderlich, eine individuell angepasste Ernährungsberatung sowie immer das Aufzeigen von Kurs- und Bewegungsangeboten für Schwangere erfolgen. Die Hebamme sollte der Klientin vermitteln, dass eine ausgewogene Ernährung, der

Verzicht auf Alkohol- und Tabakkonsum, regelmäßige Bewegung sowie Stressreduktion z. B. im Zusammenhang mit der Situation am Arbeitsplatz signifikant zur Grundgesundheit der Mutter und der gesunden Entwicklung des Kindes beitragen.

Mutterschaftsrichtlinien

Aus den Mutterschaftsrichtlinien lassen sich folgende, teilweise **ärztliche Beratungsthemen** ableiten:

- Information der Schwangeren über ihren Rechtsanspruch auf Beratung nach §2 Schwangerschaftskonfliktgesetz
- Aufklärung der Schwangeren/des werdenden Elternpaars über die Option humangenetischer Beratungen und Untersuchungen, sofern ein genetisch bedingtes Risiko vorliegt; Weiterleitung in ärztliche Betreuung, wenn die Eltern eine humangenetische Beratung wünschen
- Vor dem ersten Ultraschall-Screening in der 8.–12. SSW über die vorgesehene Anzahl, den Zeitpunkt sowie Sinn und Zweck dieser Screenings und ihre Grenzen aufklären
- Beratung und Empfehlung zur Durchführung eines HIV-Antikörpertest
- Beratung über die Impfung gegen saisonale Influenza ab dem 2. Trimenon, bei Risikopatientinnen aufgrund von Vorerkrankungen entsprechend früher *(bei der Impfung selbst handelt es sich um eine ärztliche Tätigkeit)*
- Aufklärung über die Pertussis-Impfung ab der 28. SSW (Indikationsimpfung), wenn kein entsprechender Impfstatus besteht
- Bei Bedarf Hinweise auf regionale Unterstützungsangebote, wie z. B. Option der Betreuung durch eine Familienhebamme oder andere Angebote der frühen Hilfen
- Beratung über die Bedeutung der Mundgesundheit für Mutter und Kind und Empfehlung einer zahnärztlichen Kontrolluntersuchung in der Schwangerschaft

Im Mutterpass werden weitere Beratungsthemen aufgeführt, die nicht unmittelbar aus den Mu-RL hervorgehen oder sich doppeln und als Abhakliste erscheinen:

- Ernährung, Medikamente, Genussmittel
- Tätigkeit/Beruf, Sport, Reisen
- Risikoberatung
- Geburtsvorbereitung/Schwangerschaftsgymnastik
- Krebsfrüherkennungsuntersuchung (ärztliche Tätigkeit)
- HIV-Antikörpertest
- Mundgesundheit

Die *NICE*-Guidelines

Die NICE-Guidelines zur Schwangerenvorsorge empfehlen darüber hinaus folgende Beratungsthemen und Aufgaben:

- Thematisierung von Hebammenbetreuung entlang des Betreuungsbogens
- Erstellen eines Betreuungsplanes gemeinsam mit der Schwangeren entsprechend der individuellen Situation und Bedürfnisse der Klientin
- Sprechen über physische, psychische und soziokulturelle Veränderungen im Kontext der SWS und mögliche Anpassungsstrategien
- Gesprächsangebot über den möglichen Umgang mit (früheren) Gewalterfahrungen und häuslicher Gewalt
- Veränderungen der Paarbeziehung thematisieren
- Raum für den Austausch über die Entwicklung des Kindes in der Schwangerschaft geben
- Bedeutung von gezielter Bewegung in der SWS ansprechen
- Infektionsrisiken und das Vermeiden solcher Infektionen besprechen
- Verhalten in Notfällen erläutern
- Über die Wahl des Geburtsortes und rechtzeitige Anmeldungen bei verschiedenen Dienstleistern des Gesundheitswesens sprechen
- Informationsweitergabe über Vorbereitungen und Förderung einer physiologischen Geburt sowie eines physiologischen Wochenbetts
- Aufklärung über Wochenbett- und Rückbildungsgymnastik
- Aufklärung über frühe Vorsorgemaßnahmen beim Kind nach der Geburt
- Beratung über geeignete Säuglingsernährung und Stillförderung
- Austausch über frühkindliche Bindung und Bindungsförderung
- Laienverständliche Erläuterung von erhobenen Befunden [2, 3]

ZUSAMMENFASSUNG

In Deutschland hat jede Schwangere Anspruch auf regelmäßige Schwangerenvorsorge-Untersuchungen. Inhalte und Umfang der Untersuchungen werden über die ärztlichen Mutterschaftsrichtlinien (Mu-RL) definiert. Sie gelten auch für die in der Schwangerenvorsorge tätigen Hebammen als bindend. Neben den medizinischen Vorsorgeuntersuchungen haben schwangere Frauen und Paare im Rahmen der Schwangerenbetreuung auch Anspruch auf eine umfassende, frauen- und familienzentrierte Beratung zu allen Themen rund um Schwangerschaft, Geburt und Wochenbett. Die Schwangere soll zudem bei der Etablierung oder Konsolidierung eines protektiven Lebensstils unterstützt werden. Eine ausgewogene Ernährung, der Verzicht auf Alkohol- und Tabakkonsum, regelmäßige Bewegung und Stressreduktion sollen die Gesundheit der Schwangeren und die gesunde Entwicklung des Kindes befördern.

WAS WÄRE, WENN ...

- ... sich Janna gegen die Inanspruchnahme der regulären Vorsorgeuntersuchungen entscheiden würde?
  - Eine kontinuierliche, professionelle Schwangerenvorsorge, unabhängig vom gewählten Betreuungsmodell, gilt als essenziell für die Sicherstellung der Gesundheit und des Wohlbefindens sowohl der schwangeren Person als auch des Babys. In aller Regel fördert die grundlegende Entscheidung zur Inanspruchnahme des verfügbaren Unterstützungssystems einen sicheren und informierten Schwangerschaftsverlauf.
  - Versäumen schwangere Frauen auffällig viele Vorsorgetermine oder nehmen eine medizinische Behandlung trotz körperlicher Beschwerden nur verzögert wahr, kann dies ein Hinweis (red flag) auf das Vorliegen häuslicher Gewalt sein [4].

LITERATUR

1. Lange U, Egelkraut R, Teuerle S. Erstuntersuchung. In: Deutscher Hebammenverband (Hrsg.). Schwangerenvorsorge durch Hebammen. 4. A. Stuttgart: Thieme, 2023.
2. National Institute for Health and Care Excellence (NICE). Antenatal Care. September 2013, updated Februar 2023. Unter: https://www.nice.org.uk/guidance/qs22/resources/antenatal-care-pdf-2098542418117 (letzter Zugriff: 20.02.2025).
3. Mutterschutzgesetz vom 23. Mai 2017 (BGBl. I S. 1228), das zuletzt durch Artikel 1 des Gesetzes vom 24. Februar 2025 (BGBl. 2025 I Nr. 59) geändert worden ist. (Mutterschutzgesetz – MuSchG). Unter: https://www.gesetze-im-internet.de/muschg_2018/MuSchG.pdf (letzter Zugriff: 27.02.2025).
4. VIPROM – Victim Protection in Medicine. Unter: https://viprom-cerv.eu/ (letzter Zugriff:19.08.2025 (letzter Zugriff: 19.08.2025).

8

Wann wird unser Kind geboren?

Siegrun Baldes

Fallbeispiel

Auch die 25-jährige Mariam Abali (➤ Fallbeispiel Kap. 5) hat sich für eine Schwangerenvorsorge bei den Hebammen der Hebammenpraxis „Kugelrund“ entschieden. Heute erhält sie von Hebamme Katja ihren Mutterpass. Katja erklärt Mariam, in welchem Zeitraum das Kind voraussichtlich zur Welt kommen wird. Mariam ist überrascht – bisher wusste sie nur von einem Geburtstermin. Ihre Vorgesetzte hat sie bereits auf den voraussichtlichen Geburtstermin angesprochen und die werdenden Großeltern drängen sie ebenfalls. Welche Auskunft soll sie nun geben?

1. Wie lange dauert eine Schwangerschaft?

2. Welche Möglichkeiten stehen Ihnen als Hebamme zur Verfügung, um den Geburtszeitraum einer Schwangeren zu bestimmen?

1. Dauer einer Schwangerschaft

Eine physiologische Schwangerschaft dauert ab dem Tag der Konzeption im Durchschnitt 267 Tage (263–273 Tage). Dies entspricht 38 Kalenderwochen oder 9,5 Mondmonaten (1 Mondmonat = 28 Tage = eine vollständige Mondphase). Die tatsächliche Schwangerschaftsdauer ist individuell und von unterschiedlichen Faktoren abhängig. Eine Rolle spielen die Ethnie der Schwangeren, die Parität (das wievielte Kind erwartet die Frau?), das mütterliche Gewicht, der individuelle Regelzyklus einschließlich der Ovulation (Eisprung) sowie die Körpergröße einer Frau.

Als normal in Bezug auf den Menstruationszyklus kann angenommen werden, dass dieser variiert und nicht in jedem Monat/in jeder Lebensphase einer Frau immer genau die gleiche Länge aufweist. Studien zeigten, dass nur die Hälfte aller in diese Untersuchung eingeschlossenen Frauen einen Eisprung am 12. oder 13. Tag des Regelzyklus hatten. Forschungsergebnisse lassen außerdem den Schluss zu, dass Schwangerschaften erstgebärender Frauen im Durchschnitt länger dauern als solche von Mehrgebärenden. Auch die Körpergröße scheint einen Einfluss auf den Geburtszeitpunkt zu nehmen: Je zierlicher eine Frau, desto kürzer die SWS [1], [3].

MERKE

Schwangere Frauen und deren Familien sollten zu einem möglichst frühen Zeitpunkt in der Schwangerschaft über die individuelle Dauer einer Schwangerschaft und den Geburtszeitraum aufgeklärt werden Die Angaben der Schwangeren zu Frequenz, Dauer und Stärke Ihrer Menstruation sowie zur möglichen Konzeption müssen im Rahmen der Anamnese sorgfältig erfragt werden.

Der so genannte **errechnete Termin (ET)** wird benötigt, um zum einen den Beginn des gesetzlichen Mutterschutzes zu bestimmen und zum anderen, um mögliche Arbeitsschutzmaßnahmen festlegen zu können. Er ist zudem bedeutsam, um die Grenze zur Frühgeburtlichkeit sowie eine echte Übertragung exakt zu definieren. Auch zur Kontrolle der zeitgerechten kindlichen Entwicklung wird der voraussichtlichen ET benötigt [2], [3].

2. Bestimmung des Geburtszeitraums

Die Bestimmung des Schwangerschaftsalters, des Geburtstermins und des Geburtszeitraums durch die Hebamme erfolgt anhand der **Naegele-Regel** oder/und mithilfe eines **Gravidariums** (➤ Abb. 8.1). Zusätzlich kann der Anstieg der **Basaltemperatur** berücksichtigt werden, wenn die Frau z. B. im Rahmen der Temperaturwahlmethode regelmäßig ihre Körperkerntemperatur gemessen hat.

Die nach dem Heidelberger Gynäkologen **Franz Naegele** (1777–1851) benannte Regel geht vom 1. Tag der letzten, für die betreffende Frau normal starken, normal langen Regelblutung aus. Hierzu werden 7 Tage hinzugezählt, drei Monate abgezogen und nochmals 1 Jahr hinzugezählt = errechneter Geburtstermin (ET). Ausgehend vom errechneten Geburtstermin lässt sich nun der Geburtszeitraum bestimmen, der zwischen der 38+0 und der 42+0 Schwangerschaftswoche liegt.

Bei einem **Gravidarium** handelt es sich um eine drehbare Scheibe, mit der sowohl der Geburtszeitraum als auch der ET, ausgehend vom Tag der Konzeption, dem ersten Tag der letzten Menstruationsblutung oder ausgehend vom aktuellen Alter der Schwangerschaft, bestimmt werden können. Zudem lässt sich mittels des Gravidariums die genaue Schwangerschaftswoche einschließlich des Tages, also das exakte Schwangerschaftsalter am Tag der Untersuchung ohne Rechnung bestimmen [2].

MERKE

- Die **Naegele-Regel** bezieht sich auf eine Menstruationsfrequenz von 28 Tagen:
  1. Tag der letzten normal starken, normal langen Regelblutung + 7 Tage – 3 Monate + 1 Jahr = errechneter Geburtstermin
- Bei einer längeren oder kürzeren Frequenz kommt die **erweiterte Naegele-Regel** zur Anwendung:
  1. Tag der letzten normal starken, normal langen Regelblutung + 7 Tage – 3 Monate +/- x Tage + 1 Jahr = errechneter Geburtstermin
- Ist der Konzeptionstermin bekannt, sollte eine **Terminbestimmung post conceptionem** vorgenommen werden:
  Konzeptionstermin (Ovulation) – 7 Tage – 3 Monate + 1 Jahr = errechneter Geburtstermin

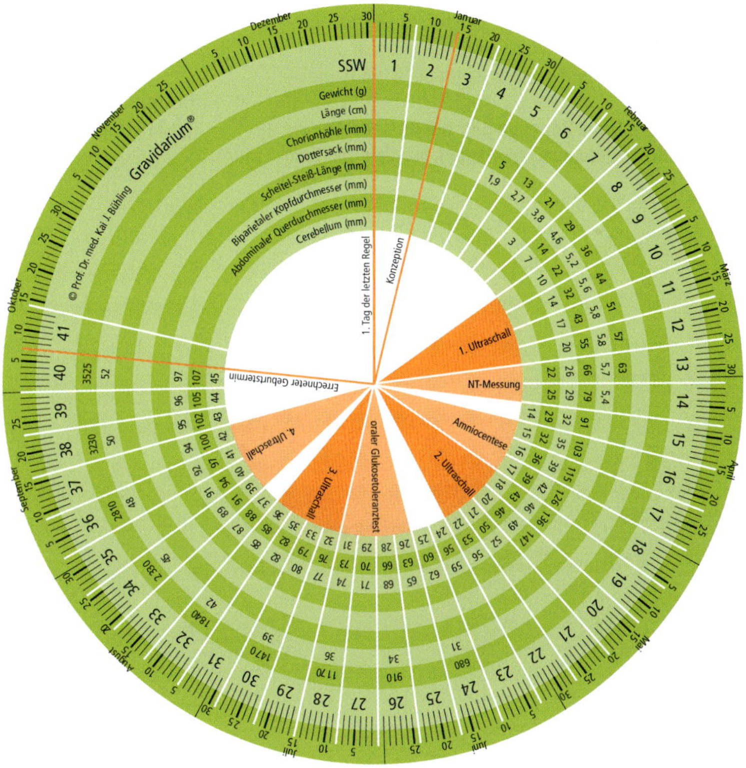

Abb. 8.1 Das Gravidarium ist eine scheibenförmige, rechenschieberartige Berechnungshilfe. Der erste Tag der letzten Regel wird eingestellt und der voraussichtliche Geburtstermin kann abgelesen werden. Die Normwerte der Ultraschalluntersuchungen sind zu jeder SSW eingetragen und erlauben so eine schnelle Feststellung von Abweichungen. (© PD Dr. K. J. Bühling, Hamburg) [M434]

ZUSAMMENFASSUNG

Eine physiologische Schwangerschaft dauert ab dem Tag der Konzeption durchschnittlich 267 Tage. Die tatsächliche Schwangerschaftsdauer ist abhängig von individuellen Faktoren. Deshalb sollten Schwangere und deren Familien über den möglichen Geburtszeitraum informiert werden. Ausgehend vom errechneten Geburtstermin liegt der Geburtszeitraum zwischen der 38+0 und der 42+0 Schwangerschaftswoche [2], [3].

WAS WÄRE, WENN ...

- ... der errechnete, voraussichtliche Geburtstermin und damit der Geburtszeitraum in der Schwangerschaft und bei Geburtsbeginn unbekannt wären?
  - Gesetzlicher Mutterschutz und Arbeitssicherheit: Eine unbekannte Schwangerschaftsdauer könnte sich negativ auf die Rechte und den besonderen Schutz der Schwangeren am Arbeitsplatz auswirken.
  - Geburt: Ist das Schwangerschaftsalter nicht bekannt, ergeben sich hieraus Schwierigkeiten für eine adäquate Geburtsbetreuung. Das geburtshilfliche Team muss mit Frühgeburtlichkeit oder einer echten Übertragung und den damit einhergehenden, möglichen Komplikationen rechnen.

LITERATUR

1. Zeeb D, Loytved C, Berger C. Individuelle Schwangerschaftsdauer – die Reife ist nicht errechenbar. Zeitschrift für Hebammenwissenschaft 2018; 06 (Suppl. 01): S59.
2. Hildebrandt S. Die Betreuung im Geburtszeitraum – eine Herausforderung an Geduld, Sorgfalt und Kompetenz. Die Hebamme 2024; 37 (02): 27–33. DOI: 10.1055/a-2253-1981 (letzter Zugriff: 20.02.2025).
3. Lawson GW. Naegele's rule and the length of pregnancy – A review. The Australian & New Zealand journal of obstetrics & gynaecology 2021; 61 (2): 177–182. DOI: 10.1111/ajo.13253 (letzter Zugriff: 24.02.2025).

9

Mein Rücken tut weh!

Siegrun Baldes

Fallbeispiel

Agnes Drechsler und ihr Mann Christoph erwarten ihr erstes Kind. Das Paar stellt sich in der 32.SSW in Ihrer Hebammenpraxis vor. Beim Anamnesegespräch berichtet Agnes über zunehmend unangenehme Schmerzen im unteren Rücken und eine ausgeprägte Bewegungseinschränkung. Agnes und Christoph erzählen, dass sie beide eher die häuslichen Typen seien und sich ungerne bewegen würden. Auch vor Eintritt der Schwangerschaft habe Agnes nur selten Sport getrieben. Sie stricke und häkele gerne oder spiele mit ihrem Mann Brettspiele. Auf Ihre Nachfrage hin erzählt Agnes, dass sie seit der Corona-Pandemie häufig im Homeoffice am Computer arbeiten würde.

1. **Erläutern Sie die anatomisch-physiologischen Veränderungen in der Schwangerschaft, die zu Beschwerden des Bewegungsapparates führen können.**

2. **Nennen Sie alle therapeutischen Möglichkeiten zur Behandlung von Rückenschmerzen im lumbosakralen Bereich.**

3. **Führen Sie aus, zu welchen Maßnahmen Sie Agnes als Hebamme beraten und anleiten können.**

1. Anatomisch-physiologische Veränderungen

Mit Eintritt einer Schwangerschaft führt die vermehrte Ausschüttung von Relaxin neben Progesteron zu einer Auflockerung der Bänder, der Sehnen, der Knorpelstrukturen und der Muskulatur. Hierdurch wird eine, im Hinblick auf den Geburtsvorgang sinnvolle, größere Beweglichkeit der Gelenke erzeugt. Sie zieht jedoch auch eine Instabilität des knöchernen Beckenrings nach sich. Das Wachstum und damit zunehmende Gewicht des Kindes und des Uterus belasten die mütterlichen Gelenke zusätzlich. Die für Schwangere ebenfalls typische Hyperlordose (umgangssprachlich „Hohlkreuz") in Kombination mit den immer weiter gedehnten Bauchmuskeln muss durch die untere Rückenmuskulatur ausgeglichen werden. Es kommt zu muskulären Verspannungen und einer schnelleren Ermüdung der lumbosakralen Muskulatur und infolgedessen zu Rückenschmerzen. Die Beschwerden können sich auch auf den mittleren oder oberen Rücken oder die Gluteus-Muskulatur ausbreiten oder verlagern. Sie nehmen typischerweise mit fortschreitendem Schwangerschaftsalter immer weiter zu [1].

MERKE

Um Beschwerden des Bewegungsapparates in der Schwangerschaft vorzubeugen, ist eine frühzeitige Kräftigung insbesondere der Rumpfmuskulatur sinnvoll. Schwangere, die von Rückenschmerzen betroffen sind, erleben eine deutliche Einschränkung ihrer Lebensqualität und bei der Bewältigung ihres Alltags.

2. Therapeutische Möglichkeiten

Die folgenden therapeutischen Maßnahmen [1], [4] können dazu beitragen, Rückenschmerzen vorzubeugen und zu lindern:

- Bewegungstherapeutische Maßnahmen, z. B. Yogakurs für Schwangere, Schwangerschaftsgymnastik
- Rückenschule (➤ Abb. 9.1)
- Entspannungstechniken
- Wärmetherapie
- Akupunktur
- Quaddeln
- Osteopathie
- Kraniosakraltherapie

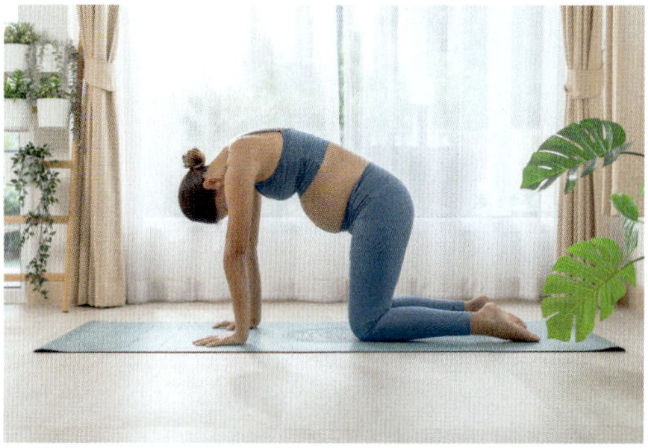

Abb. 9.1 Der Vierfüßlerstand ist eine gute Position für schwangere Frauen, da er helfen kann, Rückenschmerzen zu lindern und den Beckenboden zu entlasten. Man kann ihn auch zur Geburtsvorbereitung nutzen, um das Baby in eine günstige Lage zu bringen. [J751–140]

MERKE

Sind fachtherapeutische Maßnahmen erforderlich, kommt der Hebamme eine Vermittlerfunktion zu. Manuelle Therapien sollten stets durch entsprechend qualifizierte Fachpersonen durchgeführt werden. Zur Anwendung von Maßnahmen aus der traditionellen chinesischen Medizin (TCM) benötigen Hebammen eine zertifizierte Weiterbildung wie z. B. eine anerkannte Weiterbildung in Akupunktur für Hebammen und Geburtshelfer*innen.

3. Zu beratende und anzuleitende Maßnahmen

Als eine Ursache für die von Agnes geschilderten Beschwerden kann der ausgeprägte Bewegungsmangel gelten. Die Beratung und Anleitung der Schwangeren durch die Hebamme sollten darauf abzielen, sich mehr auf einen bewegten Alltag zu fokussieren. Hierbei helfen die folgenden Maßnahmen:

- Auf ökonomisches Aufstehen, Bücken, Heben achten
- Aktives Stehen und Sitzen
- Aktive, tonisierende Körperhaltung einnehmen
- Übungen zur Stärkung der Rückenmuskulatur vornehmen
- Balanceübungen (aktivieren die Tiefenmuskulatur) durchführen
- Ausdauersportarten (Radfahren, Schwimmen, auch Spaziergänge) betreiben

- Bewegungskurse für Schwangere absolvieren
- Yoga-, Pilates-Kurse für Schwangere besuchen
- Massagen in Kombination mit Wärmeanwendungen vornehmen lassen
- Feldenkrais-Uhr: in Rückenlage die Knie zum Körper ziehen, der untere Rücken kreist über das gedachte Ziffernblatt einer Uhr oder pendelt zwischen 6 Uhr und 12 Uhr sowie zwischen 3 Uhr und 9 Uhr; ruhig ein- und ausatmen; jede Bewegung 10-mal wiederholen.
- Kuh-Katze-Übung: Den Rücken im Vierfüßlerstand in eine neutrale Position bringen; einatmend den Bauch hängen lassen, leicht ins Hohlkreuz gehen; ausatmend die Gegenbewegung durchführen, bei der der Rücken möglichst rund nach oben gebuckelt wird. Die Bewegungen in beide Richtungen 10× im eigenen Atemrhythmus wiederholen. [2], [3], [4]

ZUSAMMENFASSUNG

In der Schwangerschaft begünstigt eine erhöhte Ausschüttung von Relaxin und Progesteron die Lockerung von Bändern, Sehnen, Knorpel und Muskeln. Dies bewirkt eine größere Beweglichkeit der Gelenke, jedoch auch eine Instabilität des knöchernen Beckenrings. Das zunehmende Gewicht des Kindes und der Gebärmutter belasten die Gelenke der Mutter zusätzlich. Die typische Hyperlordose (Hohlkreuz) in Verbindung mit gedehnten Bauchmuskeln führt zu einer Kompensation durch die unteren Rückenmuskeln und infolgedessen zu Muskelverspannungen, schnellerer Ermüdung der lumbosakralen Muskulatur und Rückenschmerzen.

Diese Beschwerden verschlimmern sich oft mit fortschreitender Schwangerschaft und können die Lebensqualität und die Fähigkeit einer schwangeren Frau, alltägliche Aktivitäten zu bewältigen, erheblich einschränken. Verschiedene bewegungstherapeutische Maßnahmen können helfen, Rückenschmerzen im Lendenwirbelbereich vorzubeugen und zu lindern. Hebammen sollten ihre Klientinnen zu einem aktiven Tagesablauf ermutigen.

WAS WÄRE, WENN ...

- ... Agnes sich frühzeitig in ihrer Schwangerschaft proaktiv auf die Stärkung ihrer Rumpfmuskulatur konzentriert hätte? In diesem alternativen Szenario hätte die Hebamme Agnes möglicherweise Folgendes geraten:
  - Ausdauersportarten wie regelmäßiges Radfahren, Schwimmen oder tägliche Spaziergänge in ihren Tagesablauf zu integrieren.
  - Auf aktives Stehen und Sitzen während der Arbeit im Homeoffice zu achten.
  - An Bewegungskursen für Schwangere, wie z. B. Schwangerenschwimmen, Yoga für Schwangere oder Pilates-Kurse teilzunehmen.

LITERATUR

1. Büthe K. Rückenschmerzen In: Büthe K. Evidenzbasierte Schwangerenbetreuung und Schwangerschaftsvorsorge: Eine Arbeitshilfe für Hebammen im Praxisalltag. 2.A. Stuttgart: Thieme, 2023.
2. Teuerle S. Beschwerden des Bewegungsapparates. In: Deutscher Hebammenverband (Hrsg.). Schwangerenvorsorge durch Hebammen. 4. A. Stuttgart: Thieme, 2023.
3. Peng, YC, Chou FH. Different Exercise Intensities for Relieving Lumbopelvic Pain in Pregnant Women. The Journal for Nurse Practitioners 2019; 15 (3): 249–255. DOI: 10.1016/j.nurpra.2018.11.018 (letzter Zugriff: 24.02.2025).
4. Santos FF, Lourenço BM, Souza MB. Prevention of low back and pelvic girdle pain during pregnancy: a systematic review and meta-analysis of randomised controlled trials with GRADE recommendations. Physiotherapy 2023; 118: 1–11. DOI: 10.1016/j.physio.2022.09.004 (letzter Zugriff: 24.02.2025).

10

In die Geburtsarbeit hineinfinden

Siegrun Baldes

Fallbeispiel

Anna Kirsch, eine 30-jährige Erstgravida/Nullipara mit unauffälligem Schwangerschaftsverlauf hat inzwischen den Geburtszeitraum erreicht. Sie erwacht nachts gegen 2 Uhr mit periodenartigen, ziehenden Schmerzen im unteren Rücken und kann nicht wieder einschlafen. Beim Toilettengang bemerkt sie blutig tingierten Ausfluss. Anna ist aufgeregt, jedoch nicht besorgt. Sie wurde von ihrer Hebamme über mögliche, physiologische Anzeichen der beginnenden Geburt informiert und beschließt deshalb, noch eine Weile zu Hause abzuwarten. Auch dem Baby scheint es gut zu gehen, denn es bewegt sich immer wieder kräftig. Bis 4 Uhr ruht Anna mit einem warmen Kirschkernkissen im Rücken auf dem Wohnzimmersofa, danach geht sie eine Weile auf und ab. Inzwischen verspürt sie alle 3 bis 4 Minuten, dass ihr Bauch hart wird. Während der Wehe stützt sie sich am Tisch ab und atmet konzentriert. Schließlich weckt Anna ihren Ehemann. Gegen 8 Uhr trifft das Paar im Kreißsaal der Geburtsklinik ein und wird von einer Hebamme aufgenommen.

1. **Definieren Sie den Begriff der Latenzphase.**

2. **Nennen Sie alle Befunde, die bei einem Erstkontakt mit der Gebärenden in der Latenzphase durch die Hebamme erhoben werden sollten.**

3. **Beschreiben Sie alle Unterstützungsmöglichkeiten, die Sie einer Gebärenden als Hebamme in der Latenzphase anbieten können.**

1. Latenzphase

„Unter der Latenzphase (oder frühen Eröffnungsphase) versteht man die Zeitspanne von Geburtsbeginn bis zu einer Muttermundöffnung von 4–6 cm.“ [1]

In den britischen *NICE-Guidelines* wird von einer ersten, zweiten und dritten Etappe der Geburt gesprochen. Dort wird eine zweiphasige Differenzierung der Latenzphase vorgenommen.

- Die **erste Phase** ist geprägt von einer noch nicht zwingend kontinuierlichen Kontraktilität des Uterus bei gleichzeitiger Verkürzung der Zervix, der Veränderung von Position und Konsistenz der Zervix sowie einer Muttermunds-Eröffnung bis auf 4 cm.
- Im **zweiten Abschnitt** der Latenzphase sind regelmäßige Kontraktionen vorhanden und der Muttermund ist mindestens 4 cm eröffnet [2]. Der eigentliche Geburtsbeginn, das Schmerzempfinden der Gebärenden in diesem Abschnitt der Geburt sowie die Gesamtdauer der Latenzphase werden individuell unterschiedlich erlebt [3].

2. Zu erhebende Befunde beim Erstkontakt

- Zur Erstbeurteilung einer Gebärenden sollte die Hebamme die Dauer, die Qualität und die Häufigkeit der **Wehen** sowie den von der Gebärenden wahrgenommenen Beginn der Kontraktionen erfragen.
- Die Hebamme erkundigt sich außerdem nach einer von der Gebärenden wahrgenommenen vaginalen **Blutung,** nach **Schleim**- oder **Fruchtwasserabgang.** Hierbei kann auch ein Assessment zur subjektiven Schmerzbelastung der Gebärenden durchgeführt werden. Auf mütterlichen Wunsch erfolgt eine Beratung zum Umgang mit dem Wehenschmerz und zu verschiedenen Optionen der Schmerzlinderung.
- Die Hebamme fragt zudem nach den von der Gebärenden in den vergangenen 24 Stunden wahrgenommenen **Kindsbewegungen.**
- Sie erhebt die **Vitalzeichen** (Puls, Körperkerntemperatur, Blutdruck) und führt einen Urin-Stix auf Protein und Leukozyten durch.
- Mithilfe der Leopold-Handgriffe stellt sie die **Fundushöhe** fest und setzt diese in Bezug zu dem errechneten Gestationsalter.
- Sie ermittelt die **Lage** und **Poleinstellung** des **Ungeborenen** und palpiert die Wehen.
- Das kindliche Wohlbefinden wird überprüft.

Die Hebamme verschafft sich einen Überblick über alle Eintragungen und dokumentierten Befunde im Mutterpass. Sie erhebt, sofern noch nicht geschehen, eine ausreichende Anamnese und erfragt die Erwartungen und Wünsche der Gebärenden bezüglich der weiteren Betreuung zur Geburt [1].

3. Unterstützungsmöglichkeiten

In Abstimmung mit den individuellen Bedürfnissen der Gebärenden kann die Hebamme zur tiefen **Bauchatmung** anleiten. Hierbei wird die Frau aufgefordert, mit Wehenbeginn z. B. 4–5 Zählzeiten durch die Nase einzuatmen und 6–8 Zählzeiten durch den leicht geöffneten Mund auszuatmen. Durch die vertiefte Atmung wird dem Körper über den Nervus vagus Entspannung signalisiert (➤ Abb. 10.1). Außerdem sorgt die Gebärende durch diese Atemtechnik für eine gute Sauerstoffversorgung ihres Kindes sowie eine optimale Versorgung der eigenen Muskulatur.

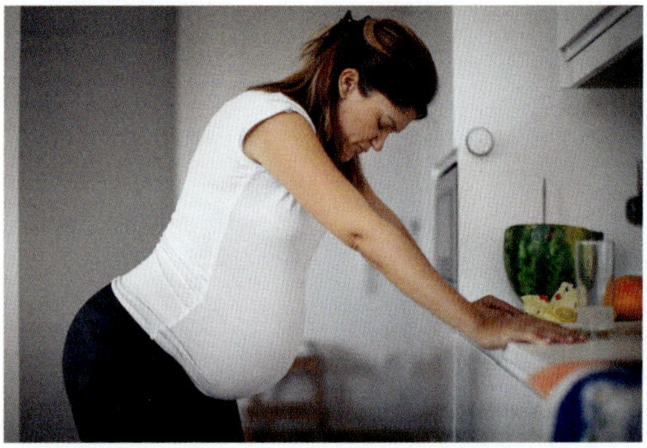

Abb. 10.1 Ein stabiler Oberkörper hilft der Gebärenden in der Latenzphase, ihr Becken zu mobilisieren. [J751–141]

Gebärende in der Latenzphase sollte außerdem ein **Entspannungsbad** in Form eines maximal 37,5 °C. warmen Vollbades angeboten werden. Die betreuende Hebamme sorgt dafür, dass die Gebärende während des Vollbades durchgängig z. B. von ihrem Partner begleitet wird und stellt sicher, dass die Frau sich zu keiner Zeit allein in der Badewanne befindet. Sie kontrolliert stündlich die Vitalparameter von Mutter und Kind sowie die Wassertemperatur [4, 1]. Solange Mutter und Kind bei Wohlbefinden sind, kann die Gebärende in der Wanne verweilen.

MERKE

Studien belegen, dass ein warmes Vollbad das subjektive Schmerzempfinden von Frauen in der Latenzphase verringert und maßgeblich zur Entspannung in dieser Phase der Geburt beitragen kann. Die Dilatation der Blutgefäße im warmen Wasser bewirkt eine insgesamt verbesserte Zirkulation im Gefäßsystem der Gebärenden, welche wiederum das Nährstoffangebot für die Körperzellen verbessert. Durch die entspannende Wirkung sinkt zugleich der Muskeltonus und die Beweglichkeit der Gebärenden wird gefördert. Eine spanische Studie aus dem Jahre 2023 konnte zudem einen signifikanten Zusammenhang zwischen der Stillrate und der Anwendung von Hydrotherapie während der Latenzphase nachweisen. So stillten 96 % aller untersuchten Mütter, die in der Latenzphase ein Entspannungsbad genutzt hatten, ihre Neugeborenen. In der Kontrollgruppe waren es hingegen 85,7 % der in die Untersuchung eingeschlossenen Mütter [5].

ZUSAMMENFASSUNG

Die frühe und späte Latenzphase der Geburt wird von Gebärenden als unterschiedlich belastend bezüglich Dauer und Schmerzintensität empfunden. Unabhängig vom jeweiligen geburtshilflichen Befund, sollte jede Gebärende eine liebevolle Unterstützung und zugewandte 1:1-Betreuung durch eine Hebamme erfahren. Zentrale Aufgaben neben der Überwachung des mütterlichen und kindlichen Wohlbefindens sind die Klärung der aktuellen Betreuungsbedürfnisse der Gebärenden, eine effektive Atemanleitung sowie ein auf die Gebärende individuell zugeschnittenes Schmerzmanagement.

WAS WÄRE, WENN …

- … sich Anna in der Schwangerschaft für die Begleitung durch eine Beleghebamme entschieden hätte?
  - Eine Beleghebamme könnte Anna in der Latenzphase im häuslichen Umfeld umfassend unterstützen. Sowohl das gewohnte, private Umfeld als auch die individuelle 1:1-Betreuung können dazu beitragen, dass Anna gut in ihre Geburtsarbeit hineinfindet. Das Betreuungsmodell ermöglicht es der Hebamme zudem, gezielter auf Annas Bedürfnisse einzugehen. Während die Hebamme für eine medizinische Überwachung von Mutter und Kind sorgt, kann sie Anna natürliche Methoden zur Schmerzerleichterung anbieten.
  - Die zu erhebenden Befunde unterscheiden sich in diesem Fall nicht von der Befunderhebung in einer Geburtsklinik.
  - Die Betreuung durch eine Beleghebamme erhöht die Wahrscheinlichkeit einer spontanen vaginalen Geburt und senkt die Raten von Kaiserschnitten sowie instrumentellen Geburten für die Mutter. Darüber hinaus führt die kontinuierliche Unterstützung zu positiveren Geburtserlebnissen für die Mutter und kann die Stillbereitschaft nach der Geburt signifikant steigern, was gleichermaßen dem Kind zugutekommt [6].

LITERATUR

1. Deutsche Gesellschaft für Gynäkologie und Geburtshilfe (DGGG), Deutsche Gesellschaft für Hebammenwissenschaft (DGHW). S3-Leitlinie „Die vaginale Geburt am Termin". AWMF-Registernummer. 015/083. Dezember 2020. Version 1.0. Unter: https://register.awmf.org/assets/guidelines/015-083l_S3_Vaginale-Geburt-am-Termin_2021-03.pdf (letzter Zugriff: 04.01.2025).
2. National Institute for Health and Care Excellence (NICE). Intrapartum care [NG235]. September 2025, updated Juni 2025. Unter: https://www.nice.org.uk/guidance/ng235/chapter/Recommendations#first-stage-of-labour (letzter Zugriff: 22.01.2025).
3. Zangen NR, Shoham Vardi I, Weintraub A et al. New definitions, old complications: The association between duration of transition from latent to active labor and adverse obstetrical outcomes. International journal of gynaecology and obstetrics: the official organ of the International Federation of Gynaecology and Obste-

trics 2024; 166 (2): 790–795. DOI: 10.1002/ijgo.15397 (letzter Zugriff: 22.01.2025).
4. Ergin A, Aşci Ö, Bal MD et al. The use of hydrotherapy in the first stage of labour: A systematic review and meta-analysis. International journal of nursing practice 2014; 30 (1): e13192. DOI: 10.1111/ijn.13192 (letzter Zugriff: 10.02.2025).
5. Mellado-García E, Díaz-Rodríguez L, Cortés-Martín J et al. Safety and Effect of the Use of Hydrotherapy during Labour: A Retrospective Observational Study. Journal of clinical medicine 2023; 12 (17): 5617. DOI: 10.3390/jcm12175617 (letzter Zugriff: 10.02.2025).
6. Sandall J, Fernandez Turienzo C, Devane D et al. Midwife continuity of care models versus other models of care for childbearing women. The Cochrane database of systematic reviews 2024; 4: CD004667.

Fallbeispiele: Erkrankungen in der Schwangerschaft

11

Ich bin so schlapp

Caroline Niehoff

Fallbeispiel

Die 28-jährige Psychologin Mia Schulz in der nun 25. SSW bemerkt eine seit einigen Monaten bestehende Abgeschlagenheit und Müdigkeit. Sie hat nur noch selten Lust auf Unternehmungen, was immer wieder zu Streitigkeiten mit ihrem Ehemann führt. Im Fitnessstudio musste sie kürzlich wegen Herzklopfen und Schwindel eine Übung abbrechen. Erkrankungen sind nicht bekannt, eine Dauer-Medikation besteht nicht. Bei den zuletzt häufiger aufgetretenen Kopfschmerzen nimmt Mia bedarfsweise Paracetamol ein. Sie lebt gesund, raucht und trinkt nicht und ernährt sich vegetarisch. Der Stuhl ist unauffällig und das Gewicht der Schwangerschaftswoche entsprechend.
Es fällt auf, dass die Patientin sehr blass ist und Rhagaden an den Mundwinkeln aufweist.

1. **Äußern Sie eine Verdachtsdiagnose.**

2. **Beschreiben Sie die Veränderungen des Blutbilds.**

3. **Zeigen Sie die verschiedenen Anämieformen unter Zuhilfenahme der Ätiologie auf.**

4. **Geben Sie therapeutische Ratschläge.**

1. Verdachtsdiagnose

Die Patientin leidet unter einer Anämie. Diese ist in der Schwangerschaft definiert als das Absinken der Hämoglobinkonzentration unter 11 g/dl. Als typische Symptome klagt die Patientin über Müdigkeit, Abgeschlagenheit, verminderte Leistungsfähigkeit mit Belastungsdyspnoe, Schwindel, Herzklopfen und Kopfschmerzen. Diese Beschwerden werden hervorgerufen durch eine Unterversorgung des Gewebes mit Sauerstoff (Gewebehypoxie) und eine kompensatorisch erhöhte Herzfrequenz, um mehr Blut in den Körper zu pumpen (erhöhtes Herzzeitvolumen).

Auch die blasse Haut der Patientin ist ein Hinweis auf die Anämie. Zu dieser Verdachtsdiagnose passen auch die Mundwinkelrhagaden (➤ Abb. 11.1) – diese sind ein typisches Symptom der Eisenmangelanämie und zudem die Folge verminderter Eisenzufuhr bei vegetarischer Ernährung. Aufgrund der typischen Anamnese ist bei dieser Patientin von einem alimentär bedingten Eisenmangel auszugehen.

MERKE

Die Schwere der Symptome ist nicht nur abhängig von der Schwere der Anämie, sondern auch vom Zeitraum der Krankheitsentstehung. Bei langsamer Krankheitsentwicklung über die gesamte Schwangerschaft kann sich der Körper anpassen, sodass Beschwerden häufig erst bei sehr niedrigen Hämoglobinwerten auftreten.

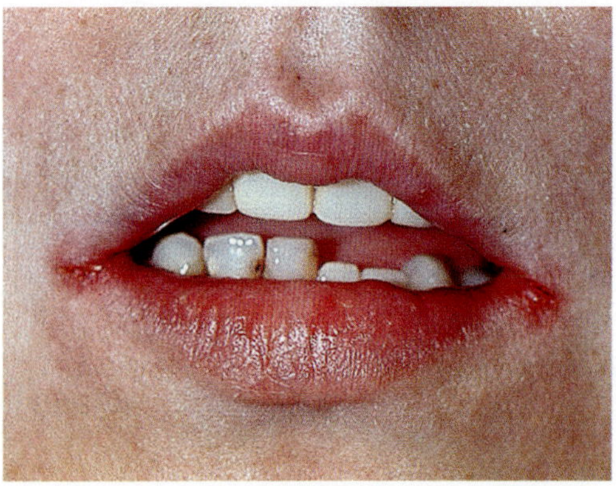

Abb. 11.1 Mundwinkelrhagaden bei Eisenmangelanämie [T212]

2. Blutbildveränderungen

Beim Blutbild aus dem roten EDTA-Röhrchen zeigen sich typische Veränderungen.

- Neben der Verminderung der **Hämoglobinkonzentration unter** 11 g/dl lohnt sich der Blick auf die Parameter MCV und MCH.
- **MCV** beschreibt die mittlere Größe der Erythrozyten, **MCH** den mittleren Hämoglobingehalt pro Erythrozyt. Sind beide erniedrigt, besteht eine mikrozytäre (kleine Zellen), hypochrome (Zellen mit wenig Hämoglobin) Anämie. Dieser liegt in den überwiegenden Teil der Fälle eine Eisenmangelanämie zugrunde.
- Zur Abgrenzung anderen Ursachen kann aus dem Serumröhrchen das Serum-**Ferritin** bestimmt werden. Ferritin ist ein Eisenspeicher-Protein, dessen Plasmakonzentration mit den Eisenvorräten des Körpers eng korreliert. Eine Erniedrigung im Serum bei einer mikrozytären, hypochromen Anämie erlaubt die Diagnose einer Eisenmangelanämie.

Die Diagnose ist gesichert, wenn sich nach begonnener oraler Substitutionsbehandlung im Verlauf ein Anstieg des Hämoglobinwerts zeigt.

3. Anämieformen – Symptome und Ätiologie

Differenzialdiagnostisch sollten andere Anämieformen in Betracht gezogen werden. Auch hier sollte das Augenmerk auf den Parametern MCV und MCH liegen.

Bei sehr großen, hyperchromen Erythrozyten (Erythrozyten mit viel Hämoglobin, bei denen MCV und MCH beide erhöht sind) kommen als Ursache ein **Mangel** an **Folsäure (Vitamin B_9)** oder an **Vitamin B_{12}** infrage. In beiden Fällen kommt es im Knochenmark infolge einer gestörten DNA-Synthese zur Ausbildung von sehr großen Vorläuferzellen der Erythrozyten. Es entwickeln sich megaloblastäre Anämien.

Folsäuremangel-Anämie

Aufgrund des höheren Bedarfs an Folsäure (Vitamin-B_9)in der Schwangerschaft wird regelhaft eine Folsäuresubstitution bereits 4 Wochen vor Eintreten der Schwangerschaft empfohlen. Ein ausgeprägter Folsäuremangel kann zu Neuralrohrdefekten beim Feten führen.

- **Ursachen:**
  - Erhöhter Bedarf, z. B. bei Schwangerschaft, chronischer Hämolyse oder myeloproliferativen Syndromen
  - Mangelnde Zufuhr von Folsäure bei unausgewogener Ernährung, v. a. Alkoholismus
  - Ausgedehnte Dünndarmresektionen
  - Antikonvulsiva und andere Medikamente
- **Symptome:** Müdigkeit, Abgeschlagenheit, verminderte Leistungsfähigkeit mit Belastungsdyspnoe, Schwindel, Herzklopfen, Kopfschmerzen und blasse Haut wie bei einer Eisenmangelanämie

Vitamin-B_{12}-Mangel-Anämie

Bei einer rein veganen Ernährung kann ein Vitamin-B_{12}-Mangel entstehen. Ausgeprägter Vitamin-B_{12}-Mangel führt neben der Anämie auch zu neurologischen Symptomen, die bei anderen Anämien nicht auftreten.
Typische **neurologische Symptome** sind:

- Vermindertes Vibrationsempfinden
- Funikuläre Myelose: Degeneration der Markscheiden der Hinterstränge und Pyramidenbahnen im Rückenmark. Klinisch äußert sie sich durch eine Gangunsicherheit und Lähmungen.
- Polyneuropathie: schmerzhaftes Kribbeln der Extremitäten
- Psychische Symptome: Depression oder psychotische Zustände

MERKE

Vitamin B_{12} wird für die DNA-Synthese und beim Fettstoffwechsel gebraucht. Bei einem Mangel kommt es infolge der Beeinträchtigung der DNA-Synthese zu Kernreifungsstörung. Diese machen sich insbesondere bei Zellen mit hoher Proliferationsrate bemerkbar (Knochenmark), was das Auftreten der Anämie erklärt. Die neurologischen Auffälligkeiten werden auf ein Markscheidenschwund zurückgeführt, der durch eine Störung im zellulären Fettstoffwechsel hervorgerufen wird.

4. Therapiemaßnahmen

Eisenmangelanämie

Bei der Eisenmangelanämie sollte bei jedem Eisenmangel eine Eisensubstitution durchgeführt werden. Die Gabe erfolgt bevorzugt oral. Die Einnahme sollte nach Möglichkeit nüchtern erfolgen, da Inhaltsstoffe von **Milch, Tee** und **Kaffee** durch Komplexbildung die Resorption von Eisen behindern. **Vitamin C** hingegen verbessert die intestinale Eisenaufnahme. Bei erhöhtem Bedarf in der Schwangerschaft sollte die Substitution evtl. während der gesamten Schwangerschaft durchgeführt werden.
Die intravenöse Substitution von Eisen sollte wegen der potenziellen Nebenwirkungen oder Gefahr der Überdosierung nur in begründeten Fällen durchgeführt werden.

Vitamin-B_{12}-Mangel-Anämie

Für die Resorption des Vitamin B_{12}wird der Intrinsic-Faktor (IF) benötigt. Der IF wird von den Belegzellen des Magens gebildet. Der Komplex aus Vitamin B_{12}und IF wird im terminalen Ileum resorbiert.
Patienten mit veganer Ernährung v. a. bei höherem Bedarf in der Schwangerschaft und Patienten mit einem Mangel an IF brauchen eine Vitamin-B_{12}-Substitution. Alle Patienten mit Vitamin-B_{12}-Mangel sollten eine Substitutionstherapie erhalten: Diese kann oral erfolgen. Bei Mangel an IF kann nur eine parenterale (intramuskuläre oder tief subkutane) Substitution gewählt werden. Neurologische und hämatologische Symptome bilden sich nach der Substitution wieder zurück.

ZUSAMMENFASSUNG

Eisenmangelanämie

Die Eisenmangelanämie ist definiert als Verminderung der Hämoglobinkonzentration unter die alters- und geschlechtsspezifische Norm infolge eines Eisenmangels mit Ausbildung von mikrozytären und hypochromen Erythrozyten. Sie ist die weltweit häufigste Anämieursache (80 %) und tritt häufig während einer Schwangerschaft mit erhöhtem Eisenbedarf auf. Typische klinische Zeichen sind Blässe der Konjunktiven und Mundwinkelrhagaden. Zu den klassischen Symptomen gehören Müdigkeit und Abgeschlagenheit, reduzierte körperliche Leistungsfähigkeit (evtl. mit Belastungsdyspnoe), Schwindel und Kopfschmerzen. Für die Diagnosestellung spielen neben der Bestimmung des Hämoglobinwert in erster Linie die Verminderung der Erythrozytenwerte MCV und MCH sowie des Serum-Ferritinspiegels eine wichtige Rolle. Therapeutisch steht neben der Ursachensuche als kausale Behandlung die Eisensubstitution vorzugsweise oral und in Ausnahmefällen intravenös im Vordergrund. Therapieziel ist die Normalisierung von Hämoglobin.
Folsäure ist in der Schwangerschaft unverzichtbar, da sie das Risiko für bestimmte Fehlbildungen wie einen unvollständigen Neuralrohrschluss senkt. Ein ausgeprägter Folsäuremangel führt zu einer DNA-Synthesestörung, die zu einer Anämie führen kann. Schwangere sollten die Zufuhr um mindestens 400 Mikrogramm (µg) Folsäure pro Tag mit einem Präparat ergänzen, idealerweise bereits vier Wochen vor der Empfängnis. Eine folsäurereiche Ernährung mit viel Gemüse und Obst sollte die Einnahme ergänzen.

Vitamin-B_{12}-Mangelanämie

Die Vitamin-B_{12}-Mangel-Anämie gehört zur Gruppe der makrozytären, hyperchromen Anämien. Häufigste Ursache im Rahmen der Schwangerschaft ist die mangelnde Zufuhr durch vegane Ernährung. Eine Vitamin-B_{12}-Mangelanämie kann aber auch als Vitamin-B12-Resorptionsstörung durch das Fehlen des Intrinsic-Faktors hervorgerufen werden. Der Vitamin-B_{12}-Mangel führt zu einer DNA-Synthesestörung, die sich v. a. auf Zellen mit hoher Proliferationsrate auswirkt. Neben den typischen Symptomen der Anämie wie Müdigkeit und Blässe klagen die Patienten häufig über neurologische Beschwerden (Gangunsicherheit und Lähmungen, Polyneuropathie). Diagnostisch nehmen Laboruntersuchungen wie Blutbild und Vitamin-B_{12}-Spiegel den größten Stellenwert ein. Abhängig von der Ursache und der Dringlichkeit des Ausgleichs besteht die Therapie in einer oralen oder parenteralen Vitamin-B_{12}-Substitution.

WAS WÄRE, WENN …

- … eine Anämie in der Schwangerschaft nicht korrigiert werden würde?
  - Dies könnte sich auf das Kind wie folgt auswirken:
    - Wachstums- und Entwicklungsstörungen im Mutterleib (intrauterine Wachstumsrestriktion)
    - Frühgeburtsrisiko steigt
    - Niedriges Geburtsgewicht
    - Erhöhtes Risiko für Sauerstoffunterversorgung → kann die Entwicklung des Gehirns beeinträchtigen
    - Kindliche Anämie nach der Geburt → durch zu wenig Eisen- oder Nährstoffspeicher
    - Bei schwerer, unbehandelter Anämie: erhöhte Sterblichkeit von Mutter und Kind.
  - Kurz gesagt: Unbehandelt kann eine Schwangerschaftsanämie von „lästiger Müdigkeit" bis hin zu lebensbedrohlichen Komplikationen für Mutter und Kind reichen. Darum wird der Hb-Wert bei den Vorsorgeuntersuchungen regelmäßig kontrolliert

LITERATUR

1. Brucker S, Simoes E, Wallwiener D (Hrsg.). Frauengesundheit – Frauenmedizin: München: Elsevier, 2023.
2. Goerke K, Steller J, Valter A (Hrsg.). Klinikleitfaden Gynäkologie Geburtshilfe. 13. A. München: Elsevier, 2025.
3. Seitz S (Hrsg.). Gynäkologie und Geburtshilfe. Heidelberg: Springer, 2024.
4. Uhl B. Gynäkologie und Geburtshilfe compact. 7. A. Stuttgart: Thieme, 2023.
5. Wesker O, Fisahn B. Anatomie und Physiologie für Hebammen. Stuttgart: Thieme, 2023.

12

Ich bin schwanger, aber irgendwas stimmt nicht

Caroline Niehoff

Fallbeispiel

Die 29-jährige Clara Hoffmann (GII/PI) stellt sich mit akuten Beschwerden in der Hebammensprechstunde vor. Ihre letzte Menstruation liegt nun acht Wochen zurück, und vor etwa drei Tagen hat sie einen Schwangerschaftstest durchgeführt, der positiv ausfiel. Ihr Hauptproblem ist jedoch eine starke Übelkeit mit Erbrechen, die sie bereits seit einiger Zeit plagt – selbst das Trinken von Wasser verursacht ihr Unwohlsein. Im Vergleich zu ihrer letzten Schwangerschaft sind die Beschwerden diesmal deutlich intensiver. Clara scheint in leicht reduziertem Allgemeinzustand, jedoch in gutem Ernährungszustand zu sein. Das Abdomen fühlt sich weich an, ohne Druckschmerz. Auffällig ist ein für das frühe Schwangerschaftsstadium bereits überraschend vergrößerter, aufgelockerter Uterus. Beim Ultraschall der Frauenärztin konnte noch keine Fruchthöhle nachgewiesen werden. Die Gynäkologin hat bereits Blut für den Mutterpass abgenommen und ein Gespräch für die Besprechung der Ergebnisse anberaumt, jedoch wurden die Ursachen ihrer Beschwerden bisher nicht weiter erklärt.

Im Mutterpass findet sich ein Ultraschallbild, das im Cavum uteri irreguläres, unstrukturiertes Material abbildet, das wie Schneegestöber imponiert. Eine Fruchthöhle mit Embryo ist tatsächlich nicht zu finden.

1. **Erarbeiten Sie die Diagnose.**

2. **Erklären Sie Clara, welche Schwangerschaftsstörung bei ihr vorliegt.**

3. **Erläutern Sie Clara das weitere Vorgehen.**

1. Diagnose

Die **Symptome** der Amenorrhö, Übelkeit und Erbrechen, ein vergrößerter Uterus und ein positiver Schwangerschaftstest deuten auf eine Schwangerschaft hin. In einer intakten Schwangerschaft in der 8. SSW wäre normalerweise bereits eine Fruchthöhle mit Embryo und Herzaktion sonografisch sichtbar. Stattdessen zeigt der **Ultraschallbefund** einen für das Gestationsalter zu großen, aufgelockerten Uterus. Im Cavum uteri ist irreguläres, unstrukturiertes Material sichtbar, das einem Schneegestöber ähnelt. Eine Fruchthöhle mit einem Embryo ist nicht nachweisbar. Aufgrund dieser Auffälligkeiten und des Befunds handelt es sich nicht um eine intakte Schwangerschaft, sondern es besteht der Verdacht auf eine **Blasenmole** (eine **villöse gestationsbedingte Trophoblasterkrankung, GTE**) (➤ Abb. 12.1).

Es ist wichtig, Clara Hoffmann behutsam zu erklären, dass sie leider kein Kind erwartet. Der Verdacht auf eine Blasenmole bedeutet, dass die Schwangerschaft in einer sehr frühen Phase nicht normal verlaufen ist. Diese **Anomalie** in der Schwangerschaft führt zu einer **übermäßigen Wucherung** des **Trophoblasten,** der sich nicht zu einem gesunden Embryo entwickelt. Obwohl die Anlage einer Schwangerschaft anfangs festgestellt wurde, war die Patientin nur sehr kurz schwanger.

Da die Patientin bereits einen positiven Schwangerschaftstest aus dem Urin hatte, ist es wichtig, die HCG-Werte genauer zu quantifizieren, um die Diagnose weiter abzusichern. Der erhobene HCG-Wert von 60.000 U/l bei Clara ist sehr hoch und weist auf eine ungewöhnlich **starke HCG-Produktion** hin, die bei einer Blasenmole häufig auftritt. Um eine genauere Beurteilung zu ermöglichen, sollte ein Assay verwendet werden, der auch irreguläre Formen des HCG nachweist. Der HCG-Wert ist der wichtigste Parameter zur Festlegung der Therapie, der Therapiedauer und Beurteilung des Therapieeffekts. Ein **hoher HCG-Wert** erklärt auch die ausgeprägte Übelkeit und das Erbrechen, die die Patientin plagen.

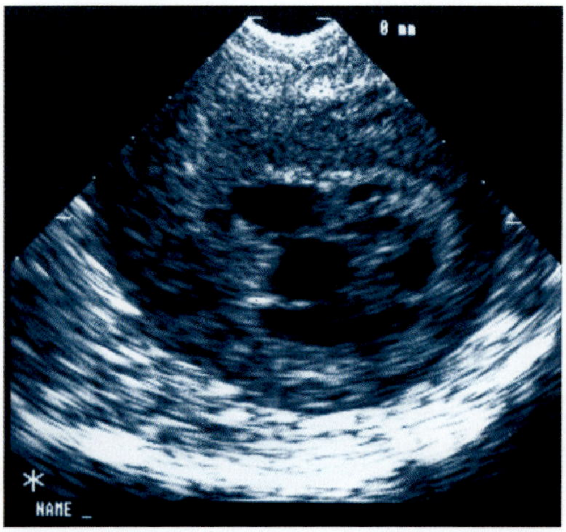

Abb. 12.1 Blasenmole im Ultraschall: typisches „Schneegestöber" [T192]

2. Art der Schwangerschaftsstörung

Bei Clara Hoffmann liegt eine gestationsbedingte Trophoblasterkrankung (GTE) vor. Bei der GTE handelt es sich um eine Gruppe von Erkrankungen, die durch eine Fehldifferenzierung und/oder Proliferation des Trophoblastenepithels entstehen. Der Trophoblast ist das Gewebe, das normalerweise die Plazenta bildet und mit dem Uterus interagiert.

Gestationsbedingte Trophoblasterkrankungen (GTE)

Bei der villösen GTE werden drei verschiedene Formen unterschieden:

- **Partialmole:** Entsteht meist durch eine **Triploidie** (69 Chromosomen, z. B. 69 XXX, 69 XX oder 69 XY), bei der die Befruchtung durch zwei Spermien erfolgt und das Chromosomenmaterial der Eizelle nicht korrekt verteilt wird. In der **Ultraschalluntersuchung** zeigt sich eine vergrößerte Plazenta, die blasige Strukturen aufweist. Der Embryo oder Fetus kann darstellbar sein, weist jedoch multiple Fehlbildungen auf.
- **Blasenmole:** Der Chromosomensatz 46 XX hat nur paternale Gene. Diese Art der Trophoblastenerkrankung entsteht durch eine Befruchtung einer Eizelle ohne genetisches Material der Mutter, sodass sich nur väterliches Erbgut vermehrt. Die vergrö-

ßerte Plazenta ist von zystischen Strukturen geprägt und im Ultraschallbild sichtbar. Der Embryo oder Fetus ist jedoch nicht nachweisbar. Ein wesentliches Merkmal der Blasenmole ist die **massive Erhöhung** des **HCG-Werts** im Serum und Urin, da das abnorme Trophoblastengewebe übermäßig HCG produziert. Als **Symptom** kann eine Hyperemesis auftreten (➤ Kap. 7) auftreten. Das Risiko für eine Präeklampsie ist erhöht. Die Blasenmole ist mit 1:591 Schwangerschaften einen nicht selten auftretende gestationsbedingte Trophoblasterkrankung.
- **Invasive Mole:** Zeichnet sich durch das Eindringen von Chorionzotten (Trophoblastenzellen) in die Myometriumschicht (Muskelschicht der Gebärmutter) aus. In fortgeschrittenen Fällen kann das abnorme Gewebe in Lymph- und Blutgefäße eindringen, was zu Metastasenbildung führen kann. Invasive Molen erfordern eine intensivere medizinische Behandlung, wie z. B. Chemotherapie, und eine strenge Nachsorge, da sie das Risiko von Komplikationen wie **Blutungen** und **Metastasenbildung** bergen.

Chorionkarzinom

Das Chorionkarzinom ist eine hochmaligne, destruktive Form der GTE, die durch ein aggressives Wachstum des Trophoblastengewebes charakterisiert ist. Das Karzinom kann tief in das Myometrium des Uterus eindringen, was die Prognose der Erkrankung erheblich verschlechtert. Es neigt zur **frühen Metastasierung** in Lunge, Vagina, Leber und Gehirn. In mehr als der Hälfte der Fälle geht einem Chorionkarzinom eine Blasenmole voraus. Es kann auch nach normal verlaufenden Schwangerschaften oder Extrauteringravidität auftreten. Die Diagnose wird **histologisch** gestellt, nachdem Trophoblastengewebe aus der Gebärmutter entfernt wurde, meist im Rahmen einer Kürettage. Die histopathologische Untersuchung des entnommenen Gewebes bestätigt das Vorliegen des Chorionkarzinoms.

3. Weiteres Vorgehen

Partialmole und Blasenmole

Die Behandlung der Partialmole und Blasenmole zielt auf die vollständige Entfernung des Trophoblastengewebes aus dem Cavum uteri ab.

- **Therapie:** Es wird eine Saugkürettage unter sonografischer Kontrolle durchgeführt, um sicherzustellen, dass das gesamte Gewebe entfernt wird und keine Reste zurückbleiben. Nach der Entfernung des Gewebes wird eine histopathologische Untersuchung durchgeführt, um die endgültige Diagnose zu bestätigen und zwischen den verschiedenen Formen der GTD zu unterscheiden.
- **Komplikationen:** Bei einem aufgelockerten Uterus, wie er bei einer Blasenmole vorliegt, besteht eine erhöhte Perforationsgefahr und eine verstärkte Blutungsneigung.
  - Erythrozytenkonserven sollten bereitgestellt werden, um auf mögliche Blutungen reagieren zu können.
  - Atone Blutungen können nach der Kürettage auftreten. Diese sollten medikamentös behandelt werden.
  - Bei lebensbedrohlicher Blutung kann eine Hysterektomie notwendig sein, um das Leben der Patientin zu retten.
- **Anti-D-Prophylaxe:**
  - Bei **Rhesus-negativen Frauen** ist eine Anti-D-Prophylaxe bei einer Partialmole erforderlich: Während der Schwangerschaft könnte eine Rh-Inkompatibilität auftreten.
  - Bei der **Blasenmole** wird kein Rhesusantigen exprimiert, daher ist eine Anti-D-Prophylaxe nicht notwendig.

Chorionkarzinom

Beim Chorionkarzinom wird unmittelbar nach der Diagnose eine **Chemotherapie** begonnen. Um den Erfolg der Behandlung zu überprüfen, werden **wöchentliche HCG-Bestimmungen** durchgeführt, bis drei aufeinanderfolgende negative HCG-Werte erzielt werden. Erst wenn dies erreicht ist, kann die Behandlung als erfolgreich abgeschlossen angesehen werden. Danach werden **monatliche HCG-Kontrollen** über einen Zeitraum von einem Jahr durchgeführt, um Rückfälle oder persistierende Erkrankungen frühzeitig zu erkennen.

Langzeitnebenwirkungen

Bei der Behandlung von Chorionkarzinomen und anderen malignen Erkrankungen mit Chemotherapie müssen

nicht nur die unmittelbaren Behandlungsergebnisse, sondern auch die Langzeitnebenwirkungen berücksichtigt werden. Eine der wichtigsten Langzeitfolgen, insbesondere für Frauen im gebärfähigen Alter, ist der mögliche Einfluss der Chemotherapie auf die **Fertilität.** Die Chemotherapie kann negative Auswirkungen auf die Eierstöcke und die Eizellen haben. Sie kann zur Verminderung der Eierstockreserve, einer frühzeitigen Menopause oder sogar zur Unfruchtbarkeit führen.
Um die Auswirkungen der Chemotherapie auf die Fertilität zu minimieren, gibt es mittlerweile verschiedene Optionen der **Fertilitätsprotektion (FertiProtekt),** die vor der Behandlung in Erwägung gezogen werden sollten:

- Vor Beginn der Chemotherapie können **Eizellen** entnommen und eingefroren werden, um die Möglichkeit einer späteren Schwangerschaft zu erhalten.
- Alternativ kann **Ovarialgewebe** entnommen, eingefroren und später transplantiert werden.

WAS WÄRE, WENN ...

- … eine Patientin nach Blasenmole einen Kinderwunsch hätte? Wie würden Sie die Patientin beraten?
  - Bei einer **Blasenmole** gibt es keine Verschlechterung der mütterlichen oder kindlichen Prognose, da diese Form der GTE in der Regel nach erfolgreicher Behandlung keine langfristigen gesundheitlichen Auswirkungen auf die Mutter oder den Fötus hat. Es sollten mindestens 6 Monate nach der Behandlung der Blasenmole vergehen, bevor eine erneute Schwangerschaft angestrebt wird. Das Risiko, einer erneuten GTE liegt bei etwa 2,6 %.
  - Das **Chorionkarzinom** ist eine bösartige Form der GTE und erfordert eine intensivere Behandlung. Es sollten mindestens 12 Monate nach der Behandlung eines Chorionkarzinoms vergehen, bevor eine erneute Schwangerschaft versucht wird.

LITERATUR

1. Deutsche Gesellschaft für Gynäkologie und Geburtshilfe (DGGG), Österreichische Gesellschaft für Gynäkologie und Geburtshilfe (OEGGG), Schweizerische Gesellschaft für Gynäkologie und Geburtshilfe (SGGG). S2k-Leitlinie „Gestationsbedingte und nicht-gestationsbedingte Trophoblasterkrankungen". Version 6.2. AWMF-Registernummer 032/049, August 2022. Version 6.2. Unter: https://register.awmf.org/assets/guidelines/032-049l_S2k_Gestationsbedingte-und-nicht-gestationsbedingte-Trophoblasterkrankungen_2022-08.pdf. (letzter Zugriff: 14.07.2025).
2. Hildebrandt S, Göbel E. Geburtshilfliche Notfälle: vermeiden – erkennen – behandeln. 3. A. Stuttgart: Thieme, 2023.
3. Janni W, Rack B, Gregorio de N. Gestationsbedingte Trophoblasterkrankungen. In: Kainer F (Hrsg.). Facharztwissen Geburtsmedizin. 5. A. München: Elsevier, 2025.

13

Immer diese Bauchschmerzen und Durchfälle

Caroline Niehoff

Fallbeispiel

Leonie Braun ist endlich schwanger in der 15. SSW. Es war ein langer Weg, denn sie hat eine chronische Darmerkrankung. Sie hat regelhaft Schmerzen im rechten Unterbauch und eine erhöhte Stuhlfrequenz. Die Durchfälle sind nicht blutig, sondern eher von schleimiger Konsistenz und treten teilweise fünf Mal täglich auf. Sie fühlt sich sehr leistungsschwach und ist häufig müde. Das bereits geringe Körpergewicht ist um weitere drei Kilogramm zurückgegangen. Leonie erzählt, dass sie an M. Crohn leide. Jetzt, da sie schwanger sei und dem Kind nicht schaden wolle, habe sie die ganzen schrecklichen Medikamente abgesetzt. Sie habe gehört, dass sich die Symptome einer Erkrankung wie dieser in der Schwangerschaft immer bessern würden. Die Beschwerden würden allerdings seit zwei Wochen wieder verstärkt in dieser Form bestehen.

1. **Erläutern Sie medizinischen Fakten zu Morbus Crohn.**
2. **Beschreiben Sie die möglichen Differenzialdiagnosen einer chronisch entzündlichen Darmerkrankung.**
3. **Eine andere Patientin hat dauernd Durchfälle und Bauchweh, insbesondere nach dem Verzehr ihres leckeren Brötchens (aus Weißmehl). Auch nach Kuchen bekommt sie Bauchweh und manchmal auch nach Nudeln. Aber das nimmt sie gerne in Kauf, weil sie auf ihr Brötchen niemals verzichten könne. Ordnen Sie die Aussagen der Patientin in ihren pathophysiologischen Zusammenhang ein.**

1. Medizinische Fakten

Symptome

Die Symptome des Morbus Crohn können je nach betroffenem Darmabschnitt und Schweregrad der Erkrankung variieren. Zu den häufigsten Symptomen gehören:

- **Bauchschmerzen und Krämpfe:** Oft im Bereich des rechten Unterbauchs, wenn, wie häufig, das terminale Ileum betroffen ist.
- **Durchfall:** Häufig wässriger Stuhl, aber auch blutig oder schleimig in schwereren Fällen. Chronischer Durchfall ist typisch für Morbus Crohn.
- **Gewichtsverlust:** Durch die gestörte Nahrungsaufnahme aufgrund von Entzündungen und Malabsorption kann es zu ungewolltem Gewichtsverlust kommen.
- **Fieber:** Insbesondere bei akuten Schüben oder bei der Bildung von Abszessen kann leichtes bis mäßiges Fieber auftreten.
- **Müdigkeit und Schwäche:** Aufgrund der Entzündung, Nährstoffmangel und der körperlichen Belastung ist ständige Müdigkeit ein häufiges Symptom.
- **Appetitlosigkeit:** Es bestehet ein verringertes Interesse an Nahrung aufgrund von Schmerzen und Entzündungen im Verdauungstrakt.

Die chronische Entzündung des **terminalen Ileums** (➤ Abb. 13.1) ist ein charakteristisches Merkmal der Morbus-Crohn-Erkrankung, einer entzündlichen

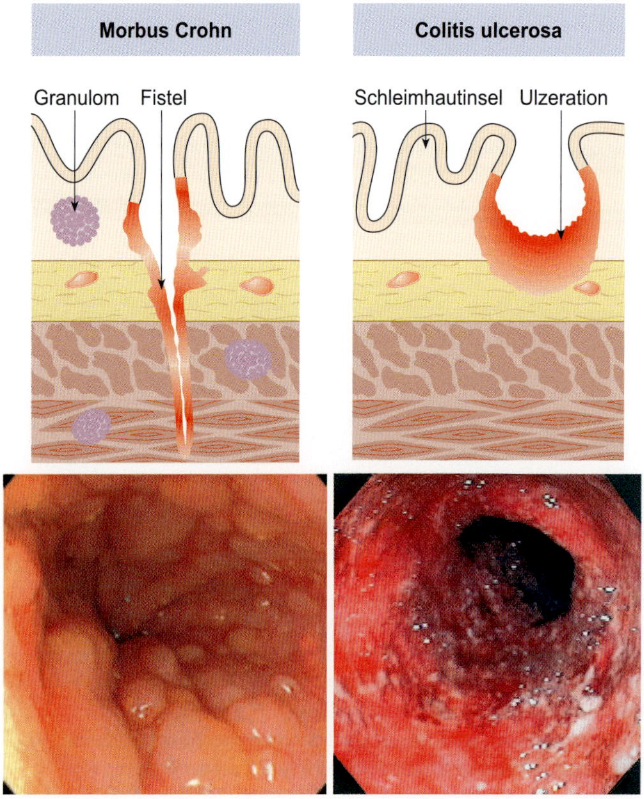

Abb. 13.1 Veränderungen bei M. Crohn und Colitis ulcerosa, oben in der Schemazeichnung, unten im endoskopischen Bild. [L141, E355, E914]

Darmerkrankung, die alle Wandschichten des Darmes betreffen kann (**transmural).** Neben dem terminalen Ileum kann der gesamte Darm **segmental** betroffen sein; d. h. es liegen abwechselnd gesunde und entzündete Abschnitte im Darm vor. Die Krankheit verläuft schubweise.

Grundsätzlich kann sich M. Crohn in der Schwangerschaft stabilisieren, die angesetzte Medikation sollte allerdings nicht eigenmächtig abgesetzt werden. Hier ist eine interdisziplinäre Betreuung notwendig.

Komplikationen

- Eine typische Komplikation des M. Crohn ist der **mechanische Ileus,** der in 20–30 % der Fälle auftritt. Dabei handelt es sich um eine Störung der Darmpassage durch ein intraluminäres oder extraluminäres Hindernis in Form einer Obstruktion, das eine Notoperation erforderlich machen kann.
- **Fisteln** sind ein weiteres häufiges Komplikationsmerkmal der Erkrankung. Es handelt sich dabei um pathologische, röhrenartige Verbindungen zwischen zwei Hohlorganen oder zwischen einem Hohlorgan und der Körperoberfläche. Fisteln können in verschiedenen Formen auftreten, wie z. B.:
  - **Kutane** Fisteln (zwischen dem Darm und der Haut)
  - **Enteroenterische** Fisteln (zwischen verschiedenen Darmabschnitten)
  - **Enterovesikale** Fisteln (zwischen Darm und Blase)
  - **Enterovaginale** Fisteln (zwischen Darm und Vagina)
  - **Perianale** Fisteln (um den After) oder
  - **Rektale** Fisteln (zwischen Darm und Enddarm)
- **Abszesse,** also abgekapselte Eiteransammlungen, entstehen aufgrund der Entzündungen und können zu weiteren Komplikationen führen, wenn sie nicht rechtzeitig behandelt werden.
- **Intestinale Blutungen** sind ebenfalls eine mögliche Folge der chronischen Entzündung und treten insbesondere bei schweren Verlaufsformen von Morbus Crohn auf.

Die Komplikationen der Erkrankung erfordern in bis zu 90 % der Fälle eine operative Therapie.

Karzinome, Anämien

- Ein weiteres Problem bei Morbus Crohn ist das erhöhte Risiko für die Entwicklung von **Karzinomen,** insbesondere im Dünndarm, da die chronische Entzündung eine Prädisposition für Dünndarmkarzinome darstellt. Die ständige Reizung und Entzündung des Darmgewebes können zu Veränderungen führen, die das Krebsrisiko erhöhen.
- Das terminale Ileum ist der Hauptort für die Aufnahme von Vitamin B_{12}. Eine Entzündung in diesem Bereich kann diese Aufnahme erheblich beeinträchtigen, sodass aufgrund einer **Malabsorption** von **Vitamin B_{12}** eine **megaloblastäre Anämie** (➤ Kap. 11) auftritt.

MERKE

Die **Darmwand** besteht aus drei Hauptschichten, die jeweils eine spezifische Funktion erfüllen:

- Die **Mukosa** ist die innere Schleimhautschicht des Darms, die mit dem Darminhalt in Kontakt steht. Sie hat zahlreiche Zotten, welche die Oberfläche vergrößern und so die Resorption von Nährstoffen erleichtern.
- Die **Submukosa** ist eine Bindegewebsschicht unter der Mukosa. Sie enthält Blutgefäße, Nervenfasern und lymphatische Strukturen.
- Die **Muskularis** besteht aus glatter Muskulatur und ist für die Bewegung des Darms verantwortlich. Eine längs verlaufende Muskulatur, die für die Verkürzung und die Vorwärtsbewegung des Darminhalts sorgt. Eine ringförmig verlaufende Muskulatur, die durch Kontraktionen den Darmtonus aufrechterhält und den Darminhalt weiter transportiert.

2. Differenzialdiagnosen

Colitis ulcerosa

Auch die Colitis ulcerosa gehört (➤ Abb. 13.1) zu den chronisch-entzündlichen Darmerkrankungen (CED). Die Colitis ulcerosa betrifft nur das Kolon und verursacht eine kontinuierliche Entzündung der Kolonschleimhaut von distal nach proximal (vom Enddarm in Richtung Dickdarm). Diese Form der CED schädigt nur die oberen Wandschichten des Darms, also die Mukosa und Submukosa.

- **Symptome** und **Verlauf:**
  - **Leitsymptome** sind kolikartige Bauchschmerzen mit blutig-schleimigen Durchfällen, die durch Entzündung und Ulzerationen der Darmwand entstehen. Sie treten ernährungsunabhängig und auch nachts auf. Die Durchfälle sind sehr schmerzhaft und können zu Gewichtsverlust führen und die Patientinnen erheblich belasten.
  - **Zusatzsymptom** und **-befund** können Fieber und erhöhte Entzündungsparameter sein.
- **Komplikationen:**
  - Eine typische Komplikation ist das **toxisches Megakolon,** bei dem die Entzündung aller Darmwandschichten zu einer massiven Erweiterung des Kolons führt, die das Risiko einer Perforation beinhaltet.
  - Eine weitere Komplikation ist die **Cholelithiasis (Gallensteine):** Bei bis zu 30 % der Colitis-Patienten kann es aufgrund der gestörten Rückresorption von Gallensäuren im Darm zu Gallensteinen kommen.
  - Bei Patienten mit ausgedehnter Colitis und einer Erkrankungsdauer von mehr als 20 Jahren besteht ein erhöhtes Risiko für die Entwicklung von **Kolonkarzinomen.**

Reizdarmsyndrom

Das Reizdarmsyndrom (RDS) ist eine **Ausschlussdiagnose,** was bedeutet, dass es erst diagnostiziert wird, nachdem alle anderen möglichen Ursachen für die Symptome ausgeschlossen wurden. Bei dieser funktionellen Erkrankung des Magen-Darm-Trakts sind keine organischen oder strukturellen Veränderungen im Darm nachweisbar. Die genaue **Ursache** des Reizdarmsyndroms ist noch nicht vollständig geklärt, aber es wird vermutet, dass eine Kombination aus gestörter Darmmotilität, veränderten Reaktionen des Nervensystems (wie z. B. Überempfindlichkeit des Darms), psychischen Faktoren (z. B. Stress oder Angst) und ernährungsbedingten Einflüssen eine Rolle spielt.

MERKE

Im Gegensatz zur Colitis ulcerosa, die durch eine operative Entfernung des betroffenen Dickdarmabschnitts geheilt werden kann, ist eine Heilung beim M. Crohn nicht möglich.

3. Durchfall und Bauchweh nach Weißmehlbrötchen

Eine andere Patientin hat dauernd Durchfall und Bauchweh nach Weißmehlbrötchen, auf die sie niemals verzichten kann.

Die **Zöliakie** ist eine chronische immunologische Erkrankung des Darmes, bei der eine intestinale Unverträglichkeit gegenüber Getreideeiweißen, insbesondere Gluten, vorliegt. Gluten ist ein Eiweiß, das in vielen Getreidearten wie Weizen, Roggen und Gerste enthalten ist.

- **Ursache:** Die Ursache der Zöliakie ist ungeklärt, jedoch wird sie bei Menschen mit einer genetischen Veranlagung durch die Aufnahme von glutenhaltigen Lebensmitteln ausgelöst. Bei entsprechender genetischer Prädisposition führt die Aufnahme von Gluten zu einer **Immunreaktion im Darm,** die daraus resultierende Entzündung schädigt die Dünndarmzotten, die für die Nährstoffaufnahme im Darm zuständig sind. Sie führt zu einer **Atrophie der Zotten,** wodurch die Oberfläche für die Nahrungsaufnahme stark verringert wird. Es kommt zu einem **Bürstensaumverlust,** was die Funktionsfähigkeit des Dünndarms weiter beeinträchtigt.
- **Symptome:** variieren stark und können von gastrointestinalen Beschwerden bis hin zu systemischen Symptomen reichen.
  - Zu den **häufigsten Symptomen** gehören Durchfall, Blähungen, Bauchschmerzen und Gewichtsverlust.
  - In schweren Fällen kann es zu **Mangelernährungszuständen** kommen, da die Nährstoffaufnahme aufgrund der Zottenatrophie beeinträchtigt wird.
  - Eine **Anämie** durch Eisenmangel und Knochenprobleme aufgrund eines Vitamin-D-Mangels (Osteoporose) können ebenfalls auftreten.
- **Therapie:** Die einzig wirksame Behandlung der Zöliakie ist eine **strikte, lebenslange glutenfreie Diät.** Dies bedeutet, dass alle glutenhaltigen Lebensmittel wie Brot, Pasta und viele verarbeitete Nahrungsmittel vermieden werden müssen. Bei Einhaltung dieser Diät bessern sich die Symptome in der Regel, und die Schädigung der Dünndarmschleimhaut

kann zurückgehen. In einigen Fällen kann eine **Zusatztherapie** mit Nahrungsergänzungsmitteln (wie Eisen, Folsäure oder Vitamin D) erforderlich sein, um Mängel zu beheben, die durch die frühere Nahrungsaufnahme verursacht wurden.

Die Patientin sollte also auf jeden Fall auf ihr Brötchen aus Weißmehl, Kuchen und Nudeln verzichten, da sie sonst ihren Darm irreversibel schädigt.

ZUSAMMENFASSUNG

Morbus Crohn und Colitis ulcerosa gehören zu den chronisch-entzündlichen Darmerkrankungen (CED). Beide Erkrankungen zeigen schmerzhafte zum Teil blutige Durchfälle. **M. Crohn** betrifft alle Wandschichten während sich die **Colitis ulcerosa** nur auf die Mukosa und Submukosa beschränkt. Im Gegensatz zur Colitis ulcerosa, die durch eine operative Entfernung des betroffenen Dickdarmabschnitts geheilt werden kann, ist eine Heilung beim M. Crohn nicht möglich.

Eine weitere Darmerkrankung ist die **Zöliakie,** eine chronische immunologische Erkrankung des Darmes, bei der eine intestinale Unverträglichkeit gegenüber Getreideeiweißen, insbesondere Gluten, vorliegt. Gluten ist ein Eiweiß, das in vielen Getreidearten wie Weizen, Roggen und Gerste enthalten ist. Der Konsum von Gluten führt zu einer irreversiblen Schädigung des Darms.

WAS WÄRE, WENN ...

- ... zusätzlich enorme psychische Belastungen auftreten würden?
  - Psychische Belastungen wie Ängste, depressive Verstimmungen oder sozialer Rückzug können den Krankheitsverlauf negativ beeinflussen und Schübe begünstigen. Wichtig ist es, frühzeitig Unterstützung zu suchen: Psychotherapie, Achtsamkeitsübungen und der Austausch in Selbsthilfegruppen können helfen, die emotionale Stabilität zu stärken. Auch Anpassungen am Arbeitsplatz – etwa flexible Arbeitszeiten oder Homeoffice-Regelungen – können den Druck im Alltag reduzieren und mehr Freiraum für Erholung und Arzttermine geben. Zusätzlich kann ein Ernährungstagebuch helfen, mögliche Nahrungsmittel-Trigger zu identifizieren, um Schübe und die damit einhergehenden psychischen Belastungen zu vermeiden. Das Zusammenspiel von mentaler Stabilität, angepassten Arbeitsbedingungen und symptomorientierter Ernährung kann langfristig zu einer besseren Lebensqualität beitragen.

LITERATUR

1. Mylonas I, Kainer F. Chronisch entzündliche Darmerkrankungen. In: Kainer F (Hrsg.). Facharztwissen Geburtsmedizin. 5. A. München: Elsevier, 2025.
2. Walfish AE, Companioni RAC. Übersicht über chronisch-entzündliche Darmerkrankungen (CED). 2023. In: MSD-Manual. Unter: https://www.msdmanuals.com/de/profi/gastrointestinale-erkrankungen/entz%C3%BCndliche-darmerkrankheiten-ibd/%C3%BCbersicht-zu-entz%C3%BCndlichen-darmerkrankheiten.

14

Es flimmert vor meinen Augen!

Caroline Niehoff

Fallbeispiel

Die 28-jährige Marie Schäfer (Erstgravida/Nullipara) mit bekannter HES (hypertensive Erkrankung in der Schwangerschaft) wird von der Station zu engmaschigeren Kontrollen in den Kreißsaal geschickt. Die Patientin ist bekannt, sie wurde am Morgen mit den Symptomen Hypertonie, Proteinurie sowie mit einer intrauterinen Wachstumsrestriktion stationär aufgenommen und es wurde eine orale antihypertensive Therapie begonnen. Anamnestisch ist eine präexistente Nierenerkrankung bekannt.
Die Station möchte Marie in den Kreißsaal verlegen, da sie akut über Stirnkopfschmerz, Augenflimmern und Übelkeit klagt. Der Blutdruck beträgt 190/110 mmHg.

1. **Fassen Sie die Befunde unter einem Begriff zusammen.**

2. **Gerade in dem Moment, als die Patientin eintrifft, setzen bei dieser „Zuckungen" in den Extremitäten ein, die sich über den Körperstamm in Richtung Kopf ausbreiten. Nennen Sie die erforderlichen Notfallmaßnahmen!**

3. **Nennen Sie Differenzialdiagnosen, an die Sie ohne Kenntnis der Anamnese bei einem Krampfanfall in der Schwangerschaft denken müssen.**

4. **Dank der durchgeführten Therapie ist die Patientin nun wieder wach, orientiert und stabilisiert, der Blutdruck beträgt 150/90 mmHg, das CTG ist silent, weist einen Akzelerationsverlust auf und zeigt Dezelerationen. Erklären Sie der Patientin den weiteren Verlauf zur Geburtsplanung.**

1. Begriffe für die Befunde

Präeklampsie

Bei bekannter hypertensiver Erkrankung in der Schwangerschaft (HES) kann es sich um eine Präeklampsie handeln (➤ Abb. 14.1). Die **Definition** der Präeklampsie ist nach der Leitlinie „Hypertensive Schwangerschaftserkrankungen" jede Blutdruckerhöhung in Kombination mit einer weiteren Organmanifestation: Zu den typisch **betroffenen Organsystemen** zählen insbesondere Niere, Leber, zentrales Nervensystem, hämatologisches System und Lunge. Auch das gemeinsame Auftreten einer Hypertonie mit einer intrauterinen Wachstumsrestriktion (Plazentainsuffizienz) oder einem pathologischen Befund des sFlt-1/PlGF-Quotienten wird als Präeklampsie bezeichnet. Zusammen mit den geschilderten Prodromalsymptomen (Frühzeichen oder Vorboten einer Erkrankung) Stirnkopfschmerz, Augenflimmern, Übelkeit und dem auf 190/110 mmHg gestiegenen Blutdruck, muss mit einer Eklampsie gerechnet werden. Wir haben es hier also mit eine Präeklampsie mit drohendem eklamptischem Anfall zu tun.

Eklampsie

Als Eklampsie werden generalisierte, tonisch-klonische Krämpfe bezeichnet, die während der gesamten Schwangerschaft, während der Geburt und bis zu 7 Tage

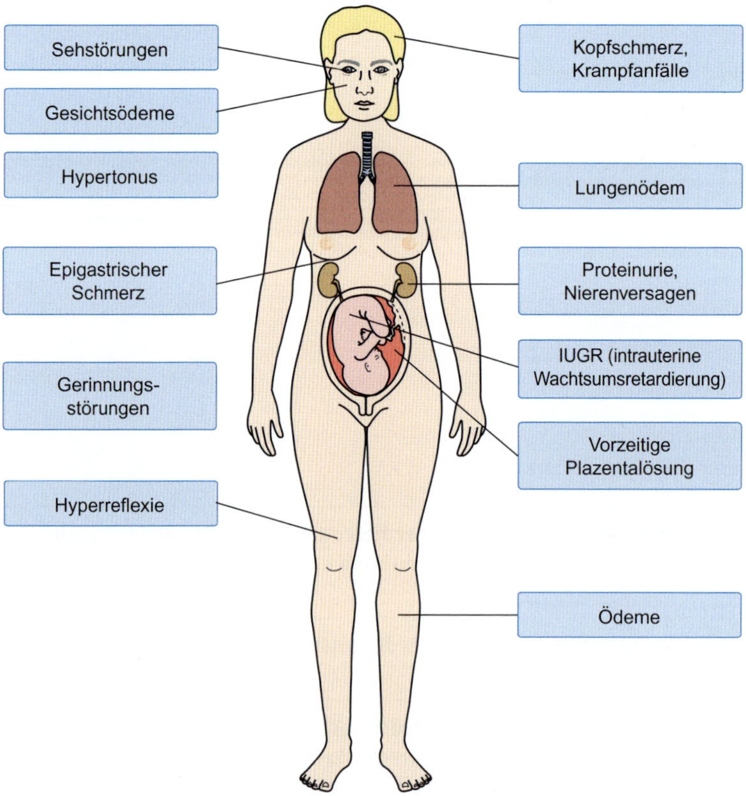

Abb. 14.1 Manifestation von Komplikationen der Präeklampsie [L143]

postpartal auftreten können. Mit einem eklamptischen Anfall ist in 0,2–0,5 % aller Schwangerschaften zu rechnen.

- **Ursache:** Die Ätiologie ist unbekannt, ursächlich wird eine zerebrale Ischämie durch Spasmen und Mikrothromben kleiner intrakranieller Gefäße oder alternativ ein Hirnödem diskutiert.
- **Typische Prodromalsymptome** eines eklamptischen Anfalls: zunehmende Kopfschmerzen, Sehstörungen (meist Flimmern vor den Augen), Ohrensausen, Hyperreflexie, Schwindelgefühl, Schmerzen im Epigastrium und Übelkeit.

Eklamptischer Anfall

Der eklamptische Anfall ist gekennzeichnet durch **tonisch-klonische Krämpfe:** Arme und Beine sind zunächst gestreckt, dann setzen Zuckungen in den Extremitäten ein, die sich über den Körperstamm in Richtung Kopf ausbreiten. Die Atmung setzt meist wieder spontan mit tiefen und schnellen Atemzügen ein.

Komplikationen: Bei 5–15 % der Patientinnen treten Komplikationen auf: Durch die Krampfanfälle können Funktionsstörungen von Organen auftreten. Akutes Nierenversagen, interstitielles Hirnödem und intrazerebrale Blutungen, Lungenödem infolge einer Herzinsuffizienz, aber auch Gerinnungsstörungen (DIC) und selten eine Leberbeteiligung – insbesondere beim HELLP-Syndrom (Lebernekrosen oder -ruptur) sind Zeichen dieses Multiorganversagens. Weitere Komplikationen sind Aspiration und Atemstillstand.

Schildert eine Patientin mit hypertensiver Erkrankung typische Prodromalsymptome, ist dies absolut ernst zu nehmen. Nach Überwinden des eklamptischen Anfalls und Stabilisierung des mütterlichen Kreislaufs ist unabhängig vom Gestationsalter bzw. der fetalen Reife die vorzeitige Schwangerschaftsbeendigung indiziert.

Die perinatale Sterblichkeit liegt je nach Art und Schweregrad der Erkrankung bei bis zu 30 %!

CAVE

Ein eklamptischer Anfall kann sich auch ohne die klassischen Symptome der Präeklampsie (hier: Proteinurie, Hypertonie) manifestieren.

MERKE

Ein Drittel aller eklamptischen Anfälle tritt postpartal auf. Insbesondere bei dramatischen Geburtserlebnissen darf die Förderung der Mutter-Kind-Bindung nicht aus den Augen verloren werden.

2. Erforderliche Notfallmaßnahmen

- Schutz der Patientin vor Verletzungen (cave: Aspirationsgefahr!), daher Seitenlagerung nach Anfall
- Intubationsbereitschaft herstellen (Anästhesie informieren), bei respiratorischer Insuffizienz
- Ggf. Beatmung
- Intensivüberwachung: Blutdruck, EKG, Puls, Oxymetrie, CTG, Blasenkatheter
- Reizabschirmung gegenüber Lärm und grellem Licht
- MgSO4-Bolus: 4 g i. v. über 5 Minuten, Erhaltungsdosis: 1–2 g i. v./h (Perfusor)
  - Cave: Überdosierung!
    - Sehnenreflexe noch auslösbar?
    - Atemfrequenz > 12/min?
    - Urinproduktion > 100 ml/4h?
  - Als Antidot Kalziumglukonat bereithalten, bei Bedarf 10 ml 10 % i. v.
- Blutdrucksenkung

3. Differenzialdiagnosen bei Krampfanfall

Es kommen die gleichen Ursachen wie auch außerhalb der Schwangerschaft infrage:

- Epileptischer Anfall
- Zentrale, raumfordernde Prozesse (Hirntumor, Hirnvenen- oder Sinusthrombose)
- Hirnblutung
- Metabolische Erkrankungen: Hypoglykämie bei Diabetes mellitus, Intoxikationen

4. Weiterer Verlauf zur Geburtsplanung

Kardiotokographie (CTG)

Das CTG hat sich als unverzichtbares **diagnostisches Verfahren** in der modernen Geburtshilfe etabliert. Es ermöglicht die simultane Registrierung und Aufzeichnung der fetalen Herzfrequenz und der mütterlichen Wehentätigkeit. Das primäre Ziel ist die frühzeitige Erkennung fetaler Gefahrenzustände, um rechtzeitig intervenieren und potenzielle Schädigungen des Fetus verhindern zu können.

Ein **silentes CTG** beschreibt ein CTG, bei dem die Herzfrequenz des Fetus über einen längeren Zeitraum keine oder nur geringe Schwankungen (Variabilität) aufweist. Diese silente Oszillation (Herzfrequenz-Variabilität unter 5 Schläge pro Minute [bpm: beats per minute]) kann auf eine fetale Hypoxie oder andere Ursachen hinweisen, die eine geburtshilfliche Notfallsituation darstellt.

- Die **Ursachen** für ein silentes CTG können vielfältig sein, einschließlich fetaler Hypoxie, Intoxikation, Medikamenteneinfluss während der Anästhesie oder fetaler Schlaf. Bei einem silenten CTG wird zunächst versucht, den Fetus zu wecken, z. B. durch vibroakustische Stimulation.
- **Wichtig:** Ein silentes CTG ist nicht immer ein Anzeichen für fetale Not, da es auch in fetalen Schlafphasen vorkommen kann. Eine sorgfältige Bewertung und Abklärung sind daher unerlässlich, um eine falsche Interpretation und unnötige Interventionen zu vermeiden.

Akzelerationen und Dezelerationen

Akzelerationen im CTG sind vorübergehende Anstiege der Herzfrequenz des Kindes um mindestens 15 Schläge pro Minute (bpm) über dem Basiswert. Dieser Anstieg muss mindestens 15 Sekunden lang andauern. Akzelerationen sind ein Indikator für das **Wohlbefinden** des Fetus und treten oft bei bestimmten Aktivitäten des Fetus auf, z. B. bei **Bewegung** oder **Reaktion auf äußere Reize.** Der Akzelerationsverlust bedeutet, dass das CTG keine oder nur sehr wenige Akzelerationen über einen längeren Zeitraum zeigt. Dies kann ein Hinweis auf fetale Hypoxie, neurologische Beeinträchtigung oder auch Schlafphasen sein.

Dezelerationen sind vorübergehende Verlangsamungen der fetalen Herzfrequenz um mindestens 15 bpm für mindestens 15 Sekunden. Es gibt folgende Typen von Dezelerationen:

- **Frühe** Dezelerationen: Zeitlich mit der Wehe synchron, meist durch Druck auf den kindlichen Kopf. Frühe Dezelerationen werden als physiologisch betrachtet.
- **Späte** Dezelerationen: Nach der Wehe beginnend. Späte Dezelerationen geben einen Hinweis auf uteroplazentare Insuffizienz (mögliche fetale Hypoxie).
- **Variable** Dezelerationen: Unregelmäßige Dezelerationen, die häufig durch Nabelschnurkompression verursacht sind. Je nach Tiefe und Dauer sind variable Dezelerationen unterschiedlich zu bewerten.
- **Prolongierte** Dezeleration: Sinken der fetalen Herzfrequenz um mindesten 15/min über mindestens 3 Minuten.

Klinische Bedeutung: Späte und prolongierte Dezelerationen gelten als pathologisch und müssen weiter abgeklärt werden.

MERKE

- Bleiben silente Oszillation, Akzelerationsverlust und Dezelerationen bestehen, müssen Anästhesie, Pädiatrie und das OP-Team in Sectio-Bereitschaft versetzt werden.
- Die umgehende Entbindung wäre auch bei unauffälligem CTG indiziert.

ZUSAMMENFASSUNG

Ein eklamptischer Anfall kann als Komplikation einer hypertonen Schwangerschaftserkrankung (HES), aber auch ohne jedes vorherige Symptom, auftreten. Ein eklamptischer Anfall ist immer ein geburtshilflicher Notfall, der zunächst die Stabilisierung und Überwachung der Patientin notwendig macht. Direkt nach Stabilisierung ist die Schwangerschaft zu beendigen.

Eklamptische Anfälle können auch nach der Entbindung im Wochenbett auftreten.

WAS WÄRE, WENN ...

- ... der Partner für eine folgende Schwangerschaft einen Leitfaden ausgehändigt haben möchte?
  Ein Leitfaden für Laien sollte folgende Aspekte und Themen beinhalten:
  - Frühsymptome erkennen (Präeklampsie-Anzeichen):
    - Plötzliche, starke Kopfschmerzen
    - Sehstörungen (verschwommen, Blitze, Doppelbilder)
    - Oberbauchschmerzen (oft unter dem rechten Rippenbogen)
    - Plötzliche Wassereinlagerungen (Gesicht, Hände)
    - Erhöhter Blutdruck (> 140/90 mmHg)
    - Eiweiß im Urin
  - Bei Krampfanfall – Sofortmaßnahmen für Laien:
    - Notruf 112 wählen → „Schwangere/Wöchnerin mit Krampfanfall, Verdacht auf Eklampsie" angeben.
    - Ruhig bleiben, Panik vermeiden.
    - Sturz- und Verletzungsschutz: harte Gegenstände wegräumen.
    - Nicht festhalten, nichts in den Mund stecken.
    - Seitenlage (wenn möglich) zur Sicherung der Atemwege.
    - Atmung kontrollieren – bei Atemstillstand Wiederbelebung beginnen.
    - Nach dem Anfall: bei Bewusstsein bleiben, beruhigen, auf Rettungsdienst warten.
  - Prävention bei Risikopatientinnen:
    - Frühzeitige Identifikation von Risikofaktoren (z. B. frühere Prä-/Eklampsie, Mehrlingsschwangerschaft, chronische Hypertonie)
    - Ab 12.–16. SSW ggf. niedrig dosierte Acetylsalicylsäure (nur nach ärztlicher Anweisung)
    - Regelmäßige Vorsorge mit Blutdruck- und Urinkontrollen
    - Aufklärung der Patientin und ihres Umfelds zu Warnzeichen

LITERATUR

1. Annecke T: Notfallsituationen im Kreißsaal. Anästh Intensivmed 2022; 63: 111–122. DOI: 10.19224/ai2022.111.
2. Feige A, Rath W, Schmidt S. (Hrsg.). Präeklampsie, Eklampsie, HELLP-Syndrom. Kreißsaal-Kompendium. Stuttgart: Thieme; 2013. DOI: 10.1055/b-0034-33193.
3. Verlohren S. Hypertensive Schwangerschaftserkrankungen, Präeklampsie. In: Kainer F. (Hrsg.). Facharztwissen Geburtsmedizin. 5.A. München: Elsevier, 2025.
4. Deutsche Gesellschaft für Gynäkologie und Geburtshilfe (DGGG), Österreichische Gesellschaft für Gynäkologie und Geburtshilfe (OEGGG), Schweizerische Gesellschaft für Gynäkologie und Geburtshilfe (SGGG). S2k-Leitlinie „Hypertensive Erkrankungen in der Schwangerschaft (HES): Diagnostik und Therapie". AWMF-Registernummer 015/018, Juli 2024. Version 7.0. Unter: https://register.awmf.org/assets/guidelines/015-018l_S2k_Hypertensive-Erkrankungen-Schwangerschaft-HES-Diagnostik-Therapie_2024-07.pdf. (letzter Zugriff: 13.07.2025).
5. Stepan H, Verlohren S (Hrsg.). Präeklampsie: Diagnostik und klinisches Management. Berlin: De Gruyter, 2022.

15

Wird mein zweites Kind auch so schwer?

Caroline Niehoff

Fallbeispiel

Die 38-jährige Zweitgebärende Wanjiku Mwangi ist in der 24. SSW. Bisher ist die Schwangerschaft unauffällig verlaufen. Die erste Schwangerschaft war unkompliziert. Der jetzt Vierjährige wurde damals in Kenia, ihrer Heimat, mit 4.500 g geboren – eine Woche vor dem Termin. Wanjiku gibt an, dass sie sich wohlfühle. Bei der Frauenärztin musste sie eine Zuckerlösung trinken – das war ein bisschen eklig. Nach 1 Stunde wurde Blut abgenommen mit dem Ergebnis: der Blutzuckerwert ist 141 mg/dl. Das CTG ist unauffällig, der Blutdruck 120/80. Im Mutterpass ist das geschätzte Kindsgewicht mit einem Fragezeichen und der Bemerkung „erschwerte Schallbedingungen bei Adipositas" versehen. Der Symphysen-Fundus-Abstand ist mit 27 cm zu groß, aber Wanjiku ist in der Tat sehr adipös.

1. **Ordnen Sie das Ergebnis der Untersuchung ein, indem Sie den von der Frauenärztin durchgeführten Suchtest erläutern.**

2. **Eine Woche später kommt Wanjiku mit neuen Befunden. Sie musste noch einmal eine Zuckerlösung trinken. Die Blutzuckerwerte sind nüchtern 80 mg/dl, nach 1 Stunde 200 mg/dl und nach 2 Stunden 140 mg/dl. Die Gynäkologin hat einen Gestationsdiabetes diagnostiziert. Erläutern Sie Wanjiku unter der Berücksichtigung ihrer Risikofaktoren das Zustandekommen des Krankheitsbilds.**

3. **Analysieren Sie unter Berücksichtigung der Pathophysiologie inwieweit die Erkrankung zu verhindern ist.**

4. **Erläutern Sie die Risiken für Mutter und Kind.**

5. **Erklären Sie Wanjiku den weiteren Verlauf zur Schwangerschaft und Geburtsplanung.**

6. **Erstellen Sie eine Planung zur Nachsorge.**

1. Suchtest der Frauenärztin

Gestationsdiabetes mellitus (GDM) ist definiert als Glukosetoleranzstörung, die erstmals in der Schwangerschaft auftritt. In den meisten Fällen verschwindet der Gestationsdiabetes nach der Geburt wieder. Um einen Gestationsdiabetes zu **diagnostizieren,** wird ein Zuckerbelastungstest mit **75 g Glukose** durchgeführt. Der Blutzucker wird zunächst nüchtern sowie 1 und 2 Stunden nach Trinken der Zuckerlösung gemessen. Ein GDM liegt vor, wenn der Nüchternblutzucker > 92 mg/dl nüchtern, > 180 mg/dl nach 1 Stunde und > 153 mg/dl nach 2 Stunden beträgt.
Die Diagnose **GDM** wird bereits bei erhöhtem Glukosewert gestellt.

Ein **manifester Diabetes** liegt vor, wenn der Nüchternwert > 126 mg/dl oder der 2-Stundenwert > 200 mg/dl beträgt.

Screening auf Gestationsdiabetes mellitus

Im März 2012 wurde in Deutschland das Screening auf Gestationsdiabetes mellitus (GDM) eingeführt (➤ Abb. 15.1). Es wird ein zweizeitiges Verfahren bestehend aus einem **Suchtest** mit nachfolgendem **Bestätigungstest** durchgeführt. Die Blutentnahmen erfolgen unter standardisierten Bedingungen aus venösem Plasma.

- Jede Schwangere erhält zwischen 24 +0 und 27 +6 SSW einen Suchtest mit **50 g Glukose** in 200 ml Wasser. Dieser wird nicht nüchtern und unabhängig von der Tageszeit durchgeführt.

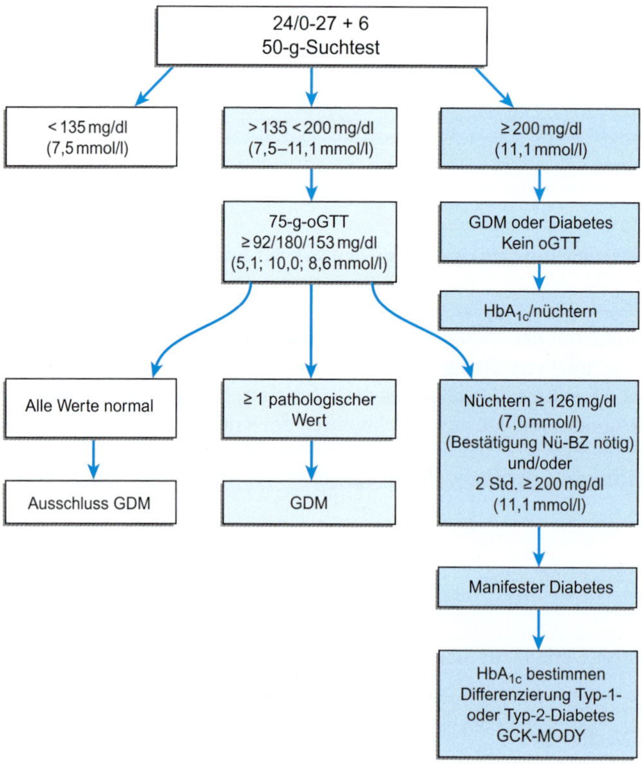

Abb. 15.1 Screening auf Gestationsdiabetes im 3. Trimenon nach den deutschen Mutterschaftsrichtlinien [P683]

- Ein Blutzuckerwert (BZ) von < 130 mg/dl 1 h nach Trinken der Testlösung gilt als unauffällig.
- Betragen die Blutzuckerwerte 1 h nach Trinken der Testlösung mehr als 200 mg/dl, wird die Diagnose GDM ohne Bestätigungstest direkt gestellt.

Oraler Glukosetoleranztest

Bei Wanjiku Mwangi ist der 1-Stunden-Wert von 141 mg/dl pathologisch. Sie beruhigen die Patientin und erläutern, dass die Testergebnisse in bis zu 26 % falsch positiv ausfallen können. Sie empfehlen den **75 g oralen Glukosetoleranztest** (OGTT), der bei einem positiven Screeningtest angezeigt ist.

Der Bestätigungstest wird nüchtern durchgeführt.

- Zunächst wird der Nüchternblutzucker gemessen, dann werden 75 g Glukose in 300 ml Wasser getrunken und nach 1 h und 2 h wird erneut der Blutzucker gemessen.
- Die Normwerte sind < 92 mg/dl nüchtern, < 180 mg/dl nach 1 Stunde und < 153 mg/dl nach 2 Stunden.
- Bei einem Nüchternwert von > 126 mg/dl oder einem 2 Stundenwert von > 200 mg/dl kann die Diagnose manifester Diabetes gestellt werden. Ein **manifester Diabetes** mellitus liegt entweder bereits vor der Schwangerschaft vor oder kann sehr früh (vor der 20. Schwangerschaftswoche) diagnostiziert werden. Dabei handelt es sich in der Regel um einen Diabetes mellitus, der dauerhaft besteht und auch unabhängig von der Schwangerschaft behandelt werden muss.

MERKE

Nach aktueller Evidenz sollte der 75-g-OGTT eingesetzt werden. Nach den deutschen Richtlinien ist ein zweizeitiges Verfahren vorgesehen. Dieses wird nicht von den Fachgesellschaften empfohlen, da es oft zu falsch positiven Werten kommt. Bei relevanten Risikofaktoren sollte daher auf dieses Vorgehen verzichtet werden und direkt der Einsatz des 75-g-OGTT erfolgen.

2. Risikofaktoren für GDM

In der Anamnese lassen sich bei Wanjiku Mwangi Hinweise für einige Risikofaktoren erkennen. Ethnizität (Kenia), Adipositas (starke schallabsorbierende Bauchdecke), möglicher vorangegangener GDM (erstes Kind 4500 g). Mit zunehmendem mütterlichem Alter steigt das Risiko, ebenso erhöht der mütterliche Body-Mass-Index (BMI) vor der Schwangerschaft das Risiko kontinuierlich. Ein Risikofaktor für einen auftretenden GDM ist ein vorausgegangener GDM (16-fach erhöhtes Risiko), das Wiederholungsrisiko liegt bei bis zu 48 %. Eine positive Familienanamnese für Typ-2-Diabetes verdoppelt die Wahrscheinlichkeit. Frauen aus dem mittleren Osten, Südostasien und Afrika sind häufiger betroffen.

3. Ist die Erkrankung zu verhindern?

Pathophysiologie

Die Pathophysiologie des GDM ähnelt der des Typ-2-Diabetes. Die Mechanismen sind jedoch noch nicht vollständig geklärt. Neben der **genetischen Disposition** spielt der **Lebensstil** (Ernährung, Bewegung) eine entscheidende Rolle. Eine bereits präkonzeptionell bestehende reduzierte Insulinsensibilität wird angenommen. Im Verlauf der Schwangerschaft werden vermehrt diabetogene Hormone sezerniert: CRH und Cortisol erhöhen den Blutzuckerspiegel. Zusätzlich setzt eine physiologische Insulinresistenz ein, die bei der bestehenden Insulinsekretion zur Hyperglykämie führt.

Frauen mit GDM weisen die gleichen Risikofaktoren auf wie Frauen mit Typ-2-Diabetes. Die Insulinresistenz und gestörte Betazellfunktion können als chronische Funktionsstörung angesehen werden und zeigen sich als Kontinuum bei altersbedingten Veränderungen im weiteren Leben. Eine besondere Bedeutung kommt daher der Aufklärung und Nachsorge zu.

Prävalenz und Prävention

- Die **Prävalenz** des **GDM** variiert weltweit zwischen 1,9 % und 25 %. Der Anstieg über die letzten Jahre liegt zum einen an der Einführung der Screeningverfahren und neuer diagnostischer Grenzwerte, andererseits an der Zunahme der Risikofaktoren. 2017 lag in Deutschland bei 5,9 % der Geburten ein GDM vor. Bei der Vorsorge sollten GDM-Prävalenz und Risikogruppen beachtet werden. Bei mehreren Risikofaktoren sollte bereits im ersten Trimester 75-g-OGTT Nüchternblutzucker abgenommen werden.

- **Prävention:** Der Beginn von körperlicher Aktivität und Ernährung sollte bereits vor der Schwangerschaft gestartet werden. Frauen mit Übergewicht und Adipositas sollten hier bereits bei Kinderwunsch bezüglich einer Gewichtsreduktion beraten werden. In der Schwangerschaft ist allerdings eine Lebensstil-Änderung zur effektiven Risikoreduktion zu spät.

4. Risiken für Mutter und Kind

Der GDM ist frühzeitig erkannt und das kindliche Outcome kann positiv beeinflusst werden. Bezüglich der Komplikation gibt es kurz- und langfristige Komplikationen für Mutter und Kind.

Komplikationen der Mutter

- **Kurzfristige Komplikationen:**
  - Vermehrte Infektion
  - Erhöhtes Risiko für schwangerschaftsinduzierte hypertensive Erkrankungen und Frühgeburt
  - Fetale Makrosomie peripartale Risiken wie protrahierter Geburtsverlauf, Schulterdystokie (➤ Fallbeispiel 36), erhöhte Raten an Sectiones und vaginal operativen Entbindungen, höhergradige Geburtsverletzungen, postpartale Atonie
- **Langfristige Komplikationen:**
  - Depression
  - Kardiovaskuläre Ereignisse (Myokardinfarkt, Schlaganfall)
  - Bei 10–15 % der Frauen postpartal bleibende Glukosestoffwechselstörung

Komplikationen des Kinds

- **Makrosomie:** Makrosomie bezeichnet ein Geburtsgewicht über 4000 g. Da diese Definition nicht das Schwangerschaftsalter berücksichtigt, sollte korrekterweise der Begriff *Large for gestational age (LGA)* verwendet werden, wenn die 90. Perzentile überschritten ist. Ab einem Schätzgewicht > 4500 g wird aufgrund des Risikos einer Schulterdystokie eine primäre Sectio empfohlen.
- **Diabetische Fetopathie** (vorgeburtlich entstehende Entwicklungsstörung des Kindes, ausgelöst durch überhöhten Blutzucker der Mutter während der Schwangerschaft): Hypoglykämien, Atemstörung aufgrund reduzierter Surfactantbildung, Polyglobulie infolge erhöhte Erythropoetinspiegel und Hyperbilirubinämie beruhen auf einem fetalen Hyperinsulinismus als Ausgleich für den plazentagängigen maternalen Blutzucker.
- Langfristig erhöhtes Risiko für Stoffwechselerkrankung, Adipositas und kardiovaskuläre Erkrankungen.

5. Weiterer Schwangerschaftsverlauf

Nach Diagnosestellung wird unmittelbar die strukturierte Weiterbetreuung erläutert.

- **Körperliche Aktivität** senkt das Risiko für LGA, Sectio und Insulinresistenz. Leitliniengerecht kann ein konkretes Beispiel gegeben werden: dreimal die Woche für jeweils 30 Minuten spazieren gehen.
- Als weitere therapeutische Maßnahme erfolgt die **Ernährungsberatung.**
  - Ziel der Therapie sind normnahe Blutzuckerwerte.
  - Bei bis zu 6 kleinen Mahlzeiten sollten langsam resorbierbare Kohlenhydrate, Obst und Vollkornbrot auf dem Speiseplan stehen, die Gesamtkalorien orientieren sich an dem präkonzeptionellen Körpergewicht. Eine moderate Kalorienrestriktion kann bei übergewichtigen Schwangeren sinnvoll sein.
- **Blutzuckerwerte:**
  - In den nächsten 2 Wochen werden 4-mal tgl. Blutzuckerwerte gemessen, danach 1-mal/Tag im Rotationsverfahren (nüchtern, nächster Tag nach dem Frühstück).
  - Die Frequenz der Kontrollen sollte die Schwangere möglichst gering belasten. Die Blutzucker-Zielwerte sind nüchtern kleiner 95 mg/dl und 1 Stunde nach dem Essen 160 mg/dl (oder 2 Stunden nach dem Essen 140 mg/dl).
  - Bei diätetisch eingestelltem GDM kann über den Termin abgewartet werden. Unter der Geburt kann die Patientin essen. Es brauchen keine Blutzuckerkontrollen durchgeführt werden.

- **Insulintherapie:** Können die Zielwerte in über 50 % der Fälle nicht durch die Ernährungstherapie und körperliche Aktivität erreicht werden, wird die Indikation für eine Insulintherapie gestellt. Damit ist bei 20–30 % der Schwangeren zu rechnen. Orale Antidiabetika werden beim Gestationsdiabetes nicht eingesetzt. Die Insulintherapie wird an das Wachstum des fetalen Abdominalumfangs angepasst. Der Beginn und die Anpassung des Insulins erfolgen in einer diabetologischen Praxis. (Ausnahme ist ein vorbestehender Typ-2-Diabetes, der vor Eintritt der Schwangerschaft mit Metformin® gut eingestellt wurde: Hier wird Metformin® beibehalten.)
- **Sectio oder vaginale Geburt:**
  - Bei insulinpflichtigem GDM wird in der 40 +0 SSW die Geburt eingeleitet. Für die Betreuung unter der Geburt sollte die diabetologische Praxis einen Ablaufplan zur Insulindosierung erstellen.
  - Bei einem Schätzgewicht von 4500 g wird eine Sectio empfohlen. Eine vaginale Geburt kann sonst angestrebt werden.

6. Nachsorge

Die Glukosetoleranzstörung kann nach der Schwangerschaft weiter bestehen. Es liegt ein 7- bis 8-fach erhöhtes Diabetesrisiko vor, insbesondere bei Risikofaktoren. Die Aufklärung und Nachsorge der Frauen haben daher besondere Bedeutung.

Lebensstilfaktoren

Alle Frauen mit GDM sollten zu Lebensstilmaßnahmen hinsichtlich Gewicht, Ernährung, Rauchentwöhnung und Bewegung beraten werden. Durch gezielte Interventionsmaßnahmen wird die Langzeitprognose der Frauen positiv beeinflusst. Nach 6–12 Wochen wird ein 75-g-OGTT empfohlen. Dabei wird ein Nüchternblutzucker von > 146 mg/dl und/oder ein 2-Stunden-Wert > 200 mg/dl ein Diabetes mellitus diagnostiziert. Empfohlen sind jährliche Kontrollen.

Das Risiko für einen Typ-2-Diabetes und ein metabolisches Syndrom bei Müttern mit GDM lässt sich durch **Stillen** verringern. Ebenso lässt sich das Übergewicht der Kinder durch mehr als 9-monatiges Stillen positiv beeinflussen. Frauen mit GDM stillen ihre Kinder durchschnittlich allerdings seltener und kürzer. So sollte der Patientin bereits in der Schwangerschaft eine Stillberatung durch eine Hebamme empfohlen werden.

Depression

Während der Schwangerschaft erkranken 10 % der Frauen an einer Depression. Das Risiko ist bei Frauen mit GDM signifikant erhöht. Um ein solches Auftreten besser festzustellen zu können, sollte die Patientin einen wissenschaftlich evaluierten Fragebogen zur Befindlichkeit auszufüllen. Bei Verdacht auf depressive Verstimmung sollte die Betreuung von einer psychiatrischen Praxis übernommen werden, um eine Therapie rechtzeitig einzuleiten.

MERKE

- Kinder von an Diabetes mellitus erkrankt Müttern haben ein erhöhtes Risiko für Stoffwechselerkrankungen.
- Bis zu 60 % der Patientinnen mit Gestationsdiabetes entwickeln in den nächsten 20 Jahren Typ-2-Diabetes.

ZUSAMMENFASSUNG

Etwa 6 % aller Schwangeren in Deutschland entwickeln einen Gestationsdiabetes (GDM). Dieser wird in einem zweizeitigen Screeningverfahren in der 24 +0–27 +6 SSW detektiert und diagnostiziert. Nach Diagnosestellung wird die Schwangere in einem ausführlichen Gespräch in angstabbauender Atmosphäre mit der Problematik und den geplanten therapeutischen Schritten vertraut gemacht. Die Risiken für Mutter und Kind werden erläutert. Zunächst wird eine Beratung bezüglich Ernährung und Bewegung durchgeführt, in einigen Fällen muss eine Insulintherapie begonnen werden. Die Nachsorge spielt eine wichtige Rolle in der Reduktion und Entdeckung des Typ-2-Diabetes.

WAS WÄRE, WENN …

- … der OGTT unauffällig wäre und im weiteren Schwangerschaftsverlauf das Fruchtwasser zunehmen und der Fetus vermehrtes Wachstum zeigen würde?
  - Bei einem auffälligem Ultraschallbefund kann der Test auch nach der 28.SSW hinaus wiederholt werden und eine Beratung erfolgen.

LITERATUR

1. Deutsche Diabetes Gesellschaft e.V. (DDG), Deutsche Gesellschaft für Gynäkologie und Geburtshilfe e.V. (DGGG). S3-Leitlinie „Gestationsdiabetes mellitus (GDM), Diagnostik, Therapie und Nachsorge". AWMF-Registernummer 057/008. Stand: Februar 2018. Version 3.0. Unter: https://register.awmf.org/de/leitlinien/detail/057-008. (letzter Zugriff: 14.07.2025).
2. Kautzky-Willer A, Winhofer Y, Kiss H et al. Gestationsdiabetes (GDM) (Update 2023). Wien Klin Wochenschr. 2023;135 (Suppl 1): 115–128. DOI: 10.1007/s00508-023-02181-9.
3. Schäfer-Graf U, Kainer F. Gestationsdiabetes (GDM). In: Kainer F. (Hrsg.). Facharztwissen Geburtsmedizin. 5. A. München: Elsevier, 2025.
4. Teede HJ, Bailey C, Moran LJ, et al. Association of antenatal diet and physical activity-based interventions with gestational weight gain and pregnancy outcomes: a systematic review and meta-analysis. JAMA Intern Med. 2022; 182 (2): 106–114.

16

Muss ich die Geburt vorher planen?

Caroline Niehoff

Fallbeispiel

Laura Zimmermann ist eine 36-jährige IV. Gravida, Nullipara. Sie hat drei Fehlgeburten in der 8. und 9. SSW erlebt, bei denen sie jeweils – ohne dass eine Kürettage notwendig war – die gesamte Schwangerschaft im Rahmen einer vaginalen Blutung verloren hatte. Laura hatte immer alles richtig machen wollen, sie hatte kaum Kaffee getrunken und sich gesund ernährt. Ihre Frauenärztin hatte versucht, sie zu beruhigen und sie darüber informiert, dass Fehlgeburten auftreten können.

Jetzt nach der Entfernung der Myome (Myomenukleation) ist Laura endlich so weit in der Schwangerschaft gekommen und stellt sich in der 35. SSW zur Geburtsplanung vor. Ihr größter Wunsch ist es, auf jeden Fall bei ihrer Freundin im Geburtshaus zu entbinden.

Im OP-Bericht steht, dass mehrere 4–6 cm große Myome die Uteruswand durchsetzen. Im Rahmen der Myomenukleation wurde das Cavum uteri eröffnet.

Der weitere Schwangerschaftsverlauf gestaltete sich völlig komplikationslos ohne weitere Risikofaktoren.

1. Benennen Sie das Krankheitsbild vor der Schwangerschaft, indem sie mögliche Ursachen analysieren.

2. Erläutern Sie Laura, was Myome sind und wo sie lokalisiert sein können.

3. Besprechen Sie mit Laura die Geburtsplanung.

4. Laura hat sich zu einer Sectio entschieden. Nach Entwicklung des Kindes will die Plazentalösung nicht gelingen. Die Plazenta kann zum Teil nicht gewonnen werden. Die Lösungsblutung wird immer stärker. Überlegen Sie Therapiemaßnahmen unter Berücksichtigung der möglichen Diagnosen.

5. Erläutern Sie das Risiko von verstärkten Blutungen unter der Entbindung.

1. Krankheitsbild vor der Schwangerschaft

Laura Zimmermann hat in ihrer Vorgeschichte drei Fehlgeburten erlitten. Wenn in der Anamnese drei oder mehr Fehlgeburten vorliegen, spricht man von **habituellen Aborten** (➤ Abb. 16.1). Es gibt verschiedene Ursachen für habituelle Aborte.

- **Endokrinologische Ursachen:**
  - Progesteronmangel (Lutealinsuffizienz): Von einer Lutealinsuffizienz (Gelbkörperschwäche) spricht man, wenn der Gelbkörper (Corpus luteum) nach dem Eisprung zu wenig Progesteron produziert, dadurch die zweite Zyklushälfte nicht 14 Tage lang aufrechterhalten wird und deshalb frühzeitig Blutungen ausgelöst werden. Hier ist ein Progesteronsubstitution in der zweiten Zyklushälfte indiziert. Effektiver ist eine Stimulationsbehandlung vom Zyklusstart an, um den Follikel besser ausreifen zu lasen. Ein gut ausgereifter Follikel wandelt sich zu einem suffizienteren Gelbkörper um und produziert mehr Progesteron.
  - Ausgeprägte Schilddrüsenunterfunktionen gehen mit erhöhten Abortraten einher. Eine Substitution mit L-Thyroxin soll laut Leitlinie angedacht werden, um den TSH bei< 2,5 mg/dl einzustellen.
  - Ein PCOs-Syndrom (polyzystisches Ovarialsyndrom) mit Insulinresistenz tritt statistisch häufiger mit Fehlgeburten auf. Metformin® als Off-label-Medikation kann erwogen werden.
- **Anatomische physiologische Besonderheiten:**
  - Entwicklungsgeschichtlich bedingte Uterusanomalien wie Septen oder Dopplung von Uterus und Zervix und auch Vagina könne die Einnistung des Embryos erschweren.
  - Auch Myome können je nach Lokalisation die Einnistung eines Embryos erschweren
- Bei älteren Schwangeren nimmt die Eizellqualität ab: Zwischen 35 und 39 Jahren liegt die Fehlgeburtsrate bei 25 %, bis 45 Jahre steigt sie auf 50 % an, um auf bis zu 90 % in noch höherem Alter zu steigen. **Lebensstilfaktoren:** Studien zeigen, dass das Abortrisiko ab einem BMI von 30 kg/m2 signifikant steigt.
- **Genetische Besonderheiten:**
  - In den meisten Fällen ist der Embryo aufgrund von spontan aufgetretenen Chromosomenverteilungsstörungen chromosomal nicht korrekt zusammengesetzt.
  - In seltenen Fällen lassen sich chromosomale Veränderungen bei Paaren mit habituellen Aborten

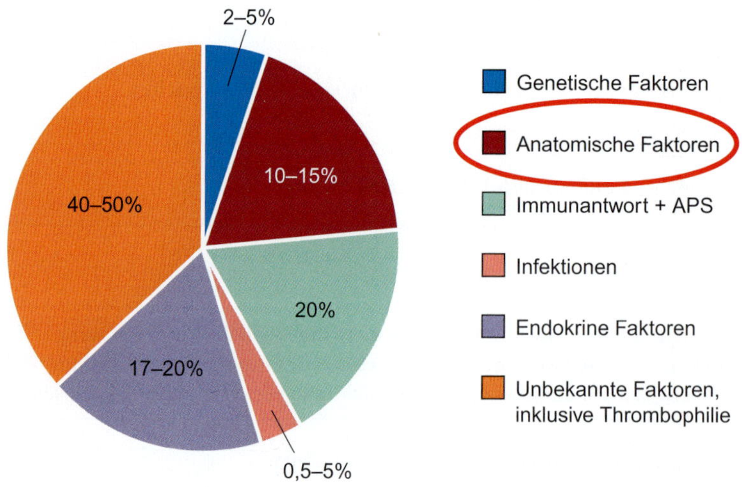

Abb. 16.1 Ursachen habitueller Aborte [E1390/L143]

nachweisen. Diese chromosomalen Veränderungen werden dann auf einen Embryo übertragen und können zu gehäuften Fehlgeburten führen.

MERKE

Die Ursachen von habituellen Aborten können vielfältig sein: Chromosomenverteilungsstörungen, anatomische Besonderheiten, endokrinologisches Ungleichgewicht, Alter und Übergewicht.

2. Was sind Myome und wo können sie lokalisiert sein?

Myome sind gutartige Muskelknoten in der Gebärmuttermuskulatur. 25–50 % aller Frauen haben Myome. Die genaue Entstehung ist nicht geklärt: Es scheint eine genetische Disposition vorzuliegen. Myome wachsen östrogenabhängig, sodass Frauen im fertilen Alter häufiger betroffen sind als Frauen nach der Menopause.

Lokalisation

Je nach Lokalisation werden Myome wie folgt eingeteilt:

- Intramurale Myome, die in der Uteruswand liegen
- Subseröse Myome, die oberflächlich auf der Gebärmutter sind
- Submuköse Myome, die sich direkt unter der Gebärmutterschleimhaut befinden

Insbesondere die submukösen Myome sollten bei unerfülltem Kinderwunsch entfernt werden, da sie die Einnistung des Embryos erschweren.

Symptome

Uterusmyome können bei Kinderwunsch, Schwangerschaft und Geburt folgende Symptome verursachen:

- Erhöhte Abortrate (v. a. bei Deformationen des Cavum uteri durch das Myom)
- Erhöhte Rate an Frühgeburten durch häufigeres Auftreten von vorzeitigen Wehen und vorzeitigem Blasensprung
- Intrauterine Wachstumsrestriktion
- Abdominale (Myom-)Schmerzen
- Vorzeitige Plazentalösung
- Regelwidrige Kindslagen (Beckenend- und Querlage)
- Geburtshindernis (bei tiefem Sitz Verlegung des Geburtskanals, Behinderung der Kopfeinstellung) durch große Myome
- Postpartal: Involutionsstörung des Uterus, atonische Nachblutung, Endomyometritis, Nekrose der Myome

MERKE

Viel Frauen sind von Myomen betroffen. Häufig zeigen die Frauen keine Symptome, dann muss auch keine Behandlung erfolgen. Eine Therapieindikation ergibt sich erst bei Symptomen wie Blutungsstörungen (Hypermenorrhö) mit nachfolgenden Blutungsanämien, Schmerzen, Infertilität, Beschwerden aufgrund der Raumforderung eines Myoms.

3. Geburtsplanung

Die Geburtsplanung sollte berücksichtigen, dass das Cavum bei der Myomenukleation eröffnet wurde. Das Risiko für eine Uterusruptur kann nach ausgedehnter Myomenukleation steigen. Daher sollte eine Geburt im Krankenhaussetting angeraten werden. Eine primäre Sectio ist in Absprache mit den Operateuren der Myome zu diskutieren.

- **Narbenrupturen** nach einer Operation am Uterus treten nicht nur unter der Geburt auf, sondern auch (selten!) am wehenlosen Uterus ohne vorangehende Beschwerden („stille Ruptur“)!
- **Postpartal** können atonische Nachblutung und Rückbildungsstörungen auftreten.

4. Therapiemaßnahmen

Nidationsstörungen

Hier scheint eine Nidationsstörung der Plazenta vorzuliegen. Normalerweise löst sich die Plazenta leicht durch die Abscherkräfte, die durch die Kontraktion des Uterus unter extremer Verkleinerung der Haftfläche entstehen. Wenn die Plazenta zu fest am Uterus haftet, handelt es sich um eine Placenta accreta, increta oder percreta, die klinisch meist nicht unterscheidbar sind und sich erst anhand des histologischen Befundes differenzieren lassen.

- **Placenta accreta:** Plazentazotten dringen bis in das Stratum basale vor

- **Placenta increta:** Invasion von Chorionzotten in das Myometrium
- **Plazenta percreta:** Eindringen der Chorionzotten in oder durch die Uterusserosa

Eine Placenta accreta ist mit 79 % die weitaus häufigste Form; bei der Placenta increta (14 %) penetriert das Gewebe das Myometrium; die schwerwiegendste Form einer Placenta percreta (7 %) erreicht die Uterusserosa und unter Umständen auch die umliegenden Organe wie Blase, Darm, Parametrien. Bei diesen Plazentationsstörungen. wächst der Mutterkuchen (Plazenta) zu tief in die Gebärmutterwand ein. Es kommt zu Schwierigkeiten beim Lösen der Plazenta nach der Geburt und dadurch meist zu vermehrten oder gar schweren Blutungen.

Therapiemaßnahmen

Nidationsstörungen mit einer Plazenta increta oder percreta sind mit einer erheblichen Letalität verbunden (nochmals zur Erinnerung: Die Durchblutung des Uterus am Termin beträgt ca. 700 ml/min!), die nur durch eine rechtzeitige Hysterektomie gesenkt werden kann! Eine Entfernung der Gebärmutter ist kaum zu vermeiden, da sich die uterine Blutung durch Kontraktionsmittel nur schwer beeinflussen lässt.

5. Risiko von verstärkten Blutungen unter der Geburt

Der im Fall von Blutungen auftretende hohe Blutverlust kann zur Gerinnung des Bluts in den Blutgefäßen (disseminierte intravasale Gerinnung, DIC) führen, der mit einem ausgeprägten Verlust von Gerinnungsfaktoren einhergeht. Im geburtshilflichen Kontext muss immer bedacht werden, dass die Plazenta ein Thrombokinasereiches Organ ist: Thrombokinase aktiviert die Gerinnungskaskade und führt zunächst zu einer verstärkten Gerinnung. Durch den Verbrauch von Gerinnungsfaktoren ist das Risiko erhöht zu verbluten.

ZUSAMMENFASSUNG

25–50 % aller Frauen sind von Myomen des Uterus in unterschiedlich starker Ausprägung betroffen. Die genaue Ätiologie ist nicht geklärt: Myome wachsen östrogenabhängig. Die Therapie sollte sich nach den Beschwerden der Patientin richten. Myome ohne Beschwerden müssen nicht operiert werden.

Ein voroperierter Uterus muss bei der Geburtsplanung berücksichtigt werden, da das Risiko einer Uterusruptur steigt.

Es muss auch bedacht werden, dass eine Plazentationsstörung (pathologische Einnistung der Plazenta) vorliegen könnte mit Plazentalösungsschwierigkeit. Jede Störung der Plazentarperiode ist mit einem erhöhten Blutungsrisiko behaftet. Besonders im Rahmen der Geburtshilfe muss immer an die Gefahr einer intravasalen Gerinnung (DIC: disseminated intravascular coagulation) mit nachfolgender massiver Blutung gedacht werden.

WAS WÄRE, WENN ...

- … erneut Myome entstehen würden?
  – Auch nach einer erfolgreichen Myomenukleation können neue Myome wachsen – insbesondere, wenn hormonelle Faktoren (Myome wachsen hormonabhängig unter Östrogeneinfluss) weiterwirken oder eine genetische Veranlagung besteht. Das Wiederauftreten kann Monate bis Jahre nach der OP erfolgen und muss nicht zwangsläufig sofort Beschwerden verursachen. Deshalb ist hier Früherkennung entscheidend:
  – Regelmäßige gynäkologische Kontrolluntersuchungen mit Ultraschall (zunächst alle 6–12 Monate, später nach ärztlicher Empfehlung) helfen, neue Knoten früh zu entdecken.
  – Bei erneut auftretenden Symptomen wie stärkeren oder längeren Monatsblutungen, Druckgefühl im Unterbauch, häufigem Harndrang oder unerfülltem Kinderwunsch sollte zeitnah ein Termin vereinbart werden.
  – Je nach Lage, Größe und Beschwerdebild können neue Myome zunächst beobachtet, hormonell behandelt oder – falls notwendig – erneut operativ entfernt werden.
  – Bei bestehendem Kinderwunsch ist eine enge Abstimmung mit der Gynäkologin/dem Gynäkologen wichtig, um den richtigen Zeitpunkt für eine Schwangerschaft zu planen und das Risiko für Komplikationen zu minimieren.

LITERATUR

1. Deutsche Gesellschaft für Gynäkologie und Geburtshilfe (DGGG), Österreichische Gesellschaft für Gynäkologie und Geburtshilfe (OEGGG), Schweizerische Gesellschaft für Gynäkologie und Geburtshilfe (SGGG). S2k-Leitlinie „Peripartale Blutungen, Diagnostik und Therapie. Version". AWMF-Registernummer 015/063. August 2022 Version 2.2. Unter: https://register.awmf.org/de/leitlinien/detail/015-063. (letzter Zugriff: 14.07.2025).
2. Deutsche Gesellschaft für Gynäkologie und Geburtshilfe e.V. (DGGG). S3-Leitlinie „Diagnostik und Therapie von benignen Erkrankungen der Gebärmutter". AWMF-Registernummer 015/093. August 2020 Version 3.2. Unter: https://register.awmf.org/de/leitlinien/detail/015-093. (letzter Zugriff: 14.07.2025).

17

Ich habe positive Antikörper?

Caroline Niehoff

Fallbeispiel

Hannah Krüger ist gerade umgezogen und kommt erstmalig zur Vorsorge und zum Gespräch. Sie erwartet ihr erstes Kind und ist in der 20. SSW. Vor einem Jahr hatte sie eine Fehlgeburt, die sie ohne Operation beenden konnte: Hannah war erst in der 8. SSW und die Blutung war so stark, dass alles abgeblutet ist. Damals hat sie keine Ärztin oder Hebamme aufgesucht. Aktuell ist sie wegen ihres Umzugs noch nicht bei der Vorsorge gewesen. Sie hat zwar ein schlechtes Gewissen, hat es aufgrund des Umzugsstresses und der Angst wegen der Fehlgeburt im letzten Jahr nicht geschafft.
Bei dieser Vorsorgeuntersuchung ist sie sehr aufgeregt.
Da Hannah schon so weit fortgeschritten ist in der Schwangerschaft, wurde zunächst eine Blutentnahme vor fünf Tagen durchgeführt. Heute konnte sie den Mutterpass abholen. Die Blutgruppe ist A Rhesus-negativ. Der Antikörpersuchtest ist positiv.

1. **Erklären Sie die Entstehung der Antikörper unter Berücksichtigung der Anamnese.**
2. **Benennen Sie die Gefahr für die Schwangerschaft, indem Sie auf die Pathophysiologie in Bezug auf den Feten eingehen.**
3. **Erläutern Sie die Therapiemaßnahmen.**
4. **Beschreiben Sie die Optionen für eine Prophylaxe für Rhesus-negative Frauen, um eine Gefährdung in der Schwangerschaft zu vermeiden.**

1. Entstehung der Antikörper
Zu den Grundlagen der Blutgruppensysteme empfehlen wir die entsprechende Fachliteratur.
Bei einer **Rhesus-negativen** Mutter werden **irreguläre Antikörper** nachgewiesen: Diese entstehen nur, wenn in einer vorhergehenden Schwangerschaft eine Blutgruppenunverträglichkeit bestanden hat, d. h. in diesem Fall, dass in der ersten Schwangerschaft das Kind eine positive Blutgruppe hatte. Die Antikörper werden nach Kontakt zur positiven Blutgruppe des Kindes produziert und werden dann in der nachfolgenden Schwangerschaft relevant.
Die **Blutgruppenunverträglichkeit** zwischen einer Rhesus-negativen Mutter und einem Rhesus-positiven Kind kann zu einem Zustand führen, der **als Rhesus-Inkompatibilität** bekannt ist. Wenn die Mutter bereits Antikörper gegen den Rhesusfaktor (Rh) entwickelt hat, kann dies zu schweren Problemen bei der Schwangerschaft insbesondere bei der zweiten Schwangerschaft mit einem Rhesus-positiven Kind führen.

Blutgruppensysteme
Die Erythrozytenmembran trägt verschiedene Oberflächenantigene, die auch als Blutgruppeneigenschaften bezeichnet werden. Sie werden genetisch vorgegeben.

- **AB0-System:** Die Erythrozyten können zwei verschiedene Oberflächen-Antigene tragen – A oder/und B oder keines der beiden, sodass die Blutgruppen A, B, AB oder 0 entstehen.
  - Im Serum findet man auch Antikörper gegen die Antigene, die nicht vorliegen. So hat eine Patientin mit der Blutgruppe A immer Antikörper gegen die Blutgruppe B (Anti-B). Diese Antikörper sind IgM-Antikörper und nicht plazentagängig.
  - Diese Antikörper sind keine irregulären Antikörper, da sie regulär vorkommen.
- **Rhesus-System:** mit dem (Haupt-)Antigen D. Wer es besitzt, und das sind etwa 85 % der Mitteleuropäer, ist Rh-positiv, wer es nicht hat, wird als Rh-negativ bezeichnet.
  - Anders als im AB0-System gibt es normalerweise im Serum keine Antikörper gegen diese Antigene. Sie werden erst gebildet, wenn das Blut in Kontakt mit fremden Antigenen gekommen ist. Die Antikörper sind IgG-Antikörper und plazentagängig. Man nennt sie auch irreguläre Antikörper.
  - Es gibt noch weitere Oberflächen-Antigene, gegen die irreguläre Antikörper gebildet werden können: Dazu gehören Anti-Kell, Anti-Duffy, Anti-Kidd, Anti-Lewis und Anti Diego.

Die meisten Menschen in Deutschland sind A+ (37 %) weitere 35 % sind 0+. B+ ist in 9 %, A- und 0- jeweils in 6 % und AB+ in 4 % zu erwarten. Am seltensten ist mit B- (2 %) und AB- (1 %) zu rechnen.

Rhesus-negative Schwangere
In der Geburtshilfe spielt die Rhesus-negative Schwangere eine besondere Rolle, weil die Gefahr besteht, dass sich in einer Schwangerschaft mit einem Rhesus-positiven Kind Antikörper gegen Erythrozyten des Kindes bilden können. Es sind zunächst keine Antikörper im Blut. Um diese zu bilden, muss in ausreichender Menge Kontakt zu kindlichem Antigen tragendem Blut vorliegen. Die Wahrscheinlichkeit dafür ist bei der Geburt am höchsten, aber auch bei invasiven Eingriffen, bei einer äußeren Wendung des Kindes aus Beckenendlage in Schädellage, bei Blutungen in der Schwangerschaft oder einem Abort können sie gebildet werden. Der erste Kontakt führt zur Ausbildung von Antikörpern (Rhesus-Sensibilisierung). Diese können bei einer erneuten Schwangerschaft mit einem Rhesus-positiven Kind transplazentar zum Kind übergehen und die Erythrozyten des Kindes zerstören und damit zu einer hämolytischen Anämie beim Kind führen. Etwa 6 von 10 Rhesus-negativen Schwangeren erwarten ein Rhesus-positives Kind.
Hannah Krüger ist Rhesus-negativ und hat einen positiven Antikörpersuchtest. Im Antikörpersuchtest werden nur irreguläre Antikörper erfasst wie Anti-D, Anti-Kell, Anti-Duffy, Anti-Kidd, Anti-Lewis und Anti Diego. Bei der Differenzierung der Antikörper könnte sich herausstellen, dass Hannah Anti-D Antikörper gebildet hat. Diese können in der vorangehenden Abortsituation gebildet worden sein. In dieser zweiten Schwangerschaft führen diese IgG-Antikörper zu einer fetalen Anämie, wenn der Fetus Rhesus-positiv ist.

MERKE
Von einer Rhesus-Inkompatibilität spricht man, wenn eine Rhesus-negative Mutter ein Rhesus-positives Kind erwartet. Die Ausbildung von Antikörpern gegen das D-Antigenen nennt man Rhesus-Sensibilisierung.

2. Antikörper und fetale Anämie

Zunächst muss eine Immunisierung der Mutter mit der Folge der Bildung von irregulären Anti-D-Antikörpern erfolgen: Dies kann in der ersten Schwangerschaft im Rahmen der Geburt oder eines Aborts mit einem Rhesus-positiven Kind erfolgen. Die Gefahr der Immunisierung besteht nur, wenn größere Mengen von Rhesus-positiven Blutkörperchen des Kindes ins mütterliche Blut übertreten. In der nachfolgenden Schwangerschaft werden dann Anti-D-IgG-Antikörper produziert, die transplazentar zum Kind übertreten und zu einer fetalen Anämie führen können, wenn der Fetus Rhesus-positiv ist.
Die fetale Anämie führt zu einem erniedrigten osmotischen Druck im Gefäßsystem. Zusätzlich kommt es zur Minderperfusion der Koronararterien mit Herzinsuffizienz, sodass Flüssigkeit aus den Gefäßen in Körperhöhlen austreten kann.
Bei Flüssigkeitsansammlungen im Bauchraum handelt es sich um einen Aszites. Wenn mindestens 2 fetale Kompartimente von einer vermehrten Flüssigkeitsansammlung betroffen sind (z. B. Haut, Pleura, Perikard, Fruchthöhle, Plazenta), wird dies pränatal als **Hydrops fetalis** bezeichnet. Im Ultraschall kann dann beim Feten ein Aszites festgestellt werden, die Plazenta kann verdickt sein und die Fruchtwassermenge kann im oberen Normbereich liegen. Damit stellt man die Diagnose eines Hydrops fetalis.
Vor allem bei Aszites ist zunächst an eine fetale Anämie zu denken.
Bei einer fetalen Anämie muss an eine Blutgruppenunverträglichkeit zwischen Mutter und Kind oder eine fetale Infektion gedacht werden. Sie führen daher neben der Bestimmung der mütterlichen Blutgruppe noch weitere Untersuchungen zum Infektionsstatus der Mutter durch: Insbesondere eine Infektion mit Parvovirus B19 (Ringelröteln) kann zu einer fetalen Anämie führen.
Beim Hydrops fetalis besteht ein Risiko für zerebrale Schädigungen und Entwicklungsverzögerung oder einen intrauterinen Fruchttod. Die weitere Betreuung der Schwangeren muss durch einen erfahrenen Pränatalmediziner erfolgen.

3. Therapiemaßnahmen

Beim Verdacht einer fetalen Anämie wird eine Nabelvenenpunktion unter sonographischer Sicht durchgeführt. Bei diesem zugleich diagnostischen und therapeutischen Eingriff wird zunächst das Hämoglobin aus dem fetalen Blut bestimmt. Sollte dies unter 10 g/dl liegen, wird die fetale Anämie bestätigt. Im gleichen Eingriff wird eine Transfusion von Erythrozyten durchgeführt.
Nach der Entbindung kann eine Hämolyse zu einer vermehrten Entstehung von Bilirubin führen. Durch die zunächst physiologisch reduzierte Aktivität der Leber kann das Bilirubin nicht abgebaut werden und es kann zu einem Ikterus kommen. Es besteht das Risiko eines Kernikterus mit erhöhter zerebraler Konzentration von Bilirubin. Ein Kernikterus schädigt das Gehirn irreversibel.
Eine Phototherapie (➤ Abb. 17.1) oder Austauschtransfusion werden notwendig sein.

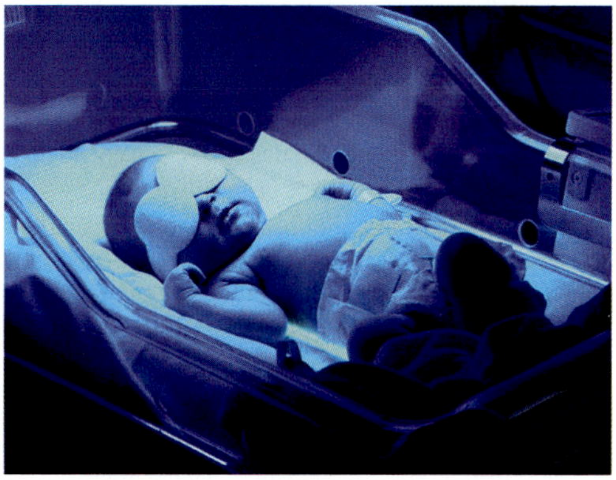

Abb. 17.1 Phototherapie bei Neugeborenenikterus [T409]

4. Prophylaxe für Rhesus-negative Frauen

Rhesus- oder Anti-D-Prophylaxe

Da eine einmal eingetretene Rhesus-Sensibilisierung nicht mehr rückgängig zu machen ist, muss sie primär verhindert werden. 1971 wurde von der Weltgesund-

heitsorganisation erstmals die **Rhesus-Prophylaxe** nach der Geburt empfohlen. In den 1990er-Jahren kam die Rhesusprophylaxe in der Schwangerschaft dazu.
Der Mutter werden 300 µg Anti-D-Immunglobuline je nach Präparat intramuskulär gespritzt Auch eine intravenöse Applikation ist möglich und ab einem BMI von > 30 kg/m2 empfohlen. Dieser Vorgang nennt sich Rhesusprophylaxe oder **Anti-D-Prophylaxe.** Die Gabe führt dazu, dass vom Kind übertretende Rhesus-positive Erythrozyten (mit dem Antigen-D) mit den gespritzten Anti-D-Antikörpern besetzt werden. Das mütterliche Immunsystem erkennt die fremden Antigenstrukturen nicht und bildet keine eigenen Antikörper. Das maternale Immunsystem wird also nicht aktiviert.
Nach der Mutterschaftsrichtlinien wird beim ersten Besuch in der Schwangerschaft die Blutgruppe inklusive Rhesusfaktor bestimmt und nach irregulären Antikörpern gesucht. Bei einer Rhesus-negativen nicht sensibilisierten Schwangeren besteht bisher ein einheitliches **Vorgehen** aus 3 Schritten:

- Rhesusprophylaxe erfolgt in der 28. bis 30. SSW.
- Rhesusprophylaxe nach der Geburt spätestens innerhalb von 72 Stunden, wenn das Neugeborene Rhesus-positiv ist.
- Rhesusprophylaxe bei Blutungen, invasiven Eingriffen oder äußerer Wendung in Schwangerschaft.

Durch dieses Vorgehen kann das Risiko für eine Sensibilisierung von 99 % auf 0,8 % gesenkt werden.
Bei den Anti-D-Immunglobulinen handelt es sich um humane Blutprodukte aus Plasma. Eine Virusinaktivierung eliminiert Viren und gängige Infektion werden getestet. Ein Restrisiko für eine Übertragung von Infektionserkrankungen bleibt bestehen. Ebenso lassen sich typische Nebenwirkung humaner Immunglobuline (Tachykardie, Hypotonie, Anaphylaxie, Übelkeit, Arthralgie) in 1:1000–1:10.000 Fällen beobachten.
Zur Vermeidung unnötiger Gaben von Blutprodukten wurden 2017 die Richtlinien angepasst. Die fetale Blutgruppe kann aus maternalem Blut bestimmt werden. Es wird in der Richtlinie die pränatale Bestimmung des fetalen Rhesus-D-Status in der 20. Woche empfohlen zu, sodass nur Schwangere mit einem Rhesus-positiven Fetus therapiert werden. Die Kosten der pränatalen Bestimmung des fetalen Rhesus-D-Status werden von den gesetzlichen Krankenkassen übernommen.

MERKE

Durch die Kombination aus präpartaler und postnataler Rhesusprophylaxe kann das Risiko für eine Rhesus-Sensibilisierung bei Rhesus-negativen Schwangeren mit einem Rhesus-positiven Kind von 99 % auf 0,8 % gesenkt werden.

ZUSAMMENFASSUNG

Durch die prophylaktische Gabe von Anti-D-Immunglobulinen in der Schwangerschaft und nach der Geburt kann die Rhesus-Sensibilisierung bei Rhesus-negativen Schwangeren auf unter 1 % gesenkt werden. Daher ist das Vollbild einer fetalen Anämie bei verpasster Prophylaxe nur noch selten im klinischen Alltag zu sehen.
Eine Erythrozyten-Transfusion wird bei einer fetalen Anämie durchgeführt und vermeidet einige Fälle eines intrauterinen Fruchttodes. Postpartal können erhöhte kindliche Bilirubinwerte auftreten, die einer Fototherapie oder Austauschtransfusion bedürfen.

WAS WÄRE, WENN ...

- ... die Patientin auf Immunglobuline verzichten würde, weil der Partner auch Rhesus-negativ ist?
  - Bei einer Rhesus-negativen Mutter und einem Rhesus-negativen Vater wird die Blutgruppe des Kinds ebenfalls Rhesus-negativ ausfallen. Sollte keine (nichtinvasive) Bestimmung erfolgt sein, lassen Sie sich die Ablehnung der Gabe unterschreiben.

LITERATUR

1. Flegel WA. Genetik des Rhesus-Blutgruppensystems. Dtsch Arztebl 2007; 104: 10.
2. Geipel A, Gembruch U. Fetale Alloimmunisierung und Anämie. In: von Kaisenberg C, Klaritsch P, Hösli-Krais I (Hrsg.). Die Geburtshilfe. Berlin, Heidelberg: Springer, 2024.
3. Uhl B. Blutgruppenunverträglichkeit. In: Uhl B (Hrsg.). Gynäkologie und Geburtshilfe compact. 7. A. Stuttgart: Thieme, 2023.
4. Wesker O, Fisahn B. Anatomie und Physiologie für Hebammen. Stuttgart: Thieme, 2023.

18

Mein Blutdruck ist zu hoch

Caroline Niehoff

Fallbeispiel

Julia Keller ist eine 40-jährige Schwangere in der 28. SSW. Dies ist ihre erste Schwangerschaft. Sie stellt sich zur Vorsorgeuntersuchung vor. Sie weiß, dass sie mit 40 Jahren eine späte erste Schwangerschaft durchlebt und ist immer wieder überglücklich, dass es nun doch noch geklappt hat. Sie ist aber auch sehr nervös, auch wenn bis jetzt die Schwangerschaft völlig unproblematisch verlaufen ist und sich das Kind regelrecht entwickelt hat.

Bei der Vorsorge wird ein Blutdruck von 155/95 mmHg gemessen. Es steht auch das erste CTG an: Julia Keller findet es wunderschön, die Herztöne ihres Kindes zu hören, und das CTG ist völlig unauffällig.
Auch die Ultraschalluntersuchung ist unauffällig und zeigt ein zeitgerecht entwickeltes Kind mit unauffälligem Dopplerbefund.

1. Benennen Sie die einfachste direkt durchzuführende nun noch notwendige Untersuchung.

2. Führen Sie die wahrscheinlichste Diagnose auf, indem Sie das Krankheitsbild definieren.

3. Erläutern Sie, welcher Befund/welche Befunde auffällig sein können.

4. Julia möchte auf keinen Fall ins Krankenhaus. Beschreiben Sie die Möglichkeiten und Grenzen einer ambulanten Betreuung.

5. Mit stabilen Werten ist Julia bis in die 37.SSW gekommen. Planen Sie das geburtshilfliche Vorgehen.

6. Sechs Wochen nach einer unkomplizierten Geburt kommt Julia zur Nachsorge. Beraten Sie sie im Hinblick auf das Wiederholungsrisiko bei einer erneuten Schwangerschaft und dem Vorgehen für die Zeit, wenn der Kinderwunsch erfüllt ist.

1. Notwendige Untersuchungen

Urinteststreifen

Es liegt ein erhöhter Blutdruck vor. Um herauszufinden, ob es sich um eine isolierte Blutdruckerhöhung handelt oder ob möglicherweise bereits eine Schädigung der Nieren – eine der häufigsten Organbeteiligung im Rahmen einer Hypertonie – vorliegt, sollte eine Proteinurie (U-Stix) ausgeschlossen werden. Bei einer Proteinurie wird verstärkt Eiweiß ausgeschieden, wenn die Niere in ihrer Funktion eingeschränkt ist.

Blutdruck

Der Blutdruck kann reaktiv durch die Nervosität der Patientin oder durch körperliche Belastung wie das Treppensteigen zur Praxis erhöht sein. Immer sollte auch die passende Blutdruckmanschette gewählt werden: Bei adipösen Frauen muss evtl. eine größere Manschette genommen werden. Der Blutdruck sollte die Werte von 135/85 mmHg nicht überschreiten.

Präeklampsie-Marker

Die Bestimmung des Quotienten sFlt-1/PlGF aus dem mütterlichen Serum ist seit 2014 Bestandteil der Leitlinien zur Diagnostik und Therapie hypertensiver Schwangerschaftserkrankungen der Deutschen Gesellschaft für Gynäkologie. Sie erlaubt mit hoher Zuverlässigkeit die Differenzierung einer Präeklampsie von anderen hypertensiven Erkrankungen sowie einer normal verlaufenden Schwangerschaft, sogar vor dem Auftreten klinischer Symptome. Zudem kann der sFlt-1/PlGF-Quotient zur Prognose bei Frauen mit Verdacht auf Präeklampsie herangezogen werden. Der sFlt-1/PlGF-Quotient kann ab SSW 20+0 zur Feststellung und zur Vorhersage einer Präeklampsie eingesetzt werden.

- **sFlt-1** (soluble Fms-like-thyrosinkinase-1) ist ein lösliches Protein, das Faktoren abfängt, die für die Gefäßneubildung eigentlich an membranständige Rezeptoren andocken sollten. Ein erhöhtes sFlt behindert eine physiologische Gefäßbildung und induziert einen Endothelschaden. Da alle Gefäße im gesamten Körper betroffen sind, können verschiedenste Organe geschädigt werden. Ein erhöhtes sFlt hemmt das Gefäßwachstum der Plazenta.
- **PlGF** (Placental growth factor) wird von der Plazenta in der ganzen Schwangerschaft produziert, er fördert das Gefäßwachstum der Plazenta und ist ein Zeichen für eine gute Plazentafunktion.
- Der sFlt-1/PlGF-Quotient ist erhöht, wenn durch eine gestörte Plazentafunktion vermehrt sFlt und vermindert PlGF produziert werden.
- Ein niedriger sFlt-1/PlGF-Quotient (< gleich 38) schließt mit hoher Genauigkeit das Auftreten einer schweren Erkrankung in der folgenden Woche aus.
- Der Quotient kann also eine Einschätzung zum Verlauf einer Präeklampsie ermöglichen.

2. Wahrscheinlichste Diagnose

Bei einer hypertensiven Erkrankung in der Schwangerschaft kann das Nierenparenchym, im Besonderen das Glomerulum, geschädigt werden. Daraufhin kommt es zum vermehrten Übertritt von Proteinen aus dem Blut durch die geschädigten Endothelzellen in den Spaltraum der Bowmann-Kapsel und damit ins Tubulussystem. Dies geht einher mit einer vermehrten Ausscheidung von Proteinen über den Urin (Proteinurie) (➤ Abb. 18.1).

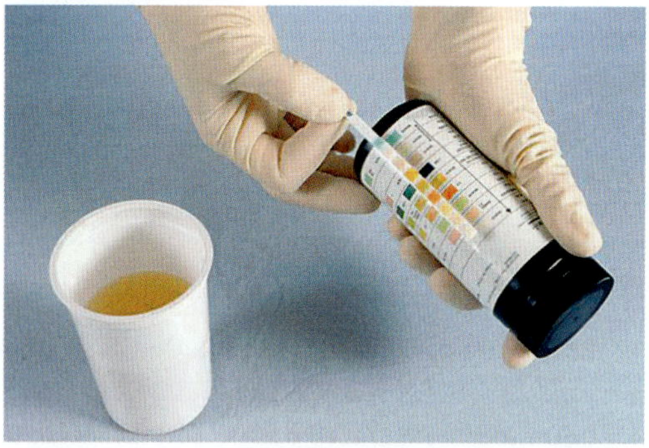

Abb. 18.1 Eine möglichst frühzeitige Entdeckung der SIH bzw. Präeklampsie ist essenziell: In der Schwangerenvorsorge sind regelmäßige Urinuntersuchungen und Blutdruckmessungen vorgesehen. [K115]

3. Auffällige Befunde

Eine Hypertonie über 140/90 mmHg mit Proteinurie weist auf eine Präeklampsie hin.

Präeklampsie
Es handelt sich bei der Präeklampsie um eine chronische oder in der Schwangerschaft aufgetretene Hypertonie mit mindestens einer in der Schwangerschaft neu auftretenden Organmanifestation, die keiner anderen Ursache zugeordnet werden kann.

Weitere Maßnahmen
- Julia Keller sollte regelmäßig selbst ihren **Blutdruck** messen (morgens und abends mit Oberarmmanschette) und ein Blutdruckprofil erstellen. Nur so ist ein dauerhaft erhöhter Blutdruck nachweisbar und von einem stressbedingten Hypertonus (Weißkittelhypertonie) abzugrenzen.
- Beim Nachweis einer **Proteinurie** im Urin-Teststreifen sollte eine Eiweißquantifizierung im 24-Stunden-Sammelurin erfolgen. Die Eiweißausscheidung in 24 h sollte 300 mg nicht überschreiten. Viel einfacher und besser umsetzbar ist der Eiweiß-Kreatinin-Quotient (auch Protein-Kreatinin-Quotient oder kurz P/C-Quotient). Dieser Laborwert misst das Verhältnis von Eiweiß zu Kreatinin im Urin. Er dient zur Beurteilung der Nierenfunktion und kann Hinweise auf eine Proteinurie (erhöhte Eiweißausscheidung im Urin) geben. Im Gegensatz zum 24-h-Sammelurin hat man die Ergebnisse wesentlich schneller.

MERKE

Präeklampsie ist nach der Leitlinie „Hypertensive Schwangerschaftserkrankungen" definiert als jede Blutdruckerhöhung in Kombination mit einer weiteren Organmanifestation: Zu den typisch betroffenen Organsystemen zählen insbesondere Niere, Leber, zentrales Nervensystem, hämatologisches System, und Lunge.
Auch das gemeinsame Auftreten einer Hypertonie mit einer intrauterinen Wachstumsrestriktion (Plazentainsuffizienz) oder mit einem pathologischen Befund des sFlt-1/PlGF-Quotienten wird als Präeklampsie bezeichnet.

4. Möglichkeiten und Grenzen der ambulanten Betreuung
Eine ambulante Behandlung ist nur dann angezeigt, wenn sich die Symptome bei Julia nicht verschlechtern. Blutdruckwerte von über 135/85 mmHg sollten medikamentös behandelt werden, wobei α-Methyldopa aufgrund der umfassenden Erfahrung in der Schwangerschaft das Mittel der Wahl ist. Der Zielblutdruck liegt bei 130 mmHg systolisch und 80 mmHg diastolisch. Die Blutdrucksenkung dient der Prävention maternaler Komplikationen wie Schlaganfall oder Hirnblutungen. Der diastolische Blutdruck sollte zur Aufrechterhaltung der plazentaren Diffusion und der fetalen Durchblutung nicht unter 80 mmHg gesenkt werden.

Maßnahmen bei Verschlechterung der Symptome
Julia Keller sollte dafür sensibilisiert werden, dass es Symptome gibt, die auf eine Verschlechterung der Situation hindeuten. Dazu gehören Oberbauchschmerzen (Zeichen für eine Leberkapselspannung), Stirnkopfschmerzen und Übelkeit (Zeichen eines beginnenden Hirnödems) und verschwommene Sicht – insgesamt Prodromalsymptome eines **HELLP-Syndroms** oder einer **Eklampsie** (➤ Kap. 14).
- Da Julia durch ihre Sorgen sehr belastet zu sein scheint, kann über eine **Krankschreibung** nachgedacht werden, damit sie sich zunächst an die neue Situation mit der regelmäßigen Blutdruckmessung gewöhnen kann.
- Der **sFlt-1/PlGF-Quotient** kann in regelmäßigen Abständen entsprechend des Kommentars beim Laborbefund kontrolliert werden, um eine Prognose für den weiteren Verlauf zu bekommen.
- Bei jeder Verschlechterung sollte an eine **stationäre Einweisung** gedacht werden.

5. Geburtshilfliches Vorgehen
- Die einzige kausale Therapie der Präeklampsie ist die Entbindung.
- Eine Verlängerung der Schwangerschaft dient alleine der Vermeidung einer Frühgeburtlichkeit und damit der Reduktion der Risiken für das Kind. Die Schwangere profitiert zu keinem Zeitpunkt von der Verlängerung der Schwangerschaft: Im Gegenteil: Es besteht die Gefahr einer Verschlechterung.
- Ein Vorteil für das Kind ist ab der 37+0 SSW nicht mehr gegeben. Bei optimaler Überwachung und

stabilen mütterlichen Verhältnissen kann eine vaginale Geburt angestrebt werden. Dazu ist eine Einleitung der Geburt indiziert.

MERKE
Die Abwägung, die Schwangerschaft zu beenden, hängt vom Alter der Schwangerschaft und den Symptomen der Schwangeren ab. Nach Abwägung von maternalem und kindlichem Nutzen sollte die Beendigung der Schwangerschaft zum frühestmöglichen Zeitpunkt geplant werden.

6. Wiederholungsrisiko bei erneuter Schwangerschaft

Das Wiederholungsrisiko bei einer Präeklampsie beträgt 14–18 %: Je früher und schwerer sich eine Präeklampsie in der Schwangerschaft manifestiert hat, desto wahrscheinlicher kommt es zu einer erneuten Präeklampsie bei späteren Schwangerschaften. Als Prophylaxe steht ASS 150 mg/Tag mit Beginn vor der 16. SSW zur Verfügung.

Es besteht die Möglichkeit, bei Frauen mit erhöhtem Risiko für eine Präeklampsie, ein Screening bereits im ersten Trimenon (11 + 0–13 + 6 SSW) durchzuführen. Durch eine Kombination aus mütterlicher Anamnese, Messung des arteriellen Mitteldrucks, dopplersonografischer Messung des Flusswiderstands (Pulsatilitätsindex) in beiden uterinen Arterien sowie der Bestimmung der Serummarker PAPP-A und PlGF ist es möglich, insbesondere eine frühe Präeklampsie mit hoher Detektionsrate vorherzusagen. Eine frühe Präeklampsie kann zu 81 % detektiert werden. Ergeben sich hier auffällige Werte, kann eine Prophylaxe mit ASS 150 mg/Tag (zur Nacht) begonnen werden. Eine generelle Prophylaxe bei allen Schwangeren ist nicht indiziert.

Eine Präeklampsie-Prophylaxe mit 150 mg/d ASS (zur Nacht) ab spätestens 16. bis max. 36. SSW ist empfohlen. Die Prophylaxe bewirkt eine massive Reduktion der Präeklampsie vor der 34. SSW. Damit kann im Gegensatz zum früheren Vorgehen mit zeitnaher Entbindung nach Diagnosestellung eine extreme Frühgeburtlichkeit zunehmend verhindert werden.

Auf jeden Fall sollte eine Aufklärung erfolgen, dass Frauen, die eine Präeklampsie entwickeln, ein erhöhtes Risiko für kardiovaskuläre Ereignisse haben. Daher ist eine kardiologische Langzeitbetreuung anzuraten.

MERKE
Die Erkenntnisse der ASPRE-Studie (Aspirin versus Placebo in Pregnancies at High Risk for Preterm Preeclampsia www.nejm.org/doi/full/10.1056/NEJMoa1704559) aus dem Jahr 2017 waren ein großer Meilenstein der jahrzehntelangen Forschung der Präeklampsie und zeigten signifikante Wege hin zum Screening und zur Prophylaxe. Die Studie zeigt eine Reduktion der Präeklampsie um 82 % vor der 34. SSW durch die Einnahme von ASS 150 mg/d.

ZUSAMMENFASSUNG
Die Präeklampsie tritt in 2–3 % der Schwangerschaften auf, ist aber für den größten Anteil der neonatalen und mütterlichen Morbidität und Mortalität verantwortlich und erfordert eine engmaschige Kontrolle bei der Schwangeren.
Ein Hypertonus in der Schwangerschaft bedarf der Therapie und wird u. a. mit α-Methyldopa behandelt.

WAS WÄRE, WENN ...
- ... der sFlt-1/PlGF-Quotient in der beschriebenen 28. SSW bei > 85 liegen würde?
  - Ein solcher Quotient in der 28. SSW ist stark erhöht! Ein stark erhöhter Wert (z. B. > 85 vor 34 + 0 SSW oder > 110 ab 34 + 0 SSW) bedeutet ein hohes Risiko, innerhalb weniger Tage eine massive Verschlechterung der Präeklampsie zu entwickeln. In diesem Fall wird eine stationäre Aufnahme in einer geburtsmedizinisch spezialisierten Klinik empfohlen, um Mutter und Kind kontinuierlich zu überwachen. Dazu gehören:
    - Engmaschige Blutdruckkontrollen (mehrmals täglich)
    - Regelmäßige Laboruntersuchungen (Leber-, Nierenwerte, Blutbild, Gerinnung, Eiweiß im Urin)
    - Fetales Monitoring (CTG, Doppler-Ultraschall der Nabelschnur und Plazentagefäße, Wachstumskontrolle)
    - Klinische Beobachtung auf Warnzeichen: Kopfschmerzen, Sehstörungen, Oberbauchschmerzen, plötzliche Ödeme

– Je nach Befund kann eine vorzeitige Entbindung notwendig werden – insbesondere, wenn sich der Zustand von Mutter oder Kind verschlechtert oder Anzeichen einer Eklampsie auftreten. Ziel ist es, Schwangerschaft und kindliche Entwicklung so lange wie sicher möglich fortzusetzen, ohne das Risiko für schwere Komplikationen zu erhöhen.

LITERATUR

1. Brucker S, Simoes E, Wallwiener D (Hrsg.). Frauengesundheit – Frauenmedizin: München: Elsevier, 2023.
2. Goerke K, Steller J, Valter A (Hrsg.). Klinikleitfaden Gynäkologie Geburtshilfe. 13. A. München: Elsevier, 2025.
3. Hildebrandt S, Göbel E. Geburtshilfliche Notfälle: vermeiden – erkennen – behandeln. 3.A. Stuttgart: Thieme, 2023.
4. Mylonas I. Infektionen in Gynäkologie und Geburtshilfe. 2. A. München: Elsevier; 2024.
5. Seitz S (Hrsg.). Gynäkologie und Geburtshilfe. Springer: Heidelberg, 2024.
6. Uhl B. Gynäkologie und Geburtshilfe compact. 7. A. Thieme: Stuttgart, 2023.
7. Deutsche Gesellschaft für Gynäkologie und Geburtshilfe (DGGG), Österreichische Gesellschaft für Gynäkologie und Geburtshilfe (OEGGG), Schweizerische Gesellschaft für Gynäkologie und Geburtshilfe (SGGG). S2k-Leitlinie „Hypertensive Erkrankungen in der Schwangerschaft (HES): Diagnostik und Therapie". AWMF-Registernummer 015/018, Juli 2024. Version 7.0. Unter: https://register.awmf.org/assets/guidelines/015-018l_S2k_Hypertensive-Erkrankungen-Schwangerschaft-HES-Diagnostik-Therapie_2024-07.pdf (letzter Zugriff: 14.07.2025).
8. Stepan H, Verlohren S (Hrsg.). Präeklampsie: Diagnostik und klinisches Management. Berlin: De Gruyter, 2022.

19

Mir ist so schlecht!

Caroline Niehoff

Fallbeispiel

Luisa Frank, eine 38-jährige Erstgravida, stellt sich in der 12. SSW vor. Endlich ist sie mit ihrem zweiten Partner schwanger geworden und gleich mit Zwillingen! Sie hat inzwischen in sechs Wochen fünf Kilogramm Gewicht abgenommen. Luisa Frank geht es gar nicht gut: Daran, dass ihr dauernd übel ist und sie sich jeden Tag mehrmals übergeben muss, hat sie sich schon gewöhnt. Sie schiebt das auf die Schwangerschaft, da kann man ja mal am Anfang Gewicht abnehmen. Jetzt kann sie gar nicht mehr schlafen, hat Herzrasen, ist total unruhig und fahrig. Außerdem klagt sie über vermehrtes Schwitzen. Sie gibt an, seit ihrem zwölften Lebensjahr täglich eine Schachtel Zigaretten geraucht zu haben: Mit Eintreten der Schwangerschaft konnte sie endlich das Rauchen aufhören. Der Appetit ist unverändert gut. Luisa Frank hat Angst, an Krebs zu leiden. Ihr Ex-Mann ist an Blutkrebs verstorben und habe ebenfalls häufig geschwitzt und deutlich abgenommen. Luisa weist eine Herzfrequenz von 140 pro Minute und einen Blutdruck von 135/65 mmHg auf.

1. **Erklären Sie Luisa die physiologischen Veränderungen, die zu diesen Beschwerden führen.**

2. **Ihnen erscheint der Hals von Luisa auffallend dick und Luisa scheint Sie mit aufgerissenen Augen anzustarren. Stellen Sie mögliche Differenzialdiagnosen Ihrer ersten Verdachtsdiagnose dar.**

3. **Neben der Schilddrüsenüberfunktion gibt es auch die Unterfunktion der Schilddrüse. Beschreiben Sie die häufigste Ursache der Hypothyreose.**

4. **Jennifer Schwarz, in der 6. SSW, kommt mit einer Medikation von L-Thyroxin (Schilddrüsenhormon), das ihre Frauenärztin verschrieben hatte. Da die Schilddrüsenwerte bei den letzten Kontrollen normwertig waren, hat Jennifer die Medikation mit Eintreten der Schwangerschaft abgesetzt. Erklären Sie das weitere sinnvolle Vorgehen.**

1. Physiologische symptomverursachende Veränderungen

Die **Gestationshyperthyreose** bezeichnet eine vorübergehende Hyperthyreose, die typischerweise auf die erste Hälfte der Schwangerschaft beschränkt ist. Diese Form der Schilddrüsenüberfunktion tritt in etwa 1–3 % aller Schwangerschaften auf und geht häufig einher mit einer **Hyperemesis gravidarum** (Schwangerschaftserbrechen).

Physiologische Veränderungen

Ein enger Zusammenhang besteht zwischen der Höhe des **β-hCG**-Spiegels und der Häufigkeit bzw. dem Schweregrad der **Gestationshyperthyreose:** Deshalb tritt dies v. a. bei Zwillingsschwangerschaften (Geminigravidität) vermehrt auf. In dieser Phase der Schwangerschaft kann das hohe **β-hCG** den **TSH-Rezeptor** stimulieren, was zu einer Unterdrückung des TSH-Werts und einer Erhöhung des fT4-Spiegels führt.

Therapie

Die Therapie erfolgt symptomatisch.

- Im Vordergrund steht eine **antiemetische Therapie** und **Flüssigkeitsersatz,** v. a. bei Hyperemesis gravidarum.
- In **schweren Fällen,** bei ausgeprägten Symptomen, können **Thyreostatika** wie Propylthiouracil (PTU) (z. B. Propycil® 50 mg, 3-mal täglich) in Erwägung gezogen werden.
- In einigen Fällen kann eine **β-Blocker-Therapie,** z. B. mit Propranolol, sinnvoll sein, um die Symptome der hohen Herzfrequenz und der Unruhe bei einer Hyperthyreose zu lindern.

Wenn die Laborwerte ein sehr niedriges **TSH** zeigen, ist es wichtig, zusätzlich den **fT4-Wert** zu bestimmen, um die Diagnose der Gestationshyperthyreose zu bestätigen und andere Ursachen auszuschließen. Ein hoher fT4-Wert zusammen mit einem supprimierten TSH-Wert und ohne Antikörper gegen Schilddrüsengewebe spricht typischerweise für eine Gestationshyperthyreose.

MERKE

In der Frühschwangerschaft stimuliert das HCG die TSH-Rezeptoren der Schilddrüse, da HCG und TSH sehr ähnlich sind. Dies kann zu einer vorübergehenden Hyperthyreose führen.

2. Mögliche Differenzialdiagnosen

Morbus Basedow

Morbus Basedow ist eine **Autoimmunthyreopathie,** die durch die Bildung von TSH-Rezeptor-Autoantikörpern (TRAK) gekennzeichnet ist. Diese Antikörper stimulieren den TSH-Rezeptor, was zu einer übermäßigen Produktion von Schilddrüsenhormonen führt und eine Hyperthyreose verursacht. Die klassische Trias der Erkrankung, auch als **Merseburger Trias** bekannt, umfasst Struma, Exophthalmus (➤ Abb. 19.1) und Tachykardie. Morbus Basedow stellt die **Hauptursache** einer manifesten Hyperthyreose in der Schwangerschaft dar. Bei schwangeren Frauen mit vorbestehendem M. Basedow verschlechtert sich die Erkrankung typischerweise im ersten Trimenon der Schwangerschaft, während sie sich meist im zweiten und dritten Trimester wieder bessert. Postpartal ist es jedoch nicht selten, dass es zu einer Exazerbation der Hyperthyreose kommt. Die für die Erkrankung verantwortlichen **TSH-Rezeptor-Antikörper (TRAK)** sind **plazentagängig,** was bedeutet, dass sie auch beim Feten eine Hyperthyreose verursachen können. Es ist daher wichtig, zwischen der Morbus Basedow-bedingten Hyperthyreose und der Gestationshyperthyreose zu unterscheiden, die eine vorübergehende Störung aufgrund des hohen β-hCG-Spiegels in der Schwangerschaft darstellt.

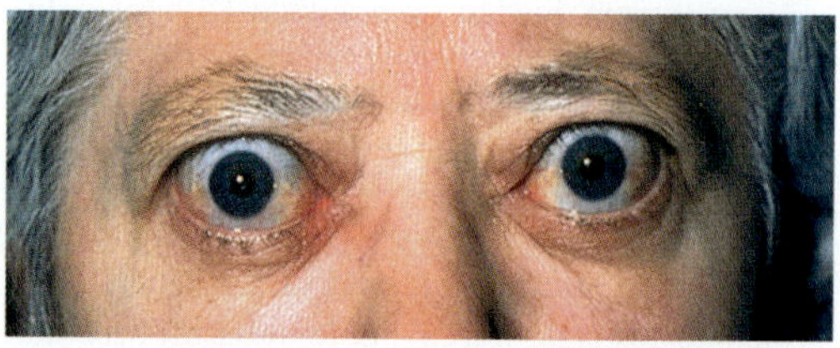

Abb. 19.1 Exophthalmus bei endokriner Orbitopathie im Rahmen eines Morbus Basedow [T127]

Die **Symptome** des **Morbus Basedow** und der **Gestationshyperthyreose** überschneiden sich oft und beinhalten Tachykardie, Unruhe und Gewichtsverlust. Ein entscheidender Unterschied zwischen den beiden Erkrankungen sind:

- Bei Morbus Basedow treten eine Struma und ein Exophthalmus auf.
- Zudem sind TSH-Rezeptor-Autoantikörper (TRAK) in 98 % der Fälle bei Morbus Basedow nachweisbar, während dies bei der Gestationshyperthyreose nicht der Fall ist.
- Darüber hinaus sind bei Morbus Basedow häufig sowohl fT4 als auch fT3 erhöht, was auf eine besonders starke Schilddrüsenüberfunktion hinweist.

Die **Therapie** des Morbus Basedow während der Schwangerschaft erfolgt in der Regel mit Propylthiouracil (PTU), beispielsweise Propycil® 50 mg, das 3-mal täglich eingenommen wird. PTU wird bevorzugt, da es im Vergleich zu anderen Thyreostatika ein geringeres Risiko einer Schädigung des Feten mit sich bringt. Wenn möglich, sollte bei M. Basedow eine Therapie vor Eintreten einer Schwangerschaft erfolgt sein. Außerhalb der Schwangerschaft besteht die Möglichkeit einer Radioiod-Therapie oder eine operative Schilddrüsenentfernung.

Hashimoto-Thyreoiditis

Im Anfangsstadium einer Hashimoto-Thyreoiditis, einer chronischen Schilddrüsenentzündung, kann es zunächst zu einer Hyperthyreose kommen, die oft als vorübergehende Phase auftritt. In dieser frühen Phase ist die Schilddrüse noch intakt, aber durch die Entzündung kommt es zu einer Freisetzung von Schilddrüsenhormonen. In den Laborwerten zeigt sich ein **niedriger TSH-Wert** (Thyreoidea-stimulierendes Hormon) sowie erhöhte Werte von **fT3** (freies Trijodthyronin) und **fT4** (freies Thyroxin), was auf eine **Hyperthyreose** hinweist. Bei der Hashimoto-Thyreoiditis werden **Antikörper** gegen **thyreoidale Peroxidase (TPO-AK)** und/oder **gegen Thyreoglobulin (TAK)** gebildet.

MERKE

Zu jeder eingehenderen Schilddrüsendiagnostik gehören auch die Bestimmung der TSH-Rezeptor-Autoantikörper (TRAK) sowie der Antikörper gegen thyreoidale Peroxidase (TPO-AK) und gegen Thyreoglobulin (TAK).

3. Häufigste Ursache der Hypothyreose

Die häufigste Ursache für eine Hypothyreose ist die **Hashimoto-Thyreoiditis,** eine autoimmune Erkrankung, bei der das körpereigene Immunsystem die Schilddrüse angreift. Dies führt zu einer chronischen Entzündung der Schilddrüse, die im Verlauf die Produktion von Schilddrüsenhormonen beeinträchtigt und zu einer Unterfunktion (Hypothyreose) führen kann.

Bei der Hashimoto-Thyreoiditis werden **Antikörper** gegen **thyreoidale Peroxidase (TPO-AK)** und/oder gegen **Thyreoglobulin (TAK)** gebildet. Diese Antikörper richten sich gegen Proteine in der Schilddrüse, die für die Produktion von Schilddrüsenhormonen notwendig sind. Der Nachweis dieser Antikörper im Blut ist ein wichtiges diagnostisches Kriterium für die Hashimoto-Thyreoiditis.

- Im **Anfangsstadium** der Hashimoto-Thyreoiditis kann es zu einer Hyperthyreose kommen, die oft als vorübergehende Phase auftritt. In dieser frühen Phase ist die Schilddrüse noch intakt, aber durch die Entzündung kommt es zur Freisetzung von Schilddrüsenhormonen. In den Laborwerten zeigen sich ein **niedriger TSH-Wert** (Thyreoidea-stimulierendes Hormon) sowie **erhöhte Werte von fT3** (freies Trijodthyronin) und fT4 (freies Thyroxin), was auf eine Hyperthyreose hinweist.
- Im **weiteren Verlauf** der Krankheit kann es zu einer latenten Hypothyreose kommen. In dieser Phase ist der **TSH-Wert erhöht,** da die Schilddrüse zunehmend weniger Hormone produziert und der Körper versucht, die Schilddrüse durch mehr TSH zu stimulieren. Der fT3- und fT4-Spiegel bleiben jedoch im normalen Bereich, da die Schilddrüse noch in der Lage ist, ausreichend Hormone zu produzieren, um die normalen Werte zu erhalten.
- **Mit der Zeit** kann sich die Erkrankung zu einer manifesten Hypothyreose entwickeln. In diesem fortgeschrittenen Stadium ist die Schilddrüse nicht mehr in der Lage, genug Hormone zu produzieren. Der **TSH-Wert steigt** weiterhin **an,** während die Werte für fT3 und fT4 sinken. Diese manifestierte Hypothyreose führt zu typischen Symptomen wie Müdigkeit, Gewichtszunahme, Kälteempfindlichkeit und Depressionen.

Die Gehirnentwicklung des Feten ist maßgeblich von Schilddrüsenhormonen abhängig. Kinder hypothyreoter Mütter weisen bereits bei der Geburt einen irreversiblen Gehirnschaden auf, da die fetale Schilddrüsenhormonversorgung über die Mutter erfolgt.
Die **Therapie** der Hypothyreose erfolgt in der Regel durch die Gabe von Levothyroxin, um den Hormonspiegel zu normalisieren und die Symptome zu lindern.

4. Weiteres Vorgehen

- Bei einer **präkonzeptionellen Hypothyreose** ist es wichtig, die Schilddrüsenhormontherapie rechtzeitig anzupassen, um eine optimale Schilddrüsenfunktion während der Schwangerschaft sicherzustellen. Ab der 4. Schwangerschaftswoche besteht ein erhöhter Bedarf an L-Thyroxin, der in der Regel um 20–50 % gesteigert werden muss, da sich der Hormonbedarf während der Schwangerschaft erhöht.
- **Schwangerschaft:**
  - Wenn eine Schwangerschaft bekannt wird, sollte die **Dosis** der **Thyroxin-Therapie** um etwa **25–30 %** angepasst werden, um den gestiegenen Bedarf zu decken. Es ist wichtig, den **TSH-Wert** (Thyreoidea-stimulierendes Hormon) alle **vier Wochen** zu kontrollieren, um sicherzustellen, dass die Schilddrüsenwerte im optimalen Bereich bleiben.
  - Zusätzlich sollte der **TSH-Wert** einmalig zwischen der **26. und 32. Schwangerschaftswoche** überprüft werden, da sich der Hormonbedarf im Verlauf der Schwangerschaft weiter verändern kann.
  - Direkt nach der **Entbindung** kann die Thyroxin-Dosis wieder auf die präkonzeptionelle Dosis zurückgesetzt werden, da der erhöhte Bedarf in der Schwangerschaft nicht mehr besteht.
  - Eine erneute **TSH-Kontrolle** sollte dann etwa 6 Wochen nach der Entbindung erfolgen, um sicherzustellen, dass die Schilddrüsenfunktion nach der Geburt stabil bleibt.

ZUSAMMENFASSUNG

Schilddrüsenüberfunktionen können physiologischerweise in einer Schwangerschaft vorkommen, da das erhöhte HCG den TSH-Rezeptor stimuliert. Meist reicht es aus abzuwarten, bis der HCG-Spiegel sinkt. Schilddrüsenunterfunktionen sollten immer gut eingestellt werden, um einen irreversiblen Gehirnschaden zu vermeiden, der bei Kindern hypothyreoter Mütter bereits bei der Geburt vorliegt.

WAS WÄRE, WENN …

- die TSH-Rezeptor-Antikörper (TRAK) bei der Mutter stark erhöht sind?
  - Ein hoher TRAK-Spiegel in der Schwangerschaft erhöht das Risiko, dass das Kind schon in der Gebärmutter und nach der Geburt eine neonatale Schilddrüsenüberfunktion entwickelt. Dies kann zu Herzproblemen, Wachstumsverzögerung oder anderen Stoffwechselstörungen führen, wenn es nicht rechtzeitig erkannt wird.
  - Um dies zu verhindern oder frühzeitig zu behandeln, sind folgende Maßnahmen wichtig:
    – Regelmäßige Ultraschalluntersuchungen des Fetus: Dabei werden insbesondere die Herzfrequenz, das fetale Wachstum sowie die Größe und Funktion der kindlichen Schilddrüse überprüft.
    – Enge ärztliche Überwachung in der Schwangerschaft: Die Häufigkeit der Kontrollen richtet sich nach dem TRAK-Spiegel und dem Befund der Ultraschalluntersuchungen.
    – Kontrolle der kindlichen Schilddrüse nach der Geburt: Unmittelbar nach der Geburt werden Schilddrüsenwerte beim Neugeborenen gemessen, um frühzeitig eine Therapie einzuleiten, falls eine Überfunktion vorliegt.
    – Evtl. frühzeitige Vorstellung bei einer Kinderendokrinologin schon in der Schwangerschaft, die ihr Augenmerk auf das ungeborene Kind legt.

LITERATUR

1. Brucker S, Simoes E, Wallwiener D (Hrsg.). Frauengesundheit – Frauenmedizin. München: Elsevier, 2023.
2. Mylonas I. Emesis und Hyperemesis gravidarum. In: Kainer F. (Hrsg.) Facharztwissen Geburtsmedizin. 5.A. München: Elsevier, 2025.
3. Wesker O, Fisahn B. Anatomie und Physiologie für Hebammen. Stuttgart: Thieme, 2023.

20

Was soll ich alles machen?

Caroline Niehoff

Fallbeispiel

Sarah Albrecht hat einen Schwangerschaftstest durchgeführt, der positiv war. Sie möchte die Schwangerschaft von einer Hebamme betreuen lassen. Sarah ist 32 Jahre alt und hat keine Vorerkrankungen. Es ist ihre erste Schwangerschaft und sie möchte über die Vorsorgeuntersuchungen aufgeklärt werden.

1. **Klären Sie die Patientin über die Maßnahmen der ersten Vorsorgeuntersuchung im Rahmen der Schwangerschaft auf.**
2. **Erläutern Sie der Patientin die Empfehlung zum HIV-Test.**
3. **Beschreiben Sie Ihr Vorgehen bei einem positiven HIV-Test.**
4. **Stellen Sie zusätzliche Analysen oder Impfungen zusammen, die Sie empfehlen können.**

1. Maßnahmen der ersten Vorsorgeuntersuchung

Vorsorgeuntersuchungen und Mutterpass

Bei der ersten **Vorsorgeuntersuchung** wird der Mutterpass ausgestellt. Ausschließlich die dort aufgeführten Untersuchungen sind Vorsorgeuntersuchungen, wie sie laut Mutterschafts-Richtlinien des Gemeinsamen Bundesausschusses zulasten der gesetzlichen Krankenversicherung angeboten werden.

Im **Mutterpass** (➤ Abb. 20.1) werden Angaben zum allgemeinen Gesundheitszustand der Schwangeren, zum Verlauf der Schwangerschaft und ggf. zu aufgetretenen Komplikationen eingetragen. Um Schwangerschaften mit besonderen Risiken und Risikogeburten bereits frühzeitig zu erkennen, werden z. B. folgende Angaben erfasst:

- Alter der Mutter
- Vorerkrankungen der Mutter (z. B. Diabetes mellitus, Asthma, Epilepsie, Herzerkrankungen, Nieren- und Schilddrüsenerkrankungen, Bluthochdruck, Tuberkulose, Hepatitis)
- Vorangegangene Frühgeburten, Kaiserschnitt, Fehlgeburten
- Rhesusfaktor
- Mehrlingsschwangerschaft
- Bestimmte Erbkrankheiten in der Familie

Zudem sollten die Familienanamnese, die Eigenanamnese, die Schwangerschaftsanamnese und die Arbeits- und Sozialanamnese erhoben werden.

Fast alle Vorsorgeuntersuchungen (➤ Kap. 5, Kap. 18) können bei einer normal verlaufenden Schwangerschaft auch von Hebammen durchgeführt und im Mutterpass eingetragen werden. Ausgenommen sind z. B. Ultraschalluntersuchungen, für welche die Schwangere immer eine gynäkologische Praxis aufsuchen muss. Auch wenn Komplikationen in der Schwangerschaft auftreten, ist es ratsam, sich gynäkologisch betreuen zu lassen.

Serologische Untersuchungen

Laut Mutterschaftsvorsorge-Richtlinie beinhaltet die Blutentnahme bei der ersten Vorsorgeuntersuchung die serologischen Untersuchungen auf Infektionen. Als Kassenleistung werden durchgeführt:

- **Röteln-Immunstatus** bei Schwangeren ohne dokumentierte zweifache Impfung: Eine Rötelninfektion in der Schwangerschaft kann beim Kind eine Rötelnembryopathie mit schweren Fehlbildungen hervorrufen. Daher ist eine Impfung vor Beginn der Schwangerschaft indiziert: Normalerweise werden alle Menschen entsprechend den RKI-Empfehlungen im Kindesalter zweifach gegen Röteln geimpft. Ist eine Frau zweimal geimpft, wird eine Immunität angenommen.
  - Eine Rötelninfektion in der Schwangerschaft kann beim Kind eine Rötelnembryopathie mit schweren Fehlbildungen hervorrufen. Die Häufigkeit der Erkrankung ist durch Einführung der aktiven Rötelnimpfung in Ländern mit hoher Durchimpfung deutlich zurückgegangen.
  - Röteln werden somit in Deutschland nicht mehr endemisch übertragen (nach der Definition der WHO), sodass diese Erkrankung in Deutschland seit 2020 als „eliminiert" gilt.
- **LUES-Suchreaktion:** Lues oder auch Syphilis ist eine sexuell übertragbare Erkrankung, die in jedem Infektionsstatus der Mutter auf ein Kind intrauterin übergehen kann, was schwere Schäden beim Kind hervorrufen kann. An Lues erkrankte Schwangere in Mitteleuropa sind selten und nur im Risikokollektiv zu finden. Durch Einwanderung aus Risikoländern (Südostasien, Afrika, Osteuropa) ist eine Steigerung der Inzidenz zu erwarten. In Westeuropa tritt eine Infektion auf 20.000 Schwangere auf (Tendenz steigend). Die Symptomatik der konnatalen Lues ist sehr variabel, zum einen bezogen auf den Zeitpunkt der Präsentation der Symptome, zum anderen bezogen auf die Organbeteiligung. Mehr als die Hälfte der Menschen mit einer konnatalen Infektion sind bei Geburt **klinisch unauffällig.** Unterschieden werden folgende Formen:
  - **Syphilis connata praecox:** Die Symptome treten innerhalb der ersten 2 Lebensjahre auf.
  - **Syphilis connata tarda:** Auftreten der Symptome nach dem 2. Lebensjahr. Je nach Beteiligung des Zentralnervensystems sind im Verlauf Seh- und Hörstörungen sowie kognitive und motorische Entwicklungsverzögerungen möglich.
- **Hepatitis B:** Bei der Hepatitis B wird das HBsAg, also das Virus, nachgewiesen. Trägt die Mutter eine frische Hepatitis-B-Infektion, kann das Kind in

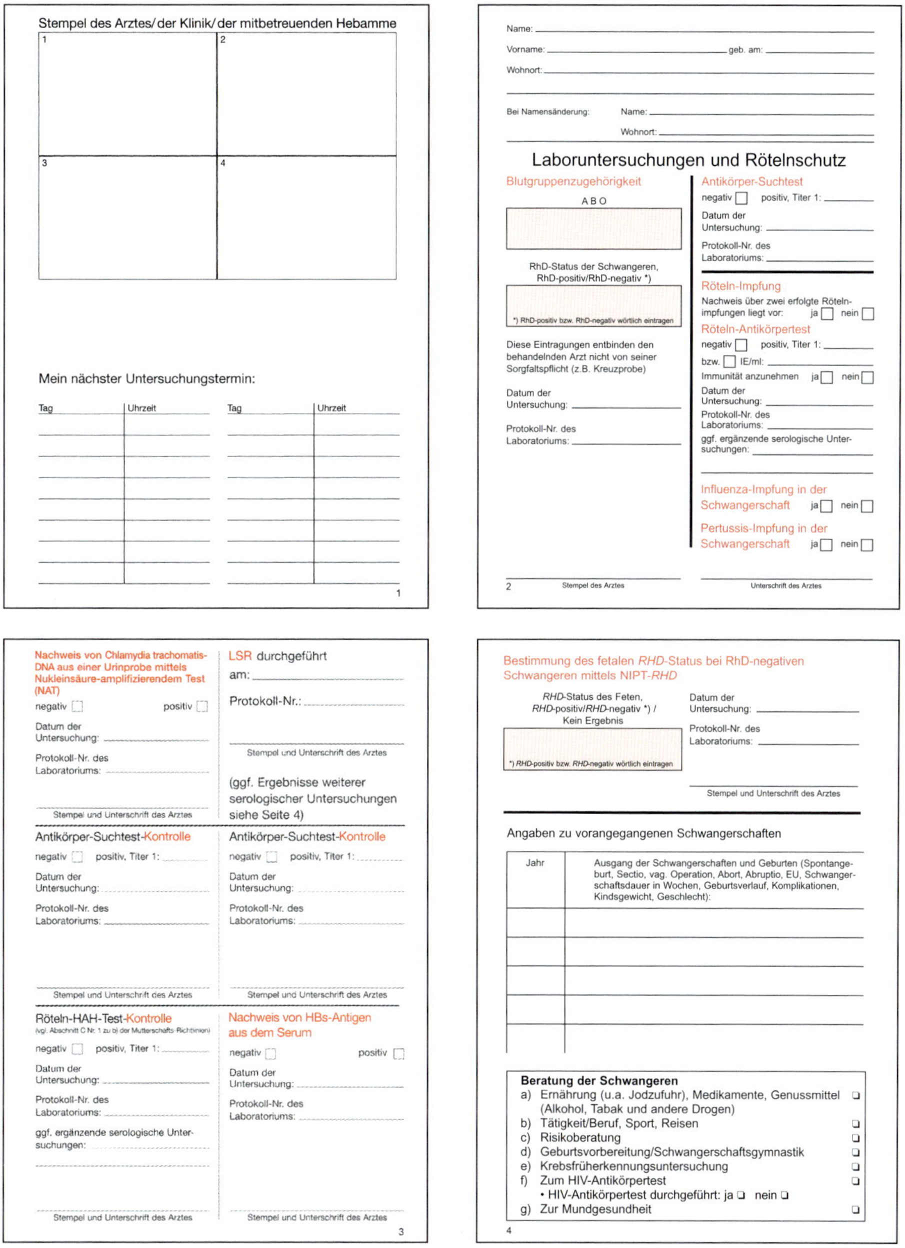

Stempel des Arztes/ der Klinik/ der mitbetreuenden Hebamme

1 | 2 | 3 | 4

Mein nächster Untersuchungstermin:

Tag	Uhrzeit	Tag	Uhrzeit

1

Name:

Vorname: geb. am:

Wohnort:

Bei Namensänderung: Name:

Wohnort:

Laboruntersuchungen und Rötelnschutz

Blutgruppenzugehörigkeit

A B O

RhD-Status der Schwangeren, RhD-positiv/RhD-negativ *)

*) RhD-positiv bzw. RhD-negativ wörtlich eintragen

Diese Eintragungen entbinden den behandelnden Arzt nicht von seiner Sorgfaltspflicht (z.B. Kreuzprobe)

Datum der Untersuchung:

Protokoll-Nr. des Laboratoriums:

Antikörper-Suchtest

negativ ☐ positiv, Titer 1:

Datum der Untersuchung:

Protokoll-Nr. des Laboratoriums:

Röteln-Impfung

Nachweis über zwei erfolgte Röteln-impfungen liegt vor: ja ☐ nein ☐

Röteln-Antikörpertest

negativ ☐ positiv, Titer 1:

bzw. ☐ IE/ml:

Immunität anzunehmen ja ☐ nein ☐

Datum der Untersuchung:

Protokoll-Nr. des Laboratoriums:

ggf. ergänzende serologische Unter-suchungen:

Influenza-Impfung in der Schwangerschaft ja ☐ nein ☐

Pertussis-Impfung in der Schwangerschaft ja ☐ nein ☐

Stempel des Arztes

Unterschrift des Arztes

2

Nachweis von Chlamydia trachomatis-DNA aus einer Urinprobe mittels Nukleinsäure-amplifizierendem Test (NAT)

negativ ☐ positiv ☐

Datum der Untersuchung:

Protokoll-Nr. des Laboratoriums:

Stempel und Unterschrift des Arztes

LSR durchgeführt

am:

Protokoll-Nr.:

Stempel und Unterschrift des Arztes

(ggf. Ergebnisse weiterer serologischer Untersuchungen siehe Seite 4)

Antikörper-Suchtest-Kontrolle

negativ ☐ positiv, Titer 1:

Datum der Untersuchung:

Protokoll-Nr. des Laboratoriums:

Stempel und Unterschrift des Arztes

Antikörper-Suchtest-Kontrolle

negativ ☐ positiv, Titer 1:

Datum der Untersuchung:

Protokoll-Nr. des Laboratoriums:

Stempel und Unterschrift des Arztes

Röteln-HAH-Test-Kontrolle

(vgl. Abschnitt C Nr. 1 zu b) der Mutterschafts-Richtlinien)

negativ ☐ positiv, Titer 1:

Datum der Untersuchung:

Protokoll-Nr. des Laboratoriums:

ggf. ergänzende serologische Unter-suchungen:

Stempel und Unterschrift des Arztes

Nachweis von HBs-Antigen aus dem Serum

negativ ☐ positiv ☐

Datum der Untersuchung:

Protokoll-Nr. des Laboratoriums:

Stempel und Unterschrift des Arztes

3

Bestimmung des fetalen *RHD*-Status bei RhD-negativen Schwangeren mittels NIPT-*RHD*

RHD-Status des Feten, *RHD*-positiv/*RHD*-negativ *) / Kein Ergebnis

*) *RHD*-positiv bzw. *RHD*-negativ wörtlich eintragen

Datum der Untersuchung:

Protokoll-Nr. des Laboratoriums:

Stempel und Unterschrift des Arztes

Angaben zu vorangegangenen Schwangerschaften

Jahr	Ausgang der Schwangerschaften und Geburten (Spontange-burt, Sectio, vag. Operation, Abort, Abruptio, EU, Schwanger-schaftsdauer in Wochen, Geburtsverlauf, Komplikationen, Kindsgewicht, Geschlecht):

Beratung der Schwangeren

a) Ernährung (u.a. Jodzufuhr), Medikamente, Genussmittel (Alkohol, Tabak und andere Drogen) ☐
b) Tätigkeit/Beruf, Sport, Reisen ☐
c) Risikoberatung ☐
d) Geburtsvorbereitung/Schwangerschaftsgymnastik ☐
e) Krebsfrüherkennungsuntersuchung ☐
f) Zum HIV-Antikörpertest ☐
• HIV-Antikörpertest durchgeführt: ja ☐ nein ☐
g) Zur Mundgesundheit ☐

4

Abb. 20.1 Auszug aus dem Mutterpass [W257]

utero, aber auch um die Geburt herum infiziert werden. Daher kann in der Schwangerschaft bei einem positiven Virusnachweis eine antivirale Therapie der Mutter erfolgen, um das Ansteckungsrisiko für das Kind zu reduzieren. Die Hepatitis-B-Impfung wird von der STIKO als Standardimpfung für alle Kinder empfohlen. Ist vor der Schwangerschaft noch keine Impfung erfolgt, ist eine Hepatitis-B-Impfung in der Schwangerschaft sicher und effektiv. Die Infektion in utero oder perinatal führt gehäuft zu einer chronischen Hepatitis beim Neugeborenen mit dem Risiko des Leberzellkarzinoms im späteren Leben. Daher werden Neugeborene HBV-infizierter Mütter innerhalb von 12 h nach der Geburt aktiv (rekombinanter Impfstoff) und passiv (Hepatitis-B-Immunglobulin) – sog. Simultanimpfung – geimpft.

- Der Ausschluss einer **HIV-Infektion** erfolgt auf freiwilliger Basis nach vorheriger Beratung der Schwangeren, da bei einer HIV-Infektion die Wahrscheinlichkeit einer HIV-Übertragung auf das Kind durch wirksame therapeutische Maßnahmen erheblich gesenkt werden kann.
- **Varizellen:** Analog zur Rötelnimpfempfehlung der STIKO sollten zur Verhinderung eines kongenitalen Varizellensyndroms und einer neonatalen Varizelleninfektion seronegative Frauen im gebärfähigen Alter zweimal gegen Varizellen geimpft werden. Im Falle einer ungeklärten Immunitätslage ist eine Antikörperbestimmung bei Frauen im gebärfähigen Alter notwendig. Eine ungeklärte Immunitätslage ist dann gegeben, wenn bei unsicherer Varizellenanamnese keine oder nur eine dokumentierte Impfung oder ein unklarer Impfstatus vorliegen.
- **Genitale Chlamydia-trachomatis-Infektion:**
  - Bei schwangeren Frauen kann Chlamydia trachomatis im Genitalbereich zu folgenden **Schwangerschaftskomplikationen** führen: vorzeitige Wehen, Frühgeburt, vorzeitiger Blasensprung, niedriges Geburtsgewicht des Kindes und Gebärmutterinfektion nach der Geburt.
  - Die **Untersuchung** wird an einer Urinprobe mittels eines Nukleinsäure-amplifizierenden Tests (NAT) oder auch PCR durchgeführt. Es sollte unbedingt der erste Morgenurin analysiert werden, da Chlamydien in den Endothelzellen leben, die beim ersten Morgenurin aufgefangen werden können. Ein Mittelstrahlurin kann Chlamydien NICHT nachweisen.
- **Nicht von der Kasse übernommen** werden serologische Untersuchungen auf **Toxoplasmose, Zytomegalie und Ringelröteln:** Dies sind Infektionskrankheiten, die in der Schwangerschaft auf das Kind übergehen können und schwere Schäden bis hin zum intrauterinen Fruchttod verursachen können. Es ist von Interesse, ob eine Schwangere bereits vor der Schwangerschaft Antikörper gebildet hat und daher immun ist. Dann besteht in der Schwangerschaft kein Risiko für eine Infektion.

Blutgruppenserologische Untersuchungen an der Schwangeren

Diese umfassen die Bestimmung der Blutgruppe und des Rhesusfaktors der Schwangeren sowie einen Antikörpersuchtest (➤ Kap. 2).

Weitere diagnostische Maßnahmen

- Blutdruckmessung
- Feststellung des Körpergewichts
- Untersuchung des Mittelstrahlurins auf Eiweiß und Zucker
- Hämoglobinbestimmung
- Bakteriologische Urinuntersuchungen soweit nach Befundlage erforderlich (z. B. bei auffälligen Symptomen, rezidivierenden Harnwegsinfektionen in der Anamnese, Z. n. Frühgeburt, erhöhtem Risiko für Infektionen der ableitenden Harnwege)

2. Empfehlung zum HIV-Test

Die Beratung der Schwangeren soll sich auch auf die Risiken einer HIV-Infektion erstrecken. Jeder Schwangeren soll ein HIV-Test empfohlen werden, da bei bestehender Infektion der Mutter die Wahrscheinlichkeit einer **HIV-Übertragung** auf das **Kind** durch wirksame therapeutische Maßnahmen auf unter 1 % gesenkt werden kann. Vor der Durchführung eines solchen Tests muss die Frau umfassend aufgeklärt werden. Zur Unterstützung des Aufklärungsgesprächs hat der G-BA (Gemeinsamer Bundesausschuss) eine Versicherteninformation erstellt, welche die wesentlichen Informationen enthält, um der Schwangeren eine informierte Entscheidung über die Erteilung oder Verweigerung der Einwilligung zum HIV-Test zu ermöglichen.

3. Vorgehen bei positivem HIV-Test

In den meisten Fällen liegt ein falsch positives Ergebnis durch Kreuzreaktionen mit anderen Antikörpern (unspezifische Reaktionen) vor. Es sollten weitere Untersuchungen angeschlossen werden. Falls tatsächlich eine HIV-Infektion vorliegen sollte, verweisen wir hier auf die Leitlinie: www.awmf.org/service/awmf-aktuell/hiv-therapie-in-der-schwangerschaft-und-bei-hiv-exponierten-neugeborenen.

4. Zusätzliche Analysen oder Impfungen

- Als IGeL-Leistung können serologische Untersuchungen auf **Toxoplasmose, CMV (Zytomegalie)** und Parvovirus **B19 (Ringelröteln)** angeboten werden. Infektionen mit den genannten Keimen können schwere Schäden bis hin zum intrauterinen Fruchttod beim Kind verursachen.
- **Saisonale Influenza:** Die Schwangere soll zudem über die Impfung gegen saisonale Influenza beraten werden. Gesunden Schwangeren soll diese Impfung ab dem 2. Trimenon empfohlen werden, Schwangeren mit erhöhter gesundheitlicher Gefährdung infolge eines Grundleidens bereits im 1. Trimenon.
- **Pertussis-Impfung:** Die Empfehlungen der Schutzimpfungs-Richtlinie (SI-RL) zur Pertussis-Impfung in der Schwangerschaft sind zu beachten. Es besteht eine Impfempfehlung für alle Schwangeren unabhängig vom Abstand zur letzten Pertussis-Impfung. Die Dreifach-Impfung mit Pertussis-Diphterie-Tetanus sollte zu Beginn des 3. Trimenons (ab der 28. Schwangerschaftswoche) erfolgen, bei Risiko für Frühgeburt bereits im 2. Trimenon. Zusätzlich zur Impfempfehlung für Schwangere hat der G-BA durch eine Ergänzung der Schutzimpfungs-Richtlinie klargestellt, dass auch Personen, die zum engen Freundeskreis zählen und dadurch Kontakt zum Neugeborenen haben, neben Familienmitgliedern und betreuenden Personen einen Leistungsanspruch auf eine Pertussis-Impfung haben.
- **Röteln- oder Varizellen-Impfung:** Lebendimpfstoffe sind in der Schwangerschaft kontraindiziert. Da es sich beim MMR- und Varizellen-Impfstoffe um Lebendimpfstoffe handelt, wird ein zeitlicher Abstand von 1 Monat zur Konzeption empfohlen. Eine versehentliche MMR- oder Varizellen-Impfung in der Frühschwangerschaft (da diese noch nicht bekannt war) stellt keinen Grund für einen Schwangerschaftsabbruch dar.
- www.rki.de/SharedDocs/FAQs/DE/Impfen/AllgFr_AllgemeineFragen/FAQ-Liste_AllgFr_Impfen.html?nn=16777208#entry_16822164

Im weiteren Verlauf kann die nichtinvasive Untersuchung des fetalen Rhesusfaktors D bei RhD-negativen Schwangeren empfohlen werden.

ZUSAMMENFASSUNG

In der Richtlinie des Gemeinsamen Bundesausschusses über die ärztliche Betreuung während der Schwangerschaft und nach der Geburt (Mutterschafts-Richtlinie/Mu-RL) ist festgelegt, welche Untersuchungen während der Mutterschaftsvorsorge durchgeführt werden können und sollten.

WAS WÄRE, WENN ...

- ... eine Rhesus-positive Mutter aus Versehen eine Anti-D-Prophylaxe erhalten würde?
  - In diesem Fall ist das Geschehen klinisch unerheblich, da die Anti-D-Prophylaxe nur eine sehr geringe Menge an maternalen Rhesus-positiven Erythrozyten bindet. Die Antikörpermenge reicht nicht aus, um eine klinisch relevante Sensibilisierung oder Hämolyse bei der Mutter zu verursachen.
    Die Gabe dient präventiv, um das Risiko einer Immunisierung bei Rhesus-negativen Müttern zu verhindern. Bei einer Rhesus-positiven Mutter ist daher kein gesundheitliches Risiko für Mutter oder Kind verbunden.

LITERATUR

1. Gemeinsamer Bundesausschuss: Richtlinie des Gemeinsamen Bundesausschusses über die ärztliche Betreuung während der Schwangerschaft und nach der Geburt (Mutterschafts-Richtlinie/Mu-RL) in der Fassung vom 21. September 2023 veröffentlicht im Bundesanzeiger (BAnz AT 14.12.2023 B6) zuletzt geändert am 28. September 2023 veröffentlicht im Bundesanzeiger AT 18.12.2023 B2 in Kraft getreten am 19. Dezember 2023. Unter: https://www.g-ba.de/downloads/62-492-3335/Mu-RL_2023-09-28_iK-2023-12-19.pdf (letzter Zugriff: 12.07.2025).
2. Robert Koch-Institut (RKI). Impfungen A–Z. Unter: https://www.rki.de/DE/Themen/Infektionskrankheiten/Impfen/Impfungen-A-Z/impfungen-a-z-node.html (letzter Zugriff: 19.07.2025).

21

Ach, so ein bisschen Fieber

Caroline Niehoff

Fallbeispiel

Johanna Fuchs, 28 Jahre alt, stellt sich in der Hebammenpraxis vor, da ihr Schwangerschaftstest positiv ist! Rechnerisch befindet sie sich in der 8. SSW. Das Blut, aus dem die Laborparameter für den Mutterpass bestimmt wurden, hat die Gynäkologin letzte Woche abgenommen – da war alles in Ordnung. Johanna Fuchs berichtet von leichtem Fieber, Halsschmerzen und allgemeinem Unwohlsein seit etwa einer Woche. Ansonsten ist sie bislang gesund und hatte keine vorherigen Erkrankungen. Sie lebt mit ihrem Ehemann und ihrer 14 Monate alten Tochter zusammen, die kürzlich eine Erkältung hatte. Johanna hatte gerade wieder angefangen, als Erzieherin zu arbeiten – ein Beruf, der ihr unglaublich Spaß macht.

1. **Analysieren Sie die Situation.**
2. **Johanna Fuchs bekommt die Nachricht, dass im Kindergarten, in dem sie arbeitet, vermehrt Fälle von Ringelröteln aufgetreten sind. Ergänzen Sie ihre Antwort zu Aufgabe 1 um weitere mögliche Infektionen.**
3. **Johanna ist sehr verunsichert. Beschreiben Sie ihr das weitere Vorgehen.**
4. **Die serologische Untersuchung zeigt keine frischen Infektionen. Johanna hat aber auch keinen Schutz gegen CMV, Parvovirus B19 und Toxoplasmose. Führen Sie die präventiven Maßnahmen auf.**

1. Situationsanalyse

Infektionen, die während der Schwangerschaft auftreten, können das ungeborene Kind schädigen. Diese Infektionen können zu Fehlbildungen, Entwicklungsstörungen oder anderen schwerwiegenden gesundheitlichen Problemen führen. Besonders gefährliche Infektionen für das ungeborene Kind werden als **teratogen** bezeichnet, da sie das Risiko von **Geburtsfehlern** oder anderen **Entwicklungsstörungen** erhöhen. Die wichtigsten Erreger, die potenziell zu einer Embryo- oder Fetopathie bzw. zu einem Abort führen können, werden unter dem Akronym (eine Abkürzung, die aus den Anfangsbuchstaben mehrerer Wörter gebildet wird) STORCH (oder englisch TORCH) zusammengefasst.

- S: Syphilis (auch LUES)
- T: Toxoplasmose
- O: Others (z. B. Varizellen, Parvovirus B19)
- R: Röteln
- C: Cytomegalie (CMV)
- H: Herpes simplex

Johanna Fuchs arbeitet als Erzieherin und hat eine kleine 14 Monate alte Tochter. Da sich Jungen und Mädchen im Alter bis zu vier Jahren überdurchschnittlich oft und bevorzugt in Kinderkrippen mit Zytomegalie (Cytomegalie: CMV) infizieren, besteht also die Gefahr, dass sie sich mit CMV infiziert hat. Das Virus wird hauptsächlich durch den Kontakt mit infektiösen Körperflüssigkeiten übertragen. Zu den Übertragungswegen zählen neben Küssen und Windeln wechseln auch Sexualkontakte. Etwa 1–4 % der Schwangeren erkranken an einer primären CMV-Infektion während der Schwangerschaft. Nach der Primärinfektion erfolgt in etwa **40 % der Fälle** eine **Übertragung** auf den **Fötus.**

Das Risiko und die Schwere einer **fetalen Schädigung** sind umso größer, je früher die Infektion auftritt. Eine konnatale CMV-Infektion kann gravierende neurologische Auswirkungen haben und zu Mikrozephalie, intrakranialen Verkalkungen, Hörverlust, Chorioretinitis, intellektuellen und motorischen Behinderungen und Krampfanfällen führen.

2. Weitere mögliche Infektionen

Ringelröteln

- **Erreger:** Ringelröteln werden durch das Parvovirus B19, ein kleines, nichtbehülltes Virus, verursacht. Es wird in der Regel durch Tröpfcheninfektion (Atemwegssekrete) oder durch direkten Kontakt mit infizierten Sekreten übertragen.
- **Risiko:**
  - Bei schwangeren Frauen kann die Infektion asymptomatisch verlaufen oder leichte grippeähnliche Symptome wie Fieber, Kopfschmerzen, Gliederschmerzen und Hautausschläge verursachen.
  - Die Hauptgefahr einer Parvovirus-B19-Infektion während der Schwangerschaft liegt in der Möglichkeit von Fehlgeburten, Frühgeburten und Anämie beim Fötus. Parvovirus B19 greift die Erythroblasten (die unreifen Vorstufen der roten Blutkörperchen) im Fötus an und kann eine schwere fetale Anämie verursachen. Dies kann zu einer verminderten Sauerstoffversorgung des Fötus führen, was das Risiko von Hydrops fetalis (Flüssigkeitsansammlungen in mehreren Körperhöhlen des Fötus [➤ Abb. 21.1]) und Herzversagen steigern kann.
  - Ultraschalluntersuchungen können durchgeführt werden, um den Fötus auf Hydrops fetalis oder

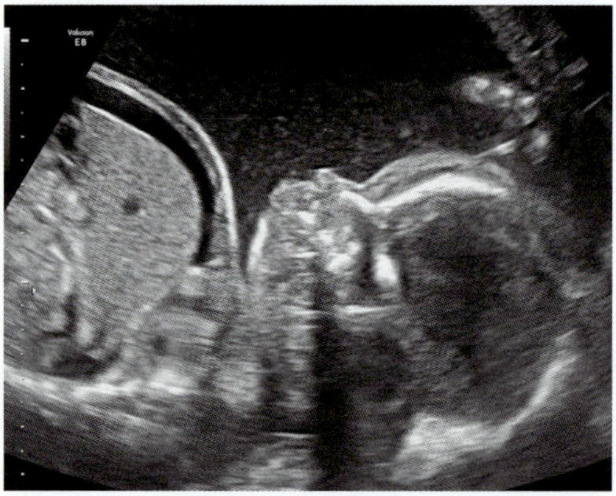

Abb. 21.1 Hydropischer Fetus mit Anämie bei Parvovirus-B19-Infektion in der 23. SSW (fetaler Hb: 1,8 g/dl) [P600]

andere Anzeichen einer fötalen Anämie zu überwachen. Bei schwerer Anämie kann eine Bluttransfusion des Fötus im Mutterleib erforderlich sein.
- **Prävention:**
  - Kontaktvermeidung für Schwangere besonders in Kindergärten, Schulen oder beim Kontakt mit infizierten Kindern.
  - Bei Ausbrüchen sollten nicht immune Schwangere möglichst fernbleiben.
  - Immunstatus klären.
    - Frauen mit Kinderwunsch oder zu Beginn der Schwangerschaft: Serologie (IgG/IgM) zur Überprüfung auf Immunität.
    - Ca. 60–70 % der Frauen haben durchgemachte Infektion → sind bereits immun.

Röteln
- **Erreger:** Rötelnvirus (Rubellavirus)
- **Risiko:** Eine Rötelninfektion in der frühen Schwangerschaft (insbesondere im 1. Trimester) kann zu schweren Fehlbildungen führen, wie z. B. Herzfehler, Taubheit, Katarakte (Linsentrübung), geistige Behinderung und Wachstumsverzögerung.
- **Prävention:** Eine Rötelnimpfung VOR der Schwangerschaft kann eine Infektion verhindern.

Toxoplasmose
- **Erreger:** Der Parasit *Toxoplasma gondii* kann durch den Kontakt mit kontaminiertem Katzenkot, rohem Fleisch oder Gartenerde übertragen werden.
- **Risiko:** Die Schwere der klinischen Symptomatik des Neugeborenen hängt vom Zeitpunkt der Infektion und vom Ausmaß der Parasitämie ab. Je später die Infektion des Fetus eintritt, desto blander ist die Symptomatik.
  - Etwa 80 % der infizierten Neugeborenen sind bei Geburt asymptomatisch. Strabismus, Chorioretinitis, Taubheit, psychomotorische Retardierung oder Epilepsie werden oft erst Monate bis Jahre (z. T. erst 20 Jahre) nach der Geburt erkennbar.
  - Eine symptomatische Infektion mit der klassischen Trias (nur in ca. 2 % der Fälle) zeigt eine Enzephalitis mit intrazerebralen Verkalkungen, Hydrozephalus und Krampfanfällen, eine Chorioretinitis und eine Hepatomegalie: u. U. mit Ikterus.
  - Häufig sind uncharakteristische Symptome wie Hypotrophie, Ikterus, Trinkschwäche und zerebrale Krampfanfälle. Einige Feten sterben bereits intrauterin ab, v. a. bei Infektion im 1. Trimenon.
- **Prävention:** Eine gute Hygiene beim Umgang mit Katzen, Gartenarbeit nur mit Handschuhen durchführen und das Vermeiden von rohem oder nicht durchgegartem Fleisch sind wichtige Maßnahmen zur Prävention.

Herpes-simplex-Virus (HSV)
- **Erreger:** Herpes-simplex-Virus, insbesondere Typ 2 (HSV-2), der durch direkten Hautkontakt und sexuelle Übertragung verbreitet wird.
- **Risiko:** Wenn eine Frau während der Geburt eine aktive Herpesinfektion hat, kann das Virus auf das Kind übertragen werden und schwere **Hirn- und Hautinfektionen** verursachen, die potenziell lebensbedrohlich sind.
- **Prävention:** Frauen mit einer bekannten Herpesinfektion im Genitalbereich sollten bei Ausbruch der Infektion eine **Kaiserschnittgeburt** in Erwägung ziehen, um das Risiko einer Übertragung auf das Kind zu verringern.

Varizellen (Windpocken)
- **Erreger:** Das Varizella-Zoster-Virus (Windpocken) ist ein hochansteckendes Virus.
- **Risiko:** Eine Varizelleninfektion in der Schwangerschaft, insbesondere im ersten und zweiten Trimester, kann zu Hautnarben, Augenfehlbildungen und Hirnschäden führen. Wenn eine Frau kurz vor der Geburt Windpocken hat, kann das Neugeborene schwer erkranken. Die Symptome von neonatalen Varizellen können vielfältig sein und reichen von Hautausschlägen mit Bläschenbildung bis hin zu Fieber, Lungenentzündung und neurologischen Komplikationen
- **Prävention:** Eine Varizellenimpfung VOR der Schwangerschaft kann eine Infektion verhindern.

Wenn eine schwangere Frau nicht immun ist und einer Infektion ausgesetzt wird, sollte sie sofort mit **Varizellen-Immunglobulin** behandelt werden.

Listeriose
- **Erreger:** Bakterium *Listeria monocytogenes,* das durch kontaminierte Lebensmittel (z. B. Weichkäse, rohes Fleisch) übertragen werden kann.
- **Risiko:** Listeriose kann zu Frühgeburten, Fehlgeburten, infektiösen Komplikationen beim Neugeborenen oder zu einer meningitischen Infektion führen.
- **Prävention:** Schwangere Frauen sollten den Kontakt mit rohem oder nicht ausreichend erhitztem Fleisch vermeiden und auf den Verzehr von nicht pasteurisierten Milchprodukten verzichten.

Infektionen, die schwangerschaftsrelevant, aber nicht der STORCH- oder TORCH-Serologie zuzuordnen sind
- **HIV (Human Immunodeficiency Virus):**
  - **Erreger:** Das HIV-Virus, das zu AIDS führt.
  - **Risiko:** Eine HIV-Infektion kann während der Schwangerschaft auf das Kind übertragen werden, was zu einer HIV-Infektion beim Neugeborenen führen kann. Dies passiert meist während der Geburt oder in der Stillzeit.
  - **Prävention:** Eine frühzeitige Diagnose und die Einnahme antiretroviraler Medikamente während der Schwangerschaft können das Risiko einer Übertragung auf das Kind stark reduzieren.
- **Hepatitis B:**
  - **Erreger:** Hepatitis B Viren, welche die Leber betreffen.
  - **Risiko:** Eine Hepatitis B-Infektion während der Schwangerschaft kann das Risiko einer Übertragung auf das Kind erhöhen, was zu einer chronischen Hepatitis beim Neugeborenen führen kann.
  - **Prävention:** Für Hepatitis B gibt es eine Impfung, die vor der Schwangerschaft verabreicht werden kann. Bei positiver Hepatitis-B-Infektion sollte das Kind nach der Geburt simultan geimpft werden.

MERKE

Eine STORCH- oder TORCH-Infektion in der Schwangerschaft kann schwerwiegende Folgen für das ungeborene Kind haben, darunter Entwicklungsverzögerungen, Hörverlust, Sehprobleme und andere chronische Gesundheitsprobleme bis hin zum intrauterinen Fruchttod. Die Abkürzung STORCH oder TORCH steht für verschiedene Infektionen, die von der Mutter auf das Kind übertragen werden können: Syphilis, Toxoplasmose, andere (z. B. Parvovirus, Listeriose), Röteln, Cytomegalievirus (CMV) und Herpes-simplex-Virus (HSV).
Wichtig sind frühzeitige Diagnostik, ggf. pränatale Therapie und konsequenter Impfschutz (v. a. gegen Röteln und Varizellen).

3. Weiteres Vorgehen

Es sollte eine serologische Diagnostik der infrage kommenden Infektionen erfolgen. Normalerweise liegt ein Schutz für Röteln und Varizellen durch Impfungen vor. HIV und Hepatitis B sind in der Mutterschaftsvorsorge vorgesehen, sodass der Infektionsstatus bekannt sein sollte. Im Kontext der Anamnese macht es Sinn, auf CMV, Toxoplasmose und Parvovirus B19 zu testen.
Die **serologische Diagnostik** von Infektionen spielt eine zentrale Rolle bei der Bestimmung, ob es sich um eine **frische** oder **alte Infektion** handelt. Die Interpretation der IgG- und IgM-Antikörperwerte sowie der Avidität hilft, die Infektionsgeschichte zu entschlüsseln.

IgG- und IgM-Antikörperwerte
- **IgG positiv, IgM negativ:** Zeigt eine alte (erlebte und abgeheilte) Infektion oder eine erfolgreiche Impfung an.
  - Ein positiver **IgG**-Test zeigt an, dass der Körper bereits in der Vergangenheit mit dem Virus in Kontakt gekommen ist und Antikörper entwickelt hat.
  - Das Fehlen von **IgM** deutet darauf hin, dass die Infektion bereits abgeklungen ist.
- **IgG positiv, IgM positiv:** Hier liegt eine frische Infektion oder eine alte Infektion mit weiterhin vorhandenen IgM-Antikörpern vor (diese können auch nach einer langen Zeit noch nachweisbar sein).

- **IgG negativ, IgM positiv:** eindeutig frische Infektion, da IgM-Antikörper in den frühen Phasen der Infektion gebildet werden.

Avidität

Die Avidität gibt Aufschluss darüber, wie lange die Infektion bereits besteht. Sie bezieht sich auf die Stärke der Bindung der IgG-Antikörper an das Virus.

- Je **höher** die **Avidität,** desto länger liegt die Infektion bereits zurück, da hochavide IgG-Antikörper erst später in der Infektionsphase gebildet werden.
- Eine **niedrige Avidität** spricht für eine frische Infektion, da IgG-Antikörper mit niedriger Affinität zu Beginn der Immunantwort produziert werden.

4. Präventive Maßnahmen

Insbesondere bei CMV spielt die Hygiene eine große Rolle. Wenn Frauen nach dem Wickeln die Hände waschen und desinfizieren, kann die Infektionsrate massiv reduziert werden. Um eine Infektion mit Toxoplasmose zu vermeiden, kann konsequent darauf geachtet werden, die Infektionswege zu meiden. Da der Parasit *Toxoplasma gondii* durch den Kontakt mit kontaminiertem Katzenkot, rohem Fleisch oder Gartenerde übertragen werden kann, sollte das Katzenklo nicht von der Schwangeren gereinigt, kein rohes Fleisch verzehrt und Gartenarbeit nur mit Handschuhen verrichtet werden. Bei Parvovirus-B19-Infektionen, z. B. Ringelröteln im Kindergarten, muss Abstand gehalten werden.

Johanna Fuchs darf ohne CMV-Schutz, d. h. ohne zuvor eine CMV-Infektion mit nachfolgender IgG-Antikörperbildung durchlebt zu haben, als Erzieherin nicht arbeiten.

MERKE

Hygienemaßnahmen und das Meiden von Infektionswegen senken das Risiko einer Infektion in der Schwangerschaft.

ZUSAMMENFASSUNG

Infektionen in der Schwangerschaft können potenziell gefährlich für das ungeborene Kind werden. Daher ist es sinnvoll, alle empfohlenen Impfungen durchführen und den Immunstatus analysieren zu lassen. Liegt gegen spezifische Infektionen kein Schutz vor, helfen nur gute hygienische Maßnahmen.

WAS WÄRE, WENN ...

- ... im Ultraschall Auffälligkeiten im fetalen Wachstum oder in der Organentwicklung auffallen würden?
  - Treten solche Auffälligkeiten auf, besteht der Verdacht auf eine fetale Infektion oder andere Komplikationen. In diesem Fall ist eine engmaschige Überwachung des Fetus notwendig. Dazu gehören:
    - Regelmäßige Ultraschallkontrollen, um die Entwicklung von Organen, Wachstum und Fruchtwassermenge zu beobachten.
    - Überprüfung des Antikörperstatus der Mutter und Screening auf relevante Infektionen, um gezielt mögliche Erreger zu identifizieren.
    - Evtl. invasive Diagnostik wie eine Amniozentese, falls weitere Abklärung erforderlich ist, um Infektionen oder andere Ursachen sicher nachzuweisen.
    - Interdisziplinäre Betreuung durch Gynäkologie, Pädiatrie und Infektiologie, um frühzeitig therapeutische Maßnahmen einzuleiten und Mutter und Kind bestmöglich zu versorgen.

LITERATUR

1. Goerke K, Steller J, Valter A (Hrsg.). Klinikleitfaden Gynäkologie Geburtshilfe. 13. A. München. Elsevier, 2025.
2. Grubert T, Kainer F, Mylonas I et al. Infektionen. In: Kainer F (Hrsg.). Facharztwissen Geburtsmedizin. 5. A. München: Elsevier, 2025.
3. Markfeld-Erol F, Bäz E, Müller F et al. Infektionen in der Schwangerschaft. Frauenheilkunde up2date 2024; 18 (01): 45–67.
4. Mylonas I. Infektionen in Gynäkologie und Geburtshilfe. 2. A. München: Elsevier, 2024.
5. Uhl B. Infektionen in der Schwangerschaft. In: Uhl B. Gynäkologie und Geburtshilfe compact. 7. A. Thieme: Stuttgart, 2023.

22

Mir tun die Gelenke weh und schwanger werd' ich auch nicht

Caroline Niehoff

Fallbeispiel

Die 34-jährige Emma Lang hat seit drei Jahren einen Kinderwunsch. Ihr Partner hat sie nun gedrängt, sich endlich kompetenten Rat zu holen. Emma hat nämlich weitergehende gesundheitliche Probleme: Bereits seit etwa vier Jahren kommt es immer wieder zu diffusen Gelenkschmerzen, v. a. der Hände, und zu Muskelschmerzen. Außerdem fühlt sie sich häufig abgeschlagen und ihrer beruflichen Verantwortung als wissenschaftliche Mitarbeiterin an der Hochschule nicht gewachsen. Seit zwei Tagen hat Emma nun Fieber um 39 °C, Schmerzen beim Atmen und leichte Schwellungen der Unterschenkel festgestellt. Ähnliche Episoden sind schon mehrfach aufgetreten. Es belastet sie auch sehr, dass sie kaum noch ihren Hobbies Joggen und Fahrradfahren nachkommen kann, da es bereits nach kurzer Zeit in der Sonne zu einer deutlichen Rötung der exponierten Körperstellen kommt. Vor zwei Jahren hatte Emma einen Abort in der 15. Schwangerschaftswoche, seitdem ist sie nicht mehr schwanger geworden. Medikamente nimmt sie keine ein. Insgesamt ist der Allgemeinzustand reduziert. Ihre Herzfrequenz liegt bei 86/min, RR 145/90 mmHg. Beidseits fallen diskrete Unterschenkelödeme ohne Zeichen einer tiefen Beinvenenthrombose auf.

1. **Analysieren Sie, welche Organsysteme betroffen sind.**
2. **Begründen Sie Ihre Verdachtsdiagnose.**
3. **Beschreiben Sie das Antiphospholipidsyndrom.**
4. **Leiten Sie prophylaktische Maßnahmen beim Eintreten einer erneuten Schwangerschaft her.**

1. Betroffene Organsysteme

Bei Emma Lang bestehen vielfältige Symptome verschiedener Organe: Abgeschlagenheit und Fieber zeigen auf, dass der gesamte Organismus betroffen ist. Zudem sind Gelenke und Muskeln schmerzhaft. Die aktuellen Beschwerden mit Schmerzen beim Atmen entsprechen am ehesten den Symptomen einer Brustfellentzündung (Pleuritis). Die peripheren Ödeme und der erhöhte Blutdruck könnten im Zusammenhang mit einer Nierenschädigung stehen. Schließlich ist auch die Haut betroffen: Emma weist eine Fotosensibilität mit nachfolgenden Hautveränderungen auf.

Erkrankung, die so viele verschiedene Organsysteme betreffen, nennt man systemische Erkrankungen oder Systemerkrankungen. Es besteht der Verdacht, dass Autoimmunprozesse gegen körpereigene Strukturen aktiv sind.

MERKE

Eine Erkrankung, die mehrere Organsysteme betrifft, nennst man Systemerkrankung. Oft liegen Autoimmunprozesse zugrunde.

2. Verdachtsdiagnose

Insgesamt passen alle diese Symptome am ehesten zu einem **systemischen Lupus erythematodes (SLE** ➤ Abb. 22.1). Bei dieser immunologischen Systemerkrankung treten fast immer Allgemeinbeschwerden auf (Abgeschlagenheit und Fieber), die bei Emma rezidivierend seit vier Jahren bestehen. Zur Verdachtsdiagnose SLE passen auch Alter und Geschlecht von Emma (Erstdiagnose überwiegend bei Frauen im gebärfähigen Alter). SLE gehört zu einer Gruppe von Bindegewebserkrankungen, die sich als chronische Autoimmunerkrankungen manifestieren. Es gibt eine genetische Disposition, eine Häufung bei Frauen sowie den Nachweis von antinukleären Antikörpern (Antikörpern gegen Zellkernstrukturen). Beim systemischen Lupus erythematodes sind oft die Nierenwerte aufgrund einer Nierenschädigung schon auffällig. Bei 65 % der Patientinnen liegt eine Glomerulonephritis vor.

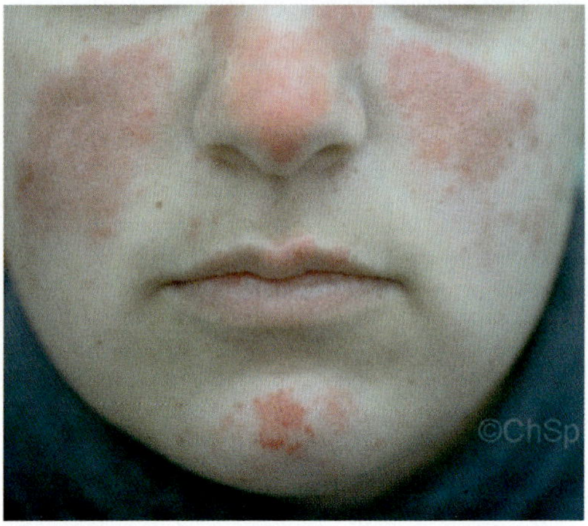

Abb. 22.1 Schmetterlingserythem Lupus erythematodes, systemischer Schmetterlingserythem bei SLE [T568]

Es gibt spezielle immunologische Untersuchungen, die durchgeführt werden sollten. Dazu gehören folgende Laborparameter:

- **Antinukleäre Antikörper (ANA):** Antinukleäre Antikörper sind bei fast allen Patienten mit SLE im Krankheitsverlauf nachweisbar. Bei positiven ANA sollte immer auf weitere Antikörper mit hoher Spezifität getestet werden: Antikörper gegen Doppelstrang-DNA (Anti ds-DNA-Ak), gegen nukleares Glykoprotein (Anti Sm-Antikörper), Anti-Ro/SSA-Antikörper und Anti-La/SSB.
- **Antiphospholipid Antikörper:** Anticardiolipin-Antikörper und Anti-β2-Glykoprotein-I-Antikörper
- **Lupus antikoagulans**

Im Falle einer Schwangerschaft sollte auch ohne entsprechende klinische Symptomatik bei SSA/SSB-Positivität eine gezielte Überwachung der kindlichen Herztöne zwischen der 16. und 30. SSW wegen der Gefahr eines ohne therapeutische Maßnahmen irreversiblen kongenitalen Herzblocks erfolgen.

Insgesamt ist der systemische Lupus erythematodes eine Erkrankung, die interdisziplinär mit einem Internisten und Rheumatologen betreut werden sollte.

3. Antiphospholipidsyndrom

Ursachen, Symptome, Therapie

Ein sekundäres Antiphospholipidsyndrom wird bei etwa einem Drittel der SLE-Fälle beobachtet.

Ursächlich sind Antikörper gegen Phospholipide, die sich u. a. gegen Thrombozytenrezeptoren und Gerinnungsfaktoren richten (Anticardiolipin-Antikörper und Anti-β2-Glykoprotein-I-Antikörper). Hierdurch kommt es zur verstärkten Gerinnungsneigung mit der Folge von Thromboembolien (arterielle oder venös z. B. Thrombosen, Myokardinfarkt, Schlaganfall) und Thrombozytopenie. Rezidivierende Aborte werden ebenfalls gehäuft beobachtet, sodass bei dieser Patientin mit Abort in der Vorgeschichte an ein APS gedacht werden sollte. Therapeutisch werden zur Primärprophylaxe die Einnahme von ASS sowie Maßnahmen zur Thromboseprophylaxe empfohlen. Nach stattgehabten Thromboembolien ist eine dauerhafte Antikoagulation indiziert.

Formen

Beim Antiphospholipidsyndrom (APS) unterscheidet man folgende Formen:

- Beim **thrombotischen APS** (thrombotic APS) lassen sich rezidivierende mikrovaskuläre, venöse und arterielle Thromben in verschiedensten Organen und Geweben nachweisen.
- Beim **geburtshilflichen APS** (obstetric APS) handelt es sich um ein Syndrom, bei dem
  - eine oder mehr Fehlgeburten jenseits der 10. SSW oder
  - eine oder mehrere Frühgeburten vor der 34. SSW oder
  - drei oder mehr nicht zu erklärenden, aufeinanderfolgenden und spontanen Fehlgeburten vor der 10. SSW vorliegen,
  - in Kombination mit zumindest einem auffälligen Antiphospholipid-Antikörper (Anticardiolipin-Antikörper, Anti-β2-Glykoprotein-I-Antikörper oder Lupus antikoagulans).

4. Prophylaxe bei erneuter Schwangerschaft

Frauen mit Kinderwunsch sind in speziellen Zentren zu behandeln und im Falle einer eingetreten Schwangerschaft interdisziplinär zu betreuen und engmaschig zu überwachen.

- Um dem erhöhten Abortrisiko zu begegnen, ist bei Eintreten der Schwangerschaft eine **Prophylaxe** mit **ASS** und **Heparin** sinnvoll.
- Auch eine prophylaktische Gabe von **Hydrochloriquin** (Quensyl) wird diskutiert.
- Insbesondere muss immer bedacht werden, dass eine **Niereninsuffizienz** vorliegen könnte, die mit einem erhöhten Blutdruck einhergehen kann.
- Der systemische Lupus erythematodes und das Antiphospholipidsyndrom gehen mit einem erhöhten Risiko für eine **Präeklampsie** einher.

ZUSAMMENFASSUNG

Systemischer Lupus erythematodes

Beim systemischen Lupus erythematodes handelt es sich um eine Systemerkrankung unklarer Ätiologie, bei dem es durch pathogene Autoantikörper und/oder Immunkomplexe zu einer Vielzahl pathologischer Konsequenzen wie z. B. zu Zell- und Gewebeschädigungen kommt. Betroffen sind in erster Linie Frauen zwischen dem 25. und 35. Lebensjahr (Geschlechtsverteilung 10 : 1), die erste Diagnose wird meist im gebärfähigen Alter gestellt.

Das klinische Bild ist sehr variabel. Der SLE beginnt häufig akut mit Allgemeinsymptomen wie ätiologisch unklarem, plötzlich auftretendem Fieber, Schwäche und Gewichtsverlust. Oft entwickeln sich Gelenkschmerzen (Arthralgien), vielfach tritt auch eine entzündliche Erkrankung auf, die mehrere Gelenke betrifft (Polyarthritis). Atemabhängige thorakale Schmerzen können auf eine Lungenfellentzündung (Pleuritis), oder auf eine Entzündung des Herzbeutels (Perikarditis) hinweisen. Herzrhythmusstörungen können zudem Ausdruck einer Beteiligung des Herzmuskels sein. Wegweisend sind oft typische Hautläsionen, z. B. das schmetterlingsförmige Erythem im Gesicht, das häufig bei Sonneneinwirkung auftritt. Es können sich auch Symptome an den Nieren und an den Gefäßen entwickeln.

Antiphospholipidsyndrom

Auch ein sekundäres Antiphospholipidsyndrom kann auftreten – Symptome sind rezidivierende venöse und/oder arterielle Thrombosen, Thrombozytopenie und die Tendenz zu wiederholten Aborten. Diagnostisch ist v. a. der Nachweis von Anticardiolipin-Antikörper und Anti-β2-Glykoprotein-I-Antikörper und dem sog. Lupus-Antikoagulans wegweisend. Therapeutisch wird neben Allgemeinmaßnahmen v. a. eine immunsuppressive Behandlung eingesetzt, die sich nach der Schwere der Erkrankung richtet.

Frauen mit Kinderwunsch

Frauen mit Kinderwunsch bedürfen einer besonderen Betreuung, da der systemische Lupus erythematodes und das häufig assoziierte Antiphospholipidsyndrom mit einem erhöhten Fehlgeburtsrisiko einhergeht. Auch stellt der evtl. schon präexistente Nierenschaden ein Risiko für eine Schwangerschaft dar. Insgesamt besteht bei Schwangeren mit systemischem Lupus erythematodes und Antiphospholipidsyndrom ein erhöhtes Präeklampsie-Risiko. Die Feten sollten bei bestimmten Antikörperkonstellationen besonders engmaschig kontrolliert werden, da ein kongenitaler Herzblock eintreten kann.

WAS WÄRE, WENN ...

- ... diffuse Gelenkschmerzen, besonders in den Händen, und Muskelschmerzen erstmals während der Schwangerschaft auftreten würden?
  – Das Auftreten solcher Beschwerden kann verschiedene Ursachen haben, von physiologischen Veränderungen in der Schwangerschaft bis hin zu neu auftretenden entzündlich-rheumatischen Erkrankungen. Mögliche Aspekte und Vorgehen:
  – Physiologische Veränderungen: Gewichtszunahme, veränderte Hormonspiegel (z. B. Relaxin) und gesteigerte Gelenkbelastung können zu Gelenk- und Muskelschmerzen führen, insbesondere in Händen, Knien oder Handgelenken.
  – Entzündlich-rheumatische Erkrankungen: Selten kann eine erstmanifestierende Autoimmunerkrankung (z. B. rheumatoide Arthritis oder systemischer Lupus erythematodes) auftreten. Warnzeichen sind Schwellungen, Rötungen, Morgensteifigkeit > 30 Minuten oder zunehmende Einschränkung der Beweglichkeit.
  – Abklärung: Ärztliche Untersuchung, Bluttests auf Entzündungsmarker (CRP, BSG), Autoantikörper, ggf. Ultraschall der Gelenke.
  – Symptommanagement: Physiotherapie, sanfte Bewegung, Wärme- oder Kälteanwendungen. Medikamente nur nach ärztlicher Rücksprache (sichere Optionen in der Schwangerschaft).
  – Monitoring: Beobachtung der Symptomprogression und der funktionellen Einschränkung, um frühzeitig therapeutisch eingreifen zu können.

LITERATUR

1. Specker C. Therapeutische Aspekte beim Antiphospholipidsyndrom. Akt Rheumatol 2022; 47: 483–489.
2. Wolf Z. Das Antiphospholipid-Syndrom – neue Klassifikationskriterien. Trillium-Diagnostik 2023; 2: Unter: https://www.trillium.de/zeitschriften/trillium-diagnostik/trillium-diagnostik-ausgaben-2023/td-heft-2/2023-immunitaet-nach-virusinfektionen/immunologie/das-antiphospholipid-syndrom-neue-klassifikationskriterien.html (letzter Zugriff: 12.05.2025).

23

Ich glaub', ich hab' mir den Magen verdorben

Caroline Niehoff

Fallbeispiel

Im Kreissaalnachtdienst stellt sich die 35-jährige Nora Hartmann (Erstgravida/Nullipara) in der 36+3 SSW mit „Magenschmerzen" und Übelkeit vor. Der bisherige Schwangerschaftsverlauf ist unauffällig. Im Mutterpass sind anlässlich der letzten beiden Vorsorgeuntersuchungen Blutdruckwerte von 150/90 mmHg und 155/95 mmHg dokumentiert worden. Nora hat sich körperlich geschont, Antihypertensiva sind nicht angesetzt worden. Bei der körperlichen Untersuchung gibt sie insbesondere unter dem rechten Rippenbogen Druckschmerzen an.

1. **Nennen Sie Ihre Verdachtsdiagnose und die Differenzialdiagnosen.**

2. **Laborchemisch zeigt sich eine Erhöhung der Leberwerte. Hämoglobin: 11,3 g/dl, Thrombozyten mit 65 000/µl erniedrigt, Leukozyten mit 10 000/µl normal. Der Blutdruck liegt bei 160/100 mmHg. Der Urinschnelltest ist positiv für Eiweiß. Beschreiben Sie Ihr weiteres Vorgehen unter Nennung der wahrscheinlichsten Diagnose.**

3. **Beschreiben Sie die therapeutischen Maßnahmen – die wichtigste, unverzüglich durchzuführende therapeutische Maßnahme zuerst.**

4. **Nennen Sie die Komplikationen bei der Patientin, mit denen Sie bei verzögerter Diagnosestellung und Therapie rechnen müssen.**

1. Verdachtsdiagnose und Differenzialdiagnosen

Oberbauchschmerz
Beim Hauptsymptom Oberbauchschmerz gibt es folgende Verdachtsdiagnose und Differenzialdiagnosen:
- **Verdachtsdiagnose:** HELLP-Syndrom
- **Differenzialdiagnose:**
  - Intrahepatische Schwangerschaftscholestase
  - Cholelithiasis bzw. Cholezystitis (Gallensteine bzw. Gallenblasenentzündung)
  - Hepatitis

Differenzialdiagnosen
- **Intrahepatische Schwangerschaftscholestase** (intrahepatic cholestasis of pregnancy ICP, auch Pruritus gravidarum): Kardinalsymptom ist der Juckreiz. Dieser ist nicht dauernd zu spüren und beginnt meist am Unterbauch. Häufigste schwangerschaftsspezifische Lebererkrankung mit Stau von Gallenflüssigkeit innerhalb der Gallengänge, am häufigsten im dritten Trimenon, verschwindet in der Regel wenige Tage nach der Entbindung.
  - Generalisierter **Juckreiz,** zu Beginn charakteristischerweise intermittierend, verstetigt sich jedoch im weiteren Verlauf
  - Exkoriationen aufgrund des Juckreizes
  - Beginnt häufig am Unterleib und breitet sich dann meist weiter auf den Rumpf sowie die Extremitäten (Handflächen, Fußsohlen) aus: Die Beschwerden können leicht oder schwer ausgeprägt sein. Einige Patientinnen berichteten über eine Verstärkung des Pruritus in der Nacht
  - Evtl. **Ikterus,** der charakteristischerweise von Steatorrhö (Fettstühle) begleitet wird
  - Laborbefunde: Gallensäuren erhöht, Hyperbilirubinämie, Leberwerte erhöht
  - Gute Prognose für die Mutter
  - Die Symptome des Fetus sind abhängig von der Gallensäurekonzentration. Es besteht das Risiko einer Frühgeburt und eines intrauterinen Fruchttods (IUFT).
  - Ein prädiktives Monitoring, z. B. durch Kardiotokographie (CTG) oder Ultraschall gibt es nicht. Die medikamentöse Therapie mit Ursodeoxycholsäure (UDCA) bessert den Juckreiz, beeinflusst aber das fetale Outcome ***nicht*** nachweislich. Bei der Therapie mit UDCA erfolgt eine Aufkonzentrierung der hydrophilen Ursodeoxycholsäure, die zu einer Verdrängung und Ausscheidung der körpereigenen, hydrophoben Gallensäuren führt und damit den Juckreiz lindert. Da das fetale Outcome nicht positiv beeinflusst werden kann, besteht eine Entbindungsindikation in Abhängigkeit von der Gallensäurekonzentration. In Folgeschwangerschaften besteht ein hohes Wiederholungsrisiko.
  - **Ursachen:**
    - Erhöhte Gallensäurespiegel in der Haut und im Serum (noch nicht genau geklärt, wie die Gallensäuren den Juckreiz verursachen)
    - Hormone wie Östrogen und Progesteron, wirken cholestatisch, verringern die hepatische Ausscheidungsfunktion
- **Cholelithiasis** bzw. **Cholezystitis** (Gallensteine und Gallenblasenentzündung): Druck-/Völlegefühl im rechten Oberbauch, kolikartiger Schmerz im rechten und mittleren Oberbauch
- **Hepatitis** (z. B. akute Virushepatitis): gastrointestinale Beschwerden, Druckschmerz im rechten Oberbauch, Ikterus mit Pruritus, Leberwerte erhöht, bei ikterischem Verlauf: Hyperbilirubinämie

MERKE
Aufgrund von ähnlichen Symptomen ist es oft schwer, die Differenzialdiagnosen bei Oberbauchschmerzen zu unterscheiden. Leiten Sie die Patientin bei Unklarheiten frühzeitig in ein Setting über, in dem ein multiprofessionelles Team zur Verfügung steht.

2. Verdachtsdiagnose

Die Verdachtsdiagnose lautet **HELLP-Syndrom** (**H**emolysis, **E**levated **L**iver Enzymes, **L**ow **P**latelets): Auch ohne Zeichen der Präeklampsie (Hypertonie, Proteinurie) bestünde aufgrund der Laborparameter der Verdacht auf ein HELLP-Syndrom (➤ Abb. 23.1). Das HELLP-Syndrom ist eine **schwere,** lebensbedrohliche **Verlaufsform** der **Präeklampsie** mit typischer laborchemischer Konstellation (s. u.)

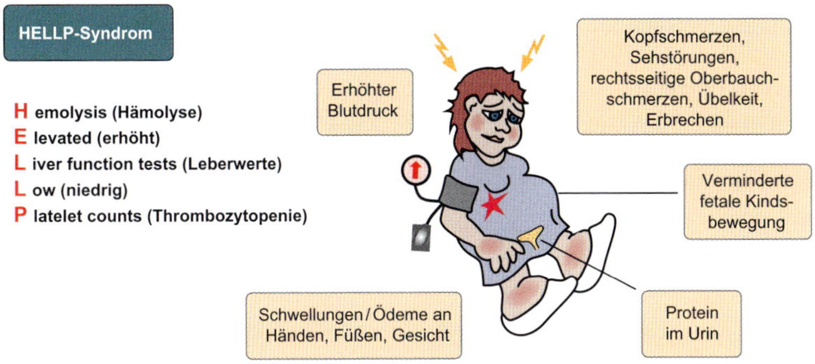

Abb. 23.1 HELLP-Syndrom [L157]

- **Vorkommen:** Ein HELLP-Syndrom tritt bei etwa 1: 150–300 Geburten auf. Es manifestiert sich im Durchschnitt in der **34. SSW** (27.–36. SSW), kann aber (selten!) auch erst im Wochenbett auftreten.
- **Klinik:**
  - Das **Leitsymptom** ist der rechtsseitige Oberbauchschmerz (vermutlich durch Dehnung der Leberkapsel), der den laborchemischen Veränderungen um Tage bis Wochen vorausgehen kann.
  - In bis zu 15 % (!) der Fälle können die Zeichen der **Präeklampsie** (Proteinurie, Hypertonie) fehlen. Oft werden diese Beschwerden von Übelkeit und einem allgemeinen Krankheitsgefühl begleitet.
- **Diagnostik:** Grundsätzlich sollte bei jeder Schwangeren mit Oberbauchschmerzen unabhängig vom Vorhandensein oder vom Schweregrad einer Präeklampsie an ein HELLP-Syndrom gedacht und dieses mittels **Laborkontrolle** ausgeschlossen werden.
  - Ein sog. HELLP-Labor besteht aus einem kleinen Blutbild, einer Gerinnung, Leberwerten und Haptoglobin (als empfindlichster Parameter einer Hämolyse) zum Nachweis von den namengebenden Veränderungen:
    - **He**molysis: Hämolyse: Haptoglobin erniedrigt
    - **E**levated **L**iver Enzymes: erhöhte Leberwerte AST (GOT) und ALT (GPT)
    - **L**ow **P**latelets: niedrige Thrombozyten: erniedrigte Thrombozytenwerte
- **Differenzialdiagnostik:** In der Kombination der geschilderten Befunde kommt differenzialdiagnostisch kaum eine andere Erkrankung infrage.

MERKE

In der zweiten Schwangerschaftshälfte sollte bei rechtsseitigen Oberbauchschmerzen immer an ein HELLP-Syndrom gedacht werden und ein Ausschluss erfolgen. Die Beschwerden können vor den Veränderungen der Laborparameter auftreten, sodass bei dringendem Verdacht eine Wiederholung der Laborwerte indiziert ist.

3. Wichtigste Maßnahme

Die wichtigste unverzüglich durchzuführende therapeutische Maßnahme ist die rasche Schwangerschaftsbeendigung per **Sectio caesarea** (durch einen erfahrenen Operateur!), ggf. nach Transfusion von Thrombozytenkonzentraten bzw. bei erniedrigtem Fibrinogenspiegel Fresh-Frozen-Plasma.

Therapie und Verlauf

Da eine kausale Therapie des HELLP-Syndroms nicht möglich und der klinische Verlauf unkalkulierbar ist (rasche Exazerbation der Erkrankung und schwere Komplikationen bei der Mehrzahl der Patientinnen, die Laborwerte können sich innerhalb von Stunden ändern!), sollte zügig die Entbindung angestrebt werden.

- Zu berücksichtigen ist, dass bei der **Sectio caesarea** im akuten HELLP-Schub das **Risiko** für **hämostatische Komplikationen** (Gerinnungsstörungen, Blutungen) deutlich erhöht ist. Die Patientin muss intensivmedizinisch versorgt und überwacht werden (Kontrolle von Ausscheidung, Blutdruck und Laborwerten, Magnesiumsulfat i. v., antihypertensi-

ve Therapie und Reizabschirmung [zur Vermeidung von Krampfanfällen] bei gleichzeitiger Hypertonie bzw. Anzeichen einer Präeklampsie).
- Bei unreifen Kindern ist ein **konservativer Behandlungsversuch** mit Induktion der fetalen Lungenreife unter geburtshilflich-anästhesiologischem Intensivmonitoring nur gerechtfertigt, **wenn** der **Zustand** von Mutter und Kind **stabil** ist.

Prognose

Die Mortalität der Mutter liegt bei ca.1–3 %, die des Kindes bei ca. 9–22 %! Das seltene postpartale HELLP-Syndrom hat eine noch deutlich schlechtere Prognose.

MERKE

Ein HELLP-Syndrom manifestiert sich zu 7–10 % erst postpartal.

4. Komplikationen durch verzögerte Diagnosestellung und Therapie

Insbesondere ist mit den Komplikationen der **assoziierten Präeklampsie** zu rechnen:
- Vorzeitige Plazentalösung (mit intrauteriner Asphyxie bis hin zum intrauterinen Fruchttod)
- Akute Niereninsuffizienz
- Lungenödem
- Disseminierte intravasale Gerinnung (DIC)
- Intrazerebrale Blutungen
- Leberkapselhämatom/Leberruptur (selten)

ZUSAMMENFASSUNG

Das HELLP-Syndrom zählt zu den Komplikationen in der Schwangerschaft, das primär durch seine Manifestation an der Leber auffällt und daher mit anderen Lebererkrankungen verwechselt werden kann. Alle rechtsseitigen Oberbauchschmerzen sollten zeitnah abgeklärt werden. Zur Abklärung dient eine Blutentnahme des HELLP-Labors, in dem sich eine Hämolyse, erhöhte Leberwerte und erniedrigte Thrombozyten zeigen.

Das HELLP-Syndrom ist in seinem Verlauf nicht kalkulierbar und potenziell lebensgefährlich. Die einzige kausale Therapie ist die Entbindung.

WAS WÄRE, WENN ...

- ... Oberbauchschmerzen in der Schwangerschaft auftreten würden, das Labor jedoch unauffällig ist? Oberbauchschmerzen in der Schwangerschaft können viele Ursachen haben. Wenn Laborwerte normal sind (z. B. Leberwerte, Entzündungsmarker, Gallenwerte), spricht dies gegen akute Entzündungen oder schwere Organerkrankungen. Mögliche Ursachen und Vorgehensweise:
  - Physiologische Ursachen: Druck auf Magen, Leber und Gallenblase durch das wachsende Uterusvolumen, hormonbedingte Entspannung der Magen- und Gallenwege → häufig Sodbrennen, Völlegefühl, leichte Schmerzen
  - Gastrointestinale Ursachen: Gastritis, Reflux, Verstopfung oder Blähungen. Besonders in der Oberbauchregion kann es durch die Kurve, die das Kolon im Übergang vom aufsteigenden Colon zum querverlaufenden Kolon beschreibt, zu Bauchschmerzen kommen
  - Symptommanagement: Anpassung der Ernährung (kleine, häufige Mahlzeiten, Vermeidung fettiger Speisen), sanfte Bewegung, ggf. medikamentöse Therapie, die in der Schwangerschaft sicher ist.

LITERATUR

1. Annecke T: Notfallsituationen im Kreißsaal. Anästh Intensivmed 2022; 63: 111–122. DOI: 10.19224/ai2022.111.
2. Bagaric M, Kany Y. Checklisten Intensivpflege. München: Elsevier, 2025.
3. Neuhaus S, Neuhaus C, Weigand MA. et al. Spezielle intensivmedizinische Krankheitsbilder der schwangeren Patientin. Anaesthesist. 2021;70 (8): 717–730.
4. Wacker J. HELLP-Syndrom. In: Kainer F (Hrsg.) Facharztwissen Geburtsmedizin. 5.A. München: Elsevier, 2025.
5. Deutsche Gesellschaft für Gynäkologie und Geburtshilfe (DGGG), Österreichische Gesellschaft für Gynäkologie und Geburtshilfe (OEGGG), Schweizerische Gesellschaft für Gynäkologie und Geburtshilfe (SGGG). S2k-Leitlinie „Hypertensive Erkrankungen in der Schwangerschaft (HES): Diagnostik und Therapie". AWMF-Registernummer 015/018, Juli 2024. Version 7.0. Unter: https://register.awmf.org/assets/guidelines/015-018l_S2k_Hypertensive-Erkrankungen-Schwangerschaft-HES-Diagnostik-Therapie_2024-07.pdf (letzter Zugriff: 14.07.2025).
6. Stepan H, Verlohren S (Hrsg.). Präeklampsie: Diagnostik und klinisches Management. Berlin: De Gruyter, 2022.

24

Mein Kind kommt zu früh

Caroline Niehoff

Fallbeispiel

Im Nachtdienst im Kreißsaal stellt sich die 32-jährige Amelie Lorenz mit Unterbauchbeschwerden vor. Amelie ist in der 29+3 SSW und klagt über einen „ziehenden, periodisch wiederkehrenden Unterbauchschmerz". Der Schmerz zieht vom Rücken bis in die Leiste. Der Uterus tastet sich stark tonisiert. Amelie kann während einer Kontraktion kaum noch sprechen, da sie die Schmerzen veratmen muss. Auf dem CTG sieht man regelmäßige Kontraktionen, die kindliche Herzfrequenz ist unauffällig.
Der Schwangerschaft sind eine Abruptio und ein Abort in der 12. Schwangerschaftswoche sowie eine Konisation bei rezidivierendem Pap IIID vorausgegangen.
Das Kind liegt in Schädellage und ist zeitgerecht entwickelt, Schätzgewicht 1560 g.
Bei der vaginalen Sonographie zeigt sich eine verkürzte Zervix ohne Trichterbildung. Bei der vaginalen Untersuchung ist die Portio mediosakral, verkürzt, weich, MM geschlossen, VT Kopf in Beckeneingang abschiebbar. Temperatur 36,8 °C, Puls 80/min, Blut RR 130/70 mmHg, Laborwerte unauffällig.

1. **Erläutern Sie die Häufigkeit der hier vorliegenden klinischen Befunde unter Nennung der Verdachtsdiagnose.**
2. **Analysieren Sie die notwendigen Untersuchungen.**
3. **Benennen Sie die Risikofaktoren.**
4. **Stellen Sie die möglichen Therapieoptionen dar.**
5. **Erklären Sie Amelie den möglichen Geburtsmodus.**
6. **Amelie kommt ein Jahr nach der Geburt mit einem fitten Sohn zur Besprechung einer neuen Schwangerschaftsplanung. Erklären Sie Amelie die möglichen präventiven Maßnahmen.**

1. Häufigkeit der klinischen Befunde

Bei Amelie Lorenz ist die Zervixlänge sonografisch mit 12 mm verkürzt und die Portio palpatorisch weich. Der Uterus ist tonisiert und das CTG zeigt regelmäßige Wehen. Sie vermuten **vorzeitige Wehen** (➤ Abb. 24.1). Im Allgemeinen besteht der Verdacht auf eine drohende Frühgeburt bei Zervixverkürzung, Muttermunderöffnung und vorzeitigem Blasensprung vor der vollendeten 36. SSW. Die **Inzidenz** der **Frühgeburtlichkeit** ist seit Jahren stabil über etwa 8 % und hat trotz medizinischer Fortschritte nicht abgenommen. Ein Grund dafür ist die Verlängerung von Schwangerschaften bei drohendem Spätabort durch intensivmedizinische Fortschritte. Dies führt zu frühen Frühgeburten, die vor einigen Jahren nicht überlebt hätten. Andererseits werden Komplikationen wie intrauterine Wachstumsrestriktion frühzeitig erkannt und führten zu einer iatrogenen Entbindung, die zuvor möglicherweise in einen intrauterinen Fruchttod geendet wären.

MERKE

Eine Entbindung vor der 37 +0 SSW wird als Frühgeburt definiert. In der Neonatalperiode sterben weltweit jährlich 965.000 frühgeborene Kinder und weitere 125.000 in den ersten 5 Lebensjahren an den Folgen einer Frühgeburt. Jährlich wird am 17. November beim Weltfrühgeborenen-Tag darauf aufmerksam gemacht.

2. Notwendige Untersuchungen

- Das Tokogramm (Wehenschreiber) hat regelmäßig Kontraktionen nachgewiesen. Deshalb sollte eine Spiegeleinstellung (Spekulumeinstellung) erfolgen, anhand derer sich der Zustand des Gebärmutterhalses (Portio) bestimmen lässt:
- Lage (zentriert als Hinweis auf beginnende Geburtsreife)
- Länge: (2–4 cm) = unauffällig, verkürzt (< 2,5 cm = erhöhtes Risiko für Frühgeburt)
- Muttermundweite

Bei Amelie konnte ein Fruchtwasserabgang und eine Blutung ausgeschlossen werden.

- Zur Abklärung, ob ein vaginaler Infekt vorliegt, sollte ein **Vaginalabstrich** zum Nachweis von therapierbaren Keimen entnommen werden und ein Nativpräparat zur zeitnahen Diagnostik einer bakteriellen Vaginose erstellt werden. Bei normalem pH-Wert kann man davon ausgehen, dass der vaginale Keimbefall nicht allzu dramatisch ist.
- Zwischen der 22. und 35. SSW kann durch einen Abstrich aus der Scheide je nach Hersteller das Eiweiß **Fibronektin** oder **PAMG-1** untersucht werden. Beide Proteine sind ein Bestandteil der Eihäute und verkleben das Chorion mit der Decidua. Sie werden freigesetzt und in das Vaginalsekret abgegeben, wenn sich diese Membranen verändern. Der Nachweis des Fibronektins oder PAMG-1 im Scheidensekret kann bereits vor Auftreten körperlicher Symptome wie **vorzeitiger Wehen,** einer **Verkürzung der Zervix** oder gar einem **vorzeitigen Blasensprung** auf das erhöhte Risiko für eine **Frühgeburt** hinweisen.

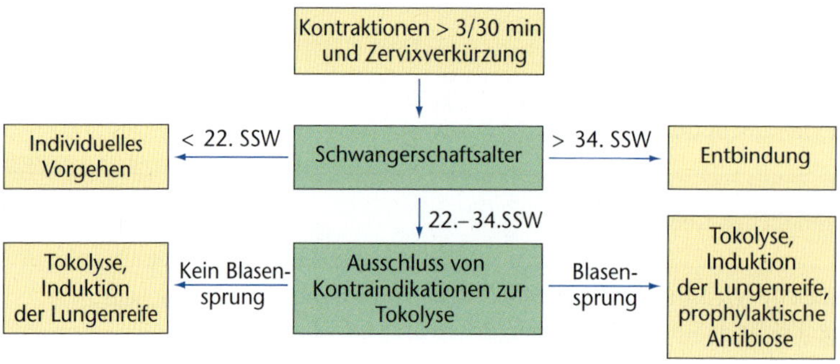

Abb. 24.1 Vorgehen bei vorzeitiger Wehentätigkeit. [R284]

- Es erfolgt eine Blutentnahme mit **Infektparametern** (Leukozyten, CRP) zur frühzeitigen Diagnosestellung einer manifesten Infektion.

3. Risikofaktoren

Eine Frühgeburtlichkeit beruht auf unterschiedlichen pathophysiologischen Mechanismen. Voraussetzung für eine Muttermunderöffnung ist die Auflockerung des zervikalen Bindegewebes. Progesteron hält das Myometrium im Ruhezustand. Eine Dysbalance führt zur vorzeitiger Wehentätigkeit. Etwa ⅔ sind spontane Frühgeburten mit vorzeitiger Wehentätigkeit mit oder ohne Blasensprung. Maternale und fetale Indikation zur Entbindung machen den Rest aus, sodass ⅓ der Frühgeburten durch eine medizinische Indikation verursacht ist.

- Bei einem Viertel der Frühgeburten liegt eine **Infektion** vor. Jedoch verursachen nicht alle Infektionen eine Frühgeburt, eine gewisse genetische Disposition scheint eine Rolle zu spielen.
- Auch eine **Überdehnung** des **Uterus** (wie bei Mehrlingen oder Polyhydramnion) wird als Ursache einer Frühgeburt gesehen.
- **Andere Risikofaktoren** sind Uterusanomalien, Zustand nach Konisation oder spontaner Frühgeburt, kurzes Schwangerschaftsintervall < 12 Monate, Schwangere < 18 Jahre, vorangegangene Abruptiones, ungünstige sozioökonomischen Lebensbedingungen, Parodontitis, Rauchen und Anämie.

Amelie Lorenz hat in der Tat mehrere Risikofaktoren in der Vorgeschichte. Mit dem Abstrich wird zusätzlich nach Infektionen gesucht, die dann auch unmittelbar behandelt werden können.

4. Mögliche Therapieoptionen

Nach Diagnosestellung einer vorzeitigen Wehentätigkeit kann eine Wehenhemmung, eine sog. Tokolyse (griechisch Toko = Wehen, Lyse = auflösen), begonnen werden. Es stehen mehrere Optionen zur medikamentösen Tokolyse zur Verfügung.

Medikamentöse Tokolyse

- **Betasympathomimetika** docken an die β-Rezeptoren des Uterus an und hemmen so die Wehentätigkeit. Da Betasympathomimietika auch an anderen Organen an die β-Rezeptoren andocken, erzeugen sie hohe maternale Nebenwirkungen.
  - Maternale Tachykardie: Therapieabbruch bei Herzfrequenz größer 130/min, Tremor, Unruhe, Angst oder Erregungszustände.
  - Beim Eintreten eines Lungenödems, von Herzrhythmusstörung, einer Herzinsuffizienz oder Niereninsuffizienz muss das Betamimetikum abgesetzt werden.
- Zugelassen ist in Deutschland auch der **Oxytocin-Rezeptorantagonist** Atosiban.
- Trotz teilweise fehlender Zulassung in Deutschland werden **Kalziumantagonisten** (Nifedipin) und Cyclooxigenasehemmer (Indometacin) verwendet.
- **Magnesiumsulfat** ist mit einer hohen fetalen Mortalität assoziiert und daher nicht empfohlen.

Das Ziel ist, die Schwangerschaft 48 Stunden zu verlängern. Diese Zeitgrenze von 48 Stunden ermöglicht die Lungenreifeinduktion und den Transport in ein Perinatalzentrum mit neonatologischer Intensivstation. Eine Verlängerung der Tokolyse über 48 Stunden hinaus ist nach aktuellem Kenntnisstand nicht empfohlen.

RDS-Prophylaxe

Sollte eine Frühgeburt vor der 34+0 SSW drohen, wird die Applikation plazentagängiger Steroide zur Lungenreifeinduktion (RDS-Prophylaxe: Prophylaxe, um das Respiratory distress syndrome [Atemnotsyndrom des Neugeborenen] zu verhindern) empfohlen. Dadurch wird das Risiko des Atemnotsyndroms bei Frühgeborenen gesenkt. Betamethason (12 mg) wird 2-malig im Abstand von 24 Stunden appliziert.

Antibiotika- und Thromboseprophylaxe

- Sollten die bakteriologischen Abstriche einen pathologischen Befund zeigen, so kann eine Antibiotikaprophylaxe nach Antibiogramm begonnen werden.
- Eine Thromboseprophylaxe kann bei längerem stationärem Aufenthalt notwendig sein.

Stationäre Aufnahme

Amelie Lorenz sollte stationär aufgenommen werden. Bei frühen Frühgeburten treten posttraumatische Belastungsstörung bei den betroffenen Gebärenden gehäuft auf. Jede Patientin sollte ein Angebot für eine psychosomatische Begleitung und unterstützende Therapieangebote erhalten.

MERKE

Bettruhe senkt das Risiko einer Frühgeburt nicht, hingegen erhöht es das Thromboserisiko und es begünstigt über einen längeren Zeitraum die Entwicklung einer Muskelatrophie und Osteoporose.

5. Möglicher Geburtsmodus

- Bei Einlingen in Schädellage – das Baby liegt mit dem Kopf nach unten in normaler Geburtslage – kann eine **vaginale Geburt** als Geburtsmodus bei individueller Risiko-/Nutzenabwägung in den klinischen Entscheidungsprozess eingeschlossen werden.
- Vor der 34.SSW sollte keine Vakuumextraktion durchgeführt werden: Alternativ käme bei Notwendigkeit eine **Forzepsentbindung** (Zangenentbindung) in Betracht. Dazu sollten ausreichende Kenntnisse mit der Forzepsentbindung vorliegen. Bei fehlender Kenntnis in diesem Bereich wird daher häufig eine Sectio durchgeführt.
- Eine **Mikroblutuntersuchung (MBU)** ist ein diagnostisches Verfahren, das während der Geburt (unter der Geburt) durchgeführt wird, um die Sauerstoffversorgung des ungeborenen Kindes genauer zu beurteilen. Dabei wird kapillares Blut aus der Kopfhaut des Kindes gewonnen (nur bei geöffnetem Muttermund möglich). Die Blutprobe wird sofort im Kreißsaal analysiert: Damit kann eine Aussage zur Sauerstoffversorgung des Kindes getätigt werden. Die MBU soll vor der 34. SSW nicht durchgeführt werden.

Die Neonatologie sollte frühzeitig bei drohender Frühgeburt einbezogen werden und alle Informationen, die wichtig für die Erstversorgung und Behandlung sind, erhalten. Insbesondere das Schätzgewicht des Kindes, der Stand der RDS-Prophylaxe und Abstrichergebnisse sollten übergeben werden.

6. Präventive Maßnahmen

- Patientinnen mit vorausgegangenen Frühgeburten haben ein erhöhtes Risiko, dass es erneut zu einer Frühgeburt kommt. Sie können Progesteron bis zu 36+0 SSW erhalten.
- Die Anlage einer prophylaktischen Cerclage in Kombination mit einem totalen Muttermundverschluss kann angeboten werden. Die Indikation zu dem Eingriff erfolgt nach individuellen Kriterien.

ZUSAMMENFASSUNG

Die Diagnosestellung der vorzeitigen Wehen wurde durch die Anamnese, das CTG, die vaginale Sonografie und die Spekulumeinstellung gestellt. Eine Tokolyse wird über 48 Stunden während der Lungenreifeinduktion durchgeführt. Eine vaginale Entbindung kann in einer erfahrenen Geburtsklinik angestrebt werden. Eine frühzeitige Einbindung der Neonatologie und psychologische Unterstützung sollen gewährleistet sein.

WAS WÄRE, WENN ...

- ... sich der Fetus in Beckenendlage befinden würde?
  - Vor der 36+0 SSW stellt eine Beckenendlage eine Indikation zur Sectio dar. Hier reduziert die Sectio die Mortalität und die Morbidität.

LITERATUR

1. Deutsche Gesellschaft für Gynäkologie und Geburtshilfe (DGGG), Deutsche Gesellschaft für Hebammenwissenschaft (DGHW). S3-Leitlinie „Die vaginale Geburt am Termin". AWMF-Registernummer. 015/083. Dezember 2020. Version 1.0. Unter: https://register.awmf.org/assets/guidelines/015-083l_S3_Vaginale-Geburt-am-Termin_2021-03.pdf (letzter Zugriff: 12.07.2025).
2. Schrey-Petersen S, Härtel C. Vaginale Geburt. Die Gynäkologie 2024; 57 (4): 197–206.
3. Leichtl S, Rathberger K, Köninger A et al. Optimales Management einer Beckenendlagengeburt. Die Gynäkologie2024; 57 (4): 220–226.
4. Deutsche Gesellschaft für Gynäkologie und Geburtshilfe (DGGG), Österreichische Gesellschaft für Gynäkologie und Geburtshilfe (OEGGG), Schweizerische Gesellschaft für Gynäkologie und Geburtshilfe (SGGG). S2k-Leitlinie „Prävention und Therapie der Frühgeburt." AWMF-Registernummer 015/025, September 2022. Version 5.0. Unter: https://register.awmf.org/assets/guidelines/015-025l_S2k_Praevention-Therapie-Fruehgeburt_2025-03-verlaengert.pdf (letzter Zugriff: 29.09.2025).

25

Gleich zwei – wie super

Caroline Niehoff

Fallbeispiel

Lisa Graf konnte einen positiven Schwangerschaftstest aus dem Urin machen. Sie ist sehr aufgeregt und erfreut. Sie wünscht sich schon sehr lange ein Geschwisterkind für ihre Tochter. Die 37-jährige Lisa hat keine Vorerkrankungen. Sie war vor 6 Monaten zur gynäkologischen Vorsorge. Die erste Schwangerschaft und Geburt verliefen unkompliziert. Vulva und Vagina sind unauffällig. Die vaginale Untersuchung bei der Frauenärztin zeigte einen aufgelockerten weichen Uterus, die Portio war erhalten. Im Ultraschall konnten intrauterin zwei Embryonen dargestellt werden.

Lisa befindet sich rechnerisch in der 8 SSW p. m. und die Scheitelsteißlängen der Embryonen sind 14 mm und 15 mm. Lisa ist überrascht und schockiert: Zwillinge? Sie möchte wissen, ob Zwillinge häufig vorkommen und ob die Zwillinge eineiig sind.

1. **Erläutern Sie die Entstehung und Häufigkeit von Zwillingsschwangerschaften.**
2. **Lisa erwartet monochoriale, diamniote Zwillinge. Analysieren Sie die möglichen Komplikationen.**
3. **Klären Sie Lisa über ihre eigenen Risiken auf.**
4. **Inzwischen ist Lisa in der 31+4 SSW. Die Zervixlänge ist sonografisch 12 mm. Klären Sie Lisa auf.**
5. **Erklären Sie Lisa die möglichen Geburtsszenarien.**

1. Zwillingsschwangerschaft

Die Vorstellung Zwillinge zu bekommen, ist für viele Patientinnen zunächst erschreckend. Insbesondere, da Lisa Graf schon eine Tochter hat und ein Geschwisterkind erwünscht ist, kann eine Zwillingsschwangerschaft als große Herausforderung erscheinen. Es ist wichtig, sich Zeit für die Patientin zu nehmen. 2 % aller Kinder sind Zwillinge: Lisa ist also nicht allein. Trotzdem ist jede Schwangerschaft natürlich mit ambivalenten Gefühlen behaftet.

Viele Schwangere, die Zwillinge erwarten, fragen sich, wie es zu Zwillingen kommt. Grundsätzlich gibt es Zwillinge aus einer befruchteten Eizelle (eineiige Zwillinge ➤ Abb. 25.1) oder zwei befruchteten Eizellen (zweieiige Zwillinge). Bei zweieiigen Zwillingen bilden sich immer zwei Fruchthöhlen (Chorionizität) mit je einer Fruchtblase (Amnionizität).

- **Chorionizität:** bezieht sich auf die Ausbildung von Fruchthöhlen.
  - Bei einer monochorialen Anlage wird eine Plazenta ausgebildet.
  - Bei einer dichorialen Anlage werden zwei getrennte Plazenten ausgebildet.
- **Amnionizität:** bezieht sich auf die Ausbildung der Fruchtblasen.
  - Monoamnial oder monoamniot: beschreibt eine Fruchtblase
  - Diamnial oder diamniot: zwei Fruchtblasen
- **Zweieiigige** Zwillingsanlagen sind immer dichorial, diamniot.
- **Eineiigige** Zwillingsanlagen können sein:
  - Dichorial, diamniot: Wenn die befruchtete Eizelle sich sehr früh in zwei Schwangerschaftsanlagen trennt.
  - Monochorial, diamniot (➤ Abb. 25.2): Wenn sich eine Fruchthöhle mit zwei Fruchtblasen ausbildet: die Embryonen teilen sich eine Plazenta, haben aber getrennte Fruchtblasen.
  - Monochorial, monoamniot: Wenn sich eine befruchtete Eizelle sehr spät in zwei Schwangerschaftsanlagen trennt. Dann teilen sich die Embryonen die Plazenta und die Fruchtblase. Diese Variante endet zu 50 % im Abort.

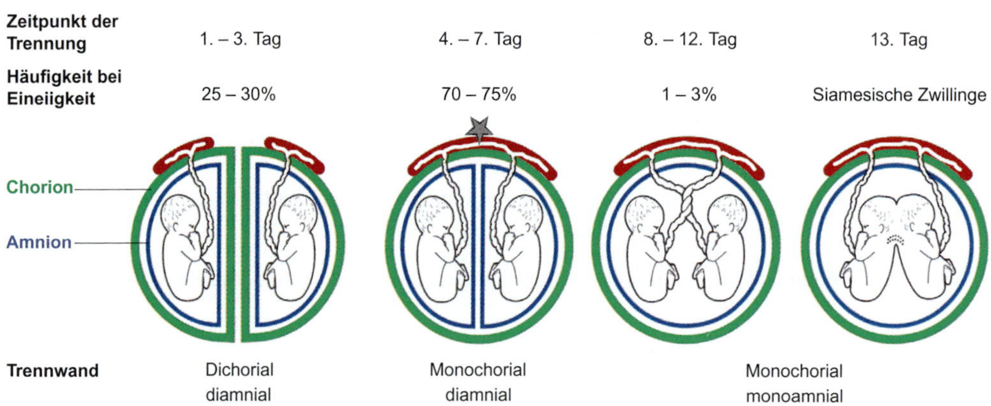

Abb. 25.1 Eineiige Zwillinge. Durch die Teilung einer befruchteten Zygote entstehen eineiige Zwillinge. Bei einer Trennung bis zum 3. Tag bildet jeder Embryo eine eigene Chorionhöhle; die Trennwand weist dementsprechend zwei Amnion- und zwei Chorionlamellen auf. Diesen Befund findet man auch bei zweieiigen Zwillingen. Bei Teilung der Zygote zwischen 3. und 8. Tag enthält die Trennwand kein Chorion mehr (monochorial-diamnial). Oft finden sich Anastomosen zwischen den Blutkreisläufen (Stern). Eine Teilung zwischen 8. und 12. Tag führt zu einer gemeinsamen Fruchthöhle (monochorial-monoamnial) mit zusätzlichen Risiken durch Nabelschnurkomplikationen, z. B. Verdrillung oder Knotenbildung. Eine Teilung nach dem 13. Entwicklungstag führt zu einer unvollständigen Teilung der Frucht, d. h. siamesischen Zwillingen. [L106]

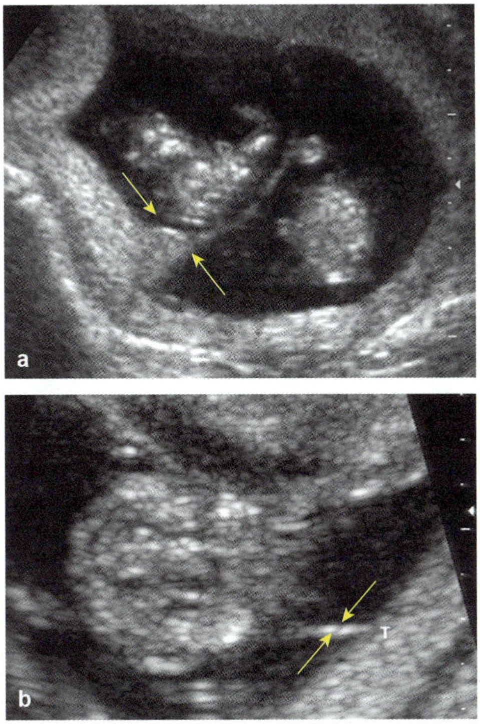

Abb. 25.2 Sonografische Differenzialdiagnose diamnioter Zwillinge durch Beurteilung der Ansatzstelle der Amnionhäute: a) „Lambda sign" (dichoriot, dicke Ansatzstelle), b) „T-sign" (monochoriot, dünne Ansatzstelle) [G244]

MERKE

- **Chorionizität:** bezieht sich auf die Ausbildung von Fruchthöhlen. Bei einer monochorialen Anlage wird eine Plazenta ausgebildet. Bei einer dichorialen Anlage werden zwei getrennte Plazenten ausgebildet.
- **Amnionizität:** bezieht sich auf die Ausbildung der Fruchtblasen. Monoamnial: beschreibt eine Fruchtblase, diamnial: zwei Fruchtblasen.

2. Mögliche Komplikationen

Ultraschalluntersuchung

Bis zur 12. SSW sollte sonografisch die Festlegung der Zwillingsanlage erfolgen: Die sichere Unterscheidung zwischen di- oder monochorialen Zwillingen ist ein wichtiger Bestandteil der Ultraschalluntersuchung.

- Bei **dichorialen Zwillingen** (⅔ der Zwillingsschwangerschaften) finden sich getrennte Plazenten. Sonografisch lassen sich bis zur 8 SSW zwei getrennte Fruchthöhlen darstellen. Mit zunehmendem Schwangerschaftsalter wird die Trennwand immer dünner, sodass bis zur 12. SSW dann das sog. λ-Zeichen (Lambda-Zeichen) dargestellt werden kann – ein keilförmiger Ausläufer des Chorions.
- Bei **monochorialen Zwillingen** (⅓ der Fälle) ist eine gemeinsame Plazenta angelegt. Sonografisch lässt sich das T-Zeichen ohne chorialen Gewebekeil darstellen.

Bei Lisa Graf lässt sich eine Fruchthöhle (monochorial) mit zwei Fruchtblasen (diamniot) darstellen.

Monochoriale Schwangerschaft

Alle monochorialen Zwillinge weisen Gefäßverbindungen zwischen den beiden Kindern (Anastomosen) auf. Diese können bei unbalanziertem Blutfluss zu spezifischen Komplikationen führen. Es kann ein sog. Zwillingstransfusionssyndrom entstehen: das feto-fetale Transfusionssyndrom.

Dabei gibt es immer einen Donor und einen Akzeptor.

- Der Akzeptor weist eine Polyglobulie, ein Polyhydramnion, eine Hypervolämie mit einer Herzvolumenbelastung bis hin zum Hydrops auf.
- Der Donor leidet unter Blutarmut und ist im Wachstum retardiert.

Zur frühzeitigen Erkennung der Komplikationen sollten alle 2 Wochen eine sonografische Kontrolle der Größe der Kinder, die Fruchtwassermenge und die Dopplersonografie zur frühzeitigen Erkennung einer fetalen Anämie durchgeführt werden.

MERKE

- Im ersten Trimenon ist zwischen mono- und dichorialen Zwillingen zu unterscheiden. Im Mutterpass ist hierfür eine separate Dokumentation vorgesehen.
- Monochoriale Zwillingsschwangerschaften weisen immer Anastomosen auf und es besteht das Risiko eines feto-fetalen Transfusionssyndroms.

3. Mütterliche Risiken

Die gesamte Schwangerschaft belastet den mütterlichen Körper stärker. Der Bauch ist größer, der Zwerchfellhochstand kann zur Einschränkung der Atmung führen. Schwangere mit Zwillingen haben 5-fach häufiger schwere hypertensive Komplikationen wie Präeklampsie und Eklampsie als Schwangere mit Einlingen. Auch der Gestationsdiabetes tritt häufiger auf. Es besteht eine erhöhte Frühgeburtlichkeit. Neben dem erhöhten Risiko für Blutungen bei der Geburt durch die vermehrte Uterus-Ausdehnung werden Zwilling häufiger per Sectio geboren. Dies zieht für die Mutter deutlich mehr Risiken als die vaginale Geburt nach sich. Darüber hinaus zeigen neue Studien, dass Mütter nach Zwillingsschwangerschaften ein erheblich erhöhtes Risiko für kardiovaskuläre Erkrankungen haben.

MERKE

Eine Zwillingsschwangerschaft geht mit einem deutlich erhöhten Risiko für Gestationsdiabetes und Präeklampsie einher. Mütter haben nach Zwillingsschwangerschaften ein erheblich erhöhtes Risiko für kardiovaskuläre Erkrankungen.

4. Richtige Zervixlänge

Mit 31+4 SSW ist die Zervixlänge sonografisch 12 mm. Die Zervixlänge sollte allerdings > 20 mm sein. Bei Lisa Graf ist die Zervix verkürzt. Da ein erhöhtes Frühgeburtsrisiko besteht, sollte Lisa Graf in der Klinik vorgestellt werden. Lisa Graf wird nach 2 Tagen mit einer stabilen Cervix entlassen.

5. Mögliche Geburtsszenarien

Bei einer monochorialen-diamnioten Zwillingsschwangerschaft wird eine Entbindung in der 37. SSW empfohlen. Damit umgeht man ein spätes Transfusionssyndrom ohne ein Risiko der Frühgeburtlichkeit einzugehen.

Wenn beide Kinder in Schädellage liegen und gleich groß sind, ist eine vaginale Entbindung möglich, wenn Lisa Graf es wünscht. Hinzu kommt, dass Lisa Graf bereits einmal vaginal geboren hat. Lisa Graf möchte vaginal entbinden.

MERKE

Eine vaginale Entbindung geht bei Zwillingen mit führendem Feten in Schädellage ab 32 +0 SSW im Vergleich zu einer geplanten Sectio nicht mit einem erhöhten Risiko der kindlichen Morbidität einher.

ZUSAMMENFASSUNG

Das Risiko einer Zwillingsschwangerschaft ist vielfältig für Mutter und Kinder. Engmaschige Verlaufskontrollen sind notwendig, v. a., wenn es sich um monochoriale Zwillinge handelt. Eine Entbindung kann bei führendem Kind in Schädellage vaginal erwogen werden und richtet sich vom Zeitpunkt her nach den Eihaut- und Plazentaverhältnissen.

WAS WÄRE, WENN ...

- … die Zwillinge dichorial wären? Zu welchem Zeitpunkt wäre die Geburt zu planen? Wann bei monoamnioten Zwillingen?
  - Bei dichorialen Zwilling wird eine Entbindung in der 38. Schwangerschaftswoche empfohlen. Ein weiteres Abwarten zeigt keinen Vorteil und geht mit einer höheren Rate an Sectiones einher. Dies liegt daran das die Kinder beim Schätzgewicht von 3000 g dazu neigen, sich unter der Geburt zu verkeilen und die vaginale Geburt dadurch zu erschweren. Aufgrund bestehender Nabelschnurverknotung ist bei monoamnioten Zwillingen ein Kaiserschnitt bereits in der 33. Schwangerschaftswoche notwendig. Unter Inkaufnahme der Komplikation einer Frühgeburtlichkeit wird das Risiko eines IUFT reduziert.

LITERATUR

1. Brucker S, Simoes E, Wallwiener D (Hrsg.). Frauengesundheit – Frauenmedizin: München: Elsevier, 2023.
2. Deutsche Gesellschaft für Gynäkologie und Geburtshilfe (DGGG), Deutsche Gesellschaft für Ultraschall in der Medizin (DEGUM), Österreichische Gesellschaft für Gynäkologie und Geburtshilfe (OEGGG), Schweizerische Gesellschaft für Gynäkologie und Geburtshilfe (SGGG). S2e-Leitlinie „Überwachung und Betreuung von Zwillingsschwangerschaften." AWMF-Registernummer 015/087, Mai 2020. Version 1.0. Unter: https://register.awmf.org/assets/guidelines/015-087l_S2e_Ueberwachung-Betreuung-Zwillingsschwangerschaften_2020-05.pdf (letzter Zugriff: 29.09.2025).

26

Ich hab' so flüssigen Ausfluss

Caroline Niehoff

Fallbeispiel

Im Kreißsaal-Nachtdienst stellt sich Paula Schuster, eine 37-jährige Erstgravida, in der 19+3 SSW vor und berichtet, dass irgendwas nicht stimme. Sie musste heute bereits dreimal den Schlüpfer wechseln, da dieser regelmäßig durchfeuchtet war. Paula kann sich gar nicht erklären, wo diese ganze Flüssigkeit herkommt. Sie gibt außerdem an, dass in der Vorwoche eine Amniozentese bei ihr durchgeführt wurde.

Sonografisch stellt sich ein für die 19.SSW zeitgerecht entwickelter Fetus sowie ein Oligohydramnion dar.

Die Körpertemperatur der Patientin beträgt 36,8°, Herzfrequenz 80/min, der Blutdruck 130/70 mmHg. Die Laborwerte sind unauffällig, der Uterus ist nicht druckempfindlich.

1. **Bennen Sie die Methoden, um den Flüssigkeitsabgang abzuklären.**
2. **Paula ist sehr erschrocken. Erläutern Sie ihr das weitere Vorgehen.**
3. **Analysieren Sie die potenziellen Risiken bei Paula.**
4. **Schildern Sie Paula das Vorgehen bei der Therapie und die Prognose bei vorzeitigem Blasensprung.**

1. Abklären des Flüssigkeitsabgangs

Ihre Verdachtsdiagnose bei Oligohydramnion und Flüssigkeitsabgang ist ein **vorzeitiger Blasensprung** in der 19. SSW. In einem solchen Fall ist es wichtig, die Fruchtwasserabgänge korrekt zu identifizieren, um eine mögliche Entzündung, Infektion oder andere Komplikationen auszuschließen.

- Das einfachste Verfahren, um einen Blasensprung nachzuweisen, ist die **pH-Wert-Bestimmung.**
  - Die Fruchtwasserflüssigkeit hat einen typischen alkalischen pH-Wert (ca. 7,5).
  - Das rote Lackmuspapier verfärbt sich blau, wenn es mit Fruchtwasser in Kontakt kommt, was ein weiteres Zeichen für die alkalische Natur des Fruchtwassers ist.
  - Blut im Vaginalbereich kann ebenfalls den pH-Wert erhöhen und könnte daher eine falsche positive Diagnose des Fruchtwassers geben.
- Genauer ist ein Verfahren, das mithilfe eines Abstrichs aus der Vagina auf dem **Nachweis von PAMG-1** (Placenta Alpha Microglobulin-1), **IGFBP-1** (Insulin Like Growth Factor Binding Protein-1) oder einer **Kombination aus AFP** (Alpha Fetoprotein) und **IGFBP-1.2** beruht.

2. Weiteres Vorgehen

Der vorzeitige Blasensprung (VBS) stellt eine ernste Gefahr für die Schwangerschaft dar, da er mit zahlreichen Komplikationen wie aufsteigenden Infektionen, Frühgeburt und in einigen Fällen schwerwiegenden Komplikationen wie Lungenschäden oder Kontrakturen des Fötus einhergehen kann.

- **Ursachen:**
  - Häufig sind Infektionen im Genitalbereich (z. B. bakterielle Besiedelung des Chorions) die Hauptursache für einen vorzeitigen Blasensprung.
  - In etwa 50 % der Fälle führt ein früher vorzeitiger Blasensprung innerhalb von 48 Stunden zur Geburt des Kindes.
- **Therapie:**
  - In einigen Fällen kann sich der vorzeitige Blasensprung spontan verschließen, und das Fruchtwasser kann sich neu bilden. Falls dies der Fall ist und kein Verdacht auf **Amnioninfektionssyndrom (AIS)** vorliegt, wird in der Regel ein **abwartendes Verhalten** für eine Woche empfohlen, wobei die Entzündungsparameter (CRP, Leukozyten) und die Temperatur regelmäßig kontrolliert werden. In dieser Zeit sollte die Patientin strikte **Bettruhe** einhalten. Ein spontaner Verschluss ist jedoch nur bei kleineren Defekten im Chorioamnion möglich.
  - Wenn der vorzeitige Blasensprung vor der 20. Schwangerschaftswoche auftritt, wird die Schwangerschaft häufig **aktiv beendet,** um die Mutter vor Infektionen zu schützen, da die Chance für das Überleben des Kindes zu diesem Zeitpunkt sehr gering ist und Infektionen ein großes Risiko darstellen.
  - Zwischen der 22. und 24. SSW wird das Vorgehen individuell entschieden: **Abbruch der Schwangerschaft:** Bei einer schlechten Prognose des Kindes oder bei schwerwiegenden Komplikationen wie schweren Infektionen.
  - Zwischen der 24. und 28. SSW kann eine **konservative Therapie** durchgeführt werden:
    - **Dauerantibiose:** Zur Vermeidung von Infektionen werden **Antibiotika** über längere Zeiträume verabreicht.
    - **Lungenreifung:** Um die Lungen des Kindes auf eine mögliche Geburt vorzubereiten, wird in der Regel **Betamethason** (2 × 12 mg im Abstand von 24 Stunden) gegeben, um die Lungenreifung zu fördern.
    - **Tokolyse:** Wehenhemmende Medikamente werden für 48 Stunden eingesetzt, um die Geburt hinauszuzögern und Zeit für die Lungenreifung zu gewinnen.
    - **Verdacht auf Amnioninfektionssyndrom (AIS)** und persistierender Blasensprung: Wenn es Hinweise auf ein Amnioninfektionssyndrom (AIS) gibt, wie z. B. Fieber, erhöhte Entzündungswerte oder ein anhaltender Blasensprung, muss die Schwangerschaft **beendet werden.** AIS stellt eine Gefahr sowohl für die Mutter (durch Infektionen wie Sepsis) als auch für das Kind (durch Infektionen, vorzeitige Geburt und erhöhte Mortalität) dar.

MERKE

Die Diagnose des vorzeitigen Blasensprungs kann durch die Bestimmung des pH-Werts und der Durchführung von vaginalen Abstrichen auf spezifische Proteine erfolgen, jedoch muss dies durch ergänzende diagnostische Verfahren und eine sorgfältige Beurteilung des klinischen Bildes abgesichert werden. In jedem Fall sollte eine sofortige ärztliche Intervention erfolgen, um Risiken wie Infektionen und Frühgeburten zu minimieren.

3. Mögliche Risiken

Aufsteigende Infektionen

Ein vorzeitiger Blasensprung erhöht das Risiko von **aufsteigenden Infektionen** wie einer **Chorioamnionitis** und **Endometritis**, was für Mutter und Kind lebensbedrohlich sein kann.

Früh- oder Fehlgeburt

Der vorzeitige Blasensprung kann zu einer Fehl- oder **Frühgeburt** führen. In diesen Fällen werden **Wehen ausgelöst,** und die Wahrscheinlichkeit einer Fehlgeburt oder Frühgeburt ist hoch.

Lungenschäden und Kontrakturen

Bei einem sehr frühen Blasensprung mit länger fortbestehendem Oligohydramnion (wenig Fruchtwasser) können **Kontrakturen der Extremitäten** (Verkrümmungen oder Bewegungsstörungen der Gliedmaßen) und eine Lungenhypoplasie auftreten. Bei sehr früher Geburt (vor der 28. SSW) ist das Risiko für **Lungenschäden** (insbesondere Atemnotsyndrom) beim Neugeborenen hoch.

Amnioninfektionssyndrom

Die geschlossene Zervix und intakte Fruchtblase bilden normalerweise eine mechanische Barriere, die die Aszension von Keimen aus dem Vaginalbereich erschwert. Beim Blasensprung fällt diese Barrierefunktion weg und Plazenta, Eihäute und Fruchtwasser und Fetus können durch die Aszension von Keimen aus dem Bereich von Vagina und Zervix infiziert werden (**Amnioninfektionssyndrom,** AIS).

Das Vollbild des AIS („Fieber unter der Geburt," Chorioamnionitis) ist gekennzeichnet durch eine Temperaturerhöhung (> 38 °C), eine mütterliche (Herzfrequenz > 100–120/min) und fetale Tachykardie (Herzfrequenz > 160/min), eine Druckschmerzhaftigkeit des Uterus, zunehmende Wehentätigkeit, übelriechendes Fruchtwasser, eine Leukozytose (> 20.000 pro µl) und eine CRP-Erhöhung (einmaliger Wert größer 40 mg/l, 2 Werte im Abstand von 24 Stunden größer 20 mg/l). Unbehandelt drohen schwere **septische Verlaufsform.** Das Erkennen des Vollbilds bereitet in der Regel keine Schwierigkeiten, schwierig ist die frühe Diagnostik. Einerseits darf auf keinen Fall der Zeitpunkt, die Schwangerschaft zu beenden, verpasst werden, andererseits, will man das Kind so lange wie möglich in utero belassen, um die mit der Frühgeburtlichkeit assoziierten Probleme zu vermeiden. Neben der Gefahr des AIS kommen in frühen Schwangerschaftswochen (Patientin in der 19. SSW) die mit Oligo- und Anhydramnie verbundenen Probleme hinzu (Lungenhypoplasie, ausgeprägten Druck auf den Thorax Behinderung der fetalen Atembewegungen, Gelenksdeformation durch fetale Zwangshaltung).

4. Therapie und Prognose

Patientinnen mit vorzeitigem Blasensprung müssen stationär aufgenommen und sorgfältig überwacht werden (mehrfach täglich: Temperatur, Blutbild und CRP-Kontrollen, täglich: CTG-Kontrollen, sonografische Kontrolle der Fruchtwassermenge und des kindlichen Wachstums).

Vorgehen in Abhängigkeit der Schwangerschaftswoche

Das weitere Vorgehen hängt von der Schwangerschaftswoche ab:

- Die Fortführung der Schwangerschaft bei fortbestehendem Blasensprung in der **19. SSW** (< 20. SSW ➤ Abb. 26.1, ➤ Abb. 26.2) ist mit einer **extrem ungünstigen Prognose** behaftet und sollte, wenn überhaupt, nur in einem perinatalen Zentrum, unter Einbindung der Eltern in den Entscheidungsprozess und Aufklärung über die extrem schlechte Prognose in Erwägung gezogen werden.
- Eine prophylaktische **Tokolyse** bei vorzeitigem Blasensprung in der **24 bis 34. SSW** (➤ Abb. 26.3)

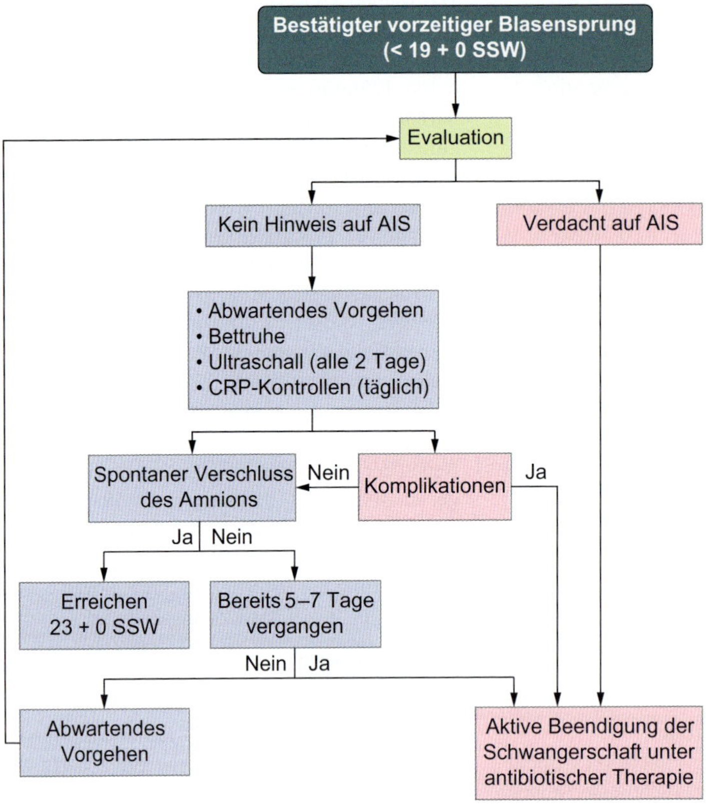

Abb. 26.1 Vorgehen beim vorzeitigen Blasensprung (< 19 + 0 SSW) [P780, L231]

sollte für zumindest 48 Stunden bis zum Abschluss der **Lungenreifeinduktion** durchgeführt werden Ziel ist es, die Schwangerschaft zu prolongierten, solange keine Infektionszeichen vorhanden sind. Bei Infektionszeichen muss die Schwangerschaft unverzüglich (meist durch Kaiserschnitt) beendet werden.

Beachte: Unbedingt zu vermeiden ist die digitale vaginale Untersuchung, da sie die Latenzzeit bis zur Geburt verkürzt. Die Methode der Wahl zum Nachweis des Blasensprungs, zur Beurteilung von Portiolänge und Muttermundweite sowie zur Entnahme eines Abstriches, ist die **sterile Spekulumeinstellung.**

- **Nach der 34. SSW** (je nach Klinik auch bereits nach der vollendeten 32. SSW) sollte die Geburt auf jeden Fall eingeleitet werden. Die Zeit, die man abwartet, ob spontan die Wehen einsetzen, ist in den Kliniken unterschiedlich lang, sollte aber 48 Stunden nicht überschreiten.

Triple I

Triple I (Intrauterine Infektion oder Inflammation) ist ein neuerer Begriff, der verwendet wird, um eine intrauterine Infektion oder Entzündung zu beschreiben und ersetzt die früheren Begriffe **Amnioninfektionssyndrom (AIS)** und **Chorioamnionitis.**

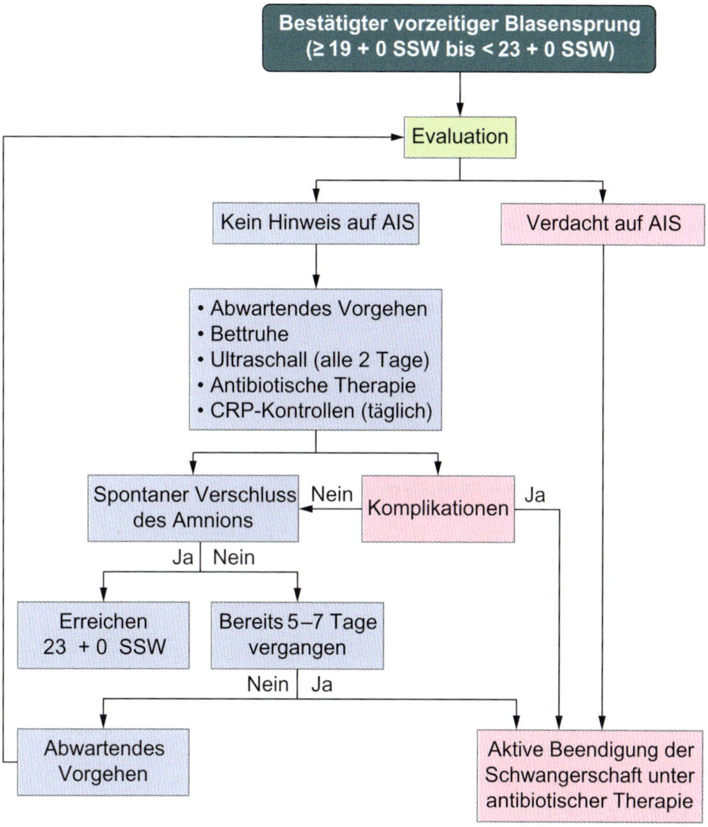

Abb. 26.2 Vorgehen beim vorzeitigen Blasensprung (≥ 19 + 0 SSW bis < 23 + 0 SSW) [P780, L231]

- Der Begriff Triple I wird genutzt, um klar zwischen maternalen Fieberursachen und intrauterinen Infektionen oder Entzündungen zu unterscheiden, um die Diagnose und Behandlung zu erleichtern.
- Der **Verdacht** auf **Triple I** wird anhand folgender Kriterien gestellt:
  - Maternales Fieber und Fetale Tachykardie oder
  - Maternale Leukozytose oder
  - Purulenter Fluor (eitriger Ausfluss) aus dem Muttermund

MERKE

Der Blasensprung erleichtert die Keim-Aszension ist aber keine unbedingte Voraussetzung: Bakterien können auch die intakten Barrieren überwinden!

ZUSAMMENFASSUNG

Springt die Fruchtblase vor dem Eintreten der Wehen, spricht man von einem vorzeitigen Blasensprung. Eine mögliche Komplikation ist das Amnioninfektionssyndrom. Ein engmaschiges Monitoring und die Kontrolle der Entzündungsparameter sind obligat. Bei einer manifesten Infektion ist die sofortige Entbindung unter Antibiose anzustreben.

Triple I (intrauterine Infektion oder Inflammation) ist ein neuerer Begriff, der verwendet wird, um eine intrauterine Infektion oder Entzündung zu beschreiben und ersetzt die früheren Begriffe Amnioninfektionssyndrom (AIS) und Chorioamnionitis.

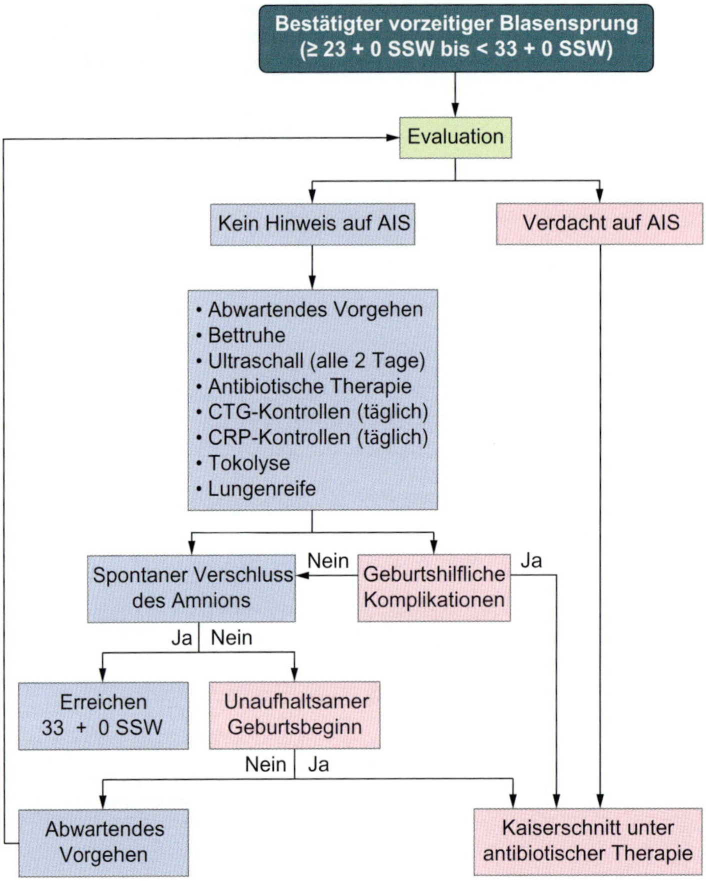

Abb. 26.3 Vorgehen beim vorzeitigen Blasensprung (≥ 23 + 0 SSW bis < 33 + 0 SSW) [P780, L231]

WAS WÄRE, WENN ...

- ... eine Schwangere in der 12. SSW voller Sorgen, dass ein Blasensprung vorliegen könnte, über vermehrten Ausfluss berichtet?
  - In der frühen Schwangerschaft kommt es häufig zu erhöhtem vaginalem Ausfluss (Leukorrhö), der hormonell bedingt ist. Dies ist in der Regel harmlos und ein normaler physiologischer Effekt der Schwangerschaft. Merkmale eines harmlosen, hormonell bedingten Ausflusses:
    - Weißlich oder leicht milchig
    - Dünnflüssig, ohne starken Geruch
    - Kein Juckreiz, Brennen oder Schmerzen
  - Maßnahmen und Beratung:
    - Auf Hygiene achten, aber keine Intimhygieneprodukte verwenden.
    - Baumwollunterwäsche bevorzugen und enganliegende synthetische Kleidung vermeiden.
    - Beobachtung: Wenn sich Farbe, Konsistenz oder Geruch ändert, oder Symptome wie Juckreiz, Brennen oder Schmerzen auftreten, sollte eine ärztliche Kontrolle erfolgen, um Infektionen auszuschließen.
    - Merke: Hormonell bedingter Ausfluss ist in der Schwangerschaft sehr häufig und normalerweise ungefährlich, erfordert jedoch Aufmerksamkeit, falls zusätzliche Symptome auftreten.

LITERATUR

1. Bahlmann F. Drohende Frühgeburtlichkeit. In: Kainer F (Hrsg.). Facharztwissen Geburtsmedizin. 5. A. München: Elsevier, 2025.
2. Brucker S, Simoes E, Wallwiener D (Hrsg.). Frauengesundheit – Frauenmedizin: München: Elsevier, 2023.
3. Hildebrandt S, Göbel E. Geburtshilfliche Notfälle: vermeiden – erkennen – behandeln. 3.A. Stuttgart: Thieme, 2023.
4. Deutsche Gesellschaft für Gynäkologie und Geburtshilfe (DGGG), Österreichische Gesellschaft für Gynäkologie und Geburtshilfe (OEGGG), Schweizerische Gesellschaft für Gynäkologie und Geburtshilfe (SGGG). S2k-Leitlinie „Prävention und Therapie der Frühgeburt". AWMF-Registernummer 015/025, September 2022. Version 5.0. Unter: https://register.awmf.org/assets/guidelines/015-025l_S2k_Praevention-Therapie-Fruehgeburt_2025-03-verlaengert.pdf (letzter Zugriff: 14.07.2025).

II Geburt

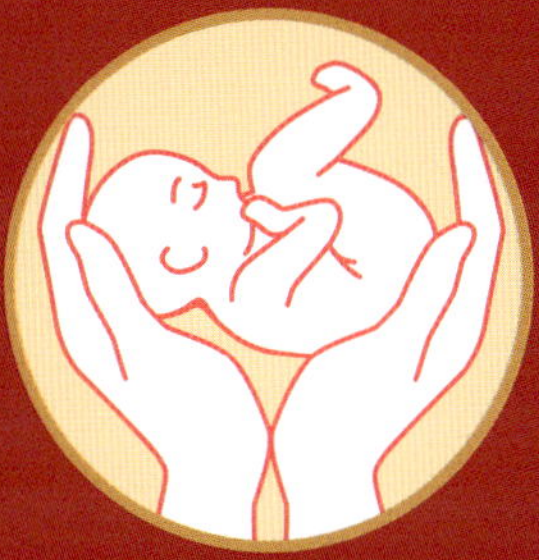

Fallbeispiele: Geburtsvorgang und Geburtsverlauf

27

Geborgen im Wasser

Inga Adler

Fallbeispiel

Clara Taube, eine 28-jährige Erstgebärende, befindet sich in der 40+1 SSW. Sie verspürt seit dem Abend unkoordinierte Wehen, die in immer kürzeren Abständen kommen und regelmäßiger werden. Sie hat sich intensiv mit ihrem Mann auf die Geburt vorbereitet und wünscht sich eine Hausgeburt. Mit ihrer Hebamme hat sie einen Geburtsplan erstellt und möchte im Geburtspool gebären. In den frühen Morgenstunden sind die Wehen regelmäßig alle 4 min. und sehr intensiv. Clara veratmet sie und wird von ihrem Mann dabei unterstützt. Sie informiert die Hebamme und bittet diese zu kommen.

Nach dem Eintreffen der Hebamme, wird Clara untersucht. Die Portio ist teilerhalten, der Muttermund 4 cm geöffnet, der Kopf ist ISPE-3, die Pfeilnaht tastet sich quer, es geht klares Fruchtwasser ab. Clara möchte in den Gebärpool. Das warme Wasser umhüllt sie und wirkt schmerzreduzierend. Ihr Mann ist mit im Pool und unterstützt sie. In den Wehenpausen lehnt sich Clara an ihn und sammelt Kraft. Sie und ihr Mann sind sehr fokussiert aufeinander. Die Hebamme beobachtet sie aufmerksam und hält sich im Hintergrund.

In der **aktiven Eröffnungsphase** erreichen die Wehen ihren Höhepunkt an Intensität. Clara wechselt die Position, findet Halt am Rand der Wanne und spürt den zunehmenden Druck des Kindes. Die Wärme des Wassers hilft, die Anstrengung erträglicher zu machen und gibt ihr Vertrauen in die natürliche Fähigkeit ihres Körpers. Sie veratmet die Wehen ruhig und fokussiert.

In der **aktiven Austrittsphase** verspürt sie zunehmend den Druck vom Kind. Sie schiebt intuitiv in der Wehe mit. Ihr Mann ist ihr Gegenüber und stützt sie weiter. Bei jeder kraftvollen Wehe unterstützt das Wasser Clares Bewegungen, bis der Kopf des Babys sichtbar wird. Die Hebamme unterstützt und motiviert sie. Sie führt nur eine Kopfbremse durch und begleitet behutsam die Geburt. Mit einem letzten, entschlossenen Schieben von Clara wird ihr Sohn ins Wasser geboren und von ihr auf ihre Brust gehoben.

In der **Nachgeburtsphase** genießt Clara den Moment der ersten Verbindung mit ihrem Kind im warmen Wasser. Die Plazenta folgt problemlos. Die Hebamme versichert, dass alles in bester Ordnung ist. Clara und ihr Mann bestaunen ihr Kind, das ruhig und zufrieden auf ihrer Brust ruht (➤ Abb. 27.1). Sie verbleibt noch kurz im Wasser, bevor sie den Pool verlässt.

1. **Definieren Sie den Begriff physiologische Geburt.**

2. **Erläutern Sie die einzelnen Phasen der Geburt.**

3. **Beschreiben Sie Kontrollen unter der Geburt.**

4. **Stellen Sie Besonderheiten von Wassergeburten dar.**

5. **Benennen Sie Kontraindikationen für eine Wassergeburt.**

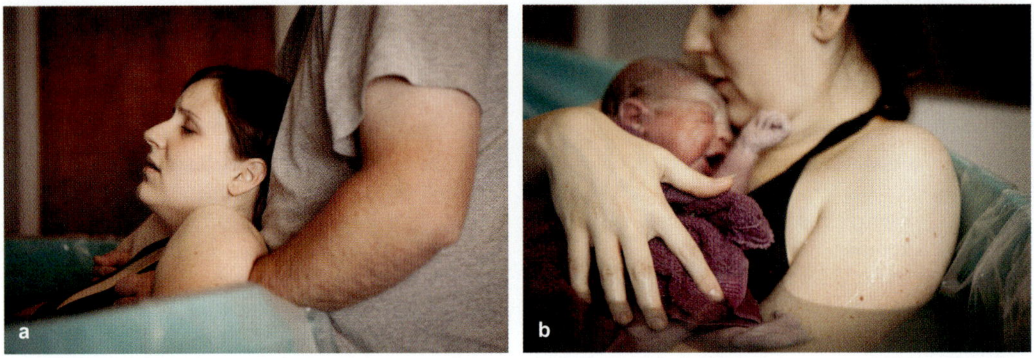

Abb. 27.1 Unterstützung des Partners bei einer Wassergeburt [J751-148]

1. Physiologische Geburt

Eine physiologische Geburt beginnt in der Regel von selbst und weist ein geringes Risiko auf, während des gesamten Geburtsverlaufs treten kaum Auffälligkeiten auf. Das Kind kommt spontan in Schädellage zwischen der 37 bis 42 SSW zur Welt. Nach der Geburt sind sowohl die Mutter als auch das Kind gesundheitlich in einem guten allgemeinen Zustand. [4]

2. Phasen der Geburt

Der Geburtsprozess wird typischerweise in drei Phasen (➤ Abb. 27.2) unterteilt, um den Fortschritt zu beurteilen und gezielte Interventionen bzw. eine gekonnte Nichtintervention durchzuführen.

- **Eröffnungsphase:** In Deutschland ist es gängig, die Eröffnungsphase in eine Latenzphase und eine aktive Phase zu unterteilen, was sowohl von der WHO als auch von der AWMF-Leitlinie empfohlen wird, um unnötige Eingriffe zu vermeiden.
  - Die **Latenzphase** umfasst die Zeit bis zu einer Muttermundweite von 4–6 cm und kann mehrere Stunden dauern, ohne dass ein ernsthafter Geburtsstillstand vorliegt. Es wird empfohlen, möglichst lange in der heimischen Umgebung zu bleiben, da eine frühere Aufnahme in den Kreißsaal das Risiko von Interventionen erhöht.
  - **Aktive oder späte Eröffnungsphase:** Die aktive Eröffnungsphase beendet die Latenzphase und ist gekennzeichnet von einer mehr oder weniger kontinuierlichen Muttermunderöffnung im individuellen Tempo von Mutter und Kind bis zur vollständigen Eröffnung des Muttermundes. Die Dauer kann dabei zwischen 2 und 8 Stunden variieren.
- Die **Austrittsphase** beginnt mit der vollständigen Öffnung des Muttermunds und endet mit der Geburt des Kindes. Sie wird in eine Übergangsphase und eine aktive Phase unterteilt. In der englischsprachigen Literatur wird die Dauer der gesamten Austrittsphase (Übergangs- und aktive Phase) mit 3 Std. für Erstgebärende und 2 Std. für Mehrgebärende angegeben, mit Periduralanästhesie (PDA) dauert sie 1–2 Std. länger.
  - **Übergangsphase:** Diese Phase wird als passive Phase nach vollständiger MM-Öffnung beschrieben. In dieser Phase tritt das Kind infolge des uterinen Drucks tiefer in den Geburtskanal ein, ohne dass die Mutter aktiv mitschiebt. Bei einigen Frauen kann es zu einer temporären Abschwächung der Wehentätigkeit für einen Zeitraum von 30 bis 60 Minuten kommen, da der Ferguson-Reflex in dieser Phase nicht mehr stimuliert wird. Diese Ruhephase ermöglicht sowohl der Mutter als auch dem Kind eine physiologische Erholungszeit, bevor die aktive Aus-

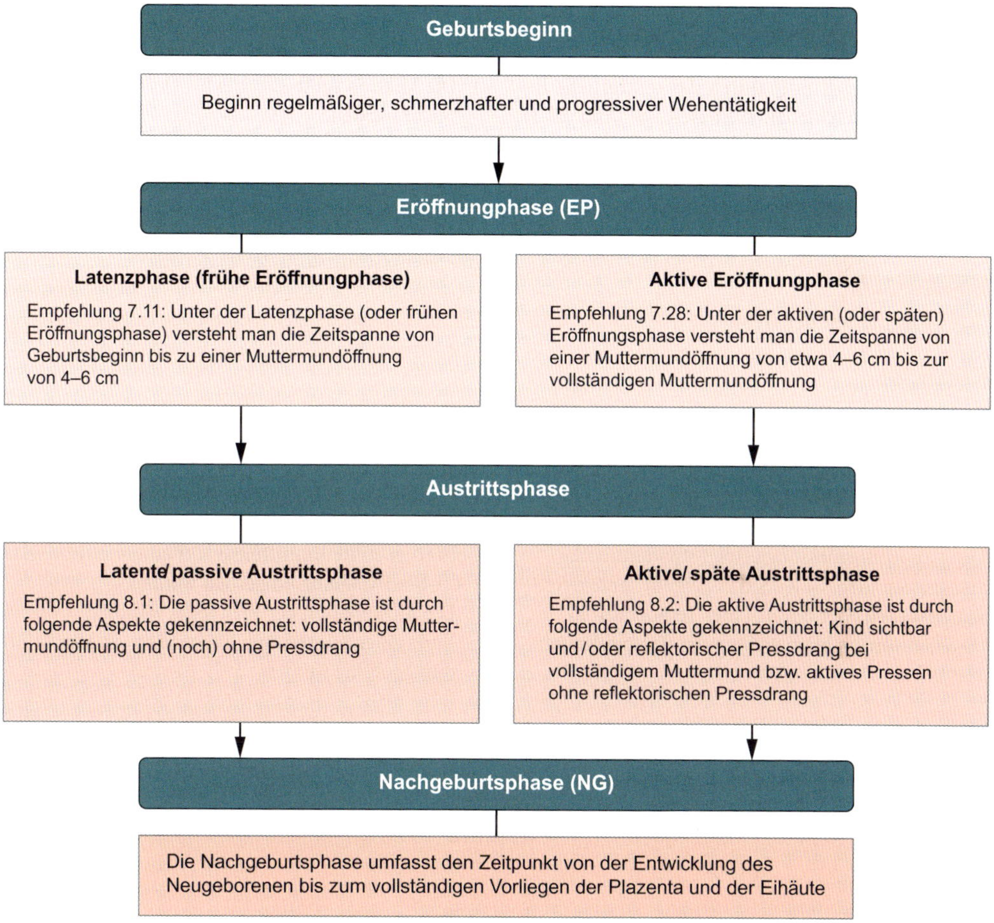

Abb. 27.2 Phasen der vaginalen Geburt am Termin nach der S3-Leitlinie [W333-017, L157]

trittsphase beginnt, die mit einem gesteigerten intrauterinen Druck einhergeht.

- **Aktive Phase:** Sobald der fetale Kopf den Beckenboden erreicht, verspüren die meisten Frauen einen unwillkürlichen, reflektorischen Drang zu schieben, es sei denn, sie befinden sich unter Periduralanästhesie (PDA). Im Allgemeinen beginnen die Gebärenden während jeder Wehe durch reflektorisches Schieben das Kind langsam oder zügig entlang des Geburtskanals zu schieben. In den meisten Fällen ist es nicht erforderlich, dass sie aktiv zum Mitpressen angeleitet werden.

- Die abschließende Phase, die **Nachgeburtsphase,** beschreibt die Zeit von der Geburt des Kindes bis zur vollständigen Lösung und Geburt der Plazenta. Bei einer abwartenden Leitung sollte die Plazentalösungszeit 60 Minuten nicht überschreiten, um das

Risiko von Blutungen zu minimieren. Eine aktive Leitung der Plazentarperiode wird oft bevorzugt und sollte 30 Minuten nicht überschreiten. [5] [6]

Der Durchtritt des Kindes durch das mütterliche Becken erfolgt in verschiedenen Phasen (➤ Abb. 27.3), dem Eintritt in den Beckeneingangsraum, der Passage der Beckenhöhle, dem Durchtritt des Kopfes durch den Beckenausgangsraum und schließlich der Geburt von Schultergürtel und Rumpf.

3. Kontrollen unter der Geburt

Vitalzeichen

Während des Geburtsprozesses ist die regelmäßige Überwachung und Dokumentation der Vitalzeichen der Mutter von zentraler Bedeutung.

- Der Puls sollte in zweistündigen Intervallen überprüft werden.
- Die Temperaturmessung erfolgt standardmäßig alle vier Stunden, ist jedoch bei einem vorzeitigen Blasensprung oder bei erhöhter Temperatur in Intervallen von ein bis zwei Stunden durchzuführen.
- Der Blutdruck wird ebenfalls alle zwei Stunden gemessen; bei Vorliegen einer Hypertonie können häufigere Kontrollen erforderlich sein.
- Die Miktion sollte alle drei bis vier Stunden überwacht werden.

Vaginale Untersuchungen

Vaginale Untersuchungen sind in regelmäßigen Abständen von vier Stunden vorgesehen, können jedoch bei unklarem Geburtsfortschritt oder auf Wunsch der Gebärenden häufiger stattfinden. Bei regelrechtem Geburtsverlauf und einem stabilen Gesundheitszustand von Mutter und Kind sind zusätzliche Interventionen zu unterlassen.

Fetale Herzfrequenz

Die fetale Herzfrequenz (FHF) kann mit einem Dopton effektiv auskultiert werden, während das Hörrohr weniger zuverlässig ist und zudem keine objektive Dokumentation ermöglicht. Bei pathologischen Herzfrequenzbefunden sollte unmittelbar auf eine kontinuierliche CTG-Überwachung umgestellt werden.

- Die Auskultation der FHF sollte während sowie am Ende einer Kontraktion für mindestens eine Minute durchgeführt werden.

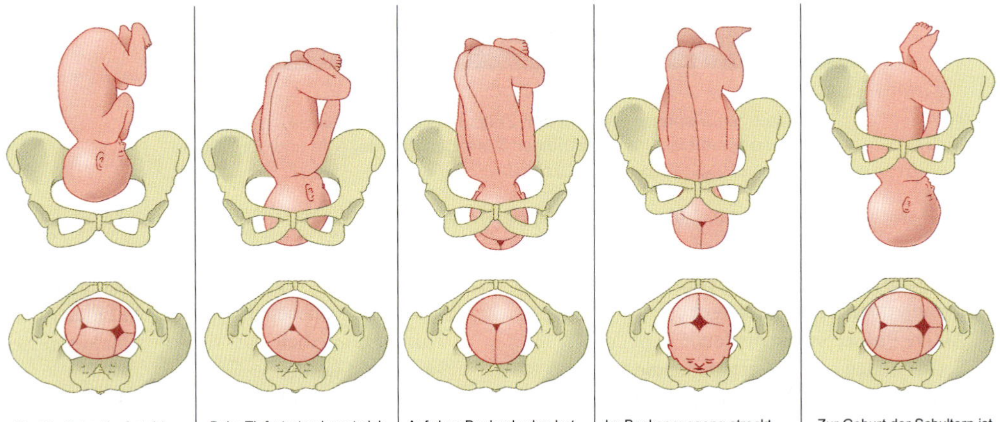

Der kindliche Kopf steht quer im Beckeneingang, in der Regel ist er (noch) nicht gebeugt	Beim Tiefertreten beugt sich der Kopf (Umfangsverminderung) und dreht sich, in Beckenmitte steht er schräg	Auf dem Beckenboden hat sich der Kopf um 90° gedreht und steht gerade mit dem Hinterhaupt nach vorne	Im Beckenausgang streckt sich der kindliche Kopf wieder, nachdem das Hinterhaupt zuerst geboren wurde	Zur Geburt der Schultern ist eine erneute 90°-Drehung nötig, die durch Mitdrehen des Kopfes sichtbar ist

Abb. 27.3 Durchtritt des Kindes durch das mütterliche Becken [L190]

- Die Intervalle variieren je nach Geburtsphase: In der frühen Phase der Eröffnung (EP) alle 30 Minuten, in der aktiven Phase alle 15 Minuten, und in der aktiven Austrittsphase (AP) alle fünf Minuten oder gegebenenfalls nach jeder Wehe.
- Jede Auskultation ist zu dokumentieren.

Pathologische Befunde, wie eine mittlere Herzfrequenz unter 110 oder über 160 Schlägen pro Minute oder eine Herzfrequenz von unter 100 Schlägen pro Minute 30 Sekunden nach der Wehe, erfordern eine umgehende Abklärung durch CTG-Aufzeichnung. [1] [2]

4. Besonderheiten von Wassergeburten

In den letzten Jahrzehnten haben sich Wassergeburten in Geburtszentren und Kliniken in Deutschland, Österreich und der Schweiz etabliert. Schätzungen zufolge werden zwischen 4 % und 30 % der Geburten im Wasser durchgeführt.

Frauen empfinden das warme Wasser während der Eröffnungs- und Austrittsphase als wohltuend, da es den vegetativen Tonus normalisiert, die Wehenatmung erleichtert und die Entspannung in den Wehenpausen fördert. Zudem führt die Wassergeburt zu einer reduzierten Schmerzwahrnehmung durch die vermehrte Freisetzung opioider Peptide. Erstgebärende Frauen berichten von weniger Schmerzen und geringerem Analgetikabedarf im Vergleich zu Landgeburten.

Studien

Studien zeigen keine erhöhten Risiken bei Wassergeburten. Es besteht kein gesteigertes Infektionsrisiko, auch nicht für B-Streptokokken-positive Mütter. Postpartale Blutungen sind nicht häufiger, und das warme Wasser kann die Aktivität der Oxytocinrezeptoren im Myometrium steigern, was den Geburtsverlauf beschleunigt.

Vorteile

Vorteile der Wassergeburt umfassen zudem eine geringere Häufigkeit von Episiotomien, da das warme Wasser die Dehnbarkeit des Gewebes unterstützt. Hinsichtlich von Dammrissen variieren die Studienergebnisse. Für Neugeborene bietet die Wassergeburt potenzielle Vorteile bei Atmung und Sauerstoffversorgung sowie einen sanfteren Übergang beim Kopfaustritt. Der pH-Wert der arteriellen Nabelschnur zeigt keine signifikanten Unterschiede zwischen Wasser- und Landgeburten. Der Hautkontakt direkt nach der Geburt fördert das Bonding zwischen Mutter und Kind.

Sicherheitsmaßnahmen

Sicherheitsmaßnahmen bei Wassergeburten umfassen eine regelmäßige Überwachung der Körper- und Wassertemperatur sowie strenge Hygieneprotokolle. Die Wassertemperatur sollte 37,5 °C nicht überschreiten, um Überhitzung zu vermeiden. Bade- und Gebärwannen sind gemäß den Hygienevorgaben regelmäßig zu reinigen und zu desinfizieren. Eine zweite Fachkraft sollte stets in der Nähe sein, um bei Komplikationen wie plötzlicher Übelkeit oder Bewusstlosigkeit schnell eingreifen zu können. Das Blutverlustmanagement erfordert geschulte Fachkräfte, da die Einschätzung unter Wasser anspruchsvoller ist. Insgesamt bieten Wassergeburten physiologische, psychologische und hormonelle Vorteile mit vergleichbaren Ergebnissen zu Landgeburten bei äußerst seltenen Komplikationen. [1] [3]

5. Kontraindikationen

Die Kontraindikationen werden in absolute, relative und keine Kontraindikationen eingeteilt. [3]

Absolute Kontraindikationen

Eine Wassergeburt darf keinesfalls durchgeführt werden bei folgenden Indikationen:

- Frühgeburt < 37+0 SSW
- Intrauterine Wachstumsrestriktion, fetales Schätzgewicht < 5. Perzentile
- Lageanomalien, Mehrlinge
- Pathologisches CTG
- Dick mekoniumhaltiges Fruchtwasser
- PDA oder medikamentöse Sedierung
- Verdacht auf Chorionamnionitis
- HIV, Hepatis-B/-C
- Schulterdystokie in der Anamnese

Relative Kontraindikationen

In Einzelfällen, nach sorgfältiger Prüfung (wenn sie voraussichtlich mehr nützt als schadet) kann bei folgenden Indikationen eine Wassergeburt durchgeführt werden:

- Adipositas per magma, BMI > 30
- Intrauterine Wachstumsrestriktion, fetales Schätzgewicht < 10. Perzentile
- Starke Vulvavarikosis
- Suspektes CTG
- MRSA oder ESBL bei der Mutter
- Fetale Makrosomie > 4000 g

Keine Kontraindikationen
Bei folgenden Gegebenheiten kann die Gebärende in die Gebärwanne.
- Zustand nach Sectio
- Zustand nach vaginaloperativer Entbindung
- Leicht mekoniumhaltiges FW ohne zusätzliche Risikofaktoren
- Vorzeitiger Blasensprung ohne Infektionszeichen, SSW 37+0–42+0
- Streptokokken B bei der Mutter

ZUSAMMENFASSUNG

Phasen der Geburt

Eine physiologische Geburt verläuft in der Regel spontan und komplikationsarm. Sie wird in 3 Phasen unterteilt, um den Geburtsfortschritt und mögliche Interventionen zu überwachen.
- Die Eröffnungsphase beginnt mit einer Latenzzeit, in der die Mutter zu Hause bleiben sollte, um Interventionen zu vermeiden, und geht in eine aktive Phase über, in der der Muttermund sich vollständig geöffnet hat.
- Die Austrittsphase erfolgt mit der Geburt des Kindes und wird in eine passive und aktive Phase eingeteilt.
- Die Nachgeburtsphase umfasst die Zeit von der Kindsgeburt bis zur Lösung der Plazenta und wird in eine aktive und abwartende Leitung unterschieden.

Überwachung

Eine kontinuierliche Überwachung der Vitalzeichen der Mutter und des Fötus, durch regelmäßige Untersuchungen und die Dokumentation der fetalen Herzfrequenz, sind entscheidend für einen regelrechten Geburtsverlauf. Bei Wassergeburten erleben Frauen oft weniger Schmerzen und eine geringere Notwendigkeit für Analgetika. Sie bieten durch das warme Wasser zahlreiche physiologische, psychologische und hormonelle Vorteile. Die Kontrolle der Körper- und Wassertemperatur sowie strenge Hygieneanforderungen sind dabei essenziell.

Sicherheitsmaßnahmen, Kontraindikationen

Sicherheitsmaßnahmen und die Einteilung von Kontraindikationen – in absolute, relative und keine – sind wichtig, um Risiken für Mutter und Kind zu minimieren. Absolute Kontraindikationen umfassen Fälle wie Frühgeburten unter 37 Wochen oder pathologische CTG-Befunde. Insgesamt bieten Wassergeburten vergleichbare Ergebnisse zu traditionellen Geburten und sind mit einer sehr niedrigen Komplikationsrate assoziiert.

MERKE

Während einer spontanen vaginalen Geburt soll eine routinemäßige Episiotomie nicht durchgeführt werden. [1]

WAS WÄRE, WENN ...

- ... Clara während der Hausgeburt unvorhergesehene Komplikationen entwickelt hätte?
  - In einem solchen Fall wäre ein effektives Notfallmanagement entscheidend, um die Sicherheit von Clara und die Ihres Kindes zu gewährleisten. Dies hätte die Vorbereitung auf potenzielle Zwischenfälle im Vorfeld der Geburt erfordert, einschließlich einer klaren Planung für einen evtl. raschen Transport in ein Krankenhaus. Zentral wäre also die Rolle der Vorsorge, da eine sorgfältige Planung und ausführliche Diskussion über mögliche Komplikationen im Vorfeld der Hausgeburt, es der Hebamme und dem Geburtsteam ermöglicht hätten, schnell und angemessen zu reagieren, um das Risiko zu minimieren.

LITERATUR

1. Deutsche Gesellschaft für Gynäkologie und Geburtshilfe (DGGG), Deutsche Gesellschaft für Hebammenwissenschaft (DGHW). S3-Leitlinie „Die vaginale Geburt am Termin". AWMF-Registernummer. 015/083. Dezember 2020. Version 1.0. Unter: https://register.awmf.org/assets/guidelines/015-083l_S3_Vaginale-Geburt-am-Termin_2021-03.pdf (letzter Zugriff: 04.01.2025).
2. Harder U. Geburtsleitung und Betreuung in der Eröffnungsphase. In: Stiefel A, Brendel K, Bauer N (Hrsg.). Hebammenkunde. 6. A. Stuttgart: Thieme, 2020.
3. Harder U. Wassergeburt In: Stiefel A, Brendel K, Bauer N (Hrsg.). Hebammenkunde. 6. A. Stuttgart: Thieme, 2020.
4. Krahl A. Definition der normalen Geburt. In: Deutscher Hebammenverband (Hrsg.). Geburtsarbeit. 3. A. Stuttgart: Thieme, 2024.
5. Krahl A. Die Beurteilung des Geburtsfortschritts. In: D, Hrsg. Geburtsarbeit. 3. A. Stuttgart: Thieme, 2023.
6. Mack S, Rosenberger C, Harder U et al. et al. Regelrechte Geburt. In: Stiefel A, Brendel K, Bauer N (Hrsg.). Hebammenkunde. 6. A. Stuttgart: Thieme, 2020.

28

Ich möchte mich bewegen

Inga Adler

Fallbeispiel

Am Morgen begannen die Wehen bei Franziska Stein, einer 30-jährigen Zweitgebärenden in der 39+2 Schwangerschaftswoche. Sie hatte sich für den Hebammenkreißsaal angemeldet, um von der 1:1-Betreuung und natürlichen Geburtshilfe zu profitieren. Der Kreißsaal war mit Be-Up-Möbeln ausgestattet, die Mobilität und Autonomie während der Geburt fördern sollen. Mit dem Einsetzen regelmäßiger Wehen begab sie sich gemeinsam mit ihrem Partner Leon ins Krankenhaus. Dort wurden sie von der Hebamme Anna begrüßt, die sie in den vorbereiteten Geburtsraum führte. Der Raum war so gestaltet, dass er zahlreiche Möglichkeiten zur freien Bewegung und zum Ausprobieren verschiedener Gebärpositionen bot.

In der Eröffnungsphase machte sich Franziska mit den Be-Up-Möbeln vertraut. Sie begann auf dem Pezziball. Diese Position ermöglichte eine gezielte Atemkonzentration und die Nutzung der Schwerkraft. Mit zunehmender Wehenstärke wechselte Franziska zu den im Raum verteilten Polstern und Matten. Diese Hilfsmittel erlaubten ihr, sich zu strecken, zu knien und in einer halb knienden Position zu verweilen. Hebamme Anna ermutigte Franziska, sich nach Bedarf zu bewegen, um die Wehenschmerzen zu lindern und die Geburt zu unterstützen. Dabei beobachtet sie Franziska genau, um den Geburtsfortschritt einschätzen zu können.

In der aktiven Eröffnungsphase, als die Kontraktionen ihren Höchstpunkt erreichten und der Muttermund nahezu vollständig geöffnet war, nutzte Franziska die Sprossenwand. Diese ermöglichte es ihr, die Wehen effektiv zu bewältigen. Leon unterstützte sie dabei durchgehend mit beruhigenden Worten.

Zum Ende der Geburt in der aktiven Austrittsphase entschied sich Franziska für den Gebärhocker (➤ Abb. 28.1). Diese Position vermittelte ihr ein Gefühl von Kraft und Stabilität. Durch den festen Bodenkontakt konnte sie sich auf das effektive Mitschieben konzentrieren und von der im Be-Up-Konzept betonten aufrechten Position profitieren. Auf dem Gebärhocker brachte sie ihr Kind eigenhändig zur Welt, während die Hebamme sie kontinuierlich ermutigte und die Situation genau beobachtete. Franziska nahm ihr Neugeborenes selbst auf und begann sofort mit dem Bonding. Ihr Mann unterstützte sie dabei. Auf dem Gebärhocker erfolgte die Geburt der Plazenta schnell und vollständig ohne Interventionen.

1. **Stellen Sie die unterschiedlichen Techniken vom Dammschutz dar.**

2. **Nennen Sie die Vorteile der Be-Up Möbel.**

3. **Erläutern Sie unterschiedliche nichtinvasive Methoden, den Geburtsfortschritt zu beurteilen.**

4. **Beschreiben Sie die Wirkung von Gebärhaltungen/Gebärbewegungen für den Geburtsprozess.**

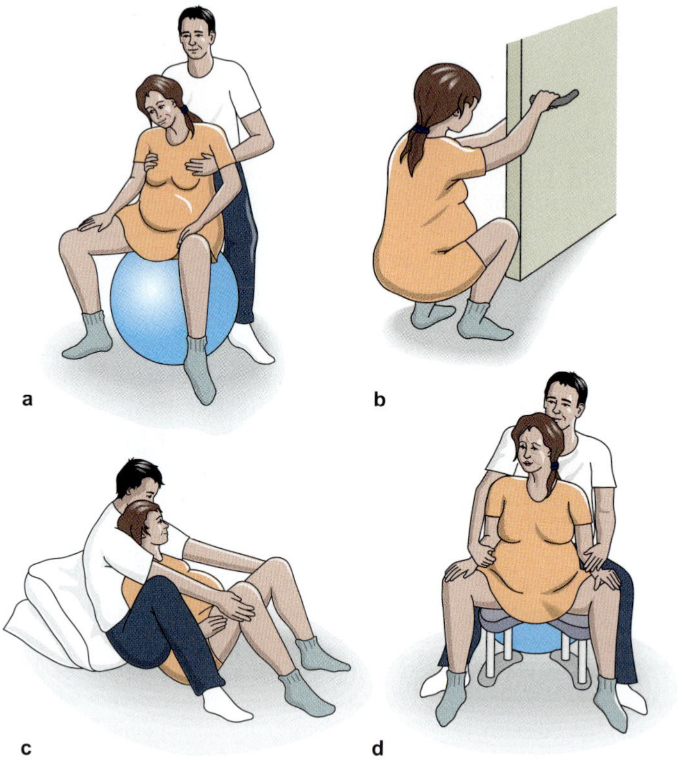

Abb. 28.1 Wehenerleichternde und geburtsfördernde Körperhaltungen a) Unterstützte Hockposition. b) In der tiefsitzenden Hockposition hält sich die Gebärende an beiden Türgriffen selbst sicher fest. c) Die Gebärende versucht, sich während der Wehenpause in den Armen ihres Partners zu entspannen. d) Auf dem Gebärhocker kann sich die Gebärende an ihrem hinter ihr sitzenden Partner anlehnen. [L190, L157]

1. Techniken des Dammschutzes

Bei der Geburt können unterschiedliche Techniken eingesetzt werden,

- die „Hands-on"-Technik, bei der die Hebamme aktiv den Damm schützt,
- die „Hands-off"-Technik, bei der sie weder den Damm noch den kindlichen Kopf berührt, jedoch jederzeit eingreifen kann, und die
- „Hands poised"-Technik, die in wissenschaftlichen Untersuchungen unterschiedlich beschrieben wird. In manchen Fällen versteht man darunter, dass während der Geburt von Kopf und Schultern keine Hand den Damm oder den Kopf des Kindes berührt. Andere Studien wiederum erlauben es bei dieser Technik, bei Bedarf eine Hand zur Verlangsamung des Austritts des Kopfes oder zur Unterstützung bei der Geburt der kindlichen Schultern einzusetzen. [5]

Alle Techniken haben das Ziel, den Geburtsprozess zu unterstützen, wobei der direkte Kontakt zwischen Mutter und Kind im Vordergrund steht. Eine weitere Option ist, dass die Mutter selber die Hände am kindlichen Kopf hat und so ein Kontakt hergestellt wird. Dadurch kann das Schmerzempfinden erheblich reduziert werden und der Mutter die Möglichkeit gegeben werden, die Geschwindigkeit des Geburtsprozesses mitzubestimmen. Positionen, die den Oberkörper nach vorne neigen und die Hände frei lassen, wie beispielsweise die „Hirtenposition" oder auf dem Gebärhocker, sind besonders förderlich für diesen Kontakt. [2] [3]

Die Gebärende sollte dazu ermutigt werden, ihrem eigenen körperlichen Drang zum Schieben zu folgen, sowohl hinsichtlich des Zeitpunktes als auch der Art und Dauer des Schiebens. Derzeit gibt es keine qualitativ hochwertige Evidenz dafür, dass das unter Anleitung erfolgende Pressen einen positiven Einfluss auf das Ergebnis der Geburt hat. [2]

MERKE

Es sollte Gebärenden die Anwendung von warmen Kompressen auf den Damm empfohlen werden, um die Durchblutung zu fördern und das Gewebe geschmeidiger zu machen, was das Risiko von Dammrissen oder Dammschnitten reduzieren kann. [2]

2. Vorteile der Be-Up-Möbel

Die Studie Be-Up (Birth environment – Upright position) zielte darauf ab, die Auswirkungen einer veränderten Gestaltung des Gebärraums auf die Häufigkeit vaginaler Geburten zu evaluieren. Im Fokus stand die Förderung aufrechter Körperhaltungen während der Eröffnungs- und Austrittsphase der Geburt. Dazu wurde das Gebärbett entweder verdeckt oder aus dem Raum entfernt, um die Verweildauer der Gebärenden in liegender Position zu reduzieren. Die Ergebnisse zeigten einen Anstieg der Rate vaginaler Geburten auf 89,1 %, was einer Erhöhung um 15 % entspricht.

Es wird empfohlen, Gebärende aktiv zu ermutigen, sich zu bewegen und bequeme Positionen einzunehmen, wobei sie dabei umfassend unterstützt werden sollten, beispielsweise durch die Be-Up-Materialien, welche aus Bodenmatte, Matratze und Schaumstoffelemente besteht. [1] [2]

3. Nichtinvasive Methoden zur Beurteilung des Geburtsfortschritts

Während der Geburt lassen sich am Verhalten und den körperlichen Reaktionen der Gebärenden verschiedene Phasen des Geburtsverlaufs ablesen, was erfahrene Hebammen zur Überwachung des Fortschritts nutzen können.

- Zu Beginn der Geburt sind die Frauen meist wach und interessiert, sie unterhalten sich und bleiben in aufrechter Haltung aktiv.
- Mit Fortschreiten der Eröffnungsphase (aktive EP) lassen Aufmerksamkeits- und Kommunikationsbereitschaft nach, insbesondere ab einer Muttermundöffnung (MM) von 5–7 cm.
- In der Übergangsphase neigen Frauen dazu, unruhig zu werden, die Wehen als stark und belastend zu empfinden, und sie zweifeln an ihrer Kraft.
- In der Austrittsphase hingegen kehren sie in sich, fokussieren sich und bevorzugen Positionen, in denen sie sich, während der Wehenpause ausruhen können.

Körperliche Veränderungen begleiten diesen Prozess, wie die veränderte Position der fetalen Herztöne durch das tiefertretende Kind und die „purple line“, eine rotviolette Linie in der Analfurche, die den Fortschritt der Muttermundöffnung anzeigt. Eine Zunahme von Schweißbildung trotz kühler Extremitäten ist typisch, ebenso wie das Auftreten von kalten Waden durch die verstärkte Durchblutung der Geburtsorgane. Erbrechen kann bei weitergehender Muttermundöffnung auftreten. Die Fortschritte des kindlichen Kopfes im Becken können durch die Leopold-Handgriffe ertastet werden, was zusätzliche Informationen zum Geburtsverlauf liefert. Ist der Kopf auf BB, kann durch den De-Lee-Handgriff (seitlich neben den großen Labien tasten) und dem Schwarzenbach-Handgriff (zwischen Steißbeinspitze und After tasten) dies bestätigt werden. [4]

MERKE

Um Gebärpositionen und -bewegungen gezielt einsetzen zu können, ist umfassendes Fachwissen über die Anatomie des Beckens, einschließlich der Gelenke und deren Funktionsweise, sowie über die angrenzenden Muskeln und deren Reflexpunkte erforderlich. [3]

4. Wirkungen von Gebärhaltungen/Gebärbewegungen

Gebärhaltungen und Gebärbewegungen

Jede Haltung, die eine gebärende Frau während des Geburtsprozesses einnimmt, sei es im Liegen, Knien oder Stehen, wird als Gebärhaltung bezeichnet. Eine bestimmte Position ist jedoch meist nur für eine kurze Zeit während der Geburt hilfreich. Den Schwerpunkt sollte man eher auf die Bewegungen innerhalb einer Position oder den fließenden Wechsel zu einer anderen Position legen, da dies eine ressourcenschonendere Geburt unterstützt. Entscheidend sind somit die Beobachtung der Bewegungen und der Bewegungsfluss einer Gebärenden. Viele dieser Bewegungen geschehen intuitiv. Frauen unter Wehen erkennen oft selbst, was ihnen in diesem Moment guttut.

Wirkungen

Die Wirkungen von Gebärhaltungen und Gebärbewegungen sind vielfältig:

- Sie fördern eine selbstgestaltete Geburt.
- Sie verringern Schmerzen.
- Sie reduzieren den Bedarf an Medikamenten.
- Sie bringen Freude in scheinbar ausweglose Situationen während der Geburt.
- Sie tragen zur Gesundheit des Beckenbodens nach der Geburt bei.
- Sie wirken auf natürliche Weise wie Oxytocin oder Partusisten in der Geburtshilfe.
- Sie verbessern die Sauerstoffversorgung des Kindes.
- Sie schaffen eine intime Atmosphäre während der Geburt.
- Sie erleichtern den Einsatz der natürlichen Reflexe des Kindes.
- Sie ermöglichen das „Gebären in die eigenen Hände". [3]

ZUSAMMENFASSUNG

Während der Geburt spielen Bewegung und intuitive Entscheidungen der gebärenden Frau eine entscheidende Rolle. Gebärhaltungen, wie das Liegen, Knien oder Stehen, sind effektiv in Verbindung mit fließenden Bewegungen und einem Positionswechsel, da dies die Geburt erleichtert und schont. Gebärhaltungen, die oft intuitiv geschehen, minimieren den Schmerz und reduzieren den Medikamenteneinsatz. Sie verleihen der Geburt Sicherheit und Freude und unterstützen den Geburtsverlauf positiv. Wissenschaftliche Studien, wie die Be-Up-Studie, zeigen, dass eine Umgebung, die aufrechte Körperhaltungen fördert, die Rate vaginaler Geburten erhöht. Dies stärkt die Empfehlung, Frauen zu ermutigen, sich aktiv zu bewegen und bequeme Positionen einzunehmen. Während der Geburt gibt es unterschiedliche Dammschutztechniken; einige Techniken beziehen den aktiven Schutz des Damms ein, während andere die Interaktion zwischen Mutter und Kind betonen und der Mutter ermöglichen, den Geburtsprozess mitzubestimmen, wodurch das Schmerzempfinden reduziert wird. Zusätzlich können körperliche Signale und Veränderungen, die von erfahrenen Hebammen beobachtet werden, wichtige Hinweise auf den Fortschritt der Geburt liefern.

WAS WÄRE, WENN …

- … Franziska während der Geburt Komplikationen entwickelt hätte?
  - Dann wäre das Notfallmanagement im Hebammenkreißsaal, der sich innerhalb eines Krankenhauses befindet, von entscheidender Bedeutung für die Sicherheit von Mutter und Kind. Bei Komplikationen könnte dann ärztliches Personal, schnell hinzugezogen werden, ohne dass Franziska Ihre Räumlichkeiten verlassen müsste.

LITERATUR

1. Ayerle GM, Mattern E, Seliger G. Die Be-Up-Studie: Ergebnisse und Bedeutung. Hebammenforum, Geburt kompakt 2023;24 (2): 4–7.
2. Deutsche Gesellschaft für Gynäkologie und Geburtshilfe (DGGG), Deutsche Gesellschaft für Hebammenwissenschaft (DGHW). S3-Leitlinie „Die vaginale Geburt am Termin". AWMF-Registernummer. 015/083. Dezember 2020. Version 1.0. Unter: https://register.awmf.org/assets/guidelines/015-083l_S3_Vaginale-Geburt-am-Termin_2021-03.pdf (letzter Zugriff: 04.01.2025).
3. Göbel E. Gebärhaltungen. In: Deutscher Hebammenverband (Hrsg.). Geburtsarbeit. 3. A. Stuttgart: Thieme, 2023.
4. Mack S, Rosenberger C, Harder U et al. Regelrechte Geburt. In: Stiefel A, Brendel K, Bauer N (Hrsg.). Hebammenkunde. 6. A. Stuttgart: Thieme, 2020.
5. Tomaselli S. Dammschutz: Hands-off- vs. Hands-on-Technik. In: Deutscher Hebammenverband (Hrsg.). Geburtsarbeit – Hebammenwissen zur Unterstützung der physiologischen Geburt. 3. A. Stuttgart: Thieme, 2023.

29

Was kann mein Mann tun, um mir zu helfen?

Inga Adler

Fallbeispiel

Im modernen Kreißsaal bereitet sich Laura Bussard auf die Geburt ihres ersten Kindes vor. Sie hat sich für die Nutzung der innovativen Be-Up-Möbel entschieden, welche die Mobilität und Flexibilität während der Geburt fördern. Ihr Ehemann Tom übernimmt die Rolle der Unterstützung in jeder Phase des Geburtsprozesses. Zu Beginn der Wehen, als die Intensität noch moderat ist, assistiert Tom Laura dabei, eine optimale Position auf dem Pezziball zu finden. Er positioniert sich hinter ihr, sodass sie sich an ihn anlehnen kann, während sie auf dem Pezziball sitzt. Seine Hände liegen beruhigend auf ihren Schultern, und er spricht ihr sanfte Ermutigungen zu, die ihr helfen, ruhig zu bleiben und gleichmäßig zu atmen.

Mit zunehmender Wehenstärke ermuntert Tom Laura, verschiedene Positionen auszuprobieren. Gemeinsam arrangieren sie die Polster so, dass Laura knien und sich nach vorne lehnen kann, um den Druck zu mindern. Tom kniet vor ihr, hält ihre Hände und unterstützt sie bei jedem Atemzug, während er darauf achtet, selbst ruhig zu bleiben, um eine Atmosphäre der Gelassenheit zu schaffen.

In der aktiven Eröffnungsphase, als die Kontraktionen intensiver und Laura unruhig wird, bietet Tom unverzichtbare emotionale Unterstützung. Er massiert ihren unteren Rücken, eine Technik, die sie in den Geburtsvorbereitungskursen erlernt haben, um Spannungen zu lindern. Wenn Laura das Bedürfnis äußert, aufzustehen und sich an der Sprossenwand abzustützen, unterstützt Tom sie sanft und ermutigt sie, die Position nach Bedarf zu wechseln.

Tom bietet Laura regelmäßig Trinken und Essen an, um ihre Energie zu erhalten. In den Pausen zwischen den Wehen kühlt er ihre Stirn und ihren Nacken mit einem feuchten Tuch, was ihr hilft, sich erfrischt zu fühlen und sich kurzzeitig zu entspannen. In der Austrittsphase, als sich Laura für den Gebärhocker entscheidet, hält Tom ihre Hand und ermutigt sie, mit der Kraft der Wehen zu arbeiten. Er lobt ihre Fortschritte und motiviert sie. Seine ruhige, beständige Anwesenheit gibt Laura die Zuversicht, die sie für diesen entscheidenden Moment benötigt. Gemeinsam erleben sie einen tief bewegenden Moment der Verbundenheit.

1. Stellen Sie die Rolle der Väter unter der Geburt dar.

2. Stellen Sie Aufgaben dar, die Väter während der Geburt übernehmen, um ihre Partnerinnen emotional und physisch zu unterstützen.

3. Stellen Sie dar, welche Aspekte der Geburtsvorbereitung durch Hebammen entscheidend sind für die Förderung der Familiengesundheit. Beziehen Sie auch die positiven Effekte und Bedürfnisse der Väter mit ein.

4. Erläutern Sie, welche Phase der Geburt als besonders herausfordernd beschrieben wird und wie der Partner diese erleben kann.

1. Rolle der Väter unter der Geburt

In der Geburtsbetreuung haben Väter zwar einen festen Platz im Kreißsaal, doch deren Erfahrungen sind noch kaum erforscht und berücksichtigt. Es fehlen Erkenntnisse darüber, wie Väter Geburten verarbeiten und welche langfristigen Folgen traumatische Erlebnisse haben können. Steigende Interventionsraten und Personalmangel verstärken die Unsicherheit der Eltern, zudem beeinflusst die dominierende Konzentration auf technische Überwachung das Erleben der Väter negativ. Studien zeigen, dass das Verhalten der Geburtshelfer entscheidend für das Geburtserlebnis der Väter ist. Die Ängste und Bedürfnisse der Väter werden jedoch in Vorbereitungskursen oft vernachlässigt. Daher besteht dringender Bedarf an gezielten Programmen, die Väter auf ihre Rolle vorbereiten, um ihre Gesundheit und die Unterstützung der Gebärenden zu fördern, was der gesamten Familie zugutekommen würde. Mögliche Orientierungen könnten für Väter folgende sein:

- Väter dürfen …
  - sagen, wenn sie eine Pause brauchen.
  - rausgehen und um Hilfe bitten, wenn es ihnen schlecht geht.
  - essen und trinken, um bei Kräften zu bleiben.
  - berührt sein und weinen, wenn ihnen danach ist.
- Väter müssen nicht …
  - stark und zuversichtlich tun, wenn ihnen angst und bange ist.
  - alles über Geburt wissen.
  - allein die Verantwortung tragen.
  - viel tun, einfach da sein reicht oft schon aus.
- Väter sollten …
  - nett mit sich selbst sein und nicht zu viel von sich erwarten.
  - das Bauchgefühl ihrer Frau ernst nehmen, beispielweise dass „etwas nicht in Ordnung ist“
  - ihre Frau durch Worte und liebevolle Gesten ab und zu loben.
  - Mut machen und der Frau helfen, durchzuhalten. [4]

MERKE

Es sollte gewährleistet werden, dass Frauen während der Geburt von einer oder mehreren Begleitpersonen ihrer Wahl unterstützt werden können. [1]

2. Aufgaben der Väter

Der Beistand von Vätern während der Geburt spielt eine entscheidende Rolle, da sie sowohl emotionale als auch physische Unterstützung leisten. Sie helfen ihren Partnerinnen beim Bewegen und Ausprobieren von Geburtspositionen, bieten körperlichen Trost durch Massagen und versorgen sie mit Essen und Getränken. Darüber hinaus leiten sie ihre Partnerinnen beim Atmen an und fungieren als Kommunikationsbrücke zwischen der werdenden Mutter und dem medizinischen Personal. Diese Vermittlerrolle gibt den Frauen Sicherheit und unterstützt die Informationsweitergabe.

Trotzdem empfinden viele Väter aufgrund der Unfähigkeit, die Schmerzen ihrer Partnerinnen nachzuvollziehen, Hilflosigkeit. Solche Erlebnisse führen oft zu Stress und Nervosität bei den Vätern, v. a. im Hinblick auf das Wohl ihrer Partnerin und des Neugeborenen. Die Art der Interaktion und Kommunikation des geburtshilflichen Personals beeinflusst ebenfalls stark die emotionalen Reaktionen der Väter. Trotz dieser Herausforderungen hat die Anwesenheit des Vaters während der Geburt positive Auswirkungen auf das Geburtserlebnis.

Studien zeigen, dass Frauen in Begleitung ihrer Partner weniger Schmerzen und Erschöpfung erleiden und zufriedener mit dem Geburtserlebnis sind. Dies führt zu einer Verringerung der Anzahl medizinischer Eingriffe, wie Medikamentengaben und operativer Entbindungen. Die Anwesenheit und Unterstützung der Väter stärkt darüber hinaus die partnerschaftliche Beziehung und fördert die Vater-Kind-Bindung. [2]

3. Aspekte der Geburtsvorbereitung für die Förderung der Familiengesundheit

Die Geburtsvorbereitung durch Hebammen spielt eine entscheidende Rolle für die Förderung der Familiengesundheit und bietet vielfältige Kursmöglichkeiten, die auf die individuellen Bedürfnisse und Erwartungen von Frauen und ihren Partnern zugeschnitten sind. Die Inhalte dieser Vorbereitungen sollten umfassend und praxisnah sein und Informationen zur Schwangerschaft, Entwicklung des Kindes, Ernährung, Geburt sowie möglichen Komplikationen enthalten.

Bevorzugte Inhalte

Werdende Eltern äußern den Wunsch nach fortlaufender Begleitung auch nach der Geburt, um besser auf die Herausforderungen der Elternschaft vorbereitet zu sein. Insbesondere Väter möchten auf die Veränderungen in ihrer Lebensweise und Partnerschaft vorbereitet werden. In Bezug auf die Kursstruktur bevorzugen Teilnehmende regelmäßige Abendsitzungen gegenüber intensiven Wochenendkursen. Es besteht auch der Bedarf an speziellen Kursen, die unterschiedliche Interessengruppen ansprechen, beispielsweise junge Eltern oder Frauen mit Migrationshintergrund. Zudem wünschen sich viele Väter Sitzungen, die ihre besonderen Bedürfnisse berücksichtigen. Eine aktive Teilnahme an den Kursen durch Übungen und Rollenspiele sowie der Austausch von Erfahrungen mit anderen werdenden Eltern wird als besonders wertvoll angesehen.

Positive Auswirkungen

Geburtsvorbereitungskurse zeigen zahlreiche positive Effekte: Studien belegen, dass Frauen, die an diesen Kursen teilnehmen, weniger Schmerzmittel während der Geburt benötigen und die Sectio- sowie vaginal-operativer Geburten niedriger ist. Paare berichten zudem von einer verbesserten Kommunikation und einem stärkeren Zusammenhalt, während Männer sich während der Geburt und in ihrer unterstützenden Rolle selbstbewusster fühlen. Der Austausch mit anderen Teilnehmern wird sehr geschätzt und die Kontakte werden oft über die Geburt hinaus gepflegt. Insgesamt führt die Geburtsvorbereitung zu einem positiveren Geburtserlebnis und erhöht die Zufriedenheit mit diesem Erlebnis, obwohl einige Frauen Schwierigkeiten bei der praktischen Umsetzung während der Geburt berichten. Abschließende Evaluierungen der Kurse können zur Weiterentwicklung und Professionalisierung des Hebammenberufes beitragen. [3]

4. Herausfordernde Phasen der Geburt

Eine Geburtsbegleitung ermöglicht es dem Partner, seine Rolle bei der Geburt unterstützend wahrzunehmen. Er kann seiner Partnerin helfen, Wehen zu bewältigen, indem er ihr in den Pausen Zuneigung und Ruhe bietet. Besonders herausfordernd ist die Phase, in welcher der Muttermund auf 7–9 cm erweitert ist. Diese Zeit ist von intensiven Schmerzen und starken Emotionen gekennzeichnet. Hier zeigt sich die Gebärende oft in einem Zustand maximaler Öffnung und Erschöpfung, aber es ist auch ein Moment der Transformation und Aktivierung neuer Kräfte, unterstützt durch die Ausschüttung von Endorphinen. In dieser Phase ist es entscheidend, dass die Hebamme und der Partner nicht stören, sondern die Gebärende mit ermutigenden Worten unterstützen. Gemeinsam können sie Ängste überwinden und die Frau in ihrer Hingabe unterstützen.

Der Partner erlebt die Geburt teilweise biologisch mit, durchläuft Adrenalinschübe während der Wehen und erzeugt Endorphine in entspannenden Momenten mit ihr. Die Geburt kann somit zu einer tiefen gemeinsamen Erfahrung werden, die das Verständnis für die eigene Identität und die Partnerschaft bereichert. [5]

ZUSAMMENFASSUNG

In der Geburtsbetreuung haben Väter zwar einen festen Platz, jedoch fehlen umfassende Studien zu ihren Erfahrungen und der Bewältigung von Geburten, insbesondere bei traumatischen Erlebnissen. Mangelnde Ressourcen im Gesundheitswesen und der Fokus auf technische Aspekte können ihre Erfahrungen negativ beeinflussen. Das Verhalten des geburtshilflichen Personals ist entscheidend für das Erleben der Väter, deren Ängste und Bedürfnisse oft in der Geburtsvorbereitung übersehen werden.

Es gibt einen dringenden Bedarf an Kursen, die speziell auf Väter ausgerichtet sind, um deren Rollen während der Geburt zu stärken. Väter wünschen sich eine intensivere Vorbereitung auf die bevorstehenden Veränderungen in ihrem Leben und in ihrer Partnerschaft. Eine einfühlsame Begleitung durch Hebammen und Partner kann das Geburtserlebnis positiv beeinflussen und die Bindung zwischen Partnern und zum Neugeborenen stärken. Aktive Kursteilnahme trägt zu einem besseren Geburtserlebnis bei, indem sie den Austausch und die Zusammenarbeit unter werdenden Eltern fördert. Geburtsvorbereitungskurse haben erwiesenermaßen positive Effekte, senken den Bedarf an Schmerzmitteln und chirurgischen Eingriffen und verstärken die partnerschaftliche Verbindung. Die Geburt könnte so zu einer gemeinsamen, bereichernden Erfahrung für das Paar werden.

WAS WÄRE, WENN ...

- ... Tom vor der Geburt nicht in die Geburtsvorbereitung eingebunden gewesen wäre?
  - Seine Möglichkeiten Laura effektiv zu unterstützen, wären möglicherweise nicht so ausgeprägt. Ohne die in Vorbereitungskursen erworbenen Techniken und Kenntnisse wäre er sicherlich weniger in der Lage, auf Lauras Bedürfnisse einzugehen. Solche Kurse sind wichtig, da sie Väter auf ihre Rolle während der Geburt vorbereiten. Sie bieten praktisches Wissen und Selbstvertrauen, sodass Väter aktiv und unterstützend agieren können, um die Geburtserfahrung für beide positiv zu gestalten.

LITERATUR

1. Deutsche Gesellschaft für Gynäkologie und Geburtshilfe (DGGG), Deutsche Gesellschaft für Hebammenwissenschaft (DGHW). S3-Leitlinie „Die vaginale Geburt am Termin". AWMF-Registernummer. 015/083. Dezember 2020. Version 1.0. Unter: https://register.awmf.org/assets/guidelines/015-083l_S3_Vaginale-Geburt-am-Termin_2021-03.pdf (letzter Zugriff: 04.01.2025).
2. Köhne A, Hellmers C. Die Erfahrungen der Väter im Kreißsaal. Die Hebamme 2015; 28: 40–43.
3. Krauss-Lembcke S, Ahrendt C. Schwerpunkte und Ziele der Geburtsvorbereitung. In: Stiefel A, Brendel K, Bauer N (Hrsg.). Hebammenkunde. 6. A. Stuttgart: Thieme, 2020.
4. Schmid-Altringer S. Die vergessenen Väter. Deutsche Hebammen Zeitschrift 2019; 12 (71): 56–61.
5. Schmid V. Was also können wir davon in unsere heutige Kultur übernehmen? In: Schmid V (Hrsg.). Der Geburtsschmerz. 2. A. Stuttgart: Thieme, 2011.

30

Ich laufe aus!

Inga Adler

Fallbeispiel

Am Morgen erlebte Sarah Tau, eine 31-jährige Erstgebärende in der 40+1 SSW, einen vorzeitigen Blasensprung (➤ Abb. 30.1). Nach Rücksprache mit ihrer Entbindungsklinik entschloss sie sich, zur Untersuchung ins Krankenhaus zu fahren. Dort wurde sie von der Hebamme empfangen, die den Blasensprung bestätigte. Die initialen Untersuchungen ergaben, dass die Herztöne des Fetus regelmäßig und Figo „N" waren. Der vaginale Befund ergab: Portio teilerhalten, Muttermund Fidu, Kopf ISPE-3, fest in BE, Abgang von klarem Fruchtwasser. Die Blutentnahme mit der Abnahme des CRP war unauffällig. CRP 0,3 mg/dl.

Gemäß aktueller evidenzbasierter Praxis besprach die Hebamme mit Sarah und ihrem Partner, dass ein abwartendes Vorgehen empfohlen wird, sofern keine Anzeichen einer Infektion vorliegen und es Mutter und Kind gut geht. Sarah und ihr Mann wurden darauf hingewiesen, regelmäßig die Körpertemperatur zu kontrollieren, um eine potenzielle Infektion frühzeitig erkennen zu können. Ihr wurde erklärt, dass nach 24 Stunden mit einer Einleitung begonnen wird, falls bis dahin keine Wehen eingesetzt haben, um das Infektionsrisiko zu minimieren. Sarah wurde stationär aufgenommen und sollte sich im Kreißsaal wieder vorstellen, entweder 24 Stunden nach dem Blasensprung oder sofort bei Veränderungen wie erhöhter Temperatur, verminderten Kindsbewegungen oder grünlichem Fruchtwasser.

Während der Stunden des Wartens nutzte Sarah die Gelegenheit zur Entspannung und mentalen Vorbereitung auf die Geburt. Sie ging regelmäßig spazieren, hielt eine ausreichende Flüssigkeitszufuhr aufrecht und versuchte, ruhig zu bleiben. Nach etwa 12 Stunden setzten die ersten Wehen ein, die zunächst schwach und unregelmäßig waren, sich jedoch im Laufe der Nacht intensivierten und regelmäßiger wurden.

1. **Definieren Sie die möglichen Arten eines Blasensprungs.**
2. **Erklären Sie den Begriff Amniotomie.**
3. **Stellen Sie Maßnahmen dar, die bei der Betreuung einer Schwangeren nach einem vorzeitigen Blasensprung ergriffen werden sollten, insbesondere in Bezug auf Untersuchungen und Bewegung.**
4. **Erläutern Sie Maßnahmen bei signifikant grünem Fruchtwasser.**
5. **Benennen Sie, welche Parameter und Symptome bei reifen Neugeborenen nach einem vorzeitigen Blasensprung beurteilt werden müssen.**

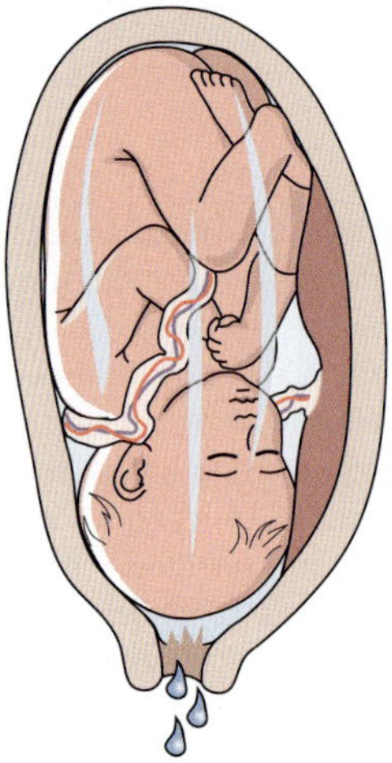

Abb. 30.1 Vorzeitiger Blasensprung, der Muttermund ist noch nicht vollständig eröffnet. [L157]

1. Arten eines Blasensprungs

Definition

Der Blasensprung bezeichnet das spontane Zerreißen der Eihäute, wodurch Fruchtwasser abläuft und der Uterus an Volumen verliert. Während des Geburtsprozesses tritt meist bei einer Muttermundöffnung von 6–10 cm ein Blasensprung auf. Nach einem Blasensprung kann es kurzzeitig zu einem Nachlassen der Wehentätigkeit kommen, da sich der Uterusmuskel an den verringerten Uterusinhalt erst anpassen muss. Danach werden die Wehen meist intensiver und schmerzhafter.

Formen

Der Zeitpunkt und die Art des Blasensprungs sind entscheidend und werden folgendermaßen kategorisiert:

- Vorzeitiger Blasensprung (premature/prelabour rupture of the membranes [PROM]): Tritt vor Beginn der zervixwirksamen Wehen am Termin (> 37+0 SSW) auf, wodurch die Gefahr einer Infektion steigt. Meist folgen innerhalb von 24 Stunden Geburtswehen (➤ Abb. 30.1).
- Physiologischer Blasensprung: Kann während der Eröffnungsphase (frühzeitig) oder bei vollständigem Muttermund (rechtzeitig) passieren.
- Verspäteter Blasensprung: Erfolgt einige Zeit nach vollständiger Muttermundöffnung. Hier gibt es oft im Vorfeld eine Vorblase, welche weit in die Scheide reicht und einen frühzeitigen Pressdrang auslöst. Eine Amniotomie könnte Erleichterung schaffen.
- Hoher Blasensprung: Tritt über dem Muttermundbereich auf und unterscheidet sich durch das Erhaltenbleiben der Vorblase.
- Falscher Blasensprung: Seltenes Phänomen mit wenig Flüssigkeitsabgang, welches sich zwischen den Eihäuten befindet (1–3 Esslöffel), bei dem ein Test manchmal fehlerhaft positiv ausfällt. Bei einer späteren Wiederholung ist dieser dann negativ.

Diese Klassifikationen sind wesentlich für das Management des Geburtsverlaufs und die Vermeidung von Komplikationen. [1] [2]

2. Amniotomie, was ist das?

Definition

Die Amniotomie ist ein Verfahren zur künstlichen Eröffnung der Fruchtblase mittels eines Instruments. In aktuellen Leitlinien wird oft empfohlen, auf einen spontanen Blasensprung zu warten, da frühzeitige Amniotomien vor Ende der Eröffnungsphase keinen klaren Nutzen ergeben haben. Zwar zeigen einige Studien, dass eine frühzeitige Fruchtblaseneröffnung die Geburtsdauer um 54 bis 98 Minuten verkürzen kann, jedoch hat dies keinen Einfluss auf die Häufigkeit von Sectiones oder vaginal-operativen Entbindungen. Auch die Zufriedenheit der Gebärenden wird dadurch nicht gesteigert. Nach einer Amniotomie treten jedoch häufiger Herzfrequenzveränderungen im CTG auf. Die Wirkung auf die Intensität des Wehenschmerzes bleibt umstritten.

Indikationen

Indikationen für eine Amniotomie umfassen die Notwendigkeit einer Fetalblutanalyse bei pathologischem CTG und frühzeitigen Pressdrang bei vollständiger Muttermundöffnung. Es fehlen jedoch randomisierte

Studien, die einen positiven Einfluss der Amniotomie auf eine protrahierte Geburt bestätigen könnten. Kontraindikationen für den Eingriff umfassen einen hochstehenden Kopf, Einstellungs- und Haltungsanomalien, Beckenendlage und Frühgeburt. [2]

3. Maßnahmen nach vorzeitigem Blasensprung

Nach einem vorzeitigen Blasensprung ist Vorsicht bei der weiteren Betreuung der Schwangeren geboten. Es wird davon abgeraten vaginale Untersuchungen durchzuführen, sofern der Blasensprung zweifelsfrei bestätigt ist. Bei Unsicherheit sollte jedoch eine Spekulum-Untersuchung in Betracht gezogen werden.

- Ohne Wehentätigkeit sollen **vaginale Untersuchungen** nicht durchgeführt werden. Vaginale Abstriche oder CRP-Kontrollen im Blut sind unnötig, wenn eine Geburtseinleitung begonnen oder ein abwartendes Management (über 24 Stunden) gewählt wurde.
- Regelmäßige **Temperaturkontrollen** alle vier Stunden, während der Wachphase sind wichtig, um Fieber auszuschließen.
- Jegliche Veränderung im **vaginalen Ausfluss** sowie **abnehmende Kindsbewegungen** sollten sofort gemeldet werden. Bewegungen des Kindes sowie die fetale Herzfrequenz müssen bei Erstkontakt und alle 24 Stunden überprüft werden, solange keine Wehentätigkeit einsetzt.
- Falls keine Wehen innerhalb von 24 Stunden auftreten, sollte eine **Klinik** mit Möglichkeiten zur **neonatalen Versorgung** aufgesucht werden, und ein Klinikaufenthalt von mindestens 12 Stunden postpartal wird empfohlen.
- **Baden** und **Duschen** stellen kein erhöhtes Infektionsrisiko dar.

Das Risiko für schwere neonatale Infektionen nach einem Blasensprung liegt bei etwa 1 %, im Vergleich zu 0,5 % bei intakter Fruchtblase. Zudem steigt das Risiko für mütterliche Infektionen nach 12 Stunden, was den Beginn einer antibiotischen Prophylaxe rechtfertigen kann. [1]

4. Maßnahmen bei signifikant grünem Fruchtwasser

Während der Geburt spielt die Protokollierung des Zustands des Fruchtwassers eine entscheidende Rolle. Besonders wichtig ist es, auf deutlich grünes Fruchtwasser zu achten, das sich durch eine dichte, grüne Färbung oder das Vorhandensein von Mekoniumklumpen auszeichnet. In diesen Situationen ist es ratsam, die Möglichkeit einer Fetalblutanalyse vorzusehen und sicherzustellen, dass für den Notfall qualifiziertes Personal zur Erstversorgung des Neugeborenen bereitsteht. [2]

5. Symptome bei reifen Neugeborenen nach vorzeitigem Blasensprung

Nach einem vorzeitigen Blasensprung ist bei jedem reifen Neugeborenen in den ersten 12 Lebensstunden eine sorgfältige Überwachung unerlässlich. In festgelegten Intervallen von 1, 2, 6 und 12 Stunden sollen spezifische Parameter und Symptome bewertet und dokumentiert werden. Diese umfassen:

- Allgemeinzustand
- Nahrungsaufnahme
- Hautdurchblutung
- Rektal gemessene Körpertemperatur
- Herz- und Atemfrequenz
- Auftreten von Anzeichen wie Stöhnatmung, Einziehungen, Nasenflügelbewegungen, Zyanose oder Muskelhypotonie.

Bei Feststellung von Auffälligkeiten ist eine sofortige Beurteilung durch einen Pädiater erforderlich. [1]

MERKE

Nach einem vorzeitigen Blasensprung setzen bei etwa 60 % der betroffenen Frauen innerhalb von 24 Stunden Wehen ein. Sollte dies nicht der Fall sein, wird empfohlen, eine geburtseinleitende Intervention nach diesem Zeitraum anzubieten. [1]

CAVE

Das Amnioninfektionssyndrom, auch als Triple I bekannt, tritt häufig infolge eines frühen vorzeitigen Blasensprungs („preterm premature rupture of membranes") auf und stellt eine ernste Komplikation in der Schwangerschaft dar, die sowohl für die Mutter als auch für das Kind lebensbedrohlich sein kann. Bei der Diagnose und dem Management dieser Komplikation muss eine sorgfältige Abwägung zwischen dem Nutzen einer Verlängerung der Schwangerschaft und den Risiken einer aufsteigenden und nachfolgenden fetalen Infektion und/oder Entzündung erfolgen. Die prädiktive Genauigkeit der verfügbaren klinischen Überwachungsmethoden und laborchemischen Routinediagnostika ist dabei stark eingeschränkt, was dazu führt, dass bis zu jedes fünfte Neugeborene nach einem PPROM eine „early onset neonatal sepsis" (EONS) entwickelt. Die Festlegung des optimalen Zeitpunkts für die Entbindung sowie die enge interdisziplinäre Zusammenarbeit zwischen Geburtsmedizin und Neonatologie stellen daher zentrale Herausforderungen im Management der intrauterinen Infektion bzw. Entzündung dar. [3]

ZUSAMMENFASSUNG

Der **Blasensprung** ist das spontane Zerreißen der Eihäute, das den Beginn der Geburt markieren kann. Er tritt typischerweise bei einer Muttermundöffnung von 6–10 cm auf und kann die Wehentätigkeit vorübergehend schwächen, bevor diese an Intensität zunimmt. Es gibt verschiedene Arten des Blasensprungs,

- den vorzeitigen Blasensprung vor Beginn der Wehen,
- den physiologischen Blasensprung während der Eröffnungsphase,
- den verspäteten Blasensprung nach vollständiger Muttermundöffnung und den
- hohen sowie falschen Blasensprung.

Nach einem vorzeitigen Blasensprung ist besondere Vorsicht geboten. Unnötige vaginale Untersuchungen sollten vermieden werden, während regelmäßige Überwachung der Schwangerschaft und fetalen Gesundheit stattfindet. Es sollte nach dem Blasensprung eine Klinik aufgesucht werden, wenn innerhalb von 24 Stunden keine Wehen einsetzen. Zudem ist auf Anzeichen von Infektionen bei Mutter und Kind zu achten, da das Infektionsrisiko nach einem Blasensprung erhöht ist. Besondere Überwachung des Neugeborenen in den ersten 12 Stunden nach der Geburt ist entscheidend, um mögliche Komplikationen frühzeitig zu erkennen und zu behandeln.

Die **Amniotomie** ist ein Verfahren zur künstlichen Eröffnung der Fruchtblase, wird jedoch meist nicht empfohlen, bevor natürliche Geburtsprozesse abgeschlossen sind, da ein klarer Nutzen in den meisten Fällen fehlt und sie mit Risiken wie Herzfrequenzveränderungen beim Fötus verbunden sein kann.

WAS WÄRE, WENN ...

- ... die S3-Leitlinie „Die vaginale Geburt am Termin" umfassend in geburtshilflichen Kliniken umgesetzt und die Praxis der vaginalen Untersuchung bei vorzeitigem Blasensprung überdacht werden würden?
  - In vielen geburtshilflichen Kliniken ist die vaginale Untersuchung bei einem vorzeitigen Blasensprung, d. h. bei einem Fruchtwasserabgang ohne Wehentätigkeit, nach wie vor das Standardverfahren. Im Zuge das Infektionsrisiko zu senken, wäre hier ein Umsetzen der Leitlinie empfehlenswert.

LITERATUR

1. Deutsche Gesellschaft für Gynäkologie und Geburtshilfe (DGGG), Deutsche Gesellschaft für Hebammenwissenschaft (DGHW). S3-Leitlinie „Die vaginale Geburt am Termin". AWMF-Registernummer. 015/083. Dezember 2020. Version 1.0. Unter: https://register.awmf.org/assets/guidelines/015-083l_S3_Vaginale-Geburt-am-Termin_2021-03.pdf (letzter Zugriff: 04.01.2025).
2. Mack S, Rosenberger C, Harder U et al. Regelrechte Geburt. In: Stiefel A, Brendel K, Bauer N (Hrsg.). Hebammenkunde. 6. A. Stuttgart: Thieme, 2020.
3. Zöllkau J, Pastuschek J, Schleußner E. Amnioninfektionssyndrom oder Triple I. Was ist zu beachten bei Diagnostik und Management? Gynäkologie 2024; 57: 501–510. DOI: 10.1007/s00129-024-05252-8 (letzter Zugriff: 10.3.2025).

31

Ich halte es vor Schmerzen nicht mehr aus!

Inga Adler

Fallbeispiel

Im Krankenhaus beginnt für Lena Wunderlich, eine 32-jährige Erstgebärende in der 39+3 SSW, die Geburt. Lena hat sich auf eine natürliche Geburt vorbereitet und möchte Atemtechniken, Massagen, Bewegung und Hypnotherapie gegen die Wehenschmerzen einsetzen. Ihre Hebamme ist damit vertraut und unterstützt sie.

Mit Einsetzen der regelmäßigen Wehen leitet die Hebamme Lena zur Anwendung der erlernten Atemtechniken an. Lena konzentriert sich auf tiefe, gleichmäßige Atemzüge, um die Schmerzen besser zu kontrollieren. Als die Wehen intensiver werden, ermutigt die Hebamme sie, passende Bewegungs- und Positionstechniken auszuprobieren. Das sanfte Kreisen der Hüften und das Bewegen im Raum helfen, den Druck auf das Becken zu reduzieren. Zusätzlich lindern gezielte Massagen im unteren Rückenbereich die Schmerzen. Lenas Partner unterstützt sie durch das Drücken von Entspannungspunkten an den Schultern. Lena wendet Visualisierungstechniken aus der Hypnotherapie an. Sie stellt sich Wellen vor und sieht ihren Körper als sicheren Raum für die Geburt. Die ruhige Stimme der Hebamme führt sie in einen Zustand tiefer Entspannung, sodass sie den Schmerz aus der Distanz wahrnehmen kann.

In der aktiven Eröffnungsphase wirken die angewandten Techniken effektiv: Lenas Atem ist stabil, ihre Bewegungen bleiben fließend, und die Visualisierungen helfen ihr, ruhig und konzentriert zu bleiben. Während der Austrittsphase wählt Lena eine aufrechte Position, um die Schwerkraft zu nutzen und ihre Energie effektiv einzusetzen. In einer ruhigen und unterstützenden Atmosphäre bringt sie schließlich ihr Kind zur Welt.

1. **Definieren Sie den Begriff Schmerz und welche Faktoren die Intensität und Wahrnehmung von Geburtsschmerzen bei Frauen beeinflussen.**
2. **Beschreiben Sie welche Möglichkeiten der Geburtsschmerz Frauen im Hinblick auf persönliches Wachstum und Selbstbewusstsein bietet aber auch welch kritische Punkte sie beeinträchtigen den Geburtsschmerz zu bewältigen.**
3. **Erläutern Sie, welche individuellen und kulturellen Faktoren die Bewältigung von Geburtsschmerzen beeinflussen können.**
4. **Führen Sie aus, welche individuellen Schmerzlinderungsstrategien Frauen unter der Geburt anwenden können.**
5. **Erklären Sie das biopsychosoziale und operante Schmerzmodell.**
6. **Beschreiben Sie, was man unter dem Angst-Spannungs-Schmerz-Zyklus von Grantly Dick-Read versteht, und wie man dieses Modell bei Schmerzen während der Wehen anwenden kann.**

1. Definition des Begriffs Schmerz

Definition

Die *International Association for the Study of Pain* beschreibt Schmerz als ein unangenehmes sensorisches und emotionales Erlebnis, das entweder mit einer tatsächlichen oder potenziellen Schädigung von Gewebe verbunden ist oder im Kontext einer solchen Schädigung beschrieben wird. [4]

Beeinflussende Faktoren

- Der Geburtsschmerz zählt zu den intensivsten Schmerzerfahrungen, die Frauen erleben können, und ist komplex in seiner biopsychosozialen Natur. Diese Schmerzempfindung zeigt sich individuell unterschiedlich und variiert je nach den persönlichen Umständen und Erfahrungen der Frau. Wie stark der Geburtsschmerz auf den Geburtsprozess einwirkt, hängt von der subjektiven Wahrnehmung der Frau ab, ihren Bewältigungsstrategien und vorangegangenen Erfahrungen.
- Der Umgang mit Geburtsschmerz wird wesentlich durch kulturelle und soziale Normen beeinflusst. Ob eine Geburt als schmerzhafte Herausforderung oder als bereicherndes Erlebnis wahrgenommen wird, ob die Frau den Schmerz akzeptieren kann oder sich ihm entziehen muss, sind entscheidende Faktoren, die ihre Schmerzbewältigung beeinflussen.
- Ebenso haben die betreuenden Personen während der Geburt einen erheblichen Einfluss, […] „[sie] sollten sich ihrer eigenen Haltung gegenüber dem Geburtsschmerz bewusst sein und ihre Betreuung darauf ausrichten, die Frau in ihren Entscheidungen zu unterstützen.“ [1] Ihre eigenen sozialen und kulturellen Prägungen in Bezug auf Schmerztherapie wirken sich auf ihre Betreuungspraxis aus und können die Schmerzstrategien der Frau und ihrer Begleitperson bewusst oder unbewusst modulieren. Es ist daher von zentraler Bedeutung, dass das Geburtsteam sensibel auf die individuellen Bedürfnisse und Wahrnehmungen der Gebärenden eingeht, um eine bestmögliche Unterstützung zu bieten. [4]

MERKE

Nach Stiefel et al. [4] sind die Schmerztoleranz und das Schmerzerleben u. a. abhängig von unterschiedlich geprägten Einstellungen und Ansichten zur Bedeutung von Schmerzen.

2. Positive Beeinflussung der Geburtsschmerz

Die Erfahrung des Geburtsschmerzes gehört zum menschlichen Lebenszyklus und kann als Chance für inneres Wachstum betrachtet werden. Durch den Schmerz während der Geburt können Frauen ihre eigenen Kräfte und Grenzen kennenlernen oder sogar überschreiten. Viele Frauen, die Vertrauen in ihre körperlichen Fähigkeiten haben, berichten nach einer anstrengenden Geburt von einem gesteigerten Selbstbewusstsein und sind stolz auf ihre Leistung.

Jedoch gibt es folgende kritische Punkte zu beachten:

- Für die Fähigkeit der Frau, den Geburtsschmerz selbstständig zu bewältigen, sind optimale Bedingungen entscheidend, die häufig nicht gegeben sind.
- Unrealistische Vorstellungen und Erwartungen können zu Frustration bei der Gebärenden und ihren Begleitpersonen führen.

Wesentliche Voraussetzungen für eine positive Geburtserfahrung sind:

- Die Berücksichtigung intimer Bedürfnisse der Frau, wie Ruhe, Bewegungsfreiheit, sowie die Möglichkeit, nach Wunsch zu essen und zu trinken.
- Eine angenehme und vertraute Umgebung.
- Die kontinuierliche Unterstützung durch Partner und Familie.
- Respektvolle und liebevolle professionelle Betreuung durch eine kontinuierlich anwesende Hebamme oder Ärztin, idealerweise im Rahmen einer Eins-zu-eins-Betreuung. [4]

3. Faktoren, welche die Bewältigung von Geburtsschmerzen beeinflussen können

Die Bewältigung von Geburtsschmerzen ist ein komplexer Prozess, der durch verschiedene individuelle und kulturelle Faktoren beeinflusst wird.

- Frauen, die traumatische Erlebnisse, wie sexuellen Missbrauch, erlebt haben, können während der

Geburt Flashbacks erleiden, die zusätzliche Belastungen darstellen.
- Bei Frauen aus Krisenregionen oder Kriegsflüchtlingen ist eine kultursensible Betreuung besonders wichtig, da geburtshilfliche Maßnahmen unbewusst Stress auslösen können.
- In Fällen von übermäßiger Angst und Hilflosigkeit während der Geburt sollte die Möglichkeit eines posttraumatischen Erlebnisses berücksichtigt werden. [4]

4. Individuelle Schmerzlinderungsstrategien

Frauen sollen ermutigt werden, individuelle Schmerzlinderungsstrategien zu nutzen, wie Massagen oder das Verarbeiten von Wehen im Wasser. Methoden wie Akupunktur, Akupressur, Hypnose, Aromatherapie und Yoga können ebenfalls angewendet werden, vorausgesetzt, die Anwender sind entsprechend qualifiziert. Die Epiduralanalgesie bietet eine effektive Option zur Schmerzlinderung, die herkömmlichen Opioiden überlegen ist. Lachgas-Sauerstoff-Gemische stellen eine weitere Möglichkeit zur Schmerzerleichterung dar. [1] [4]

MERKE

Mangels ausreichender wissenschaftlicher Belege können keine Empfehlungen für die Nutzung homöopathischer Mittel zur Schmerzlinderung während der Geburt gegeben werden. [1]

5. Biopsychosoziales und operantes Schmerzmodell

Zur Darstellung der vielfältigen Einflussfaktoren auf die Entstehung und Verarbeitung von Schmerzen werden häufig Schmerzmodelle eingesetzt. Zwei Modelle sind das biopsychosoziale Schmerzmodell und das operante Schmerzmodell.

Biopsychosoziales Schmerzmodell

Das biopsychosoziale Schmerzmodell betrachtet das Schmerzerleben aus einer **ganzheitlichen Perspektive** und bezieht sowohl biologische, psychologische als auch soziale Komponenten mit ein. Biologische Aspekte umfassen Faktoren wie das allgemeine körperliche Befinden, den Ernährungszustand, die körperliche Fitness, die genetische Veranlagung und die spezifische körperliche Reaktion auf Schmerz. Psychologische Komponenten beinhalten frühere Schmerzerfahrungen und Traumata, das Vorhandensein von Ängsten oder psychischen Erkrankungen sowie die generelle emotionale Grundstimmung einer Person. Soziale Faktoren berücksichtigen die Einbindung in das soziale Umfeld, den familiären und freundschaftlichen Rückhalt sowie die Art und Weise, wie Bezugspersonen auf den Schmerz reagieren, beispielsweise durch Unterstützung oder Mitleiden. Eine effektive Schmerztherapie erfordert oft einen interdisziplinären Ansatz, der all diese Dimensionen berücksichtigt.

Operantes Schmerzmodell

Das operante Schmerzmodell konzentriert sich auf die **Selbstwirksamkeit** der **Schmerzbetroffenen.** Es basiert auf den Prinzipien des operanten Konditionierens und zielt darauf ab, durch positive und negative Verstärkung das Verhalten im Umgang mit Schmerz zu beeinflussen. Dieses Modell wird v. a. bei chronischen Schmerzen angewendet, um Betroffenen zu helfen, durch eigenes Verhalten ihre Schmerzbewältigung zu verbessern. [4]

6. Angst-Spannungs-Schmerz-Zyklus von Grantly Dick-Read

Das Konzept von Grantly Dick-Read, der Angst-Spannungs-Schmerz-Zyklus (➤ Abb. 31.1), kann zur Intervention von Schmerzen während der Wehen angewandt werden. Dieses Modell dient als Leitfaden, um den negativen Zyklus durch einen positiven Zyklus zu ersetzen, mit Fokus auf Aufklärung, gezielte Aktivität und unterstützende Maßnahmen.

Interventionen

Jede dieser Interventionen zielt darauf ab, unterschiedliche Aspekte des Zyklus zu durchbrechen:

1. Aufklärung: Reduziert Ängste durch den Austausch von fundiertem Wissen über die Anatomie und Physiologie der Wehen, was Spannungen abbauen kann.

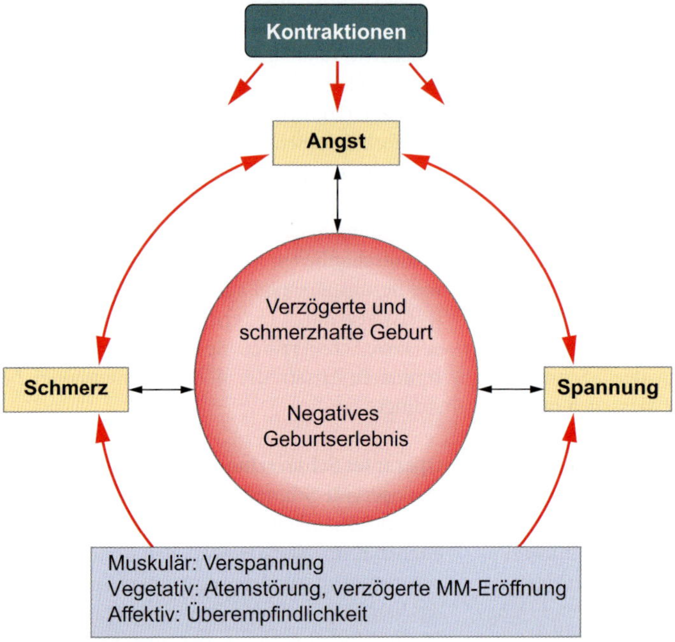

Abb. 31.1 Angst-Spannungs-Schmerz-Zyklus nach Grantly Dick-Read [4] [M1651, L157]

2. Gezielte Aktivität: Setzt Techniken wie Atemübungen ein, um Verspannungen zu lösen, die zu Schmerzen führen könnten.
3. Unterstützende Maßnahmen: Bietet physische, psychologische und pharmakologische Unterstützung, um die Schmerzwahrnehmung zu vermindern, was verhindert, dass unbehandelter Schmerz die anfängliche Angst verstärkt.

Anpassung an Patienten

Der Erfolg dieses Modells hängt von der genauen Einschätzung ab, in welchem Stadium des Angst-Spannungs-Schmerz-Zyklus sich die Patientin befindet [2]. Effektive Interventionen erfordern eine Anpassung an die Reaktionsweise der Patientin auf ihre Wehen.

- Vorbereitete Patientinnen: Profitieren von Auffrischungen der gelernten Techniken, um sie effektiv anzuwenden.
- Unvorbereitete Patientinnen: Benötigen intensivere Unterstützung, um Techniken vor Ort zu erlernen, wobei der Erfolg stark von der Ausdauer und den konsequenten Bemühungen der Hebammen abhängt.

MERKE

- Nach Schmid [3] nimmt der Schmerz erheblich zu, wenn man versucht ihn zu unterdrücken, während er sich verringert, sobald man ihn ohne Widerstand annimmt.
- Nach Schmid [3] ist es erforderlich, dass wir den Rhythmus, die tiefe innere Motivation und die Fähigkeit, mit den Empfindungen im Einklang zu sein, wieder erlernen. Ebenso sollten wir die Aufmerksamkeit auf das in uns wachsende Kind richten, das uns eine wertvolle Unterstützung sein kann. Für die meisten Frauen ist Gebären nicht mehr eine selbstverständliche Fähigkeit, sondern etwas, das sie erneut erlernen und wiederentdecken müssen.

ZUSAMMENFASSUNG

Schmerz während der Geburt ist eine der intensivsten Schmerzerfahrungen, die Frauen erleben können, und wird von vielen Faktoren beeinflusst, einschließlich biologischer, psychologischer und sozialer Aspekte. Der Schmerz wird individuell unterschiedlich erlebt und hängt stark von der persönlichen Wahrnehmung, den Bewältigungsstrategien sowie den kulturellen und sozialen Normen ab. Der Geburtsschmerz kann durch unterstützende Betreuung und eine vertraute Umgebung gelindert werden. Verschiedene Schmerzlinderungsmethoden, wie die Epiduralanalgesie oder alternative Ansätze wie Akupunktur und Hypnose, sind verfügbar. Modelle wie das biopsychosoziale und operante Schmerzmodell bieten Erklärungen, wie Frauen Schmerz verarbeiten und bewältigen können. Sensible Betreuung ist besonders wichtig für Frauen mit traumatischen Vorerfahrungen. Grantly Dick-Reads Angst-Spannungs-Schmerz-Zyklus-Ansatz zielt darauf ab, durch Aufklärung, gezielte Aktivitäten und Unterstützung, den negativen Kreislauf von Angst und Schmerz zu durchbrechen. Der Erfolg dieser Modelle hängt von der individuellen Anpassung an die Schmerzreaktionen der Frauen ab.

WAS WÄRE, WENN ...

- ... Lena während der Geburt kulturell bedingte Erwartungen oder Überzeugungen als belastend empfunden hätte, insbesondere im Hinblick auf Schmerz und Angst?
  - In einigen Kulturen gelten bestimmte Gebärpositionen oder Rituale wie traditionelle Gesänge oder Gebete als beruhigend. Wenn die Hebamme kultursensible Unterstützung anbietet und diese Praktiken in den Geburtsverlauf integriert, könnte dies Lenas Ängste lindern und ihr ein Gefühl von Sicherheit vermitteln. Diese einfühlsame Herangehensweise könnte dazu beitragen, kulturelle Barrieren abzubauen und Lena eine positivere und angstfreiere Geburtserfahrung zu ermöglichen.

LITERATUR

1. Deutsche Gesellschaft für Gynäkologie und Geburtshilfe (DGGG), Deutsche Gesellschaft für Hebammenwissenschaft (DGHW). S3-Leitlinie „Die vaginale Geburt am Termin". AWMF-Registernummer. 015/083. Dezember 2020. Version 1.0. Unter: https://register.awmf.org/assets/guidelines/015-083l_S3_Vaginale-Geburt-am-Termin_2021-03.pdf (letzter Zugriff: 04.01.2025).
2. Mozingo, Johni N.; Pain in Labor: A Conceptual Model for Intervention. JOGN nursing 1978; 7 (4): 47–49.
3. Schmid V. Das falsche Versprechen der schmerzfreien Geburt. In: Schmid V (Hrsg.). Der Geburtsschmerz. 2. A. Stuttgart: Thieme, 2011.
4. Stiefel A, Steffen G, Rosenberger C et al. Schmerzerleichterung während der Geburt. In: Stiefel A, Brendel K, Bauer N (Hrsg.). Hebammenkunde. 6. A. Stuttgart: Thieme, 2020.

Fallbeispiele: Komplikationen unter der Geburt

32

Wenn der Kopf querliegt

Inga Adler

Fallbeispiel

Um 6:00 Uhr morgens bereitete sich die 30-jährige Maria Wunderlich auf die Geburt ihres ersten Kindes in der 40+2 SSW vor. Nachdem die Wehen regelmäßig alle drei Minuten kamen, war sie optimistisch gestimmt und fuhr ins Krankenhaus.

Um 7:00 Uhr stellte die betreuende Hebamme bei der ersten vaginalen Untersuchung fest, dass sich das Kind in der vorderen Scheitelbeineinstellung befand. Der Muttermund war 5 cm geöffnet, die Portio verstrichen. Sie ertastete die Pfeilnaht quer und das vordere Scheitelbein in Führungslinie. Außerdem konnte sie das Ohr des Kindes fühlen. Die Hebamme informierte Maria über diesen Befund und besprach das weitere Vorgehen mit ihr.

Um 7:30 Uhr schlug sie Maria eine Reihe von Positionswechseln vor, um die Situation zu verbessern. Maria probierte im Stehen aus, das Becken vor- und zurückzukippen, um mehr Raum für die Rotation des Babys zu schaffen. Diese Position empfand sie als sehr angenehm. Dabei stand sie auf einer Matte und konnte sich an ihrem Mann abstützen, der vor ihr stand.

Um 9:00 Uhr, bei der nächsten Untersuchung, als der Muttermund 7 cm geöffnet war, bemerkte die Hebamme, dass der Kopf des Babys tiefer getreten war. Sie empfahl eine Sims-Lagerung, bei der Maria ihr oberes Bein stark angewinkelt hielt, um dem Kopf mehr Platz zu schaffen. Die Hydration wurde aufrechterhalten, und regelmäßige, tiefe Atemzüge halfen Maria, entspannt und fokussiert zu bleiben. In dieser Phase war es wichtig, Pausen zur Entspannung zwischen den Wehen einzulegen. Dabei unterstützte ihr Mann sie mit Massagen des unteren Rückens.

Gegen 12:00 Uhr ergab eine erneute vaginale Untersuchung bei neun Zentimetern Muttermundöffnung, dass der Kopf des Kindes weiter ins Becken getreten war. Der Kopf hatte nun die Beckenmitte passiert, VT=ISPE-0, Pfeilnaht im ersten Schrägen, was bedeutete, dass die Wehen regelmäßiger und produktiver wurden. Maria begab sich in den Vierfüßlerstand und bewegte das Becken, während sie die Wehen veratmete.

Schließlich, um 14:30 Uhr, und mit geduldiger Unterstützung des gesamten Teams, war der Kopf bei +3 mit gerader Pfeilnaht und der Muttermund vollständig geöffnet. 45 Minuten später gebar Maria ihr Kind spontan im Vierfüßlerstand.

1. **Definieren Sie die Begriffe Einstellungs- und Haltungsanomalien.**

2. **Erläutern Sie die Scheitelbeineinstellung.**

3. **Analysieren Sie die vordere und hintere Scheitelbeineinstellungevanz für die Geburtsmechanik.**

4. **Benennen Sie Maßnahmen zur Therapie einer Scheitelbeineinstellung.**

1. Einstellungs- und Haltungsanomalie

Definitionen

- **Einstellungsanomalie:** Bei einem regulären Geburtsverlauf beugt das Kind seinen Kopf in einer optimalen Position, wobei die kleine Fontanelle als Leitstelle den Weg ebnet. Dies mündet in einer Geburt aus der **vorderen Hinterhauptshaltung.** Abweichungen von dieser „idealen" Position des kindlichen Kopfes werden als Einstellungsanomalien bezeichnet. Hierbei befindet sich der führende Kindsteil nicht an der typischen Position, wie sie für die vordere Hinterhauptslage charakteristisch ist. Zu diesen Anomalien zählen u. a. die hintere Hinterhauptshaltung, der hohe Geradstand, der tiefe Querstand, die vordere und hintere Scheitelbeineinstellung und die Roederer-Einstellung.
- **Haltungsanomalie:** Bei dieser nimmt der kindliche Kopf nicht die normale Beugehaltung ein, er befindet sich vielmehr in einer **Deflexionshaltung,** also einer **Rückwärtsstreckung.** Beispiele hierfür sind die Scheitelhaltung, Vorderhauptshaltung, Stirnhaltung und Gesichtshaltung.

Maßnahmen

In beiden Fällen – bei Einstellungs- und Haltungsanomalien – sollten bestimmte Maßnahmen ergriffen werden. Diese umfassen

- das Ermitteln der Ursachen für eine stagnierende Geburt,
- das frühzeitige Erkennen einer dorsoposterioren Lage des Kindes und das Anbieten geburtsfördernder Positionen für die Mutter.
- Dazu gehört ebenso das geduldige Betrachten eines evtl. längeren Geburtsverlaufs, die frühzeitige Hinzuziehung des ärztlichen Geburtshelfers und das Erkennen geburtsunmöglicher Anomalien, um schließlich eine schonende Geburtsbeendigung für Mutter und Kind zu ermöglichen. [2]

2. Scheitelbeineinstellung

Definition

Die Scheitelbein-Einstellung ist eine Einstellungsanomalie, bei der ein Scheitelbein des Kindes in die Führung geht. Dies geschieht, weil der ungebeugte Kopf im Beckeneingang stark zur Seite geneigt ist, was als asynklitische Haltung bezeichnet wird. Diese Neigung macht es dem Kopf möglich, einen längsverengten Beckeneingang zu überwinden. Solche Einstellungen werden auch als verstärkte Obliquität (Schrägstellung des kindlichen Schädels bei der Geburt) bezeichnet und können in zwei pathologische Formen unterteilt werden (➤ Abb. 32.1) in

- die **vordere Scheitelbeineinstellung** (Naegele-Obliquität), bei der die Pfeilnaht in Richtung Kreuzbein abweicht und das vordere Scheitelbein führt, sowie in
- die **hintere Scheitelbeineinstellung** (Litzmann-Obliquität), bei der die Pfeilnaht zur Symphyse tendiert und das hintere Scheitelbein führt.

Ursache für diese Anomalien ist oftmals ein zu großer Kopf für den Beckeneingang, ein platt verengtes Becken oder ein spastisch verändertes unteres Uterinsegment.

Diagnostik

Diagnostisch steht der Kopf bei einer Scheitelbeineinstellung lange im Beckeneingang, und der Eröffnungs-

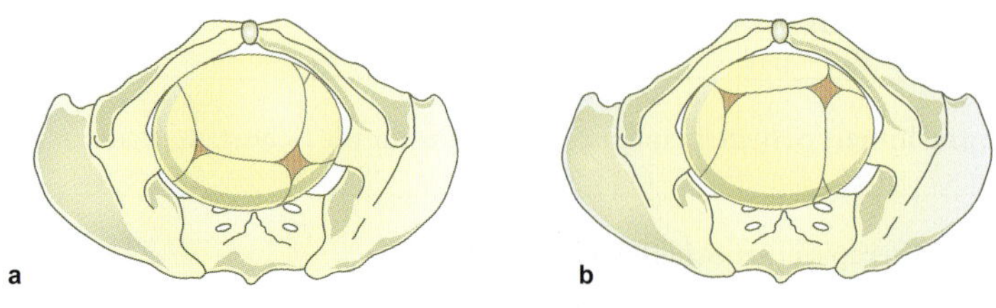

Abb. 32.1 Scheitelbeineinstellung, a) vordere b) hintere [L157]

prozess kann protrahiert verlaufen. Schwierigkeiten in der Diagnosestellung können auftreten, da Pfeilnähte oder Fontanellen oft schwer zu ertasten sind. Insbesondere bei einer persistierenden Scheitelbeineinstellung schieben sich die Scheitelbeine übereinander, was zu einer Stufenbildung führt, die tastbar ist. Falsche Diagnosen, wie der hohe Geradstand, können durch Verwechslung der Kranznaht mit der Pfeilnaht entstehen. Aufgrund dieser diagnostischen Unsicherheiten sollte eine Ultraschalluntersuchung zur Bestätigung der Diagnose herangezogen werden. [2]

MERKE

Ein weit verbreiteter Leitsatz bezüglich der Scheitelbeineinstellung bei der Geburt besagt, dass eine vordere Einstellung hilfreich ist, während eine hintere Einstellung als problematisch gilt. [2]

3. Vordere und hintere Scheitelbeineinstellung

Vordere Scheitelbeineinstellung

Der Wehendruck bewirkt im Halsbereich ein seitliches Abbiegen des Kopfes nach hinten, dadurch wird die vordere Kopfhälfte tiefer gebracht. Nun führt das vordere Scheitelbein und schiebt sich über das noch höherstehende hintere Scheitelbein. Durch diese Konfiguration wird der Kopf schmaler, und im günstigen Fall kann jetzt das hintere Scheitelbein tiefertreten (so genannter **Knopflochmechanismus).** Gelingt dies nicht, ist eine **Sectio** angezeigt.

Hintere Scheitelbeineinstellung

Der Wehendruck bewirkt ein seitliches Abbiegen des Kopfes nach vorne, dadurch wird die hintere Kopfhälfte tiefer gebracht. Nun führt das hintere Scheitelbein und schiebt sich über das noch höherstehende vordere Scheitelbein. Dieser Anpassungsversuch führt sehr selten zum Ziel, da das vordere Scheitelbein von der Symphyse am Tiefertreten gehindert wird, während sich die hintere Schulter auf dem **Promontorium** festsetzt. „Eine ausgeprägte hintere Scheitelbeineinstellung ist **geburtsunmöglich,** die Frau muss durch **Sectio** entbunden werden." [2]

MERKE

Die Vierfüßlerhaltung kann in vielen Fällen den Geburtsprozess positiv beeinflussen. Allerdings ist ihr Einsatz nicht ratsam bei einer anterioren Scheitelbeineinstellung sowie bei einem anterioren hohen Geradstand. In diesen speziellen Fällen sollten alternative Geburtspositionen in Betracht gezogen werden, um den Verlauf der Geburt optimal zu unterstützen. [2]

4. Therapiemaßnahmen

Mechanik des Beckens

Bei der Geburt können bestimmte Positionen und Bewegungen der Mutter den Geburtsvorgang erleichtern. Die Mechanik des Beckens wird durch das Kippen des Promontoriums beeinflusst.

- Ein nach hinten gekipptes Promontorium vergrößert die Beckeneingangsebene,
- während es bei einer Vorwärtskipphaltung verkleinert wird und gleichzeitig die Conjugata recta des Beckenausgangs vergrößert.

Jede Gebärposition sollte daher unter Berücksichtigung der Position von Kreuzbein und Symphyse, des erweiterten Beckenraums und der Unterstützung des Geburtsverlaufs sorgfältig ausgewählt werden. Ein wahlloses Ausprobieren von Positionen birgt das Risiko, die Geburtssituation zu verschärfen und erfolgreiche Lösungen zu verhindern. [1]

Beckenmobilisation und weitere Techniken

- **Beckenmobilisation:** Die Frau kippt während der Wehen ihr Becken nach vorne und hinten. Diese Bewegungen unterstützen das Kind dabei, die notwendige Gegenbewegung zu vollziehen, und können je nach Vorliebe im Stehen, auf einem Ball sitzend oder in Seitenlage ausgeführt werden.
- Zu den **spezifischen Techniken** zählen:
  - Beckenmobilisation in Seitenlage
  - Beckenkreisen oder schaukelnde Bewegungen
  - Vierfüßlerstand, besonders hilfreich bei hinteren Scheitelbeineinstellungen

- Bei vorderer Scheitelbeineinstellung bieten sich Rückenlage, Rollen im Rebozo, zurückgelehntes Sitzen oder aufrechtes Stehen an [2]
- Sims-Lagerung links (überdrehte Seitenlage/ Bauchlage)
- Offene Knie-Ellenbogen-Lage [1] [3]

ZUSAMMENFASSUNG

Bei der Geburt können bestimmte Positionen und Bewegungen der Mutter den Geburtsverlauf erleichtern, insbesondere durch die **Mobilisation des Beckens,** die in verschiedenen Haltungen wie Seitenlage, Vierfüßlerstand oder aufrechtem Stehen erfolgen kann. Diese Techniken unterstützen das Kind dabei, sich besser im Becken zu positionieren.

Die **Scheitelbeineinstellung,** bei der ein Scheitelbein des Kindes als führend fungiert, zählt zu den Einstellungsanomalien. Anomalien in dieser Position, wie die vordere oder hintere Scheitelbeineinstellung, können den Geburtsverlauf komplizieren und erfordern häufig, bei der hinteren, einen Kaiserschnitt. Häufige Ursachen für solche Anomalien sind ein zu großer Kopf oder ein verengtes Becken. Eine genaue Diagnose ist wichtig, oft unterstützt durch Ultraschall, um fälschliche Diagnosen zu vermeiden.

WAS WÄRE, WENN ...

- ... die Hebamme die vordere Scheitelbeineinstellung bei Maria nicht erkannt hätte?
  - Ohne das Erkennen dieser Einstellungsanomalie könnten gezielte Unterstützungsmaßnahmen, wie Positionswechsel, nicht durchgeführt werden, was die Geburt erschweren und für die Mutter belastender machen könnte. Dies zeigt die Bedeutung der Fertigkeiten und Kenntnisse von Hebammen auf, die Einstellungs- und Haltungsanomalien frühzeitig identifizieren müssen, um den Geburtsprozess optimal unterstützen zu können. So können unnötige Verzögerungen vermieden und das Risiko intensiverer medizinischer Eingriffe, wie einer instrumentellen Geburt oder eines Kaiserschnitts, reduziert werden.

LITERATUR

1. Göbel E. Gebärhaltungen. In: Deutscher Hebammenverband (Hrsg.). Geburtsarbeit. 3. A. Stuttgart: Thieme, 2023.
2. Harder U. Einstellungs- und Haltungsanomalien. In: Stiefel A, Brendel K, Bauer N (Hrsg.). Hebammenkunde. 6. A. Stuttgart: Thieme, 2020.
3. Sutton J, Scott P. Asynklitismus/Scheitelbeineinstellung. In: Sutton J, Scott P (Hrsg.). Die Optimierung der Kindslage. 3. A. Stuttgart: Thieme, 2010.

Kurz vorm Ziel: Wenn der Rhythmus ins Stocken gerät

Inga Adler

Fallbeispiel

Martha Meier befindet sich in der 40+2 Schwangerschaftswoche und wird von starken Ängsten um ihr ungeborenes Kind geplagt. In ihrer vorherigen Schwangerschaft hatte sie nach einem nichtinvasiven Pränataltest (NIPT) aufgrund einer Trisomie 21 einen Schwangerschaftsabbruch vornehmen lassen. Diese belastende Erfahrung überschattet nun die Erwartung ihres zweiten Kindes, obwohl der aktuelle NIPT unauffällig war. Vier Monate nach dem Abbruch wurde sie erneut schwanger, doch die Befürchtungen über mögliche Komplikationen sind bei ihr und ihrem Mann immer noch präsent.

In den letzten Tagen hat Martha ein zunehmendes Ziehen im Bauch bemerkt, das sich zu regelmäßigen Wehen im Abstand von drei Minuten gewandelt hat. Am Morgen um 9 Uhr begibt sie sich mit ihrem Mann in den Kreißsaal, wo sie von einer Hebamme empfangen wird. Die vaginale Untersuchung ergibt: Muttermund 3 cm geöffnet, der Kopf ist fest im Becken eingestellt und die Fruchtblase ist intakt. Auf Anraten der Hebamme entscheidet sich Martha für ein Entspannungsbad, um die Wehen besser veratmen zu können, während ihr Mann ihr liebevoll die Schultern massiert.

In den folgenden Stunden nehmen die Wehen an Intensität zu, und Martha bewältigt sie weiterhin gut.

Um 12:30 Uhr ist der vaginale Befund: Muttermund 5 cm geöffnet, der Kopf ist unverändert fest im Becken, die Fruchtblase weiterhin intakt und die Pfeilnaht ist quer eingestellt. Das CTG zeigt physiologische Werte und registriert regelmäßige Wehen im Drei- bis Vier-Minuten-Takt. Trotzdem bleibt Martha besorgt und schaut oft auf das CTG, während sie wiederholt fragt, ob es dem Kind wirklich gut geht.

Trotz der anfänglich guten Fortschritte stagniert der Geburtsverlauf. Um 15:30 Uhr hat sich der Muttermund nicht weiter geöffnet und ist weiter bei 5 cm. Die Wehen werden schwächer und treten nur noch alle 10–15 Minuten auf. Diese Stagnation zeigt sich auch in der nächsten Stunde: Der vaginale Befund und das CTG bleiben unverändert.

Die Hebamme bemerkt diese Blockaden und greift unterstützend ein. Sie spricht einfühlsam mit Martha über ihre Ängste und leitet sie durch gezielte Entspannungs- und Atemübungen an. Gemeinsam arbeiten sie daran, Marthas Ängste zu lindern und ihr zu helfen, sich auf die Verbindung zu ihrem Kind zu konzentrieren.

In dieser Phase der Ruhe und unter liebevoller Unterstützung ihres Partners, der ihr während der Wehenpausen beisteht, erlebt Martha eine emotionale Entlastung. Diese positive Veränderung führt schließlich zu einem neuen Fortschritt im Geburtsverlauf: Der Muttermund öffnet sich weiter. Mit einem gestärkten Gefühl der Zuversicht endet die Geburt erfolgreich, als Martha um 21:25 Uhr ein gesundes Mädchen zur Welt bringt. In einem Moment der Erleichterung und Freude nimmt sie ihr Kind in die Arme und beginnt sofort mit dem Aufbau der Mutter-Kind-Bindung.

1. **Definieren Sie die vorliegende Problematik.**
2. **Beschreiben Sie die häufigsten Gründe für einen Geburtsstillstand.**
3. **Erläutern Sie den Einfluss von emotionalem Stress und Sorgen auf den Fortlauf einer Geburt und welche Rolle psychologische Faktoren bei einem Geburtsstillstand spielen.**
4. **Erklären Sie Maßnahmen, die Sie anwenden, um die Geburt wieder zu fördern.**
5. **Beschreiben Sie Maßnahmen, um einen Geburtsstillstand zu reduzieren, in der Schwangerschaft und unter der Geburt.**

1. Wie ist ein Geburtsstillstand definiert?

Geburtsstillstand

Ein Geburtsstillstand stellt eine häufige Herausforderung in der Geburtshilfe dar und hat erhebliche Auswirkungen auf die mütterliche Gesundheit sowie auf das Geburtserlebnis von Mutter und Kind. Oft entstehen solche Stillstände infolge unnötiger Eingriffe in den natürlichen Geburtsverlauf oder durch routinemäßige Praktiken, die nicht auf wissenschaftlicher Evidenz basieren. Häufig sind unzureichende Betreuungsmaßnahmen während der Schwangerschaft eine Ursache. Wenn potenziell geburtsblockierende körperliche oder emotionale Ungleichgewichte nicht rechtzeitig erkannt und behoben werden, steht das geburtshilfliche Team vor großen Herausforderungen. Der Geburtsprozess verläuft nicht linear, und es wird zwischen einem konstruktiven und destruktiven Geburtsstillstand unterschieden.

- Ein konstruktiver Stillstand bietet die Gelegenheit, mit Geduld und Kreativität zu reagieren,
- während ein destruktiver Stillstand eine unlösbare Krise darstellt, die sofortiges und entschlossenes Handeln erfordert. [2]

Laut AMWF-Leitlinie wird ein Geburtsstillstand in der AP (Austrittsphase) diagnostiziert, wenn die aktive Phase der AP bei einer Erstgebärenden 3 Stunden und bei einer Mehrgebärenden 2 Stunden überschreitet. [1]

Formen

Während der Geburt kann ein Geburtsstillstand in verschiedenen Formen auftreten, als:

- Primäre Wehenschwäche in der Latenzphase
- Sekundäre Wehenschwäche in der Eröffnungs- oder selten in der Durchtrittsphase
- Einstellungs- oder Haltungsanomalien des Kindes
- Mechanische Blockaden im mütterlichen Becken
- Emotionale Blockaden, besonders in der Übergangsphase

Im Gegensatz zu einer stark verzögerten Geburt, handelt es sich beim Geburtsstillstand um eine vollständige Unterbrechung des Prozesses, verursacht durch entweder geburtsdynamische (wie Wehenschwäche) oder mechanische Gründe. [2]

MERKE

Es ist oft nicht einfach, sofort zwischen einem konstruktiven und einem destruktiven Geburtsstillstand zu unterscheiden. In passiven Phasen der Geburt ist Geduld erforderlich. Wenn der Stillstand konstruktiv ist, sollten wir reflektieren, während bei einem destruktiven Stillstand aktives Eingreifen notwendig wird. [2]

2. Häufigste Ursachen für Geburtsstillstand

Externe Faktoren

In bestimmten Fällen können Gegebenheiten vorliegen, die eine Lösung der Problematik, die zu einem Geburtsstillstand geführt hat, ausschließen. Solche Gegebenheiten können durch externe Faktoren bedingt sein, wie z. B. eine Amnioninfektion. Faktoren wie nahender Schichtwechsel, fehlende wissenschaftliche Evidenz für bestimmte zeitliche Vorgaben oder die Ungeduld von Partnern, Hebammen oder medizinischem Personal sollten kein Grund für die Entstehung eines Geburtsstillstandes sein. Häufig wird von geburtshilflichen Teams verlangt, komplexe Probleme zu lösen, die mit effektiver psychosozialer Unterstützung während der Schwangerschaft vermeidbar gewesen wären. So kann eine Frau, die eine traumatische Geburtserfahrung nicht therapiert hat, bei einer nachfolgenden Geburt unbewusste Strategien einsetzen, um eine erneute Traumatisierung zu verhindern, was das geburtshilfliche Personal vor erhebliche Herausforderungen stellt.

Ursachen bei Mutter und Kind

Die Ursachen für eine Blockade des Geburtsprozesses sind mannigfaltig und können sich auf verschiedenen Ebenen manifestieren: bei der Mutter, dem Kind oder innerhalb der Geburtsumgebung. Innerhalb jeder dieser Bereiche lassen sich **drei grundlegende Störfaktoren** identifizieren:

- Mechanische geburtshilfliche Faktoren wie Beckenanomalien der Mutter, das Fehlen angemessener Stellreflexe beim Fetus oder ungünstige Gebärhaltungen.
- Prozessuale Störgrößen, darunter mütterliche Ängste, Sorgen oder zwischenmenschliche Konflikte zwischen den beteiligten Personen im Geburtsprozess.

- Unbewusste Vermeidungsstrategien, durch die Betroffene versuchen, eine Wiederholung negativer Erfahrungen aus der Vergangenheit zu verhindern.

Der **Einfluss** des **Geburtsumfelds** auf den Geburtsverlauf ist signifikant und sollte keinesfalls unterschätzt werden. Potenzielle Störfelder sind:

- Anwesenheit von unvertrauten Personen
- Beziehungsdissonanzen im geburtshilflichen Team oder im Elternpaar
- Wechsel des Betreuungspersonals
- Eine Hebamme, die mehrere Gebärende gleichzeitig betreut
- Nicht ausreichend begründete medizinische Interventionen [2]

3. Einfluss von emotionalem Stress und Sorgen

Untersuchungen deuten darauf hin, dass ein Geburtsstillstand möglicherweise durch zuvor erlebte Traumata, inklusive der eigenen Geburtserfahrung, beeinflusst wird. Diese Phänomene sind auch bei späteren Traumata, wie schweren Unfällen, zu beobachten. Die Amygdala, ein wichtiges Hirnareal, bewertet sensorische Informationen emotional, bevor sie zur Großhirnrinde gelangen. Bei traumatischen Erlebnissen können Erinnerungen als unerträglich eingestuft und stattdessen in unbewussten Hirnarealen gespeichert werden (implizites Gedächtnis). Diese versteckten Erinnerungen können unter bestimmten Umständen Reaktionen auslösen, was zur Entstehung von Phobien beitragen könnte.

In der Geburtshilfe können ähnliche Mechanismen auftreten. Besonders bei schwierigen Geburten speichert die Amygdala die Erfahrungen in subkortikalen Bereichen, um die Gebärfreude zu schützen. Solche verdrängten Erlebnisse können bei nachfolgenden Geburten wieder auftauchen und den Geburtsprozess blockieren, was eine gezielte Aufarbeitung und psychosoziale Betreuung notwendig macht. [2]

4. Geburtsfördernde Maßnahmen

Bei einem Geburtsstillstand ist es wichtig, zwischen verschiedenen Zuständen zu unterscheiden, die unterschiedliche Maßnahmen erfordern (➤ Abb. 33.1).

In einer nicht aktiven Geburtsphase erholt sich die Gebärende, ohne dass Interventionen nötig sind, ähnlich einer Pause während einer Wanderung. Solange keine Gefahr für Mutter oder Kind besteht, sollten solche Pausen respektiert werden, unabhängig von der Phase der Geburt.

- **Konstruktiver Geburtsstillstand:**
  - **Charakteristika:** Es bestehen Blockaden, die erkannt und gelöst werden müssen, um den Geburtsprozess fortzusetzen. Diese Blockaden können emotionaler Natur sein, wie etwa durch belastende Anwesenheiten im Geburtsraum oder Beziehungskonflikte, oder es könnte sich um physische Faktoren handeln, wie Spannungen im Beckenbereich.
  - **Maßnahmen:** Hier sind Techniken wie gezielte Bewegung, Entspannungsübungen, passende Gebärpositionen und alternative Methoden wie Akupunktur hilfreich.
- **Destruktiver Geburtsstillstand:**
  - **Charakteristika:** Dieser erfordert rasches Handeln, da Mutter oder Kind potenziell gefährdet sind. Die Untersuchung der Art der Belastung, der Phase der Geburt, der verfügbaren Ressourcen und der möglichen Konsequenzen von Interventionen ist entscheidend.
  - **Maßnahmen:** Es ist wichtig zu unterscheiden, ob die belastende Situation für das Kind noch tolerierbar ist oder ob eine sofortige Beendigung der Geburt notwendig wird. Bei der Wahl, wie die Geburt beendet werden soll, liegt der Fokus auf der geeigneten Methode. Entscheidend ist nicht, ob eine vaginale operative Methode technisch machbar ist, sondern ob das Kind die damit verbundenen Belastungen verkraften kann. [2]

5. Maßnahmen in der Schwangerschaft und unter der Geburt

Schwangerschaft

Die Prävention von Geburtsstillständen sollte bereits früh in der Schwangerenbetreuung beginnen.

- **Diagnostik:** Es ist entscheidend, Blockaden des knöchernen Beckens und muskuläre Spannungen

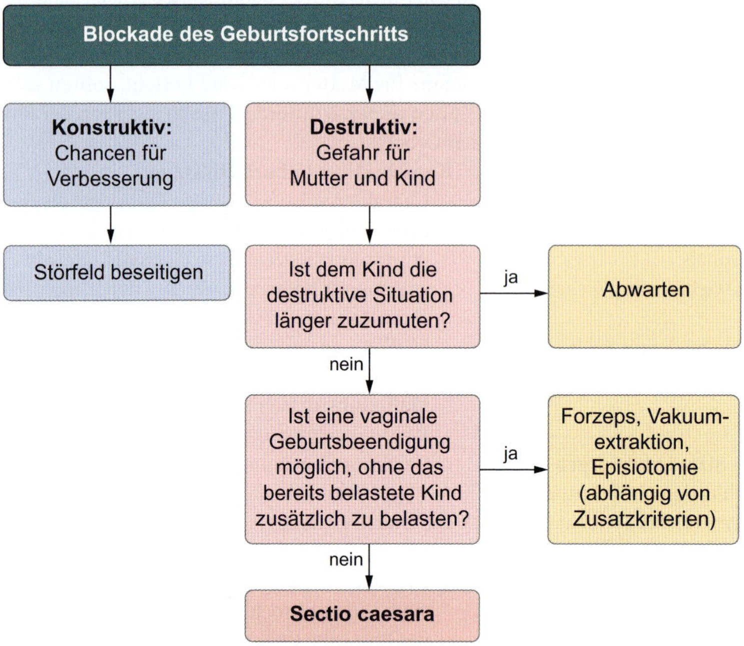

Abb. 33.1 Individuelle Entscheidungsfindung: Blockade des Geburtsfortschritts [L157]

mittels einfacher Diagnosetests zu identifizieren. Solche Testmethoden sollten fest in die Praxis von Hebammen und Ärzten integriert werden.

- **Therapie:** Bei Erkennen solcher Probleme bieten therapeutische Maßnahmen wie Osteopathie und Physiotherapie effektive Lösungen. Die Identifikation traumatischer Erfahrungen gestaltet sich hingegen aufgrund von Verdrängung und Scham schwieriger, zusätzlich behindert durch Zeitmangel und fehlende psychotherapeutische Unterstützung.

Unter der Geburt

Therapie: Während der Geburt können Geburtsstillstände durch verschiedene Maßnahmen reduziert werden: Eine vertrauensvolle Umgebung, die das frühzeitige Kennenlernen der Geburtseinrichtung umfasst, die Schaffung eines geschützten Raumes durch Zugangsbeschränkungen, und die Förderung der Bewegungsfreiheit der Schwangeren sind wichtig. Eingriffe in die Geburtsdynamik sollten minimiert und gezielte Gebärbewegungen gefördert werden. Die Vermeidung von Angst durch 1:1-Betreuung und das Fördern des Vertrauens in die Gebärfähigkeit der Frau sind ebenso relevant. [2]

MERKE

Der Geburtsprozess wird häufig als etwas betrachtet, das gleichmäßig abläuft, was jedoch selten dem tatsächlichen Verlauf entspricht. In der Regel variiert die Intensität, sodass es zu wechselhaften Phasen kommt. Diese wechselnden Phasen bieten der Mutter und dem Kind wichtige Erholungsmöglichkeiten, um neue Energie zu gewinnen. [2]

ZUSAMMENFASSUNG

Ein Geburtsstillstand ist eine häufige Herausforderung mit erheblichen Auswirkungen auf die Gesundheit und das Geburtserlebnis von Mutter und Kind. Oft entsteht ein solcher Geburtsstillstand durch unnötige Eingriffe oder mangelnde Betreuung während der Schwangerschaft. Differenziert wird der konstruktive Geburtsstillstand, der durch die Identifikation und Beseitigung von Blockaden lösbar ist, und der destruktive Geburtsstillstand, welcher rasches Handeln erfordert, da Mutter oder Kind gefährdet sind. Ursachen für Geburtsblockaden umfassen mechanische Faktoren wie Beckenanomalien, emotionale Hindernisse und unbewusste Vermeidungsstrategien. Auch das Umfeld, wie fremde Personen oder Beziehungsdissonanzen, kann den Geburtsprozess beeinflussen.

Die Prävention vom Geburtsstillstand sollte in der frühen Schwangerenbetreuung beginnen, indem Blockaden im Becken durch einfache Tests erkannt werden. Therapeutische Maßnahmen wie Osteopathie können wirksam sein. Traumatische Erfahrungen der Schwangeren erschweren die Diagnostik und benötigen eine gezielte psychosoziale Unterstützung. Während der Geburt sollten eine vertrauensvolle Umgebung geschaffen, die Bewegungsfreiheit gewährleistet und unnötige Eingriffe vermieden werden. Eine kontinuierliche 1:1-Betreuung fördert das Vertrauen in die eigene Gebärfähigkeit und reduziert Stress und Angst.

WAS WÄRE, WENN ...

- ... Martha bereits in der Schwangerschaft kontinuierlich von einer Hebamme betreut worden wäre?
  - Die konstante Beziehung zu einer vertrauten Hebamme hätte ihr eine sichere Basis geboten, um Ängste zu adressieren und gezielte Techniken zur Stressbewältigung zu erlernen. Unterstützt durch die interdisziplinäre Zusammenarbeit mit einem Therapeuten hätte diese Betreuung helfen können, emotionale Blockaden zu reduzieren. Während der Geburt hätte die Anwesenheit der Hebamme, die Marthas spezifische Bedürfnisse und Ängste bereits kennt, eine gezielte und beruhigende Unterstützung ermöglicht. Diese durchgängige Betreuung hätte nicht nur den Geburtsverlauf positiv beeinflusst, sondern auch eine konstruktive Geburtserfahrung fördern können.

LITERATUR

1. Deutsche Gesellschaft für Gynäkologie und Geburtshilfe (DGGG), Deutsche Gesellschaft für Hebammenwissenschaft (DGHW). S3-Leitlinie „Die vaginale Geburt am Termin". AWMF-Registernummer. 015/083. Dezember 2020. Version 1.0. Unter: https://register.awmf.org/assets/guidelines/015-083l_S3_Vaginale-Geburt-am-Termin_2021-03.pdf (letzter Zugriff: 04.01.2025).
2. Hildebrandt S, Göbel E. Geburtsstillstand – was tun? In: Hildebrandt S, Göbel E (Hrsg.) Geburtshilfliche Notfälle. 3. A. Stuttgart: Thieme, 2023.

34

Wenn die Wehen aus dem Takt tanzen

Inga Adler

Fallbeispiel

Um 6:00 Uhr morgens spürte Susanne Wein, eine 29-jährige Erstgebärende in der 39+2 SSW, die ersten Wehen in ihrem Zuhause. Sie hatte sich für eine Hausgeburt entschieden, um das Kind in vertrauter Umgebung zur Welt zu bringen. Ihre erfahrene Hebamme, Katrin, kam hinzu, als die Wehen regelmäßig alle drei Minuten waren.

Um 8:00 Uhr stellte Katrin bei einer vaginalen Untersuchung fest, dass der Muttermund 4 cm geöffnet war. Das Kind lag gut im Becken, aber die Wehen waren unkoordiniert und palpatorisch nur schwer zu tasten. Susannes Wehentätigkeit hatte nachgelassen und war unregelmäßig geworden: Die Abstände und Intensitäten der Wehen variierten stark zwischen 5–9 min.

Zwischen 8:30 Uhr und 10:00 Uhr konzentrierte sich Katrin darauf, den Geburtsverlauf zu fördern. Zunächst begann Susanne, zwischen dem Vierfüßlerstand und seitlichem Liegen zu wechseln, um das Becken zu öffnen und das Kind besser zu positionieren. Ihr Partner unterstützte sie dabei. Katrin führte Entspannungs- und Atemübungen ein, um den Sauerstofffluss zu erhöhen und die Muskulatur zu entspannen, was die Wehen regelmäßiger machte. Eine leichte, kreisförmige Bauchmassage folgte, um die Wehentätigkeit weiter anzuregen. Auf dem Pezziball wurde die Schwerkraft genutzt, um den Geburtsprozess zu begünstigen.

Um 11:00 Uhr zeigte eine erneute vaginale Untersuchung deutlichen Fortschritt: Der Muttermund war 6 cm geöffnet, der Kopf war im 1. Schrägen, die Fruchtblase intakt. Die Wehen waren jetzt stärker und regelmäßiger alle 4 min und palpatorisch gut zu tasten. Mit neuer Zuversicht setzte Susanne die Techniken fort, arbeitete eng mit Katrin und ihrem Partner zusammen und bewältigte die Wehen gut.

Um 15:30 Uhr, brachte Susanne ein gesundes Mädchen zur Welt.

1. **Stellen Sie die strukturellen Eigenschaften des Myometriums dar, die effektive Kontraktionen während der Geburt ermöglichen.**

2. **Beschreiben Sie die verschiedenen hormonellen Mechanismen, die den Geburtsprozess steuern.**

3. **Erklären Sie, was Wehendystokien sind und erläutern Sie die Unterschiede zwischen Wehenschwäche und Wehensturm.**

4. **Benennen Sie Faktoren, die eine stagnierende Wehentätigkeit beeinflussen können.**

5. **Beschreiben Sie die Möglichkeiten, wie Sie als Hebamme auf eine unkoordinierte Wehentätigkeit reagieren könnten.**

1. Strukturelle Eigenschaften des Myometriums

Myometrium

Das Myometrium, die mittlere und dickste Schicht der Gebärmutterwand, besteht aus glatter Muskulatur. Es liegt zwischen dem Endometrium (der inneren Schleimhaut) und dem Perimetrium (der äußeren Schicht). Die Gebärmutter stellt ein bemerkenswertes Beispiel natürlicher Anpassungsfähigkeit dar. Die Muskeln vollbringen während der Geburt eine beeindruckende Leistung. Jegliche Störungen, intern oder extern, können diesen Prozess empfindlich beeinträchtigen.

Das Myometrium, die Kontraktionsschicht der Gebärmutter, besteht aus einem Netzwerk von Millionen glatter Muskelzellen, die sich während der Schwangerschaft in Anzahl und Länge erheblich vermehren. Myometriumzellen besitzen im Vergleich zu anderen Muskelzellen in unserem Körper einzigartige Eigenschaften.

- Eine dieser Besonderheiten ist ihr **verstärktes kontraktiles Potenzial.**
- Zudem verläuft die Zugrichtung dieser Zellen nicht entlang der Faserachse. Im Unterschied zur Skelettmuskulatur, bei der eine Verkürzung im Fokus steht, dominiert bei der Kontraktion der Gebärmuttermuskulatur eine **zunehmende Spannung.** Die Filamente, die kleinsten Einheiten in Skelettmuskelfasern, sind in der Gebärmuttermuskulatur nicht in Fasern organisiert, sondern in chaotisch strukturierten Bündeln angeordnet. Diese Filamentbündel sind in drei gegenläufigen und nahezu spiraligen Schichten angeordnet:
  - innen überwiegend transversal
  - außen entlang der Längsachse
  - dazwischen in einem wabenähnlichen Muster.

  Aus diesen strukturellen Besonderheiten ergibt sich, dass das Myometrium bei einer Kontraktion **primär verhärtet** und nur **sekundär verkürzt.**
- Eine der signifikantesten Abweichungen von anderen Muskeltypen zeigt sich im **Ansteuerungsprinzip** der **Myometriumzellen:** Im Gegensatz zu den meisten Muskeln, deren Aktivität vom Gehirn aus initiiert wird, wie etwa die Bewegungen der inneren Organe durch das vegetative Nervensystem, agiert die Gebärmuttermuskulatur autonom. Ähnlich wie das Herz wird ihre Kontraktion nicht primär vom vegetativen Nervensystem ausgelöst, sondern nur moduliert. Der eigentliche Impuls zur Kontraktion geht direkt vom Organ selbst aus. [3]

2. Hormonelle, den Geburtsprozess steuernde Mechanismen

Die Geburt ist ein komplexer Prozess, der durch ein Zusammenspiel verschiedener hormoneller Mechanismen gesteuert wird. Während der Eröffnungsperiode der Geburt ist die Hauptaufgabe der Gebärmutter nicht die Kontraktion, sondern die Erschlaffung, um das untere Uterinsegment zu öffnen.

- Dies wird durch die Einwirkung von **Prostaglandinen** und **Relaxin** erreicht, die die Kalziumkanäle am Myometrium öffnen und das erweiternde cAMP-System (zyklisches Adenosin-Monophosphat-System) am Muttermund aktivieren. Das Prostaglandin-System ist in den Tagen vor der Geburt entscheidend und wird durch mechanischen Druck, kindliche Reife und eine Wechselwirkung mit dem Oxytocin-System beeinflusst.
- **Oxytocin** spielt eine zentrale Rolle in den späteren Phasen der Geburt, insbesondere in der Durchtritts- und Plazentarperiode. Im Gegensatz zu anderen Hormonen wirkt Oxytocin über die pulsatile Ausschüttung der Hypophyse und eine erhebliche Erhöhung der Rezeptordichte in der späten Schwangerschaft. Die durch Oxytocin induzierten Wehen zeichnen sich durch eine aktive Wirkung im Korpus- und Fundusbereich des Myometriums aus und unterstützen die reflexgesteuerten kindlichen Bewegungen sowie die Blutstillung nach der Geburt.

Die Regulation der hormonellen Aktivität wird durch das Phänomen der Down-Regulation gesteuert, bei dem die Rezeptordichte reduziert wird, um eine Überstimulation zu vermeiden. Östrogen trägt durch die Förderung der Oxytocinrezeptoren und der Bildung von Interzellularbrücken zur Kontraktionsbereitschaft des Uterus bei, während Prostaglandine wie PGF2α und PGE2 die Sensibilität des Myometriums erhöhen und an der Zervixreifung beteiligt sind. [3] [4]

3. Wehendystokien, Wehenschwäche und Wehensturm

Wehendystokien

Wehendystokien umfassen Fehlsteuerungen der Gebärmutterkontraktion während der Geburt und können sowohl als Wehenschwäche (unregelmäßige, schwache oder fehlende Wehen) als auch als Wehensturm (zu heftige, intensive oder häufige Wehen) auftreten. Diese Probleme offenbaren die Fragilität des biologischen Systems der Wehenregulation, das unterschiedlichen Störungen unterliegt:

- Biologische Übertragung: Ein Zustand, in dem die plazentaren Ressourcen aufgebraucht sind und die Geburt beginnen müsste, was jedoch durch eine Blockade verhindert wird.
- Wehenschwäche: Kann primär, sekundär oder als protrahierte Latenzphase auftreten und ist häufig durch ein schwaches Prostaglandin-System bedingt.
- Absoluter Prostaglandin-Mangel: Blockierung des notwendigen mechanischen Kontakts zwischen Kind und Uterinsegment.
- Relativer Prostaglandin-Mangel: Down-Regulation der Prostaglandinrezeptoren.
- Wehensturm: Gesteigerte uterine Aktivität, oftmals durch Eingriffe in das Rezeptorsystem oder durch mechanische Blockaden verursacht.

Wehenschwäche

Bei Wehenschwäche kann es zu einem protrahierten Geburtsverlauf oder Geburtsstillstand kommen. Während dynamische Blockaden durch planvolle Bewegungen der Gebärenden überwunden werden können, erfordern mechanische Blockaden eine spezifische medizinische Intervention, um das Risiko schwerwiegender Komplikationen, wie einer Uterusruptur, zu vermeiden. [3]

4. Wehenstagnierende Faktoren

Stagnierende Wehentätigkeit kann durch mehrere Faktoren bedingt sein:

1. Mechanische Faktoren: Blockaden durch Geburtshindernisse führen zu reflektorischer Hemmung der Wehenkraft.
2. Vegetative Faktoren: Psychische Einflüsse wie Angst und Verspannung können den Sympatikus aktivieren und die Wehentätigkeit blockieren.
3. Hormonelle Faktoren: Manipulationen am Rezeptorsystem für Prostaglandine oder Oxytocin beeinträchtigen die Wehentätigkeit.
4. Konstitutionelle Faktoren: Ermüdung des Kontraktionssystems nach Überdehnung oder intensiver Wehentätigkeit. [3]

5. Möglichkeiten, unkoordinierter Wehentätigkeit zu begegnen

Tritt eine Schwangere mit schmerzhaften Kontraktionen in der Latenz- oder frühen Eröffnungsphase in Erscheinung, muss bedacht werden, dass diese Kontraktionen ohne zervikale Veränderungen auftreten können und subjektiv den Eindruck von Geburtswehen vermitteln. Der werdenden Mutter sollte individuelle Unterstützung und bei Bedarf eine Schmerztherapie angeboten werden. Ist kein erhöhtes Risiko für eine unbegleitete Geburt vorhanden, kann sie ermutigt werden, nach Hause zurückzukehren. [1]

Unterstützende Maßnahmen

Die Geburtsbegleitung muss individuell an den aktuellen Zustand und die Bedürfnisse der Gebärenden angepasst werden. Bei Frauen, die erschöpft sind oder einen verlängerten Geburtsverlauf erleben, sollte sorgfältig geprüft werden, ob eine vollständige Entspannung in den Wehenpausen machbar und sinnvoll ist. [2] Um die Energiereserven der Gebärenden zu schonen, ist es wichtig, Wehenpausen so zu gestalten, dass sie sich optimal erholen kann und ihre Muskulatur möglichst wenig belastet wird.

- Bei sitzender Position Lagerungskissen so positionieren, dass es den Oberschenkel (Femur) großflächig unterstützt, da diese Methode effektiver ist als die Nutzung einer Knierolle. Es empfiehlt sich, alle Positionen dahingehend zu bewerten, wie gut Knochen abgestützt sind.
- In einer nach hinten geneigter Seitenlage bietet die Abstützung von Brustkorb und Wirbelsäule eine Entlastung, indem das Gewicht gleichmäßig auf die knöcherne Struktur bis zum Becken verteilt wird,

wodurch die Bauchmuskeln entlastet bleiben und für die Geburtsarbeit einsatzbereit sind. [5]

Falls eine ausreichende Erholung nicht mehr möglich ist, kann es sinnvoll sein, einen bestimmten Spannungszustand während der Pausen aufrechtzuerhalten. Dies könnte die Muskulatur bei den folgenden Wehen unterstützen. In solchen Szenarien ist es ratsam, der Gebärenden eine stabile Position anzubieten, ohne sie dazu zu bringen, sich vollständig zu entspannen.

Diagnostische Maßnahmen

- Wehenpausen erkennen durch Beobachtung und Abtasten der Gebärmutter
- Gespräch über das Wohlbefinden zwischen Gebärender und Hebamme
- Nutzung von CTG zur Erfassung der Wehenfrequenz (➤ Abb. 34.1)
- Vaginale Untersuchung bei Verdacht auf Geburtsstillstand
- IV. Leopold-Handgriff zur Beurteilung, ob das Kind tiefer ins Becken getreten ist

Therapiemöglichkeiten

- Psychosoziale Unterstützung:
  - Erklären und Beruhigen der Gebärenden und ihrer Begleitung
  - Mut zusprechen und zur weiteren Geburtsarbeit motivieren
- Geduld und Überwachung: Abwarten, solange es Mutter und Kind gut geht, mit ständiger Beobachtung auf mögliche Erschöpfung
- Achtsamkeit gegenüber psychosozialen Faktoren: Mögliche psychosoziale Ursachen ermitteln durch gezielte Fragestellungen

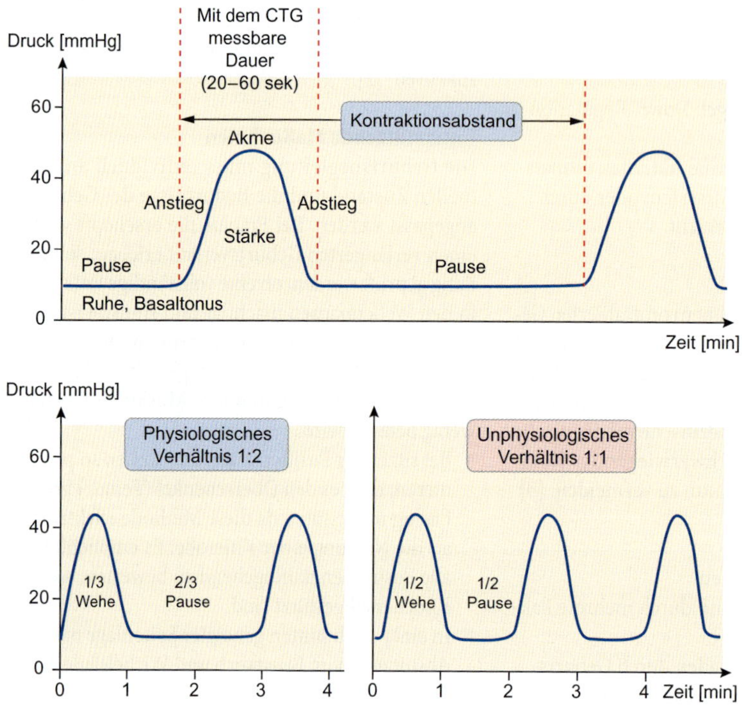

Abb. 34.1 Neben der Wehenstärke sind für einen guten Geburtsfortschritt auch die Dauer der Wehen und deren Frequenz bedeutsam. a) Aufbau einer Kontraktion in ihrer Phase von Pause zu Pause. b) Verhältnis von Uteruskontraktionsarbeit und -entspannung. Ein physiologisches Verhältnis liegt vor, wenn auf 1 Einheit Arbeit 2 Einheiten Ruhe folgen. [E1469, L157]

- Energieversorgung:
  - Gebärende mit energiereichen Getränken versorgen, um Dehydrierung und erhöhte Schmerzempfindlichkeit zu vermeiden
  - Gegebenenfalls Infusionstherapie mit Glukose bei Kraftverlust [2]

MERKE

Der Verlauf einer Geburt verläuft niemals konstant und linear, sondern ist individuell und nicht auf ein festes Zeitmaß zu begrenzen. Frauen und Kinder benötigen jeweils unterschiedlich lange für den Geburtsprozess. Dennoch entstehen während der Geburt Momente, die ein Eingreifen erforderlich machen. Deshalb ist es für Hebammen eine tägliche Herausforderung, den richtigen Zeitpunkt zwischen Geduld und Handeln abwägen zu können. [6]

ZUSAMMENFASSUNG

Die Geburt ist ein komplexer und individueller Prozess, der durch ein Zusammenspiel von hormonellen Mechanismen und den speziellen Eigenschaften der Gebärmuttermuskulatur gesteuert wird. Während der Geburt können verschiedene Herausforderungen auftreten, wie beispielsweise schmerzhafte Kontraktionen ohne zervikale Veränderungen, Wehenschwäche oder Wehenstürme. Diese können durch mechanische, vegetative oder hormonelle Faktoren bedingt sein.

Eine gebärende Frau benötigt individuelle Unterstützung und evtl. Schmerztherapie, insbesondere, wenn sie erschöpft ist oder einen verlängerten Geburtsverlauf erlebt. Wichtig ist die Anpassung der Geburtsbegleitung an die körperlichen und psychischen Bedürfnisse der Gebärenden, um die Energiereserven zu schonen und die Muskulatur geschmeidig zu halten.

Die Muskeln der Gebärmutter sind besonders leistungsfähig und zeigen während der Geburt eine erhöhte Spannung, wobei die Kontraktionen autonom stattfinden und durch hormonelle Einflüsse moduliert werden.

Oxytocin spielt eine zentrale Rolle in den späteren Phasen der Geburt, während Prostaglandine und Relaxin die Eröffnung des Uterinsegments unterstützen.

Um die Geburt optimal zu begleiten, sind psychosoziale Unterstützung, Geduld und Überwachung sowie eine Anpassung der körperlichen Position der Gebärenden von entscheidender Bedeutung.

WAS WÄRE, WENN ...

- ... Susannes Wehen weiterhin unkoordiniert geblieben wären, was schließlich eine Verlegung ins Krankenhaus erforderlich gemacht hätte.
  - Susanne wäre in den Zustand einer immer größeren Erschöpfung gekommen, der eine sichere Fortsetzung der Geburt zu Hause ggf. unmöglich gemacht hätte. Die Verlegung ins Krankenhaus wäre notwendig gewesen, um erweiterte medizinische Unterstützung zu erhalten.

LITERATUR

1. Deutsche Gesellschaft für Gynäkologie und Geburtshilfe (DGGG), Deutsche Gesellschaft für Hebammenwissenschaft (DGHW). S3-Leitlinie „Die vaginale Geburt am Termin". AWMF-Registernummer. 015/083. Dezember 2020. Version 1.0. Unter: https://register.awmf.org/assets/guidelines/015-083l_S3_Vaginale-Geburt-am-Termin_2021-03.pdf (letzter Zugriff: 04.01.2025).
2. Göbel E. Übergangsphase. In: Deutscher Hebammenverband (Hrsg.). Geburtsarbeit. 3. A. Stuttgart: Thieme, 2023.
3. Hildebrandt S. Physiologie und Pathophysiologie der Wehen. Ein Sinfoniekonzert. Deutsche Hebammen Zeitschrift 2017; 69 (7): 22–26.
4. Mack S, Harder U, Bauer N et al. Der Geburtsvorgang. In: Stiefel A, Brendel K, Bauer N (Hrsg.). Hebammenkunde. 6. A. Stuttgart: Thieme, 2020.
5. Mora A. MH Kinaesthetics in der Geburtsarbeit. In: Deutscher Hebammenverband (Hrsg.) Geburtsarbeit. 3. A. Stuttgart: Thieme, 2024.
6. Vogt, M. Wie lange ist zu lange? Deutsche Hebammen Zeitschrift 2017; 69 (7): 22–26.

35

Wenn die Plazenta ihren eigenen Plan verfolgt

Inga Adler

Fallbeispiel

Frau Ida Mai, eine 40-jährige Schwangere in der 31+3 Schwangerschaftswoche, kommt um 4 Uhr im Kreißsaal an – nach einem Sturz, mit starken abdominellen Schmerzen und polyfrequenten Wehen. Es liegt keine äußerliche Blutung vor. Der Blutdruck beträgt 110/75 mmHg und ihr Puls 90 Schläge pro Minute. Ida ist in der Schwangerschaft wegen einer festgestellten Wachstumsrestriktion regelmäßig zur Kontrolle in der Klinik vorstellig gewesen. Sie raucht sehr viel (10 Zigaretten pro Tag), was sie bislang nicht reduzieren konnte.

Beim Anschluss an das CTG 4:05 Uhr zeigt sich eine fetale Herzfrequenz von 160 Schlägen pro Minute. Die Hebamme tastet den Uterus ab, und Ida berichtet von starken Schmerzen. Aufgrund der vorliegenden Situation, informiert die Hebamme unverzüglich die Ärztin. Im CTG zeigt sich um 4:15 Uhr weiter eine basale Herzfrequenz von 160 spm, die Bandbreite ist unter 5 spm, es sind kaum Akzelerationen und vereinzelte frühe Dezelerationen mit rascher Erholung sichtbar, die Wehen sind polyfrequent.

Die Ärztin ist um 4:15 Uhr anwesend und führt einen Ultraschall durch, der ein retroplazentares Hämatom zeigt.

Der Zustand von Ida verschlechtert sich in den nächsten Minuten weiter, ihr Blutdruck fällt auf 85/60 mmHg und die Pulsfrequenz steigt auf 125 bpm. Sie zeigt Anzeichen von starker Transpiration und klagt über ein allgemeines Gefühl des Unwohlseins.

Aufgrund der kritischen Situation wird unverzüglich die Entscheidung für eine Not-Sectio getroffen. Ida erhält auf dem Weg in den OP eine Aufklärung, und sowohl die Pädiater als auch der Oberarzt werden informiert.

1. **Definieren Sie den Begriff vorzeitige Plazentalösung.**
2. **Stellen Sie die Risikofaktoren dar.**
3. **Beschreiben Sie, wie eine vorzeitige Plazentalösung diagnostiziert wird.**
4. **Benennen Sie, welche Notfallmaßnahmen ergriffen werden sollten, wenn eine vorzeitige Plazentaablösung vermutet wird.**
5. **Erläutern Sie mögliche Differenzialdiagnosen.**

1. Vorzeitige Plazentalösung

Formen der Plazentalösung

Im vorliegenden Fallbeispiel handelt es sich um eine vorzeitige Plazentalösung. Mit einer Häufigkeit von 0,2–2,6 % stellt sie ernstes Problem für die mütterliche und fetale Morbidität und Mortalität dar. [2] [3] Es wird zwischen zwei Formen unterschieden:

- Die **marginale Ablösung** bezeichnet eine randständige Ablösung. Eine Blutung ist nach außen sichtbar.
- Bei der **zentralen Ablösung** zeigt sich ein retroplazentares Hämatom, welches bis zu 1000 ml Blut ansammeln kann und es i. A. keine Blutung nach außen gibt. Durch das retroplazentare Hämatom steigt die Druckerhöhung im Uterus und somit die Gefahr für eine progrediente/komplette Lösung. [4]

In beiden Fällen kommt es zur Verringerung der plazentaren Haftfläche und zur akuten kindlichen Asphyxie. Letztere kann im CTG durch eine schwere Bradykardie mit silenten Muster angezeigt sein. [3] Die Ablösung der Plazenta wird in vier Grade eingestuft (➤ Abb. 35.1) und bedingt die Prognose für Mutter und Kind.

Schweregrade der Plazentalösung

Die Schweregrade der vorzeitigen Plazentalösung [4] sind:

- **Grad 0:** asymptomatisch, Diagnosestellung sonografisch oder erst nach der Geburt des Kindes möglich
- **Grad 1:** geringe Blutung nach innen und/oder außen, diskrete Tonuserhöhung des Uterus, mütterlicher Kreislauf stabil, Kind selten beeinträchtigt
- **Grad 2:** mittelschwere Blutung nach innen und/oder außen mit kompensierter mütterlicher Kreislaufsituation, aber Zeichen der fetalen Hypoxie welche im CTG sichtbar ist
- **Grad 3:** massive Blutung nach innen/außen, druckdolenter und brettharter Uterus (Tetanus uteri), abdominale Abwehrspannung, Mutter im Schock, Koagulopathie, Kind verstorben

Schweregrad	Leichte Form	Mittelschwere Form	Schwere Form
	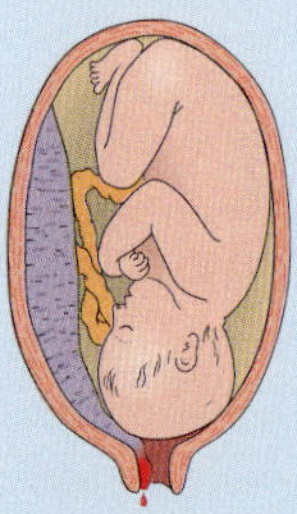	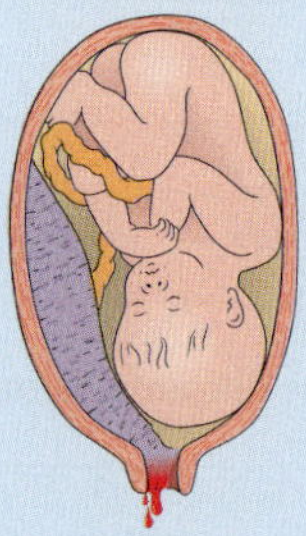	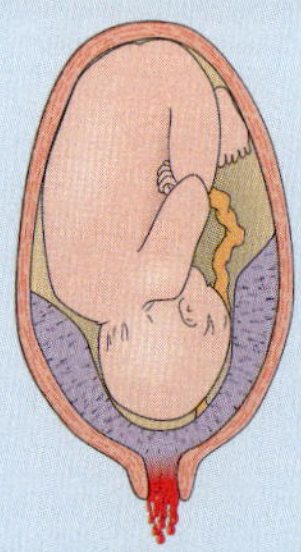
Ablösung der Plazenta von der Haftstelle	• Ablösung der Plazenta an weniger als einem Drittel von der Haftstelle • Bildung eines zentralen retroplazentaren Hämatoms durch Blutung zwischenUterus und Plazenta	Ablösung der Plazenta an zwei Dritteln von der Haftstelle	• Ablösung der Plazenta an mehr als zwei Dritteln von der Haftstelle
Symptome	• Keine (oft sonographischer oder postpartaler Zufallsbefund)	• In 60 – 80 % vaginale Blutungen • Allgemeines Unwohlsein (Angst, Schwindel, Atemnot) • Fetale Hypoxie (CTG)	• Starke vaginale Blutungen • Brettharter Bauch • Schocksymptomatik • Ggf. Verbrauchskoagulopathie • Intrauteriner Fruchttod

Abb. 35.1 Schweregradeinteilung der vorzeitigen Plazentalösung [L190]

2. Risikofaktoren

Im Fallbeispiel liegen folgende Risikofaktoren vor:

- Ggf. ein mütterliches Trauma
- Alter der Gravida
- Plazentare Insuffizienz und fetale Wachstumsrestriktion durch den starken Nikotinabusus [2] [3]

MERKE

Bei einem retroplazentaren Hämatom gibt es häufig eine Diskrepanz zwischen der sichtbaren Blutungsmenge und dem Ausmaß des Schocks, den die Mutter erleidet. [4]

3. Diagnostik der vorzeitigen Plazentalösung

Störungen der plazentaren Morphologie

Eine Schlüsselrolle bei der Pathogenese der vorzeitigen Plazentalösung spielen die Störungen der plazentaren Morphologie. Ein zielgerichtetes Screening in der Schwangerschaft könnte das Risiko deutlich senken. Im Vordergrund steht die Präeklampsie. „Eine frühzeitige Erkennung hypertensiver Schwangerschaftserkrankungen und einer Präeklampsie ist zugleich ein wesentlicher Präventionsfaktor einer vorzeitigen Plazentalösung.“ [3] Ein Screening und die Behandlung eines Gestationsdiabetes, zu Beginn der Schwangerschaft und nicht erst zwischen der 24.–28. SSW, kann das Auftreten von Stoffwechselstörungen verhindern. [3]

Leitsymptome

In der Schwangerschaft können folgende Leitsymptome auftreten: [2] [3]

- Akutes Abdomen mit hartem, druckschmerzhaftem Uterus und polyfrequenten Wehen
- Hypovolämie
- Schock
- Blutung
- Fetale Tachykardie/Bradykardie/Asystolie

Bei jeder dunkelroten vaginalen Blutung sollte eine vorzeitige Plazentaablösung in Betracht gezogen werden. [3] Ein bedeutender Anteil der partiellen Plazentalösungen zeigt keine klinischen Symptome und wird erst während der Plazentarperiode erkannt. [2]

MERKE

„Leitsymptome der vorzeitigen Plazentalösung sind [3]:
- Blutung + pathologisches CTG: periphere Lösung
- Schmerz + pathologisches CTG: zentrale Lösung“

4. Notfallmaßnahmen bei vorzeitiger Plazentaablösung

Ist der Verdacht auf eine vorzeitige Plazentaablösung gestellt, müssen umgehend Maßnahmen eingeleitet werden.

- Eine direkte **Verlegung** in ein **Krankenhaus** für eine Notsectio ist obsolet, wobei der Zeitfaktor für Mutter und Kind entscheidend ist.
- Es sollte ein **venöser Zugang** für Volumenersatz und Kreislaufstabilisierung erfolgen und Blutprodukte angefordert werden. Aufgrund des hohen Risikos ist ein interdisziplinäres Team gefordert. [2] [3]
- Soweit eine **Blutung** nach außen sichtbar ist, muss diese gemessen werden und mit der klinischen Schocksymptomatik der Frau in Verbindung gebracht werden. [1]
- Ist aufgrund des retroplazentaren **Hämatoms** keine äußere Blutung sichtbar, ist die Einstufung der Schocksymptomatik der Frau von großer Relevanz, um eine bessere Einschätzung der Situation zu erhalten. [2]
- Eine **Spontangeburt** ist möglich, wenn aufgrund der polyfrequenten Wehen eine rasche Geburt bei einem vitalen Kind erfolgen kann. Sollte das Kind avital sein, aber die Mutter kreislaufstabil, wird ebenfalls unter strengem Monitoring eine Spontangeburt angestrebt.
- Bei bedrohlicher Situation für Mutter und Kind ist die sofortige Entbindung per **Notsectio** indiziert. [2] Ein konservatives Vorgehen, unter der 37. SSW, zum Vermeiden einer Frühgeburt ist bei einer randständigen Ablösung Grad I und II möglich, muss aber kritisch abgewogen werden. Postpartal muss eine engmaschige Überwachung der Frau erfolgen. [3]

5. Mögliche Differenzialdiagnosen

Differenzialdiagnostisch müssen folgende Erkrankungen ausgeschlossen werden:

- Die **Uterusruptur** ist fast immer mit einer Wehenanomalie verbunden (Wehensturm, Wehenruhe).

Hier finden sich CTG-Alterationen eher als Spätsymptome. Eine Blutung ist seltener.

- Weiter muss die **Placenta praevia** ausgeschlossen werden. Im Idealfall sollte dies in der Schwangerschaft mittels Sonografie erfolgen. Bei der Geburt verspürt die Frau keine Schmerzen. Zunächst kommt es zu keiner CTG-Alteration.
- Eine nicht geburtshilfliche Differenzialdiagnose, die aber bedacht werden muss, stellt die **Appendizitis** dar. In der Spätschwangerschaft führt sie oft zu völlig atypischen Symptomen und ist daher tatsächlich schwer von einer vorzeitigen Plazentaablösung abzugrenzen. Es zeigen sich hier keine CTG-Veränderungen und keine Blutungen. Eine Erhöhung des C-reaktiven Proteins (CRP) dagegen fast obligat. [3]

CAVE

- In ca. 20 % der Fälle zeigt sich keine vaginale Blutung wegen eines retroplazentaren Hämatoms. Bei ca. 80 % tritt eine vaginale Blutung auf, wodurch sich das Komplikationsrisiko reduziert. [4]
- Es besteht im Anschluss ein hohes Risiko für schwere postpartale Blutungen und Gerinnungsstörungen. [2]

ZUSAMMENFASSUNG

Das Fallbeispiel thematisiert die vorzeitige Plazentalösung, die ein ernsthaftes Risiko für Mutter und Kind darstellt, mit einer Häufigkeit von 0,2–2,6 %. Es gibt zwei Formen der vorzeitigen Plazentalösung,

- die marginale Ablösung mit äußerlich sichtbarer Blutung und
- die zentrale Ablösung mit retroplazentarem Hämatom.

Diese führen zu einer Verringerung der plazentaren Haftfläche und kindlicher Asphyxie, die als schwere Bradykardie im CTG zu sehen ist.

Die vorzeitige Plazentalösung wird in vier Schweregrade eingeteilt,

- von asymptomatisch (Grad 0), über
- geringe Blutung und mütterlicher Kreislauf stabil, Kind selten beeinträchtigt (Grad 1), und
- mittelschwere Blutung, kompensierte mütterliche Kreislaufsituation aber Zeichen der fetalen Hypoxie welche im CTG sichtbar ist (Grad 2), bis hin
- zu massiver Blutung und lebensbedrohlichem Zustand (Grad 3).

Risikofaktoren sind mütterliches Trauma, plazentare Insuffizienz, etwa durch Nikotinabusus und maternales Alter. Frühzeitiges Erkennen von Zuständen wie Präeklampsie kann das Risiko reduzieren.

Typische Symptome sind ein harter, druckdolenter Abdomen, Hypovolämie und Schocksymptome. Differenzialdiagnostisch müssen die Uterusruptur und die Placenta praevia ausgeschlossen werden. Eine Spontangeburt ist unter bestimmten Bedingungen möglich. Eine umfassende postpartale Überwachung ist notwendig, da das Risiko für schwere postpartale Blutungen und Gerinnungsstörungen besteht.

WAS WÄRE, WENN ...

- ... bei Ida eine äußere Blutung aufgetreten wäre und sie gleichzeitig eine Plazenta praevia totalis gehabt hätte?
  - In solch einem Fall dürfte keine vaginale Untersuchung durchgeführt werden. Denn die Untersuchung könnte das Risiko schwerer Blutungen erheblich steigern. Ohne vorheriges Überprüfen des Mutterpasses oder Durchführen eines Ultraschalls, zum Ausschluss einer Placenta praevia totalis, wäre das Risiko schwerwiegender Komplikationen sehr hoch.

LITERATUR

1. Deutsche Gesellschaft für Gynäkologie und Geburtshilfe (DGGG), Österreichische Gesellschaft für Gynäkologie und Geburtshilfe (OEGGG), Schweizerische Gesellschaft für Gynäkologie und Geburtshilfe (SGGG). S2k-Leitlinie „Peripartale Blutungen, Diagnostik und Therapie". AWMF-Registernummer: 015/063. Stand: August 2022. Version: 3.2. Unter: https://www.awmf.org/service/awmf-aktuell/peripartale-blutungen-diagnostik-und-therapie.
2. Beyer J. Vorzeitige Plazentalösung. In: Schlembach D, Berger R. Geburtshilfe. Differenzialdiagnostik und Differenzialtherapie. München: Elsevier, 2020.
3. Hildebrandt S, Göbel E. Vorzeitige Plazentalösung. In: Hildebrandt S, Göbel E (Hrsg.). Geburtshilfliche Notfälle. 3. A. Stuttgart: Thieme, 2023.
4. Rath W. Blutungen in der Spätschwangerschaft. In: Feige A, Rath W, Schmidt S (Hrsg.). Kreißsaal-Kompendium. 3. A. Stuttgart: Thieme, 2022.

36

Lebensgefahr für das Kind – Nabelschnurvorfall unter der Geburt

Siegrun Baldes

Fallbeispiel

Thea Ellerbruch kommt in Begleitung ihres Partners Thorsten um 19:00 Uhr in Ihrem Spätdienst zur Aufnahme in den Kreißsaal.

Thea gibt seit einer Stunde regelmäßige Wehen alle 4–5 Minuten an. Sie berichtet, dass zu Hause viel blutiger Schleim abgegangen sei, sie jedoch keinen Abgang von Fruchtwasser bemerkt habe. Sie bitten die Gebärende um ihr Einverständnis für die körperliche Untersuchung und führen eine äußere Untersuchung mittels der Leopold-Handgriffe durch. Sie teilen Thea mit, dass ihr Baby mit dem Rücken auf der linken Seite liegt. Der kindliche Kopf steht beweglich über dem Beckeneingang. Auffällig ist die stark überdehnte Bauchdecke, Sie tasten reichlich Fruchtwasser. Die Gebärende ist damit einverstanden, dass ein Aufnahme-CTG geschrieben wird.

Um 19:15 Uhr beginnen Sie mit der CTG-Kontrolle und verständigen sich mit Thea über deren Betreuungswünsche zur Geburt. Ihre Klientin betont, wie wichtig ihr eine selbstbestimmte Geburt sowie eine aufrechte Gebärhaltung sind. Sie erklären Thea, dass es ihrem Kind gut geht. Das CTG befunden Sie als unauffällig: Die Baseline liegt bei 140 SpM, FIGO „n", Wehen alle 3 Minuten. Sie ermutigen die Gebärende, sich frei im Kreißsaal zu bewegen. Thea zeigt unauffällige Vitalzeichen (P. 80, T. 36,2 aurikular, RR 120/80).

Mit dem Einverständnis von Thea erheben Sie den folgenden vaginalen Befund: Zervix restwulstig, der Muttermund ist 3 cm geöffnet und weich. Die Fruchtblase erscheint intakt, in der Wehe prall, der vorangehende Kindsteil ist das kindliche Köpfchen, Höhenstand -4, die Pfeilnaht ist nicht sicher tastbar.

Mit Ihrer Unterstützung nimmt Thea in den folgenden Stunden unterschiedliche, aufrechte Gebärhaltungen ein. Während einer weiteren CTG-Kontrolle springt die Fruchtblase spontan während einer Wehe, es geht reichlich klares Fruchtwasser ab. Unmittelbar nach dem Fruchtwasserabgang fallen die kindlichen Herztöne auf 60 SpM und erholen sich auch in der Wehenpause nicht. Thea gibt einen plötzlichen, starken Druck nach unten an. Sie lagern die Gebärende in Seitlage auf dem Kreißbett, informieren die Dienstärztin und führen sofort eine vaginale Untersuchung durch. Hierbei tasten sie die pulsierende Nabelschnur vor dem kindlichen Köpfchen und diagnostizieren einen Nabelschnurvorfall.

1. **Beschreiben Sie alle Notfallmaßnahmen, die Sie als Hebamme durchführen.**

2. **Nennen Sie alle Risikofaktoren, die das Eintreten eines Nabelschnurvorfalls begünstigen können.**

3. **Erläutern Sie alle Differenzialdiagnosen, die Sie bei Auftreten einer plötzlichen Bradykardie nach einem spontanen Blasensprung in Betracht ziehen müssen.**

1. Notfallmaßnahmen der Diagnostik

Die Diagnose eines Nabelschnurvorfalls erfordert im geschilderten Fall die sofortige Alarmierung des gesamten geburtshilflichen Teams einschließlich Anästhesie und Pädiatrie. Es besteht Lebensgefahr für das ungeborene Kind aufgrund einer möglichen Kompression der Nabelschnur! Die Gebärende und ihre Begleitperson sollten ruhig und sachlich über die Notsituation aufgeklärt werden. Um jegliche Kompression der Nabelschnur zu vermeiden, wird die Gebärende in die Knie-Ellenbogen-Lage gebracht. Gleichzeitig verbleibt die untersuchende Person mit ihrer Hand in der Vagina der Frau und schiebt den vorangehenden Kindsteil so weit wie möglich aus dem Beckeneingang heraus [1], [4]. Eine weitere, anwesende Fachperson wie z. B. die Ärztin oder eine 2. Hebamme verabreicht der Gebärenden eine Akut-Tokolyse. Um die Wehentätigkeit zu minimieren, werden 0,025 mg Fenoterol i. v. langsam innerhalb von 3 Minuten appliziert, dies entspricht 1 Ampulle Partusisten© intrapartal plus 4 ml NaCl 0,9 %. Währenddessen wird die Gebärende unter kontinuierlicher manueller Reposition des vorangehenden Kindsteils zur Notsectio in den OP gebracht. Aufgrund der Notlage muss die reponierende Person/Hebamme den OP in unsteriler Dienstkleidung betreten. Göbel und Hildebrandt empfehlen eine Druckverteilung der reponierenden Hand auf mehrere Finger, was auch das Ertasten des Nabelschnur-Pulses ermöglichen soll [1].

MERKE

Die betreuende Hebamme sowie die betreuende Ärztin sollten einen geburtshilflichen Notfall möglichst zeitnah mit den betroffenen Eltern nachbesprechen. Sobald die lebensbedrohliche Situation überwunden ist und die Eltern in der Lage sind, über das Erlebte zu sprechen, sollten Fachpersonen in laienverständlicher Sprache über das Geschehene aufklären. Den Eltern sollte ausreichend Zeit gegeben werden, um Verständnisfragen zu stellen oder die Geschehnisse im Gespräch zu verarbeiten. Darüber hinaus sollte der Fall im interprofessionellen Team nachbesprochen werden, um das Notfallmanagement des Kreißsaals zu überprüfen.

2. Risikofaktoren

Nach Hildebrandt und Göbel [1] ist der Nabelschnurvorfall bei Querlage am wahrscheinlichsten, am gefährlichsten ist er bei Schädellage. Ob im Zusammenhang mit einem Blasensprung ein Nabelschnurvorfall eintritt, hängt davon ab, wie gut der vorangehende Teil des Ungeborenen das untere Uterinsegment abdichtet. Mögliche Risikofaktoren [1], [4] sind:

- Quer- oder Schräglage
- Multiparität
- Blasensprung bei Polyhydramnion
- Fußlage, auch eine innere Wendung auf den Fuß
- Placenta praevia marginalis oder tiefer Plazentasitz
- Frühgeburt
- Kleiner Zwilling
- Kindliche Fehlbildungen
- Vorangehender Kindsteil nicht ins Becken eingetreten
- Amniotomie [1], [3], [4],[7]
- Hochschieben des vorangehenden Kindsteils

3. Differenzialdiagnosen bei plötzlicher Bradykardie

Insbesondere bei kräftiger, regelmäßiger Wehentätigkeit kann es aufgrund des verstärkten Drucks auf das kindliche Köpfchen zum Beckeneintritts-Effekt kommen. Das Ungeborene reagiert mit einem Abfall der Herzfrequenz auf die veränderte Kopfkompression [1], [2], [5]. Häufig reguliert sich das Kind nach einigen Wehen selbst hin zu einem normfrequenten Herztonmuster. Auch ein Lagerungswechsel der Gebärenden kann die Normalisierung der kindlichen Herztöne unterstützen. Wurde die Bradykardie durch eine lagerungsbedingte Nabelschnurkompression verursacht, kann diese ebenfalls durch einen Lagerungswechsel der Frau behoben werden. Bleiben die kindlichen Herztöne auch nach einem Lagerungswechsel und dem sicheren Ausschluss eines Nabelschnurvorfalls bradykard, muss als schwerer geburtshilflicher Notfall eine vorzeitige Plazentalösung in Betracht gezogen werden.

ZUSAMMENFASSUNG

Bei einem Nabelschnurvorfall handelt es sich um einen schweren geburtshilflichen Notfall, der, wenn er im Zusammenhang mit einem spontanen Blasensprung auftritt, als schicksalhaftes Ereignis gelten muss. Die Herausforderung für das geburtshilfliche Team besteht darin, die Kompression der Nabelschnur so lange zu verhindern, bis das Kind, in der Regel per Notsectio, geboren werden kann. In einer schwedischen Registerstudie aus dem Jahr 2024 konnte ein Zusammenhang zwischen der Geburtseinleitung und einer Amniotomie sowie einer Amniotomie bei Gebärenden mit Zustand nach Sectio caesarea und Nabelschnurvorfall aufgezeigt werden [5]. Auch wenn eine Amniotomie nach derzeitigem Kenntnisstand nicht als die häufigste Ursache eines Nabelschnurvorfalls gilt, so handelt es sich hierbei dennoch um einen weitreichenden Eingriff in den Geburtsverlauf, der von Hebamme und Ärztin immer gut abgewogen werden sollte.

WAS WÄRE, WENN …

- … Sie im Rahmen der vaginalen Untersuchung bei Thea eine vorliegende Nabelschnur bei intakter Fruchtblase ertastet hätten? Beschreiben Sie, welche Maßnahmen Sie ergriffen hätten, um Mutter und Kind einen physiologischen Geburtsverlauf zu ermöglichen.
  - Bei gesichertem Vorliegen der Nabelschnur vor dem vorangehenden Kindsteil und intakter Fruchtblase muss ein Blasensprung möglichst verhindert werden. Eine Amniotomie ist kontraindiziert. Durch die Verabreichung einer i. v.-Tokolyse im Falle regelmäßiger Wehentätigkeit in Kombination mit einer Beckenhochlagerung wird versucht, eine Druckentlastung zu erreichen. Die Hebamme kann die Gebärende hierzu in eine Knie-Ellenbogen-Lage bringen oder die Frau auf die der Nabelschnur entgegengesetzten Seite lagern. Auch eine Schaukellagerung ist möglich [1], [6].
  - Gelingt solch ein „spontanes Zurückgleiten der Nabelschnur" [1], müssen Mutter und Kind im weiteren Geburtsverlauf gut begleitet und engmaschig überwacht werden. Hebamme und Ärztin sollten durch die sorgfältige Erhebung eines Tastbefundes sicherstellen, dass die Nabelschnur nicht zwischen kindlichem Köpfchen und Becken eingeklemmt ist. Eine kontinuierliche CTG-Überwachung ist zwingend geboten [1], [2], [6].

LITERATUR

1. Hildebrandt S, Göbel E. Nabelschnurvorfall. In: Hildebrandt S, Göbel E. Geburtshilfliche Notfälle: Vermeiden – erkennen – behandeln. 3. A. Stuttgart: Thieme, 2023.
2. Hoesli I, Buechel J. Das intrapartale CTG – ein Update. Die Gynäkologie, 2025; 58 (7): 444–458 (letzter Zugriff: 11.08.2025).
3. Roberts, WE, Martin RW, Roach HH et al. Are obstetric interventions such as cervical ripening, induction of labor, amnioinfusion, or amniotomy associated with umbilical cord prolapse? American journal of obstetrics and gynecology 1997; 176 (6), 1181–1183 (letzter Zugriff: 10.08.2025).
4. Schwarz C, Gruber P. Nabelschnurvorfall. In: Stiefel A, Brendel K, Bauer N H (Hrsg.). Hebammenkunde: Lehrbuch für Schwangerschaft, Geburt, Wochenbett und Beruf. 6. A. Stuttgart: Thieme, 2020.
5. Schwarz C, Gruber P. Ursachen der fetalen Bradykardie. In: Stiefel A, Brendel K, Bauer N H (Hrsg.). Hebammenkunde: Lehrbuch für Schwangerschaft, Geburt, Wochenbett und Beruf. 6. A. Stuttgart: Thieme, 2020.
6. Schwarz C, Gruber P. Maßnahmen beim Vorliegen der Nabelschnur. In: Stiefel A, Brendel K, Bauer N H (Hrsg.). Hebammenkunde: Lehrbuch für Schwangerschaft, Geburt, Wochenbett und Beruf. 6. A. Stuttgart: Thieme, 2020.
7. Tallhage S, Årestedt K, Schildmeijer K et al. Incidence and risk factors for umbilical cord prolapse in labor when amniotomy is used and with spontaneous rupture of membranes: A Swedish nationwide register study. Acta obstetricia et gynecologica Scandinavica 2024; 103 (2), 304–312 (letzter Zugriff: 10.08.2025).

37

Wenn die Schultern im Stau stehen

Inga Adler

Fallbeispiel

Frau Kira Spatz, 35 Jahre alt, in der 40+1 Schwangerschaftswoche, wurde aufgrund eines diätetisch kontrollierten Gestationsdiabetes und des Verdachts auf Makrosomie (geschätztes fetales Gewicht von 4300 g) nach sechs Stunden regelmäßiger Wehen alle 3 Minuten stationär aufgenommen.

Um 6 Uhr ergab das CTG im Kreißsaal unauffällige Befunde; der Muttermund war 3 cm geöffnet, der vorangehende Teil fest im Becken, und die Fruchtblase intakt. Kira erwog aufgrund von Erschöpfung eine Periduralanästhesie (PDA), entschied sich nach Beratung zunächst dagegen und ging spazieren.

Gegen 8 Uhr kehrte sie zurück und wünschte nun doch die PDA, die nach Einholung ihres Einverständnisses um 9 Uhr gelegt wurde. Der vaginale Befund zeigte zu diesem Zeitpunkt eine Muttermundöffnung von 6 cm, VT: ISPE -2. Das CTG blieb unauffällig. Nach Rücksprache mit der Ärztin und mit Kiras Einverständnis, initiierte die Hebamme die Gabe von Oxytocin zur Wehenverstärkung.

Um 12:30 Uhr war der Muttermund vollständig geöffnet, VT= ISPE +2. Die Hebamme besprach mit Kira die Möglichkeit einer Amniotomie, der sie zustimmte, woraufhin grünliches Fruchtwasser abging. Eine Ärztin wurde hinzugezogen, nachdem 30 Minuten später Auffälligkeiten im CTG auftraten, darunter eine reduzierte fetale Herzfrequenz unter 5 spm und frühe Dezelerationen bis 80 spm mit spontaner Erholung. Um den Geburtsverlauf zu beschleunigen, stimmte Kira der Durchführung des Valsalva-Manövers zu. Da sich die CTG-Werte darunter verschlechterten, indem zusätzlich späte Dezelerationen bis 70 spm auftraten, entschied die Ärztin mit Zustimmung von Kira zusätzlich die Kristeller-Methode anzuwenden. Nach der Geburt des Kopfes erschien dieser der Vulva wie aufgesetzt.

1. **Definieren Sie die Problematik nach der Kopfgeburt und erläutern Sie diese.**

2. **Erläutern Sie die Risiken.**

3. **Stellen Sie ein Schema zum Lösen der Schulterdystokie dar und begründen Sie die einzelnen Maßnahmen.**

4. **Benennen Sie mögliche maternale und neonatale Komplikationen.**

1. Schulterdystokie: Definition und Formen

Definition

Eine Schulterdystokie – geburtshilfliche Notfallsituation mit Geburtsstillstand in der Austrittsphase nach Geburt des Kopfes – tritt auf, wenn die Schulter des Neugeborenen nach der Geburt des Kopfes im Geburtskanal blockiert wird. Diese Blockade kann entweder

- oberhalb der Symphyse (hoher Schultergradstand)
- oder im weiteren Verlauf des Geburtswegs (tiefer Schulterquerstand) auftreten.

Die Ursache dieser Blockade hängt entweder mit mechanischen Faktoren zusammen,

- welche die Drehung der Schulter behindern (primäre Schulterdystokie),
- oder mit dem Fehlen aktiver kindlicher Stellreflexe infolge einer schweren intrauterinen Beeinträchtigung (sekundäre Schulterdystokie). [3]

Eine Schulterdystokie tritt mit einer Inzidenz von 0,2 %–3 % auf. [1]

Formen

- Beim **hohen Schultergeradstand** gelingt es den Schultern des Neugeborenen nicht, in den querovalen Beckeneingang der Mutter einzutreten. Infolgedessen wird der Kopf des Kindes zwar schwer über den Damm geboren, zieht sich jedoch unmittelbar danach zurück und bleibt dabei fest auf der Vulva sitzen, wobei dieses Phänomen als Turtle-Sign bekannt ist. Gelegentlich erfolgt eine leichte äußere Rotation des Kopfes als Anpassung an diese Situation. Dabei ist es häufiger, dass die vordere Schulter auf der Symphyse fixiert ist, während eine Fixierung der hinteren Schulter am Promontorium seltener beobachtet wird. In diesem Zustand sind die Schultern nicht seitlich des Kopfes in der Vagina tastbar.
- Beim **tiefen Schulterquerstand** fehlt es an der notwendigen Drehung innerhalb der Beckenhöhle, was eine Anpassung an den längsovalen Beckenausgang verhindert und somit das Austreten des Kindes blockiert. Im Gegensatz zum hohen Schultergeradstand wird der Kopf hierbei jedoch nicht zurückgezogen, und die Schultern bleiben auf der Höhe der Spinae ischiadicae hängen. In dieser Situation sind die Schultern seitlich des Kopfes in der Vagina tastbar. [1]
- **Primäre Schulterdystokie:** Es bestehen die Reflexe, aber die mechanische Drehung der Schulter ist beeinträchtigt.
  - Mütterliche Faktoren: Eine ungünstige Position des Beckens, wie beispielsweise die Rückenlage, kann die Drehung erschweren, während der Vierfüßlerstand vorteilhafter sein könnte. Eine schlaffe Bauchdecke/breite Rektusdiastase kann jedoch den umgekehrten Effekt haben.
  - Kindliche Faktoren: Ein hohes Geburtsgewicht, oft durch mütterliche Fehlernährung oder Erkrankungen bedingt, erhöht die Wahrscheinlichkeit einer Dystokie. Insbesondere bei einem Geburtsgewicht über 4500 g steigt das Risiko signifikant.
  - Geburtshilfliche Faktoren: Eine forcierte Leitung der Austrittsphase, Wehenstimulation, operative Geburtsbeendigung, der Kristeller-Handgriff sowie eine eingeschränkte Beckenbeweglichkeit aufgrund falscher Gebärposition oder bestimmter Anästhesiemethoden können ebenfalls die Dystokie begünstigen. Historische Lehrbücher betonen die Bedeutung der Beckenbewegung bei der Geburt, was bei modernen Praktiken manchmal vernachlässigt wird.
- **Sekundäre Schulterdystokie:** Bei dieser Form fehlen dem Neugeborenen die nötigen Stellreflexe, die eine Rotation durch das Becken ermöglichen. Ursachen können schwere intrauterine Störungen wie Azidosen oder neurologische Erkrankungen sein. Ein Extremfall tritt bei Totgeburten auf. [3]

MERKE

Nach dem Austritt des kindlichen Kopfes sollte die physiologische Rotation der Schultern bis zur nächsten Wehe abgewartet werden, um nicht durch eine forcierte Kindsentwicklung eine Schulterdystokie zu provozieren. [1]

2. Risikofaktoren

Zahlreiche Studien haben Risikofaktoren für das Auftreten einer Schulterdystokie untersucht.

- **Hauptfaktoren:** Bestand bereits zuvor bei einer vorigen Geburt eine Schulterdystokie, kann dies ein erhöhtes Risiko darstellen. Ebenso sind eine lange Eröffnungsphase, Makrosomie des Fetus mit einem Gewicht über 4500 g, Geburtsstillstand und Diabetes mellitus wichtige Faktoren. Eine verlängerte Austrittsphase und maternale Adipositas, also ein BMI von 30 kg/m^2 oder mehr, gehören ebenso zu den Risikofaktoren.

- **Weitere Faktoren** sind:
  - Unterstützung der Wehentätigkeit durch Oxytocin
  - Geburtseinleitung
  - Vaginal-operative Geburtsverfahren
  - Schwangerschaftsübertragungen über 42 Schwangerschaftswochen
  - Anwendung von Periduralanästhesie
  - Mehrgebärende (Multiparität)
  - Fetaler Kopfumfang, der 2,5 cm kleiner ist als der Abdomenumfang des Fetus
  - Maternale Körpergröße unter 160 cm

Diese Faktoren sind oft miteinander verknüpft und können sich gegenseitig beeinflussen, wie beispielsweise der Zusammenhang zwischen Diabetes mellitus, Adipositas und fetaler Makrosomie. [1]

MERKE

Die Schulterdystokie wird oft als ein unausweichliches Ereignis angesehen, das in erster Linie vom Geburtsgewicht beeinflusst wird – ein Aspekt, der bei der Geburt nicht mehr verändert werden kann. Allerdings werden präventive Maßnahmen wie die Bedeutung einer ausgewogenen Ernährung und ausreichender Bewegung während der Schwangerschaft, die Vorbereitung des Beckens sowie die Auswahl der Gebärposition häufig nicht genügend beachtet. [2]

3. Behandlungsschema zum Lösen der Schulterdystokie

Die Behandlung der Schulterdystokie hat zum Ziel, das Kind ohne Komplikationen und möglichst vor dem Eintreten einer Asphyxie zur Welt zu bringen. Diese Asphyxie kann durch Kompressionen der Nabelschnur oder der Kopf-Hals-Gefäße verursacht werden. Zudem sollen neurologische Schäden, wie etwa Verletzungen des Plexus brachialis, sowie andere fetale oder mütterliche Traumata vermieden werden. Aufgrund der akuten Natur dieser Komplikation ist das Behandlungszeitfenster auf ca. 5 Minuten begrenzt.

Behandlungsalgorithmus

Ein definierter Behandlungsalgorithmus für Schulterdystokie konzentriert sich darauf, **Kompressionsverletzungen** zu **verhindern,** die durch unkontrollierte Wehen und intrauterinen Druck entstehen könnten. Folgende Schritte sind wesentliche Bestandteile dieses Behandlungsplans:

- Kommunikation der Notfallsituation, einschließlich Information und Alarmierung mit allen relevanten Personen einhalten.
- Übernahme der Geburtsleitung durch die erfahrenste verfügbare Fachkraft.
- Die Gebärende auffordern, das Pressen zu unterlassen und ruhig zu atmen, um eine weitere Verkeilung der kindlichen Schulter zu vermeiden, bevor externe oder interne Manöver eingeleitet werden.
- Eine laufende Oxytocin-Infusion sollte gestoppt werden.
- Bei einer Wassergeburt sollt die Gebärende die Wanne verlassen, um die erforderlichen Lösungsmanöver durchzuführen.
- Auf jegliche Anwendung von fundalem Druck verzichten.
- Forcierte Traktion oder äußere Überdrehung des kindlichen Kopfes sind zu vermeiden.
- Die Harnblase soll, falls möglich oder nötig, entleert werden.
- Die Positionierung der Gebärenden entsprechend den geplanten Lösungsmanövern und den verfügbaren Hilfsmitteln anpassen.

Angesichts des erhöhten Risikos einer kindlichen Hypoxie alle Maßnahmen zügig hintereinander durchführen. Der Einsatz von Notfalltokolyse bei Schulterdystokie und unkontrollierten Wehen ist im deutschsprachigen Raum üblich, allerdings fehlen randomisierte Studien, die deren Nutzen belegen.

First-line-Manöver

Eine Schulterdystokie kann in verschiedenen geburtshilflichen Situationen auftreten, weshalb es kein universelles First-line-Manöver gibt. Ziel der Erstmaßnahmen ist es, durch gezielte Bewegungen die Position der kindlichen Schulter im Verhältnis zum mütterlichen Becken zu verändern. Bei einer Wassergeburt kann der Austritt aus der Wanne, ähnlich dem Gaskin-Manöver, bereits zur Lösung der blockierten Schulter beitragen.

- **Gaskin-Manöver:** Die Gebärende begibt sich auf die Knie und stützt sich mit den Händen auf dem Untergrund parallel zu ihren Schultern ab – sie ist „auf allen Vieren". Der Uterus samt Fetus kippt nach vorne, wodurch sich der Winkel von kindlicher Längsachse zum Beckeneingang verändert. Der entstandene Platz erleichtert die passive Lösung der Schultern (➤ Abb. 37.1, ➤ Abb. 37.2).
- **McRoberts-Manöver:** Das klassische McRoberts-Manöver in Kombination mit einem suprapubischen Druck hat höhere Erfolgsraten als das McRoberts-Manöver allein. Spätestens bei fehlendem Erfolg soll ein das Manöver ergänzender suprapubischer Druck erwogen werden [1]. Die Gebärende liegt auf dem Rücken und beugt ihre Beine im Hüftgelenk maximal. Dies führt zu einer Begradigung des Os sacrum relativ zur Lendenwirbelsäule mit konsekutiver Rotation der Symphyse nach kranial und zur Reduktion des Neigungswinkels der Symphyse. Falls es nicht zur Schulterlösung kommt, wird suprapubischer Druck während der maximalen Hüftflexion empfohlen.

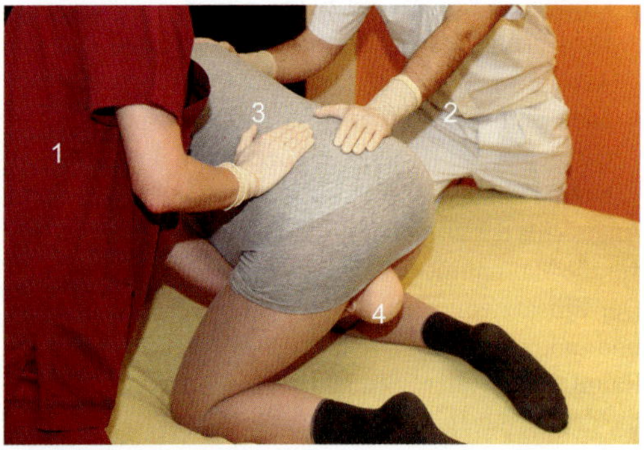

Abb. 37.1 Gaskin-Manöver (Schritt 1): Vierfüßlerstand (Gaskin-Manöver) zur Lösung der Schulterdystokie. 1 Hebamme mit Anleitung zum Mitschieben im Vierfüßlerstand. 2 Assistenzperson zur Unterstützung beim Lagewechsel. 3 Gebärende im Vierfüßlerstand. 4 Fetaler Kopf, „aufgesetzt" auf die Vulva bei Schulterdystokie. [M1149]

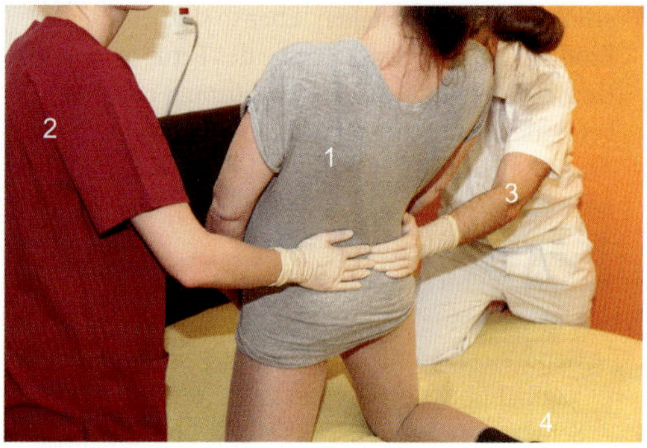

Abb. 37.2 Gaskin-Manöver (Schritt 2): Überstreckung im Kniestand zur Lösung einer Schulterdystokie. 1 Patientin in Kniestand mit Hyperextension der LWS zur Lösung einer Schulterdystokie. 2 Hebamme mit Unterstützung der Gebärenden in Kniestand. 3 Assistenz zur Unterstützung bei Umlagerung. 4 Matte oder Längsbett. [M1149]

- **Modifiziertes McRoberts**-Manöver: Dieses ist im deutschsprachigen Raum verbreitet.
  - Die Gebärende befindet sich in Rückenlage. Durch das Absenken des Fußteils des Kreißbetts kann eine leichte Überstreckung im Hüftgelenk über die Horizontale hinaus erwirkt werden.
  - Die Beine der Gebärenden werden gleichzeitig in der Hüfte überstreckt nach unten geführt. Hierdurch senkt sich die Symphyse und der Beckeneingang vergrößert sich.
  - Im Anschluss werden die Beine gleichzeitig so weit wie möglich in den Hüftgelenken nach oben gebeugt, um die Symphyse über die Schulter des Kindes zu heben (die verkeilte Schulter kann hinter die Symphyse gleiten).
  - Das Manöver dreimal hintereinander durchführen.
- **Suprapubischer Druck:** Mit der Handfläche oder der Faust wird Druck suprapubisch ausübt. Der Druck erfolgt von der Seite des kindlichen Rückens auf die hinter der Symphyse liegende Schulter sowohl nach dorsal (bis unter die Symphyse) als auch lateral (in Richtung des fetalen Gesichts).
- **Walcher-Hängegelage:** Die Datenlage zur Erfolgsrate und zum Stellenwert der Walcher-Hängelage ist unklar. [1]

- **Episiotomie:** Das Anlegen oder die Erweiterung einer bestehenden Episiotomie kann bei einer Schulterdystokie erwogen werden, um bei unzureichenden Platzverhältnissen den vaginalen Zugang zur Durchführung interner Manöver zu optimieren. [1]

Second-line-Manöver

Wenn die primären Manöver frustran verlaufen, sollte unverzüglich auf die Durchführung eines der Second-line-Manöver übergegangen werden. Aufgrund höherer Erfolgsraten ist die hintere Armlösung bzw. der hintere Achselzug gegenüber den Rotationsmanövern zu bevorzugen. [1]

MERKE

Nach der AMF-Leitlinie [1] soll eine Sectio caesarea in folgenden Fällen angeboten werden,
- bei Schwangeren ohne Diabetes ab einem Schätzgewicht von 5.000 g
- bei Schwangeren mit Diabetes ab einem Schätzgewicht von 4.500 g.

4. Maternale und neonatale Komplikationen

Maternale Komplikationen

- Schwerwiegende mütterliche Komplikationen bei Schulterdystokie umfassen häufig Blutungen und höhergradige Dammverletzungen. In einer retrospektiven Untersuchung traten Blutungen bei 11 % und Dammverletzungen bei 3,8 % der betroffenen Geburten auf.
- Ein Geburtsgewicht von über 4000 g wurde als Risikofaktor identifiziert.
- Eine Kohortenanalyse des Consortium for Safe Labor, die Schulterdystokiefälle in 19 Krankenhäusern untersuchte, fand eine signifikant erhöhte maternale Morbidität bei Schulterdystokien (14,7 %) im Vergleich zu komplikationslosen Spontangeburten. Trotz eines erhöhten Risikos für postpartale Blutungen zeigte sich keine signifikante Zunahme bei Bluttransfusionen.

Neonatale Komplikationen

Neonatale Komplikationen könnten sein:
- Erb-Plexusparese
- Klumke-Plexusparese
- Klavikulafraktur
- Humerusfraktur
- Hypoxische ischämische Enzephalopathie [1]

MERKE

Bei Auftreten einer Schulterdystokie sollte die Geburt von der erfahrensten verfügbaren Fachkraft im Bereich der Geburtshilfe geleitet werden. [1]

CAVE

Das Abwarten des natürlichen Geburtsverlaufs ohne beschleunigte Entwicklung des Rumpfes des Neugeborenen erhöht nicht das Risiko einer Schädigung des Feten und kann sogar die Häufigkeit einer Schulterdystokie senken. In einigen Ländern führt jedoch die Annahme, dass ein längerer Zeitraum zwischen der Geburt des Kopfes und des restlichen Körpers grundsätzlich eine Gefahr für das Neugeborene darstellt, zu der Praxis, den Rumpf unmittelbar nach dem Erscheinen des Kopfes zu entbinden. Diese Vorgehensweise kann sowohl für das Kind als auch für die Mutter erhebliche Komplikationen zur Folge haben. In Fällen, bei denen eine schnelle Beendigung der Geburt medizinisch notwendig ist, wie etwa bei Verdacht auf vorzeitige Plazentalösung, sollte die Entbindung des Rumpfes zügig und ohne das Abwarten der nächsten Wehe erfolgen. [1]

ZUSAMMENFASSUNG

Insgesamt ist die Schulterdystokie eine relativ seltene Komplikation mit einer Inzidenz von 0,2 %–3 %, die jedoch ernsthafte Risiken für Mutter und Kind birgt, was eine effektive und rasche Intervention erfordert.
Eine Schulterdystokie tritt auf, wenn die Schulter des Neugeborenen nach der Geburt des Kopfes im Geburtskanal stecken bleibt. Hauptursachen sind mechanische Hindernisse (primäre Schulterdystokie) oder ein Fehlen kindlicher Stellreflexe (sekundäre Schulterdystokie). Risikofaktoren umfassen hohes Geburtsgewicht, Diabetes mellitus, mütterliche Adipositas, und ungünstige Gebärpositionen. Häufige mütterliche Komplikationen sind Blutungen und Dammverletzungen, während neonatale Komplikationen wie Plexusbrachialisverletzungen oder Frakturen auftreten können.

Behandlungsalgorithmen zielen darauf ab, Komplikationen zu vermeiden und das geburtshilfliche Risiko zu minimieren. Zu den Erstmaßnahmen gehören Kommunikation der Notfallsituation, Anpassung der Gebärposition, der Verzicht auf forcierte Traktion und das Stoppen der Oxytocin-Infusion. Bei bestimmten Geburten, wie z. B. im Wasser, kann der Wechsel der Gebärposition, wie das Verlassen der Wanne, helfen. Das McRoberts-Manöver und suprapubischer Druck sind gängige Techniken, während weitergehende Maßnahmen bei ausbleibendem Erfolg empfohlen werden.

WAS WÄRE, WENN ...

- ... folgende Ansätze aus der AMWF-Leitlinie [1] ggf. die Häufigkeit von Schulterdystokien verringern könnten?
  - Könnte die Wahl einer Geburtsposition, die ein freies Bewegen des Kreuzbeins beim Austritt des Kindes ermöglicht, die Rate an Schulterdystokien verringern?
  - Sind anthropometrische Daten wie Beckenmaße und Körpergröße eigenständige Einflussfaktoren für das Auftreten einer Schulterdystokie?
  - Könnte die vorsorgliche Anwendung von bewährten geburtshilflichen Manövern das Risiko schweren Schulterdystokien reduzieren?
  - Besteht möglicherweise ein Zusammenhang zwischen ethnischer Zugehörigkeit und dem Auftreten einer Schulterdystokie aufgrund anatomischer Unterschiede?
  - Stellt das Geschlecht des Fötus einen eigenständigen Risikofaktor für das Auftreten einer Schulterdystokie dar?
  - Erhöht eine vorangegangene Sectio das Risiko einer Schulterdystokie bei normalgewichtigen Neugeborenen, und ist der Status nach Sectio ein unabhängiger Risikofaktor?

Diese Ansätze unterstreichen die Notwendigkeit weiterer Forschung zur umfassenden Bewertung der genannten Einflussfaktoren. [1]

LITERATUR

1. Deutsche Gesellschaft für Gynäkologie und Geburtshilfe (DGGG), Österreichische Gesellschaft für Gynäkologie und Geburtshilfe (OEGGG), Schweizerische Gesellschaft für Gynäkologie und Geburtshilfe (SGGG). S2k-Leitlinie „Schulterdystokie". AWMF-Registernummer 015/098. Stand: Oktober 2024. Version: 1.0. Unter: https://register.awmf.org/de/leitlinien/detail/015-098 (letzter Zugriff: 14.08.2025).
2. Hildebrandt S, Göbel E. Schulterdystokie als Geburtsstillstand in der späten Durchtrittsperiode. In: Hildebrandt S, Göbel E (Hrsg.). Geburtshilfliche Notfälle. 3. A. Stuttgart: Thieme, 2023.

38

Ich verblute: kritischer Moment direkt nach der Kindsgeburt

Inga Adler

Fallbeispiel

Frau Martha Jung, 39 Jahre alt, erwartet ihr viertes Kind. Ihre ersten drei Kinder kamen durch unkomplizierte Spontangeburten zur Welt. Diese Schwangerschaft verlief bisher ohne Komplikationen, jedoch deutet die Gewichtsschätzung von 4180 g auf eine fetale Makrosomie hin. Deshalb wird eine Geburtseinleitung bei ET+1 empfohlen. Bei der Aufnahme zeigt das CTG keine Auffälligkeiten, der Blutdruck liegt bei 140/80 mmHg, und der Urinteststreifen zeigt einen leichten Eiweißnachweis. Ein Bishop-Score von 4 Punkten wird ermittelt. Der Ultraschall bestätigt einen Jungen in Schädellage mit normaler Fruchtwassermenge und unauffälliger Plazenta, das Gewicht wird erneut mit 4180 g geschätzt.

Nach einem Aufklärungsgespräch über die Möglichkeiten der Geburtseinleitung entscheidet man sich gemeinschaftlich, mit Propess® zu beginnen. Um 10 Uhr wird das Propess® platziert. Zwei Stunden später treten schwache Wehen auf, die aber im Laufe des Tages nachlassen. **Nach 24 Stunden** und dem Entfernen des Propess® hat Martha keine Wehentätigkeit. Das Kind ist aktiv und die CTG's sind weiterhin unauffällig. Die Einleitung wird nach einer sechsstündigen Pause mit Misoprostol (Angusta) fortgesetzt.

Nach **zwei weiteren Tagen Einleitung** mit Misoprostol hat Martha noch keine Wehen. Da sich der vaginale Befund jedoch verbessert hat (Muttermund 2 cm geöffnet, zentriert, Portio verstrichen, VT -2, Fruchtblase steht), wird die Fortsetzung der Einleitung mit einem Oxytocintropf empfohlen. Um 8 Uhr wird mit dem Tropf gestartet und regelmäßig gesteigert. Martha verspürt deutlich mehr Wehentätigkeit. Es geht, nach einem spontanen Blasensprung, klares Fruchtwasser um **10 Uhr** ab. Das CTG ist unverändert unauffällig. Zwei Stunden später, **um 12 Uhr,** wird ihr Sohn nach einer zügigen, insgesamt nur vier Stunden dauernden Geburt spontan und ohne Komplikationen geboren. Er schreit kräftig und es erfolgt direktes Bonding mit ihm. Um **12:10 Uhr** bemerkt die Hebamme eine verstärkte Blutung.

1. **Definieren Sie die möglicherweise zu erwartende Problematik.**

2. **Stellen Sie mögliche Risikofaktoren, welche die Problematik begünstigen, dar.**

3. **Beschreiben Sie ein angezeigtes Schema für die Plazentarphase.**

4. **Führen Sie den Handlungsalgorithmus auf.**

5. **Beschreiben Sie mögliche Differenzialdiagnosen.**

1. Eventuell zu erwartende Problematik

Definition

Die postpartale Blutung, auch bekannt als postpartale Hämorrhagie, beschreibt einen erheblichen Blutverlust, der bei vaginalen Geburten mehr als 500 ml und bei Kaiserschnitten über 1000 ml beträgt. Diese Blutungen werden in primäre und sekundäre Formen kategorisiert, wobei die primäre Blutung innerhalb von 24 Stunden nach der Geburt auftritt, während die sekundäre Blutung nach diesem Zeitraum einsetzt. [4]

Schweregrade

Der Schweregrad einer Blutung wird nach der California Maternal Quality Care Colaborative zusätzlich zur ACOG-Standarddefinition in drei Stadien klassifiziert.

- Stadium 0: jede Frau unter der Geburt.
- Stadium 1: entspricht einem Blutverlust von mehr als 500 ml bei vaginaler Geburt und mehr als 1000 ml nach Sectio caesarea.
- Stadium 2: wird bei einem Blutverlust von kleiner als 1500 ml diagnostiziert.
- Stadium 3: beschreibt einen Blutverlust, der mehr als 1500 ml übersteigt. [1]

Ein kritischer Punkt ist das enge Zusammenspiel zwischen der Menge des Blutverlusts und seiner zeitlichen Entwicklung: Langsam eintretende Blutungen können oft erst zu spät erkannt werden, was dazu führt, dass das tatsächliche Ausmaß des Blutverlusts unterschätzt wird. Zudem ist die körperliche Konstitution der Gebärenden ein weiterer wichtiger Faktor bei der Beurteilung und Behandlung postpartaler Blutungen. [3]

Erwartete Problematik

Aufgrund der vorhandenen Risikofaktoren kann eine Uterusatonie bestehen. Diese atonische Blutung kann vor oder nach Lösung der Plazenta auftreten und ist durch einen Blutverlust von mehr als 500 ml gekennzeichnet. Sie wird oft durch unzureichende Uteruskontraktionen und/oder eine unvollständige oder ausbleibende Ablösung der Plazenta verursacht. Eine genaue Diagnosestellung erfolgt durch die Untersuchung der 4 T's: Tonus, Trauma, Tissue und Thrombin. [3]

MERKE
Jeder Blutverlust sollte untersucht und behandelt werden. [4]

2. Risikofaktoren

Die Risiken für eine Uterusatonie aus dem vorliegenden Fall sind [1] [3]:

- Überdehnter Uterus durch Makrosomie
- Schnelle Geburt
- Erschöpfung des Myometriums durch Multipara und rasche Geburtenfolge
- Wehenschwäche infolge einer Ermüdung durch die Einleitung über mehrere Tage mit Kontraktionsmitteln und Oxytocin unter der Geburt

MERKE
Eine nichtinvasive Betreuung während der Geburt, die eine umfangreiche Anamnese zur Einschätzung von Risiken beinhaltet, kann helfen, das Risiko einer Uterusatonie zu senken. Das Risiko für eine Atonie kann weiterhin durch sorgfältige Beobachtung der Phase nach der Geburt der Plazenta und durch Minimierung von Eingriffen während des Geburtsprozesses reduziert werden. [3]

3. Schema für die Plazentarphase

Ein Übergang von einem abwartenden zu einem aktiven Management in der Nachgeburtsperiode sollte erwogen werden, wenn bestimmte Bedingungen auftreten, wie beispielsweise eine vermehrte vaginale Blutung oder wenn die Plazenta nicht innerhalb einer Stunde nach der Geburt des Kindes ausgestoßen wird.

Im Rahmen des aktiven Managements der Nachgeburtsperiode wird empfohlen, 3–5 IE Oxytocin als Kurzinfusion oder durch langsames intravenöses Spritzen zu verabreichen, entweder direkt nach der Geburt der vorderen Schulter des Neugeborenen oder unmittelbar danach, jedoch bevor die Nabelschnur abgeklemmt und durchtrennt wird. Bei Frauen mit einem erhöhten Blutungsrisiko kann auch die Verabreichung von Carbetocin als Alternative für das aktive Plazentamanagement in Betracht gezogen werden. [2]

4. Handlungsalgorithmus

Bei einer anhaltenden Blutung im Rahmen des interdisziplinären Managements von postpartalen Hämorrhagien (PPH) gibt es einen Handlungsalgorithmus für das Vorgehen. Bei einem Blutverlust von über 500 ml nach vaginaler Geburt oder über 1000 ml nach einem Kaiserschnitt ist schnelles Handeln erforderlich. Ein Facharzt für Geburtshilfe sollte sofort hinzugezogen und die Anästhesiologie informiert werden.

- Essenzielle Maßnahmen umfassen die Sicherstellung von zwei großlumigen i.v.-Zugängen sowie die Durchführung von Kreuzproben und Notfalllaboruntersuchungen.
- Eine präzise Messung des Blutverlustes ist unerlässlich, da dieser häufig unterschätzt wird. Ferner muss eine innere Blutung, z.B. eine Uterusruptur, ausgeschlossen werden.
- Das Katheterisieren der Blase fördert die uterine Kontraktion.
- Der Credé-Handgriff (➤ Abb. 38.1) bietet eine mechanische Intervention durch manuelle Kompression des Uterus zur Blutungskontrolle.
- Pharmakologisch werden Oxytocin und Tranexamsäure verabreicht, bei Bedarf findet Misoprostol off-label zur Therapiesicherung Einsatz.

Die Ursachenklärung der Blutung erfolgt anhand der „4 Ts", die im nachfolgenden Abschnitt näher erläutert werden. Die detaillierten Handlungsempfehlungen basieren auf der aktuellen S2k-Leitlinie „Peripartale Blutungen, Diagnostik und Therapie" (➤ Abb. 38.2).

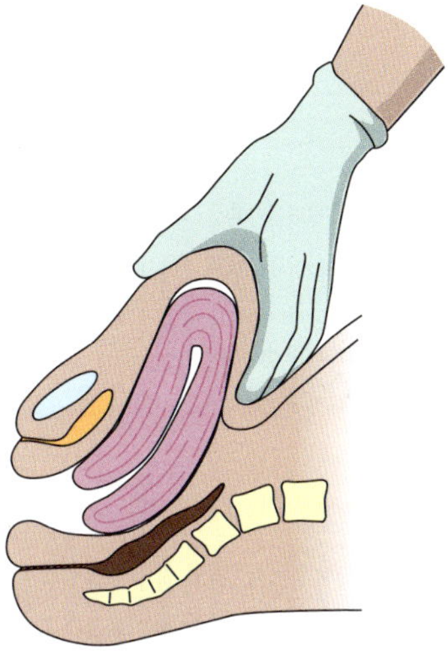

Abb. 38.1 Der Credé-Handgriff bezeichnet in der Geburtshilfe die einhändige Kompression der Gebärmutter. Er wird angewendet, um eine Blutung aus der Gebärmutter nach der Entbindung zu stoppen. Er kommt bei Plazentaretention und bei Uterusatonie zum Einsatz. Der Arzt umfasst mit einer Hand durch die Bauchdecke den oberen Rand der Gebärmutter, drückt sie zusammen und schiebt sie in Richtung Becken. [L157]

5. Differenzialdiagnosen

Bei der Diagnose postpartaler Blutungen können die sog. „4 T" helfen, mögliche Ursachen zu identifizieren und auszuschließen:

- **Tonus** (ca. 70 %): Probleme mit der Kontraktion des Uterus können auf eine Erschöpfung der Muskulatur, ein überdehntes Myometrium, eine Infektion wie Chorionamnionitis, angeborene Fehlbildungen, das Vorliegen von Myomen oder den Einsatz von Uterus-relaxierenden Medikamenten hinweisen.
- **Trauma** (ca. 20 %): Verletzungen können an verschiedenen Stellen auftreten, darunter der Uterus, der Gebärmutterhals, die Vagina, die Klitoris, der Damm oder sogar der Darm und die Darmschleimhaut.
- **Tissue** (ca. 10 %): Hier geht es um das Vorhandensein von Plazentaresten, entweder vollständig oder unvollständig gelöst, sowie von Koagel oder Eihäuten, die ebenfalls die Blutung beeinflussen können.
- **Thrombin** (ca. 0,1 %): Faktoren wie bestehende Gerinnungsstörungen, etwa das von-Willebrand-Syndrom oder Hämophilie, sowie erworbene Probleme wie die Thrombozytopenie, disseminierte intravasale Koagulation (DIC) und das HELLP-Syndrom. Auch therapeutische Antikoagulanzien und koagulationsbedingte Verlust- oder Verdünnungszustände könnten beteiligt sein. [4]

	Anhaltende Blutung	Blutverlust > 1000 ml	Blutverlust > 1500 ml (~ 1/4 Blutvolumen)	Blutverlust > 2000 ml
	HINZUZIEHEN Facharzt Geburtshilfe & INFO Anästhesiologie	HINZUZIEHEN Oberarzt Geburtshilfe & Anästhesiologie / VERLEGUNG in Zentrum erwägen	Ausreichend Personal und Expertise (OA Geb. und OA Anä.) / Hämostaseologischer/radiologischer Konsildienst?	Ausreichend Personal und Expertise? Hämostaseologischer Konsildienst? Embolisation verfügbar?
Klinische Symptome	• Patientin kreislaufstabil • Blutung: - > 500 ml nach vaginaler Geburt - > 1000 ml nach Sectio caesarea **CAVE: Blutverluste werden leicht unterschätzt → messen statt schätzen!**	• Patientin kreislaufstabil • anhaltend schwere Blutung	• kreislauf**in**stabile Patientin (Schock-Index [HF/RRsys] > 0,9) mit persistierend schwerer Blutung (Alarmzeichen: BE < – 6 mmol/l und Laktat > 4 mmol/l)	• **hämorrhagischer Schock**
Geburtsmedizin	• Blutverlust messen • **innere Blutung** (z.B. Uterusruptur) ausschließen • 2 i.v. Zugänge (mögl. großlumig) • **Kreuzprobe/Notfalllabor** (Blutbild, BGA, aPTT, Quick/INR und, sofern verfügbar, Fibrinogen, FXIII, VET), EKs bereitstellen • angepasste Volumengabe (Kristalloide) • Blase katheterisieren • rasche interdisziplinäre Klärung der Blutungsursache (**4 Ts**): - **Tone**: Uterustonus (Atonie?) - **Tissue**: Plazentainspektion (Plazentatest?) - **Trauma**: Spekulumeinstellung (Geburtskanal?) - **Thrombin**: Gerinnung (Laborwerte?/VET?) • Uteruskompression - Ultraschall	• ALARMIERUNG OP-Team • Ausschluss Uterusruptur - Nachtastung/Ultraschall • bei V.a. Plazentarest (nach US oder Inspektion) - manuelle Nachtastung - ggf. Curettage (US-Kontrolle) • HAMILTON-Handgriff/Aortenkompression erwägen • ggf. Tamponadeverfahren • zusätzliches Personal hinzuziehen	• **BLUTSTILLUNG** - Laparotomie/Gefäßklemmen/Kompression - Kompressionsnähte/Ligaturen • **TAMPONADEVERFAHREN** - mit Hämostyptika (Celox®, *off-label!*) / Streifentamponade • **BALLONTAMPONADE** des Uterus - Balloneinführung unter Ultraschallkontrolle (ausreichendes Auffüllen des Ballons, Sulproston weiter) - leichten Zug applizieren - Ballon-Deblockade/-Entfernung nach 24 h	• **HYSTEREKTOMIE** interdisziplinär erwägen • **PERSISTIERENDE oder ERNEUTE BLUTUNG** (bei liegender Ballon-Tamponade oder nach Deblockade) - ggf. erneute Ballon-Tamponade („**Bridging**") - **Packing** - **Ballonokklusion der Aorta** - **Embolisation** (Radiologie) • **NACH BLUTUNGSSTOPP** - Stabilisierung - Intensivüberwachung - Ballon-Deblockade nach 24 h (ggf. nach Transfer in Zentrum)
Anästhesiologie/Gerinnung	(falls noch nicht durch **Geburtsmedizin** erfolgt) • **OXYTOCIN** - 3–5 IE als Kurzinfusion - ggf. dann 10–40 IE in 500–1000 ml als Dauertropfinfusion • **TRANEXAMSÄURE** - 1 g i.v. • ggf. **MISOPROSTOL** (zur Therapiesicherung) - 800–1000 µg rektal oder 600 µg oral - *off-label*	• Bereitstellung **4 FFP / 4 EK / 1 TK** (ggf. in Kreißsaal/OP bringen lassen) • wenn > 25 IE Oxytocin: Wechsel auf **Sulproston** (dann Oxycotin absetzen; nur i.v.; rascher Wechsel, Kreislaufmonitoring); Dosierung: 500 µg in 500 ml als Dauertropfinfusion: deeskalierend, d.h. 3 min 8,3 ml/min bzw. 500 ml/h (8,3 µg/min), dann 7 min 1,7 ml/min bzw. 100 ml/h (1,7 µg/min), dann weiter mit 0,2–04 ml/min bzw. 10–20 ml/h; max. 1500 µg/d • O_2-Gabe • großlumiger Zugang (≥ 14–16 G) • angepasste Volumen-/Blutproduktgabe • MAT & Massivtransfusionsgerät erwägen	• O_2-Versorgung sicherstellen, endotracheale Intubation erwägen • Shaldon-Kath. (ggf. US) / arterielle Druckmessung vorbereiten • MAT & Massivtransfusionsgerät aufbauen und anschließen • ggf. **VASOPRESSOREN** (z.B. Noradrenalin, Phenylephrin oder Theodrenalin/Cafedrin) • Start der Gerinnungstherapie nach Bedingungen und Vorhaltungen der jeweiligen Klinik **GERINNUNG** (wenn entsprechende Werte erniedrigt): • ggf. **FIBRINOGEN** 30–60 mg/kg KG; Ziel: ≥ 2–2,5 g/l ($A5_{FIB}$ > 12 mm) und/oder • ggf. **FXII** 20 IE/kg KG; Ziel: FXIII-Aktivität > 60 % • ggf. **PPSB** initial 25 IE/kg KG • zum Ersatz des Plasmavolumens **FFP** ≥ 30 ml/kg KG (EK:FFP:TK = 4:4:1) • ggf. **TRANEXANSÄURE** 1 g wiederholen • evtl. (bei V.a. erworbene Thrombozytopathie; nur nach Abnabelung) **DDAVP** 0,3 µg/kg KG über 30 min	• endotracheale Intubation • Shaldon-Kath. (ggf. Ultraschall) / arterielle Druckmessung legen • **MAT** bei Sammelvolumen > 1000 ml aufbereiten • möglichst „**hybrid approach**" (initial EK:FFP:TK = 4:4:1, dann schnellstmöglich zielgerichtet, Gerinnungslabor-/VET-gesteuert) • **Damage Control** mit permissiver Hypotonie **GERINNUNG** • ggf. **REKOMBINANTEN FAKTOR VIIa** erwägen, initial 60–90 µg/kg Kg (Bolus), nur bei > 35,0° C & Fibrinogen > 1,5 g/l & Thrombozyten > 50 Gpt/l; ggf. Wiederholungsdosis bei persistierender Blutung nach 30 min

ZIELE DER THERAPIE: Blutungsstopp / Hämodynamische Stabilisierung / Optimierung der Gerinnung

Hämoglobin 7–9 g/dl (4,3–5,5 mmol/l), Thrombozyten ≥ 70–100 Gpt/l, MAD ≥ 55–65 mmHg, pH ≥ 7,2, Temperatur ≥ 34°C, Calcium ≥ 0,9 mmol/l, BE > –6 mEq/l, Laktat < 4 mmol/l

BGA Blutgasanalyse; **MAT** maschinelle Autotransfusion (z.B. „Cell Saver®"); **VET** viskoelastische Tests (z.B. ROTEM®, TEG®, ClotPro®, Quanta®)

Version: 11 Jul 2022

Abb. 38.2 Interdisziplinärer Algorithmus zum Management der PPH [W333-008, L157]

ZUSAMMENFASSUNG

Eine postpartale Blutung (PPH) kann vor, während oder nach der Abstoßung der Plazenta auftreten. Sie wird entweder als primäre Blutung eingestuft, wenn sie innerhalb von 24 Stunden nach der Geburt auftritt, oder als sekundäre Blutung, wenn sie zwischen 24 Stunden und zwölf Wochen nach der Entbindung vorkommt.

Die Schwere der Blutung wird in drei Stufen eingeteilt und in Relation zum Schockzustand aufgrund des tatsächlichen Blutverlusts bewertet.

Zur Bestimmung der Ursachen einer postpartalen Blutung werden die „4 T" herangezogen: Gewebe (Tissue), Gerinnungsstörungen (Thrombin), Verletzungen (Trauma) und Uteruskontraktionen (Tonus). Diese Faktoren helfen, Differenzialdiagnosen zu stellen und den weiteren Behandlungsablauf zu planen.

Die Hebamme spielt eine wesentliche Rolle, indem sie die Gebärende und deren Begleitperson über den aktuellen Zustand, den Sinn und die Notwendigkeit der geplanten Maßnahmen sowie deren Durchführung aufklärt. Es ist wichtig, die Eltern in den Entscheidungsprozess einzubeziehen, um ein gemeinsames Verständnis und Einvernehmen bezüglich der weiteren Behandlung sicherzustellen.

CAVE

Das genaue Erfassen des Blutverlusts während der Geburt ist von wesentlicher Bedeutung und sollte durch Wiegen erfolgen, um die Ungenauigkeiten einer reinen visuellen Einschätzung zu vermeiden. Bei Wassergeburten gestaltet sich das Erfassen des tatsächlichen Blutverlustes schwierig, sodass lediglich eine grobe Einschätzung anhand der Wasserbewegungen möglich ist. Zudem ist es wichtig, den Blutverlust stets im Kontext des allgemeinen körperlichen Zustandes der Mutter zu beurteilen. Dabei werden Vitalparameter und der allgemeine Gesundheitszustand in Relation zu den Schockgraden gesetzt. Eine sorgfältige Nachsorge ist unerlässlich, um das Risiko für die Entwicklung einer posttraumatischen Belastungsstörung zu verringern. [1]

WAS WÄRE, WENN ...

- ... bei einer Uterusatonie nicht zuerst die Harnblase entleert werden würde, bevor eine Kompression des Uterus durchgeführt worden ist?
  - In diesem Fall wäre die Methode nicht effektiv, da eine Entleerung der Harnblase Platz schafft und die Kompression des Uterus erleichtert. Deshalb ist es entscheidend, die Reihenfolge der vorgesehenen Schritte zu befolgen. [4]

LITERATUR

1. Deutsche Gesellschaft für Gynäkologie und Geburtshilfe (DGGG), Österreichische Gesellschaft für Gynäkologie und Geburtshilfe (OEGGG), Schweizerische Gesellschaft für Gynäkologie und Geburtshilfe (SGGG). S2k-Leitlinie „Peripartale Blutungen, Diagnostik und Therapie". AWMF-Registernummer: 015/063. Stand: August 2022. Version: 3.2. Unter: https://www.awmf.org/service/awmf-aktuell/peripartale-blutungen-diagnostik-und-therapie (letzter Zugriff: 20.02.2025).
2. Deutsche Gesellschaft für Gynäkologie und Geburtshilfe (DGGG), Deutsche Gesellschaft für Hebammenwissenschaft (DGHW). S3-Leitlinie „Die vaginale Geburt am Termin". AWMF-Registernummer. 015/083. Dezember 2020. Version 1.0. Unter: https://register.awmf.org/assets/guidelines/015-083l_S3_Vaginale-Geburt-am-Termin_2021-03.pdf (letzter Zugriff: 04.01.2025).
3. Hildebrandt S, Göbel E. Atonische Blutung. In: Hildebrandt S, Göbel E (Hrsg.). Geburtshilfliche Notfälle. 3. A. Stuttgart: Thieme, 2023.
4. Steininger I. Kritische Ereignisse in den ersten Stunden nach der Geburt. In: Stiefel A, Brendel K, Bauer N (Hrsg.). Hebammenkunde. 6. A. Stuttgart: Thieme, 2020.

III Wochenbett und Stillzeit

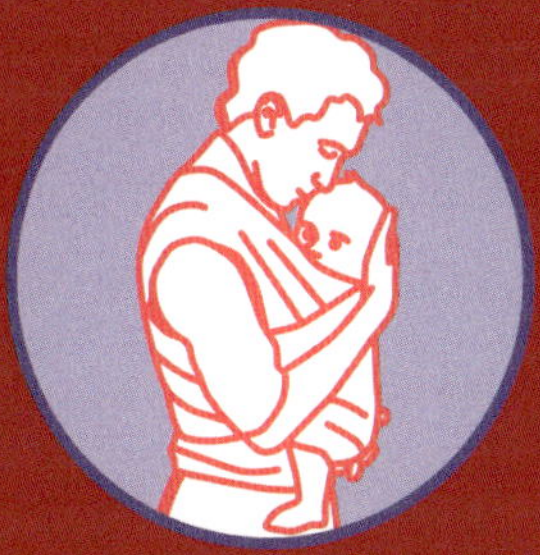

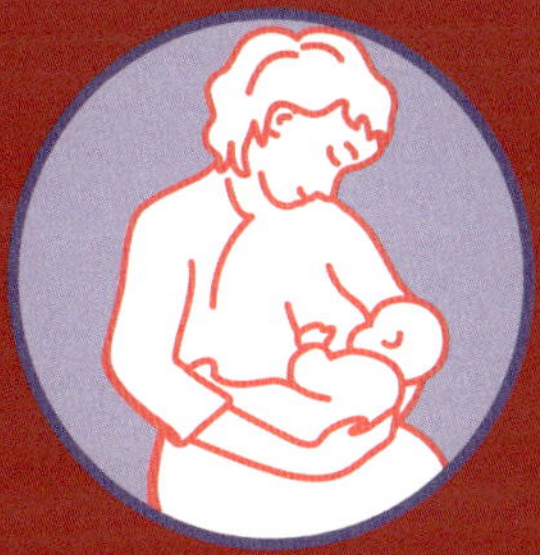

Fallbeispiele: Wochenbett

39

Es zieht nicht mehr so doll im Bauch

Siegrun Baldes

Fallbeispiel

Hebamme Katja besucht heute die Wöchnerin Ina Tembusch. Ihre Klientin ist eine 34-jährige Drittgravida/Drittpara mit physiologischem Schwangerschaftsverlauf. Ina hat ihr Kind mit Katjas Unterstützung rasch und komplikationslos in der häuslichen Badewanne geboren. Sie befindet sich zum Zeitpunkt des Hausbesuches am vierten Wochenbett-Tag.

Katja fragt die Wöchnerin nach Menge und Aussehen des Wochenflusses. Ina berichtet: „Die Blutung hat heute deutlich nachgelassen, das finde ich ganz angenehm. Wenn ich Sofia stille, zieht es auch nicht mehr so doll im Bauch." Katja lässt sich die Vorlage zeigen und tastet nach der Gebärmutter.

1. **Definieren Sie den Begriff „Lochien".**

2. **Benennen Sie alle Kriterien, nach denen Katja die Lochien ihrer Klientin Ina beurteilen sollte.**

3. **Beschreiben Sie alle Therapiemöglichkeiten zur Behandlung eines Lochialstaus.**

Fall 39 Es zieht nicht mehr so doll im Bauch

1. Definition: „Lochien"

Die Lochien, auch als Lochial- oder Wochenfluss bezeichnet, setzen sich aus Blutbestandteilen (Erythrozyten, Leukozyten, Serum), verflüssigten Geweberesten der Decidua basalis spongiosa, Lymphflüssigkeit, Zervikalschleim, abgestoßenem Vaginalepithel und Bakterien (Streptokokken, Staphylokokken, Escherichia coli und anderen pyogenen Keimen) zusammen. Der Wochenfluss (➤ Tab. 39.1) hält bei einem durchschnittlichen Gesamtblutverlust von 300–600 ml bis ca. 6 Wochen post partum an (➤ Abb. 39.1), kann jedoch in Einzelfällen auch erst nach 3 Monaten vollständig versiegen. Lochien riechen fade und variieren in Menge, Aussehen und Dauer stark. [1], [2], [3], [4]

Tab. 39.1 Farbe und Konsistenz der Lochien

1. Woche	Lochia rubra	Rein blutige Lochien
4. Tag bis 2. Woche	Lochia fusca	Bräunliche Lochien
2. Woche	Lochia flava	Gelbliche Lochien
3. Woche	Lochia alba	Weißlich-klare Lochien

2. Kriterien zur Beurteilung der Lochien

- Zunächst wird Katja die Wöchnerin nach Stärke, Farbe und Geruch der Lochien befragen.
- Am 4. Wochenbetttag wechselt die Farbe des Wochenflusses allmählich von blutig zu braunrot-bräunlich bis blassrot-serös und fließt regelstark. Es fällt ein fader Geruch auf. Meist genügt am 4. Tag eine Fließwindel oder große Vorlage, um die allmählich nachlassende Blutung aufzunehmen.
- Um sich selbst ein genaueres Bild zu verschaffen, lässt sich Katja die Vorlage zeigen. Der Wochenfluss wird nun zur Höhe des Fundus uteri in Bezug gesetzt, dieser sollte am 4. Tag post partum 4 Querfinger unter dem Nabel stehen.
- Der Uterus tastet sich bei regelrechter Involution fest und kugelig, bei manchen Wöchnerinnen auch lang und schmal, bevor er sich auf seine ursprüngliche Größe zurückgebildet hat (➤ Abb. 39.1) und über die Bauchdecke nicht mehr zu erspüren ist [1] [3].

Im Zusammenhang mit der initialen Brustdrüsenschwellung um den 3./4.-Wochenbett-Tag stagniert der Wochenfluss gelegentlich. Sobald die Laktation gut in Gang gekommen ist, fließen auch die Lochien wieder etwas kräftiger.

3. Therapiemöglichkeiten bei Verdacht auf Lochialstau

Hebamme Katja wird die Wöchnerin zu Beginn mobilisieren, indem sie diese zu einer rückbildungsfördernden Wochenbettgymnastik anleitet. Zusätzlich wird sie folgende Maßnahmen empfehlen:

- Um das Abfließen der Lochien zu unterstützen, kann die Hebamme zusätzlich eine sanfte Bauchmassage durchführen.
- Ina sollte täglich für ca. 30 Minuten in Bauchlage ruhen. Ein kleines Kissen unter dem Bauch sorgt für eine bequeme Lagerung und erhöht den Effekt.

Wochen nach Entbindung	Wochenfluss	Uterusgröße
1. Woche	blutig	
Ende 1. Woche	braun-rötlich	
Ende 2. Woche	dunkel-gelb	
Ende 3. Woche	grau-weiß	
nach ca. 4–6 Wochen	Versiegen des Wochenflusses	

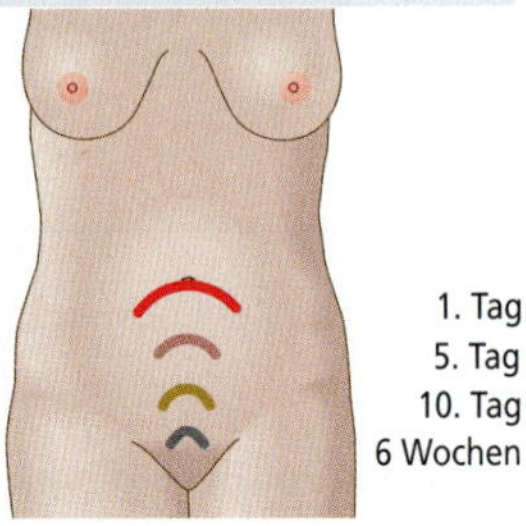

Abb. 39.1 Uterusrückbildung und Wochenfluss. [L190]

- Ein Tee aus Hirtentäschel und Frauenmantel fördert bei vielen Frauen die Kontraktilität des Uterus und unterstützt so zusätzlich das Abfließen der Lochien.
- Bei Lochiametra (Lochialstau) kann entweder ein Senfmehlfußbad durchgeführt oder es können 3-mal täglich Spasmolytika rektal angewendet werden.
- Kommen Spasmolytika zum Einsatz, sollte die Wöchnerin danach 30 Minuten unter lokaler Wärmeanwendung ruhen. Bedeutsam sind die daran anschließenden, den Uterus tonisierenden Maßnahmen. Entweder stillt die Wöchnerin oder pumpt die Milch ab. Je nach Situation kann auch die Gabe von 3 IE/1ml Oxytocin i. m. angezeigt sein. Innerhalb von 24 Stunden sollten die Lochien wieder fließen.

Führen alle beschriebenen Maßnahmen nicht zum Erfolg, wird Katja die Wöchnerin an die betreuende Gynäkologin weiterleiten.

MERKE

Der Lochialstau muss von einer Endometritis puerperale unterschieden werden und bedarf einer unverzüglichen Weiterleitung in eine ärztliche Versorgung! Bei einer Endometritis puerperale (Entzündung der Gebärmutterschleimhaut im Wochenbett) handelt es sich um eine Infektion der uterinen Dezidua (in der Schwangerschaft ausgebildete Gebärmutterschleimhaut), die sich bei verzögerter oder ausbleibender Therapie rasch in das angrenzende Myometrium (Endomyometritis puerperale) hinein ausbreitet.

Leitsymptome einer Endometritis/Endomyometritis puerperale sind

- Fieber über 37,8 °C auricular oder auch subfebrile Temperaturen in Kombination mit
- einem schlechten Allgemeinzustand der Wöchnerin mit grippeartigen Symptomen
- einem druckdolenten Uterus mit dem typischen Uteruskantenschmerz
- fötiden, übelriechenden Lochien.

Das Risiko einer Endometritis oder Endomyometritis puerperale steht im Zusammenhang mit dem Geburtsmodus. Zu beobachten ist diese Komplikation am häufigsten nach primärer und sekundärer Sectio caesarea, nach vaginal-operativer oder lang andauernder Geburt sowie nach einer protrahierten Austreibungsphase [2], [3].

ZUSAMMENFASSUNG

Die Absonderungen, die nach der Geburt aus der Gebärmutter austreten, werden als Wochenfluss oder auch als „Lochien" bezeichnet. Die Lochien setzen sich aus Blut, Geweberesten, Lymphflüssigkeit, Schleim, abgestoßenem Vaginalepithel und Bakterien zusammen. Der Wochenfluss kann bis zu sechs Wochen dauern und variiert in Menge, Farbe und Geruch. Anfangs sind die Lochien blutig (Lochia rubra), später werden sie bräunlich (Lochia fusca), dann gelblich (Lochia flava) und schließlich weißlich oder klar (Lochia alba).

Bei der Beurteilung der Lochien achtet die Hebamme auf Stärke, Farbe und Geruch und setzt diese Beurteilungskriterien in Bezug zu Höhenstand und Konsistenz der Gebärmutter. So sollte z. B. der Wochenfluss am 4. Tag nach der Geburt allmählich von einer blutigen zu einer braunrot-bräunlichen Färbung übergehen. Ein physiologischer Wochenfluss riecht süßlich-fade. Die Position des Fundus uteri (des höchsten Punkts der Gebärmutter) wird ebenfalls kontrolliert, sie sollte am 4. Tag nach der Geburt etwa vier Querfinger unter dem Nabel liegen (➤ Abb. 39.2). Die Konsistenz der Gebärmutter ist bei einem physiologischen Verlauf fest.

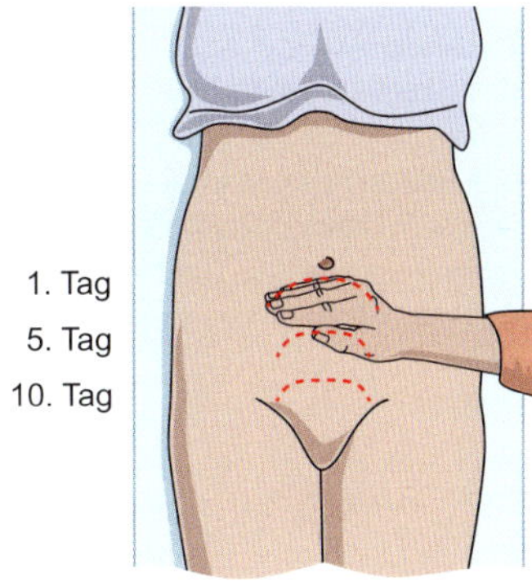

Abb. 39.2 Die Hebamme prüft die Position der Gebärmutter. Getastet wird mit einer Hand. Die tastende Person geht mit der Kleinfingerseite, also der Handkante, vorsichtig in die Bauchdecke, bis die obere Kante der Gebärmutter erspürt werden kann. Manchmal ist die Gebärmutter auch seitlich verzogen. Dann muss die tastende Person den Bauch entsprechend nach den Seiten hin abtasten, weil möglicherweise in der Mitte nichts zu spüren ist. [L157]

Wird ein Lochialstau diagnostiziert, können zunächst konservative Maßnahmen ergriffen werden. Hierzu zählen Ruhe in Bauchlage, Bauchmassage durch die Hebamme, Teemischungen, welche die Kontraktilität (Zusammenziehen) der Gebärmutter unterstützen oder Uterotonika und Spasmolytika. Ziel ist es, den Abfluss zu fördern und Komplikationen zu vermeiden.
Die Hebamme muss in der Lage sein, zwischen einem Lochialstau und einer Endometritis puerperale (Entzündung der Gebärmutterschleimhaut im Wochenbett) zu differenzieren. Eine Endometritis geht stets mit Fieber, einem schlechten Allgemeinbefinden der Wöchnerin, übelriechenden Lochien sowie einem schmerzhaften, druckdolenten Uterus (starke Schmerzen bei Ertasten der Gebärmutter) einher und erfordert eine sofortige ärztliche Behandlung!

WAS WÄRE, WENN ...

- ... Ina am 4. Wochenbett-Tag über Fieber (z. B. 37,8 °C aurikular) und grippeähnliche Symptome klagen würde?
  - Es besteht der Verdacht auf eine Endometritis puerperale (Gebärmutterschleimhautentzündung im Wochenbett).
  - Leitsymptome sind Fieber über 37,8 °C, schlechter Allgemeinzustand der Wöchnerin, druckdolenter Uterus mit Uteruskantenschmerz und fötide, übelriechende Lochien.
  - Die betreuende Hebamme muss in diesem Falle eine unverzügliche Wiederaufnahme der Wöchnerin in die Geburtsklinik veranlassen. Das Neugeborene sollte möglichst mit aufgenommen werden.

LITERATUR

1. Geist C, Bauer N.H. Lochien. In: Stiefel A, Brendel K, Bauer NH. Hebammenkunde: Lehrbuch für Schwangerschaft, Geburt, Wochenbett und Beruf. 6. A. Stuttgart: Thieme; 2020. DOI: 10.1055/b-006-163368 (letzter Zugriff: 24.02.2025).
2. Ochsenbein-Kölble N, Krähenmann F, Franz M, Kainer F. Wochenbett, Nachuntersuchungen. In: von Kaisenberg C, Klaritsch P, Hösli-Krais IM (Hrsg.). Springer Reference Medizin. Die Geburtshilfe. 6. A. Berlin, Heidelberg: Springer; 2024. Unter: https://nbn-resolving.org/urn:nbn:de:bsz:31-epflicht-3136143 https://doi.org/10.1007/978-3-662-63506-3 (letzter Zugriff: 24.02.2025).
3. Büthe K. Lochien. In: Evidenzbasierte Wochenbettpflege: Eine Arbeitshilfe für Hebammen im Praxisalltag. 3. A. Stuttgart: Kohlhammer, 2023.
4. Fletcher S, Grotegut CA, James AH. Lochia patterns among normal women: a systematic review. Journal of women's health 2012; 21 (12): 1290–1294.DOI: 10.1089/jwh.2012.3668 (letzter Zugriff: 25.02.2025).

40

Sich Zeit geben für die Heilung

Siegrun Baldes

Fallbeispiel

Esther Wachauf ist eine 29-jährige Erstgravida/Erstpara nach unauffälligem Schwangerschaftsverlauf und einer unkomplizierten Spontangeburt. Sie hat mit der Unterstützung ihrer Beleghebamme ihre Tochter Merle ambulant geboren. Esther befindet sich heute am sechsten Wochenbett-Tag. Bei der Geburt aus der tiefen Hocke hat sie einen Dammriss 2. Grades erlitten. Ihre betreuende Hebamme kommt am Vormittag zum Hausbesuch, auch, um die Dammnaht einschließlich der Wundheilung zu kontrollieren.

Esther berichtet von einem Spannungsgefühl im Bereich der Nähte. Die Wöchnerin beschreibt außerdem, dass die Fäden pieken. Die Mahlzeiten kann sie, gepolstert mit einem kleinen Kissen, gut im Sitzen am Küchentisch einnehmen. Die Hebamme bietet Esther eine gemeinsame Inspektion der Wunde an. Sie ermutigt die Wöchnerin, sich ihre Naht mithilfe eines Handspiegels anzuschauen und eröffnet die Option, störende Fäden zu ziehen.

1. **Benennen Sie die Rahmenbedingungen und Parameter, nach denen Sie eine Dammnaht in der ambulanten Versorgung begutachten.**
2. **Definieren Sie alle Arten von Dammverletzungen, die durch eine vaginale Geburt verursacht werden können.**
3. **Führen Sie alle Pflegehinweise einschließlich der Empfehlungen zur Hygiene für eine Wöchnerin mit einer Dammnaht im häuslichen Wochenbett auf.**

1. Beurteilung einer Dammnaht in der ambulanten Versorgung

Rahmenbedingungen

Eine Dammnaht sollte im Rahmen der ambulanten Versorgung jeweils zu Betreuungsbeginn, im weiteren Verlauf nach Bedarf und wiederholt um den 5. bis 6. Wochenbett-Tag inspiziert werden. Hierbei kann die Wöchnerin mit einbezogen werden, indem die Hebamme sie dazu ermutigt, sich die Naht gleichzeitig mit einem Handspiegel anzuschauen. Die Wöchnerin erhält hierdurch eine realistischere Einschätzung ihrer Dammverletzung und das Selbstvertrauen in die Regenerationsfähigkeit des eigenen Körpers wird gestärkt [1].

Vorgehen

- Zunächst befragt die Hebamme die Wöchnerin nach ihrem subjektiven Schmerzempfinden.
- Bei der anschließenden Begutachtung der Dammnaht achtet die Hebamme auf gute Sichtverhältnisse. Hierbei kann eine zusätzliche Lichtquelle sinnvoll sein.
- Die Hebamme sorgt außerdem für eine bequeme, das Sichtfeld nicht einschränkende, Positionierung der Wöchnerin.
- Beurteilt werden die Rötung, der Grad der Schwellung sowie der Gesamteindruck der Naht.
  - Während eine leichte Rötung und Schwellung des Wundgebiets in den ersten Tagen post partum als physiologisch zu betrachten sind, sollte diese um den 6. Tag deutlich abgeklungen sein.
  - Die Wunde sollte sauber, d. h. nicht eitrig belegt sein und die Wundränder gut adaptiert erscheinen.
  - Sehr straffe Nähte oder störende Endknoten können um den 5. bis 6. Wochenbett-Tag von der Hebamme mithilfe einer sterilen Einmal-Schere und Pinzette gelöst werden. Eine physiologische Heilung vorausgesetzt, behindert das Nahtmaterial die Wundheilung ab diesem Zeitpunkt eher, anstatt sie zu fördern [1].

Gut adaptierte Geburtsverletzungen heilen in der Regel innerhalb weniger Tage ab [2].

MERKE

Verschaffen Sie sich stets einen eigenen Eindruck von den Geburtsverletzungen der Wöchnerin. Von der oben angegebenen Untersuchungsfrequenz sollten Sie abweichen, wenn die Klientin …

- … dauerhafte, massive Schmerzen im Wundbereich auch bei konsequenter Ruhe und Schonung angibt. Dies kann ein Hinweis darauf sein, dass die Wunde schief vernäht wurde und kann eine Indikation zur Anlage einer Sekundärnaht darstellen. Zur weiteren, schnellen Abklärung ist hier eine Gynäkolog*in hinzuzuziehen [2].
- … berichtet, dass die Beschwerden plötzlich aufgehört haben. Möglicherweise ist die Naht aufgegangen, was ebenfalls eine zügige Weiterleitung der Wöchnerin in fachärztliche Behandlung erfordert [2].
- … schildert, dass die Vorlage ständig an der Wunde festklebt. Dies kann auf freiliegende Muskelenden nach nicht fachgerecht ausgeführter Naht hinweisen. Auch hier ist eine schnelle fachärztliche Abklärung und Weiterbehandlung erforderlich [2].

2. Arten von Dammverletzungen infolge vaginaler Geburt

Unterschieden werden Schleimhautabschürfungen, Rissverletzungen der Labien, oberflächliche Rissverletzungen des Dammgewebes und Hämatome. Zu den schwerwiegenderen Geburtsverletzungen zählen

- hohe Scheidenrisse,
- Klitorisrisse und
- höhergradige Dammverletzungen Grad III und IV (OASIS = „obstetric anal sphincter injuries" [2]).

Alle Dammverletzungen werden nach dem Umfang und dem Schweregrad der Verletzungen unterschieden (➤ Tab. 40.1).

MERKE

Im unmittelbaren Anschluss an eine vaginale Geburt bedarf es einer sorgfältigen Beurteilung der Geburtswege durch das geburtsleitende Team aus Hebamme und Ärztin/Arzt.

Tab. 40.1 Dammverletzungen bei vaginaler Geburt [2]

Einteilung der Dammrisse	Verletzungsformen
Dammriss Grad I	Oberflächliche Verletzungen der Haut von Damm und Scheide, v. a. an der hinteren Kommissur
Dammriss Grad II	Verletzung oberflächlicher Dammmuskeln (M. bulbocavernosus, M. transversus perinei profundus und superficialis), die Sphinkterenden sind noch intakt
Dammriss Grad III	M. sphincter ani sind verletzt, die Rektumwand ist noch intakt
▪ **Grad IIIa**	M. sphincter ani externus ≤ 50 % verletzt
▪ **Grad IIIb**	M. sphincter ani externus > 50 % verletzt
▪ **Grad IIIc**	M. sphincter ani externus und internus sind verletzt
Dammriss Grad IV	M. sphincter ani + Rektumwand verletzt
Buttonhole	M. sphincter ani intakt, Rektumwand verletzt

Während Schleimhautabschürfungen und Hämatome bei entsprechender Schonung und Hygiene in der Regel von selbst abheilen, müssen Rissverletzungen zwingend genäht werden. Dies gilt insbesondere für hohe Scheidenrisse oder Verletzungen im Bereich der Klitoris. Eine unterlassene oder wenig sorgfältig ausgeführte chirurgische Versorgung kann für die betroffenen Frauen mit langanhaltenden Schmerzen und massiven funktionellen Beeinträchtigungen der Beckenbodenmuskulatur einhergehen [2].

3. Pflege und Hygiene der Dammnaht

- **Rahmenbedingungen:** Optimale Voraussetzungen für die vollständige Wundheilung einer Dammnaht sind Ruhe, eine Temperatur von über 28 °C sowie eine Entlastung der Naht von Druck und Zug [3].
- **Hygiene:**
  - Die Hebamme wird die Wöchnerin darüber aufklären, dass diese den Bereich der Naht nach jedem Toilettengang mit lauwarmem, klarem Wasser abspülen soll. Derzeit liegen keine ausreichenden Evidenzen für die Wirksamkeit von Zusätzen wie z. B. Calendula-Essenz, Eichenrinde, Hamamelis oder Meersalz zur Unterstützung der Wundheilung vor [3]. Viele Wöchnerinnen empfinden einen Zusatz jedoch als angenehm und pflegend.
  - Spätestens nach jedem Toilettengang sollte zudem die Vorlage gewechselt werden, um den Wundbereich trocken zu halten. Hierzu sollten so genannte Flockenwindeln ohne Plastikanteil zum Einsatz kommen. Diese verhindern das Festkleben der Vorlage an der Naht und begünstigen die Luftzirkulation.
  - Bis zum Abschluss des Wochenbetts sollten keine Tampons verwendet werden.
  - Die Wöchnerin wird über die Händehygiene nach jedem Toilettengang aufgeklärt. Im häuslichen Umfeld genügen hier warmes Wasser und Seife [1].
- **Sitzbäder:** Auch tägliche, 5–10-minütige Sitzbäder zum Ende der ersten Woche post partum mit oder ohne die genannten Zusätze können die Wundheilung unterstützen [1].
- **Lüften:** Auch das regelmäßige „Lüften" der Naht, bei dem die Wöchnerin ohne Slip mit aufgestellten Beinen für ca. 10 Minuten in Rücken- oder Seitlage ruht, kann heilungsfördernd wirken.

ZUSAMMENFASSUNG

Die beschwerdefreie Wundheilung einer Dammnaht braucht Ruhe und Zeit. Bei der Kontrolle des Heilungsfortschritts sollte die Wöchnerin mit einbezogen werden, indem sie zur eigenständigen, regelmäßigen Kontrolle ihrer Naht ermutigt wird.

- Das Abspülen des Wundbereichs nach jedem Toilettengang,
- ein regelmäßiger Wechsel der plastikfreien Vorlagen,
- das „Lüften" der Naht
- und eine sorgfältige persönliche Hygiene unterstützen den Heilungsprozess.

Bei anhaltenden Schmerzen über die ersten Tage post partum hinaus inspiziert die Hebamme den Wundbereich sorgfältig und sorgt für eine rasche Überleitung der Wöchnerin in eine fachärztliche Betreuung.

WAS WÄRE, WENN ...

- ... Esther trotz konsequenter Schonung anhaltende Schmerzen im Bereich der Dammnaht angeben würde, die sich nur mithilfe einer Schmerzmedikation tolerieren ließen? Es müsste eine gründliche Inspektion des Wundbereichs durch die Hebamme erfolgen, um mögliche Ursachen für die anhaltenden Beschwerden zu identifizieren.
  - Die Vorlage klebt an der Wunde fest: freiliegende Muskelenden.
  - Die Naht schmerzt durchgängig: Wunde evtl. schief vernäht, Indikation zur Anlage einer Sekundärnaht.
  - Keine klare Ursache ist erkennbar.
  - Alle geschilderten Befunde erfordern eine sofortige Überweisung der Wöchnerin in eine fachärztliche Betreuung.

LITERATUR

1. Harder U. Beratung/Behandlung ab 5. Tag nach Dammnaht. In: Harder U, Borchard C, (Hrsg.). Wochenbettbetreuung. 5. A. Stuttgart: Thieme, 2022.
2. Lenzen-Schulte M. Am Boden zerstört – Eckpunkte einer postnatalen Beckenboden-Rehabilitation. Die Gynäkologie 2023; 56 (10): 687–697. DOI: 10.1007/s00129-023-05131-8 (letzter Zugriff: 20.08.2025).
3. Büthe K. Vaginale Geburt: Geburtsverletzungen. In: Büthe K. Evidenzbasierte Wochenbettpflege: Eine Arbeitshilfe Für Hebammen Im Praxisalltag. 3. A. Stuttgart: Kohlhammer, 2023.

41

Schnell in Form kommen

Inga Adler

Fallbeispiel

Nach der Geburt ihres vierten Kindes fühlte sich Julia Lerche, eine 34-jährige Mutter, erfüllt, jedoch körperlich erschöpft. Der intensive Geburtsprozess verstärkte ihren Wunsch nach gezielter Rückbildung, besonders da sie schon vor der Schwangerschaft Anzeichen von Inkontinenz verspürt hatte. Bereits im Krankenhaus sensibilisierte ihre Hebamme sie für die Bedeutung eines starken Beckenbodens und führte sie in grundlegende Übungen ein. Nach der Entlassung integrierte Julia diese Übungen konsequent in ihren Alltag, um ihre körperliche Fitness zu verbessern. Sechs Wochen nach der Geburt schloss sich Julia einem von ihrer Hebamme geleiteten Rückbildungskurs an, der Übungen zur Kräftigung des Beckenbodens beinhaltete. Zusätzlich bot der Kurs sozialen Austausch mit anderen Müttern, was einen positiven psychologischen Effekt hatte. Die Rückbildung ergänzte Julia durch eine gesunde Ernährung, die reich an frischem Obst, Gemüse und Proteinen war, um ihre Energiereserven zu erneuern. Drei Monate nach der Geburt verspürte Julia eine deutliche Verbesserung ihrer Fitness und ihres Körperbewusstseins. Sie begann mit leichten Spaziergängen und steigerte allmählich ihre Ausdauer, indem sie Nordic Walking mit einer Kindertrage in ihren Alltag integrierte.

1. **Beschreiben Sie, welche Rolle der Beckenboden im weiblichen Körper spielt und wie er zur körperlichen Funktionalität beiträgt.**
2. **Benennen Sie die Beckenbodenschichten.**
3. **Erläutern Sie die gesundheitlichen Probleme, die einen geschwächten Beckenboden bei Männern und Frauen verursachen.**
4. **Beschreiben Sie die Entstehung der Rektusdiastase und welche Bedeutung sie während der Schwangerschaft und für die Rumpfmuskulatur und Körperstabilität p. p. hat.**
5. **Führen Sie Verhaltenstipps auf für die Zeit nach der Geburt.**

1. Rolle des Beckenbodens im weiblichen Körper

Beckenboden als Verschluss des Bauchraums nach unten

Der Beckenboden spielt eine wesentliche Rolle im weiblichen Körper und trägt zur Stabilität und Funktionalität vieler Systeme bei. Obwohl er überwiegend im Verborgenen liegt, stellt er einen aktiven Teil des Körpers dar, der Kraft und Energie vermittelt und die körperliche Beweglichkeit unterstützt. Als muskuläre Struktur spannt sich der Beckenboden über den Beckenausgang und bildet die Grundlage für die Aufrichtung der Wirbelsäule.

Er interagiert eng mit knöchernen Strukturen, Faszien, Diaphragmen, Organen sowie mit muskulären Komponenten wie dem M. transversus abdominis und den Mm. multifidi. Durch seine elastische Beschaffenheit trägt der Beckenboden zur Platzierung der Unterleibsorgane bei und reagiert dynamisch auf Bewegungen und Atemvorgänge.

Funktionen

Die Hauptfunktionen umfassen [4]:

- Regulation der Verschlussmechanismen von Blase und Darm
- Unterstützung der sexuellen Funktion beim Orgasmus
- Sicherung der Beckenorgane
- Bereitstellung einer stabilen Basis für die Wirbelsäule, die für Stabilität, Aufrichtung und Atemunterstützung notwendig ist
- Förderung der Bewegungsdynamik beim Gehen und Laufen
- Anpassung bei Geburten und Ausscheidungen

MERKE

Wenn Schwangere bereits im Geburtsvorbereitungskurs die verschiedenen Positionen und die Bedeutung der Gebärhaltungen kennenlernen, fühlen sie sich motiviert und gestärkt, sich während der Geburt intuitiv zu bewegen und für sich passende Positionen einzunehmen, die physiologisch vorteilhaft sind. Dies kann zur Entspannung beitragen, die Atmung erleichtern und Schmerzen lindern. [4]

2. Beckenbodenschichten

Der **Beckenboden** (➤ Abb. 41.1) besteht aus drei Schichten. Von innen nach außen:

- Diaphragma pelvis (inneres Diaphragma)

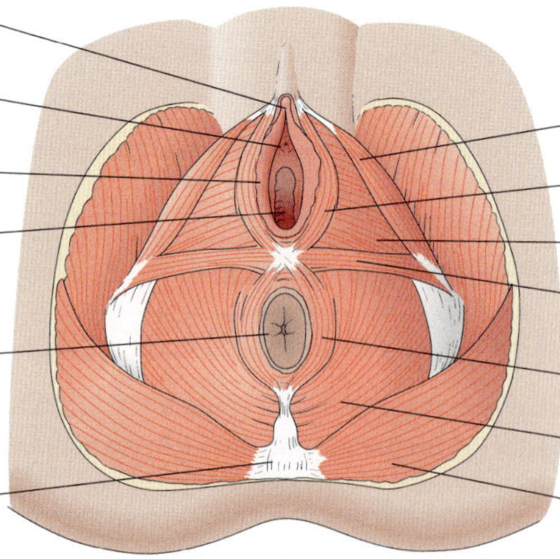

Abb. 41.1 Beckenboden und Beckenorgane Diaphragma pelvis and Organa visceralia pelvis [L190]

- Diaphragma urogenitale (mittleres Diaphragma) und
- Schicht aus Schließmuskeln und Schwellkörpermuskeln (äußere Muskelschicht)

Das innere Diaphragma besteht überwiegend aus Muskelfasern, das mittlere überwiegend aus Faszie (kollagene Fasern) und die äußere Muskelschicht wird von mehreren Einzelmuskeln gebildet. Diese drei Schichten sind fächerförmig übereinander angeordnet und durch Muskelfasern und Faszien an zahlreichen Stellen eng miteinander verknüpft. Zusammen erreichen sie eine Dicke von etwa 4 cm. Während der Geburt wölbt sich der Beckenboden stark nach vorne über den Beckeneingang hinaus, da der Kopf des Kinds die Muskulatur sowohl zur Seite als auch nach unten (außen) dehnt. [2]

- **Diaphragma pelvis:**
  - Das Diaphragma pelvis bildet die zentrale Stütze der Beckenorgane. Diese schalenartige Muskelplatte befindet sich auf Höhe des Steiß- und Schambeins.
  - **M. levator ani:** paarig angelegt. Dieser Muskel besteht aus zwei flügelartigen Strukturen, den sog. Levatorschenkeln, die den Levatorspalt bilden. Diese längliche Öffnung lässt Harnröhre, Vagina und Anus hindurchtreten Er wird in einen vorderen (Pars pubica) und einen hinteren Schenkel (Pars iliaca) unterteilt:
    – Pars pubica: Der medial positionierte und etwas tiefer sitzende Anteil, auch bekannt als **M. pubococcygeus** (Schambein-Steißbein-Muskel), ist an der inneren Rückseite des Schambeins befestigt. Er verläuft nach hinten, hinter dem Rektum, und verbindet sich teilweise mit den Muskelfasern der gegenüberliegenden Seite. Einige dieser Fasern erstrecken sich bis zum Steißbein, während andere in die Längsmuskulatur der Rektumwand (**M. puborectalis**) integriert werden.
    – Pars iliaca: Der lateral gelegene und etwas höher platzierte Teil, bekannt als **M. iliococcygeus** (Darmbein-Steißbein-Muskel), hat seine breite Ansatzstelle an einem Sehnenstrang, dem Arcus tendineus. Dieser Sehnenstrang erstreckt sich zwischen der Symphyse und dem Sitzbeinstachel. Auch dieser Muskel verläuft hinter dem Rektum und wird teilweise mit Fasern der anderen Seite in einer Naht verbunden, während er an den beiden letzten Steißbeinsegmenten ansetzt.
  - **M. (ischio)coccygeus:** Einige Autoren zählen ihn ebenfalls zum Diaphragma pelvis und betrachten ihn als den hintersten Muskel des Beckenbodens. Dieser Muskel ist paarig angelegt. Er entspringt gebündelt am Sitzbeinstachel, breitet sich fächerförmig aus und setzt seitlich und unten großflächig am Kreuzbein und Steißbein an.
- **Diaphragma urogenitale:** Das Diaphragma urogenitale ist seitlich an den Schambeinästen verankert und verläuft quer über den Levatorspalt. Es besteht aus zwei Schichten von Faszien, zwischen denen sich vorne der äußere Schließmuskel der Harnröhre und an der Basis einige Muskelfasern des möglicherweise existierenden Musculus transversus perinei profundus befinden. Das Diaphragma urogenitale verschließt den Levatorspalt größtenteils, wobei einige seiner Fasern in die Vaginalwand einstrahlen.
- **Äußere Schließ- und Schwellkörpermuskulatur:** Zu den zentralen Muskeln der äußeren Schicht gehören der paarig angelegte M. bulbocavernosus und der ringförmige M. sphincter ani externus. Gemeinsam formen sie um die Vagina und den Analkanal eine muskulatorische Struktur, die an eine Acht erinnert.
  - M. bulbocavernosus (= M. bulbospongiosus): Er verläuft bei der Frau vom Centrum perinei nach ventral zur Klitoris. Er verengt den Eingang der Vagina.
  - M. sphincter ani externus: Er verläuft als ringförmiger Schließmuskel um den Analkanal und erstreckt sich vom Centrum perinei bis zum Lig. anococcygeum. Er wird unterteilt in Pars subcatenea, Pars superficialis und Pars profunda. Er verschließt den Anus.
  - M. sphincter urethrae externus (wird vereinzelt auch dem Diaphragma urogenitale zugeordnet): Er besteht aus einem inneren, ringförmigen und glattmuskulären Anteil und einem äußeren, quergestreiften Anteil. Er verschließt die Urethra.

- M. ischiocavernosus: Er entspringt an den Sitzbeinästen. Bei der Frau setzt er am Crus clitoris (Schenkel der Klitoris) an.
- M. transversus perinei superficialis (wird vereinzelt auch dem Diaphragma urogenitale zugeordnet): Der oberflächliche quere Dammmuskel ist ebenfalls paarig angelegt. Er zieht vom Zentrum des Dammes quer an der Basis des Diaphragmas urogenitale entlang zu den Sitzbeinhöckern und dient der Stabilisierung des Perineums. [1] [2] [4]

MERKE

In den meisten Lehrbüchern wird die Beckenbodenmuskulatur in drei Schichten unterteilt. Dabei gibt es nach Tacke [4] Unterschiede in der Zuordnung der einzelnen Muskeln. Zudem gibt es auch Autoren, welche die Einteilung in drei Schichten nicht teilen. In der neuen Terminologia Anatomica ist der Begriff „Diaphragma urogenitale" nicht mehr enthalten. Dies liegt v. a. daran, dass die Existenz des M. transversus perinei profundus im weiblichen Becken umstritten ist. Der Muskel besteht zunehmend aus Bindegewebe, insbesondere mit fortschreitendem Alter und nach vaginalen Geburten. [1] [2] [4]

3. Gesundheitliche Probleme infolge eines geschwächten Beckenbodens

Nach der Geburt kann es vorkommen, dass die Bänder des Beckenbodens gedehnt und verlängert sind, was zu einer eingeschränkten Spannkraft der Beckenbodenmuskulatur führt und sie anfällig für Belastungen macht. Ein solcher geschwächter Beckenboden kann sowohl bei Frauen als auch bei Männern gesundheitliche Probleme verursachen.

- Bei **Männern** treten häufig Beschwerden wie Bandscheibenschäden, Leistenbrüche, Bauchwandhernien, Hämorrhoiden, Knieprobleme und Harnverhaltung auf.
- **Frauen** hingegen können unter chronischen Kreuzschmerzen, Inkontinenz, Verstopfung, Senkung von Gebärmutter und Blase, Aussackung der vorderen Scheidenwand, Beschwerden im Bereich der Symphyse, Hüftschmerzen sowie Schwierigkeiten beim Orgasmus und sexueller Unlust leiden.

Diese Symptomatik zeigt die zentrale Bedeutung des Beckenbodens für die körperliche Gesundheit und Lebensqualität beider Geschlechter auf, wobei der Fokus auf präventiven und therapeutischen Maßnahmen liegen sollte, um die Funktionalität dieser Muskelgruppe wiederherzustellen und zu erhalten. [4]

4. Entstehung und Bedeutung der Rektusdiastase

Entstehung

Während der Schwangerschaft unterliegt die vordere Bauchwand einer physiologischen Veränderung, die als Rektusdiastase (➤ Abb. 41.2) bekannt ist. Dabei weichen die vertikal verlaufenden Muskelbänder auseinander, da die Linea alba, eine senkrecht verlaufende Bindegewebsverbindung, aufweicht und ausdünnt. Infolgedessen entfernen sich die linke und rechte Hälfte der geraden Bauchmuskeln (M. rectus abdominis) voneinander, wodurch ein Spalt entsteht, der sich vom Rippenbogen bis zum Schambein erstrecken kann, häufig jedoch um den Bauchnabel herum besonders ausgeprägt ist. Die Breite dieses Spalts variiert und kann von wenigen Zentimetern bis hin zu einer ganzen Handbreit reichen.

Bedeutung

Eine stabile und intakte Rumpfmuskulatur, die den Bereich zwischen Brustkorb und Becken umfasst, ist entscheidend für die Körperstabilität, die Aufrichtung der Wirbelsäule und den Schutz der inneren Organe

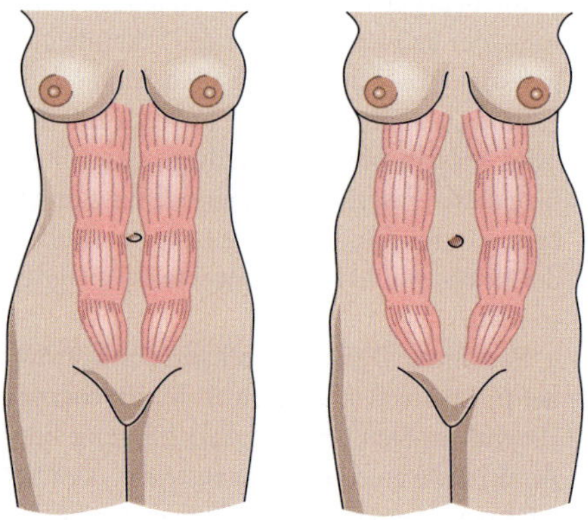

Abb. 41.2 Rektusdiastase in der Schwangerschaft und nach der Geburt [L157]

sowie für die Unterstützung des Beckenbodens. Eine bleibende Rektusdiastase kann die Funktion dieser Muskeln beeinträchtigen und führt oft zu einem Gefühl der Kraftlosigkeit und Instabilität. [4] Untersuchungen zeigen, dass in den ersten Monaten nach der Geburt ein Zusammenhang zwischen einer Rektusdiastase und der Funktion von Kontinenz und Beckenboden besteht. Mit einer stärkeren Ausprägung der Rektusdiastase scheint eine Stressharninkontinenz zuzunehmen, während die Beckenbodenfunktion abnimmt. [3]

Die Schließung der Rektusdiastase trägt zur Vorbeugung von Muskelungleichgewichten und Fehlbelastungen des Beckenbodens bei, die Schwächungen sowie Kreuz- und Rückenschmerzen verursachen können. Sie reduziert zudem den intraabdominalen Druck bei Tätigkeiten wie Husten oder körperlicher Anstrengung. Sanfte, atemgeleitete Übungen sind effektiv, um die Zusammenarbeit von Zwerchfell, Rücken-, Bauchmuskulatur und Beckenboden zu fördern. Da die Atmung dabei eine zentrale Rolle spielt, kann ein solches Training schon im frühen Wochenbett beginnen und Heilungsprozesse nach Geburtsverletzungen unterstützen. [4]

5. Verhaltenstipps für die Zeit nach der Geburt

- Möglichst viel liegen, damit wenig Druck auf den Beckenboden ausgeübt wird, wenig sitzen und im Liegen stillen. Die Bauchlage unterstützt die Uterusrückbildung.
- Vollwertige Mischkost zuführen und reichlich trinken.
- Bauchschonend über die Seite aufstehen. Beim Aufstehen sich an den vorderen Teil der Sitzfläche schieben und mit aktivierter Beckenbodenspannung in Schrittstellung aufstehen, oder sich mit einer Hand seitlich von der Sitzfläche wegschieben und nach oben drücken.
- Korrektes Toilettenverhalten:
  - Bei der Miktion gerade aufgerichtet bleiben, bei der Defäkation leicht hinter die Sitzbeinhöcker setzen und die Lendenwirbelsäule leicht runden.
  - Nicht pressen, bei festem Stuhl die offene Hand von außen an das Gesäß legen und mit den Fingerkuppen den Gesäßmuskel in Richtung Anus und Damm drücken.
- Rückenschonend heben und tragen (5 kg-Grenze bei leblosen Gegenständen beachten).
- Atmungsschulung, Wahrnehmungs- und Entspannungsübungen für den Beckenboden durchführen.
- Keine Bauchmuskelübungen im Wochenbett durchführen.
- Im Wochenbett sind Übungen günstig zur [4]:
  - Regeneration und Entspannung
  - Thromboseprophylaxe
  - Atemschulung für die Durchblutung und Stabilisation
  - Bauchmuskel- und Beckenbodenwahrnehmung (➤ Abb. 41.3)

ZUSAMMENFASSUNG

Der Beckenboden ist eine zentrale muskuläre Struktur im Körper, die insbesondere für Frauen essenziell ist. Er trägt maßgeblich zur Stabilität und Funktion vieler körperlicher Systeme bei, unterstützt die Beweglichkeit und ist an der Aufrichtung der Wirbelsäule beteiligt. Der Beckenboden interagiert mit anderen anatomischen Strukturen und hilft bei der Regulierung der Blase, Darmfunktion, sexueller Gesundheit sowie der Platzierung der Unterleibsorgane. Nach der Geburt kann der Beckenboden durch gedehnte Bänder geschwächt sein, was zu gesundheitlichen Problemen wie Rückenschmerzen, Inkontinenz und Hämorrhoiden führen kann. Die Rumpfmuskulatur, die die Bauchwand stabilisiert, spielt ebenfalls eine entscheidende Rolle, insbesondere im Zusammenhang mit der während der Schwangerschaft auftretenden Rektusdiastase, bei der die Bauchmuskeln auseinanderweichen. Eine gezielte Schließung dieser Diastase und gelenkschonende Übungen im Wochenbett sind wichtig, um Muskelungleichgewichte zu vermeiden und die Funktionalität des Beckenbodens zu erhalten. Empfohlen werden sanfte, atemgeleitete Bewegungen sowie eine bewusste Körperhaltung und korrekte Hebetechniken, um die Körperspannung wiederherzustellen und die Heilung zu fördern.

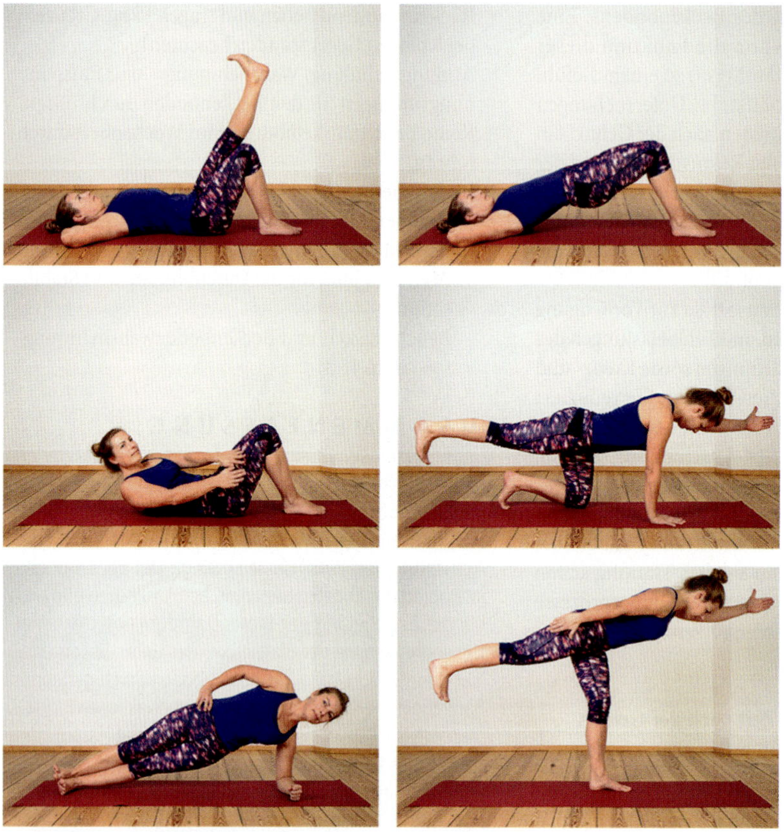

Abb. 41.3 Einfache Übungen im Wochenbett. Bei allen Übungen soll bewusst der Beckenboden angespannt werden. [K115]

WAS WÄRE, WENN ...

- ... Julia frühzeitig nicht über die Wichtigkeit der Beckenbodenstärkung aufgeklärt worden wäre?
  - Ohne diese Aufklärung hätte sie möglicherweise länger unter Inkontinenzproblemen gelitten, da ein gezieltes Beckenbodentraining eine präventive Maßnahme gegen Belastungsinkontinenz darstellt. Ein starker Beckenboden ist entscheidend, um solche Komplikationen zu vermeiden. Fehlende Information könnte nicht nur zu körperlichen Beschwerden führen, sondern auch emotional belastend sein, da Inkontinenz oft mit sozialen und psychologischen Herausforderungen einhergeht.

LITERATUR

1. Beckenbodenmuskulatur. In: Fisahn B, Wesker O. Anatomie und Physiologie für Hebammen. Stuttgart: Thieme, 2023.
2. Harder U. Beckenboden, Bindegewebe und Haltebänder. In: Stiefel A, Brendel K, Bauer N (Hrsg.). Hebammenkunde. 6.A. Stuttgart: Thieme, 2020.
3. Lorenz J. Postpartale Rektusdiastase korreliert mit Kontinenz und Beckenbodenfunktion. Geburtshilfe und Frauenheilkunde 2025; 85: 16–17.
4. Tacke L. Grundlagen. In: Tacke L (Hrsg.). Wochenbett- und Rückbildungsgymnastik. 4. A. Stuttgart: Thieme, 2022.

Fallbeispiele: Stillen

42

An die Milchbar: Natürlicher Stillbeginn, im entspannten Check

Inga Adler

Fallbeispiel

Nach der Geburt ihrer Tochter Emma im örtlichen Krankenhaus war Anna Plum überglücklich und fest entschlossen, sofort mit dem Stillen zu beginnen. Direkt nach der Geburt wurde Emma auf Annas Brust gelegt, wo sie instinktiv versuchte, zur Brust zu robben und das Saugen zu beginnen – ein emotionaler Moment, der eine wichtige Bindungsphase einleitete. Die ersten Stillversuche verliefen gut, wobei Anna von ihrer Hebamme tatkräftig unterstützt wurde. Diese erklärte ihr die Bedeutung des häufigen Anlegens in den ersten Tagen, um die Milchproduktion zu fördern und sicherzustellen, dass Emma ausreichend Nahrung und Flüssigkeit erhält.

Trotz der motivierenden Anfänge brachte der Krankenhausalltag auch Herausforderungen mit sich. Der häufige Wechsel des Personals führte zu unterschiedlichen Empfehlungen, wie etwa der Wiege- oder Football-Haltung, was Anna verunsicherte. Sie wünschte sich, dass das Stillen reibungslos und stressfrei verlief. In einer ruhigen Minute sprach sie ihre Verwirrung an. Eine verständnisvolle Nachtschwester erkannte das Problem und organisierte ein Treffen mit einer Stillberaterin für den nächsten Morgen. Diese half Anna geduldig, die verschiedenen Stillpositionen kennenzulernen, beobachtete eine vollständige Stillmahlzeit und gab wertvolle Tipps, wie Anna ihren eigenen Rhythmus finden konnte, unabhängig von wechselnden Anleitungen.

1. **Benennen Sie, welche Empfehlungen es bezüglich des Stillbeginns nach der Geburt gibt und warum dieser Zeitpunkt entscheidend ist.**
2. **Beschreiben Sie die einzelnen Schritte des „Breast Crawl".**
3. **Erklären Sie, welche Auswirkungen die Stillfrequenz auf die Prolaktinrezeptoren in den ersten Tagen nach der Geburt hat.**
4. **Erläutern Sie die Empfehlungen der WHO und des Deutschen Hebammenverbands zur Ernährung von Neugeborenen während der ersten sechs Monate sowie die darüberhinausgehenden Vorteile des Stillens.**

1. Empfehlungen zum Stillbeginn

Die Nachgeburtsphase beginnt mit der Geburt des Neugeborenen und endet mit der vollständigen Gewinnung der Plazenta samt Eihäuten. Während dieser Zeit treten Uteruskontraktionen unterschiedlichster Intensität auf. In der Plazentarperiode ist es besonders wichtig, das Bonding – das unmittelbare Kennenlernen zwischen Mutter und Kind – zu unterstützen. Dies sollte durch minimale medizinische Eingriffe gewährleistet werden, sodass in dieser Phase möglichst wenige Interventionen stattfinden und die Bindung nicht gestört wird. Der Haut-zu-Haut-Kontakt während des Bondings fördert das Gefühl von Sicherheit und Nähe zwischen Mutter und Kind. Das Anlegen des Neugeborenen an die Brust sollte so früh wie möglich erfolgen, vorzugsweise innerhalb der ersten Lebensstunde, um das Stillen erfolgreich zu beginnen. Zahlreiche Studien haben ergeben, dass die ersten sechs Monate ausschließlich gestillt werden sollte. Die anfängliche Untersuchung des Neugeborenen kann auf dem Bauch der Mutter stattfinden, während das Messen und Wiegen idealerweise nach dem ersten Stillen erfolgen sollte, um das Kind nicht von der Mutter zu trennen. Routinemäßiges Absaugen von Mund und Nase sollte vermieden werden, da es das Saugverhalten des Neugeborenen beeinträchtigen kann und nur durchgeführt werden sollte, wenn es zwingend nötig ist. [1] [3]

2. Schritte des „Breast Crawl“

Der Übergang eines Neugeborenen von der Geburt zum Stillen verläuft in mehreren Schritten, die jeweils durch spezifische Verhaltensweisen gekennzeichnet sind und einem natürlichen Ablauf folgen.

- **Schritt 1: Geburtsschrei/Birth Cry** – Entfaltung der Lungen des Neugeborenen beim Übergang zum Atmen. Der Geburtsschrei und das Weinen befreien die Atemwege von Fruchtwasser und aktivieren Überlebensreflexe.
- **Schritt 2: Entspannung/Relaxation** – das Neugeborene verharrt in einem ruhigen Zustand, in dem keine Bewegungen stattfinden. Dieser Schritt ist durch innere Ruhe geprägt, der durch den vertrauten Klang des mütterlichen Herzschlags verstärkt wird.
- **Schritt 3: Erwachen/Awakening** – langsame Bewegungen setzen ein, bei denen das Neugeborene seinen Körper und seine Gesichtsmuskulatur leicht aktiviert, was allmählich zum Öffnen der Augen führt.
- **Schritt 4: Aktivität/Activity** – es folgt eine aktive Phase, in der das Baby seine Bewegungen intensiviert und mit der Brust der Mutter interagiert, um sich auf das Saugen vorzubereiten.
- **Schritt 5: Ausruhen/Rest** – innere Ruhe kann jeden Schritt unterbrechen, das Baby kann verweilen oder leise an den Fingern nuckeln. Diese Unterbrechung ist normal und sollte nicht als Problem gesehen werden.
- **Schritt 6: Krabbeln/Crawling** – in diesem (➤ Abb. 42.1) Schritt zeigt das Neugeborene vielfältige Bewegungen, um von der Brust der Mutter zur Brustwarze zu gelangen, was die natürlichen Reflexe weiter stimuliert.
- **Schritt 7: Kennenlernen/Familiarization** – das Neugeborene erkundet die Brust (➤ Abb. 42.1) und bereitet sich auf das Saugen vor. Kontakt und Geruch der Mutter unterstützen diesen Prozess, während das Baby die Brustwarze leckt.
- **Schritt 8: Saugen/Suckling** – das Neugeborene beginnt eigenständig zu saugen (➤ Abb. 42.1), was das Wohlbefinden verbessert und den Blutzuckerspiegel stabilisiert.
- **Schritt 9: Schlafen/Sleeping** – nach dem Saugen tritt ein erholsamer Schlaf ein, der durch hormonelle Freisetzungen unterstützt wird, die sowohl Mutter als auch Kind in einen entspannten Zustand versetzen.

Diese Schritte sind essenziell für eine gesunde Mutter-Kind-Bindung und das erfolgreiche Etablieren des Stillens. In all diesen Schritten ist Haut-zu-Haut-Kontakt entscheidend und unterstützt den natürlichen Ablauf der Anpassung des Neugeborenen. [2]

3. Auswirkungen der Stillfrequenz auf die Prolaktinrezeptoren

In den ersten Tagen nach der Geburt kann eine geringe Stillfrequenz (weniger als achtmal in 24 Stunden) für die Stimulation der Prolaktinrezeptoren unzureichend sein.

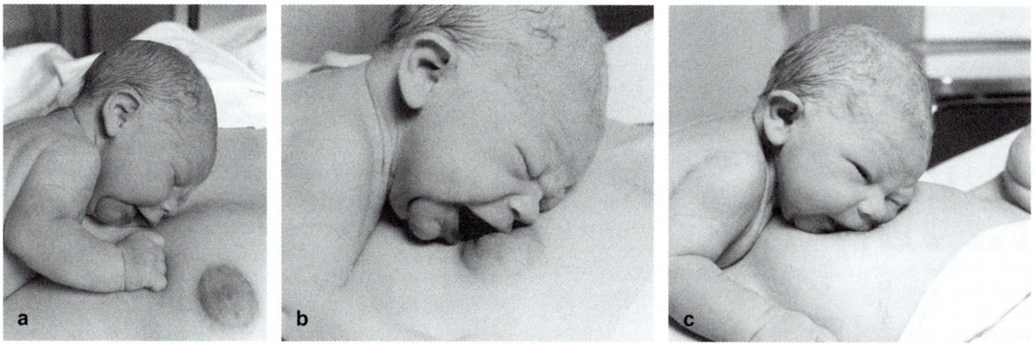

Abb. 42.1 Säugling krabbelt zur Brust (a), macht Mund- und Saugbewegungen (b) und nimmt dann die Brust (c). [F210-053]

Dies kann dazu führen, dass eine spätere Anpassung oder Erhöhung der Milchmenge nach 4 bis 6 Wochen oft nicht mehr möglich ist.
Erreicht eine Frau aber in den ersten Wochen eine ausreichende Milchproduktion von etwa 800 ml pro Tag, hat sie im Verlauf der folgenden Monate die Flexibilität, die Milchproduktion je nach Bedarf zu erhöhen oder zu verringern.
Daher ist es essenziell, dass die Milchproduktion auch bei Frühgeborenen und kranken Kindern in den ersten Wochen auf ein volles Niveau gebracht wird, selbst wenn diese Kinder anfangs nur kleine Mengen aufnehmen können und ein Teil der Milch abgepumpt werden muss. [3]

MERKE

Der Beginn der Laktation setzt mit der Geburt der Plazenta ein. Die Häufigkeit des Stillens oder der Brustentleerung beeinflusst jedoch maßgeblich die produzierte Milchmenge. Ohne regelmäßige Entleerung der Brust, sei es durch das Stillen, eine Pumpe oder manuell, wird die Milchproduktion nach einigen Tagen nachlassen. [3]

4. Ernährung von Neugeborenen und Vorteile des Stillens

Die Weltgesundheitsorganisation (WHO) und der Deutsche Hebammenverband empfehlen nachdrücklich, Neugeborene in den ersten sechs Monaten ausschließlich mit Muttermilch zu ernähren. Diese Praxis soll sicherstellen, dass der sich ständig verändernde Nährstoffbedarf der Säuglinge optimal gedeckt wird.
Ab dem 7. Monat wird empfohlen, mit der Einführung von Beikost zu beginnen, wobei das Stillen bis mindestens zum Alter von zwei Jahren oder darüber hinaus fortgesetzt werden sollte.
Das Stillen trägt in vielerlei Hinsicht zur Gesundheit und Entwicklung von Neugeborenen bei: Dazu gehören gesundheitliche, ernährungsphysiologische, entwicklungspsychologische, immunologische, antiallergische, kontrazeptive, ökonomische und ökologische Aspekte. Trotz umfassender Forschung, die diese Vorteile bestätigt, werden nur etwa 20 % der Säuglinge in Deutschland im Alter von sechs Monaten noch ausschließlich gestillt, was weit unter den Empfehlungen der WHO liegt. [3] [4]

ZUSAMMENFASSUNG

Die WHO und der Deutsche Hebammenverband empfehlen, Neugeborene in den ersten sechs Monaten ausschließlich mit Muttermilch zu ernähren, um ihren sich ändernden Nährstoffbedarf optimal zu decken. Danach sollte Beikost eingeführt werden, während das Stillen bis mindestens zwei Jahre fortgesetzt werden kann.
Stillen bietet zahlreiche Vorteile für die Gesundheit und Entwicklung von Säuglingen, einschließlich gesundheitlicher, immunologischer und ökologischer Aspekte. Trotz dieser Vorteile halten sich nur 20 % der deutschen Mütter an die Empfehlung, sechs Monate lang ausschließlich zu stillen.
Der Ideale Stillstart in Form des „Breast Crawl" verläuft in mehreren Schritten, darunter Geburtsschrei, Entspannung,

Erwachen, Aktivität und Saugen (s. o.), die alle wichtig für die Mutter-Kind-Bindung sind. Der Haut-zu-Haut-Kontakt sollte gefördert und medizinische Eingriffe minimiert werden, um das Bonding nicht zu stören. Die Möglichkeit zum Anlegen an die Brust innerhalb der ersten Stunde nach der Geburt sollte unterstützt werden.

WAS WÄRE, WENN ...

- ... die Mutter den „Breast Crawl" als belastend empfindet, da sie von der Geburt erschöpft ist und er ihr nicht bekannt ist?
  - Eine umfassende Aufklärung während der Schwangerschaft sowie ein starkes Unterstützungsnetzwerk unmittelbar nach der Geburt könnten dazu beitragen, die positiven Aspekte des „Breast Crawl" wahrnehmen zu können und dessen erfolgreichen Ablauf zu fördern. Dadurch können die emotionale und physische Belastung der Mutter vermindert und ihr Vertrauen in diesen natürlichen Prozess gestärkt werden.

LITERATUR

1. Deutsche Gesellschaft für Gynäkologie und Geburtshilfe (DGGG), Deutsche Gesellschaft für Hebammenwissenschaft (DGHW). S3-Leitlinie „Die vaginale Geburt am Termin". AWMF-Registernummer. 015/083. Dezember 2020. Version 1.0. Unter: https://register.awmf.org/assets/guidelines/015-083l_S3_Vaginale-Geburt-am-Termin_2021-03.pdf (letzter Zugriff: 04.01.2025).
2. Fiedler F-B. Die 9 Schritte des self-attachments/der sog. breast crawl nach Widström, Publikation für BFB Institut für bindungsorientierte Familienbegleitung GmbH, September 2023. Unter: https://www.bfb-institut.de/wp-content/uploads/2024/07/Die-9-Schritte-des-Self-Attachments-09-2023.pdf (letzter Zugriff: 15.1.2025).
3. Geist C, Bovermann Y, Friedrich J. Laktation und Stillen. In: Stiefel A, Brendel K, Bauer N (Hrsg.). Hebammenkunde. 6.A. Stuttgart: Thieme; 2020.
4. Lange U. Stilldauer. In: Egelkraut R, Freisburger D, Friedrich J et al (Hrsg.). Praxisbuch: Besondere Stillsituationen. 2. A. Stuttgart: Thieme; 2021.

43

Meine Brüste schmerzen

Inga Adler

Fallbeispiel

Nach der Geburt ihres Sohnes Leo im städtischen Krankenhaus freute sich Nina Kolibri auf die Stillzeit. Bereits drei Tage nach der Geburt trat bei ihr die initiale Brustdrüsenschwellung auf, die ihre Brüste hart und schmerzhaft machte und das Anlegen von Leo erschwerte. Der ständige Schichtwechsel des Krankenhauspersonals führte zu unterschiedlichen Ansätzen im Umgang mit der Schwellung, was Ninas Unsicherheit vergrößerte.

Während einer besonders hektischen Schicht erkannte eine einfühlsame Hebamme Ninas Schwierigkeiten. Sie nahm sich die Zeit, um Ninas Sorgen zuzuhören und erklärte, dass die Brustdrüsenschwellung ein häufiges Phänomen in den ersten Tagen nach der Geburt ist. Mithilfe ihrer Unterstützung und konkreter Anleitungen konnte Nina einige Techniken ausprobieren, die das Stillen für sie und Leo erleichterten. Der Einsatz dieser Methoden sowie die geduldige Unterstützung der Hebamme trugen dazu bei, dass sich der Stillbeginn schließlich entspannter gestaltete.

1. **Definieren Sie die Begriffe Laktation, Laktogenese I, II, III und Latokinese.**
2. **Erläutern Sie, welche hormonellen Veränderungen in der Phase der Laktogenese II nach der Geburt auftreten und welche pharmakologischen Faktoren den Prolaktinspiegel beeinflussen.**
3. **Erläutern Sie die initiale Brustdrüsenschwellung (IBDS).**
4. **Beschreiben Sie, welche therapeutischen Ansätze bei einer IBDS angewandt werden können.**

1. Begriffsdefinitionen [2]

- Laktation: Milchbildung
- Laktogenese I: endokrine Steuerung, Beginn der Milchsynthese (ca. 16. SSW), Vorbereitung der Brustdrüse auf die Milchproduktion in der zweiten Hälfte der Schwangerschaft
- Laktogenese II: Kolostrum, transitorische Milch, Beginn IBDS bis 8 Tage p. p.
- Laktogenese III: reife Frauenmilch, Laktationserhaltung (teilweise autokrin)
- Laktokinese: Weg der Milch von den Alveolen zum Kind (Milchentleerung)

2. Hormonelle Veränderungen während der Laktogenese II

Der Begriff Laktogenese II beschreibt die Phase nach der Geburt, in der die Plazentahormone, wie HPL, HCG, Östrogene und Progesteron, innerhalb von 2–3 Tagen abnehmen, wodurch Prolaktin seine Wirkung auf die Brustdrüse entfalten kann. Der Prolaktinspiegel selbst sinkt in den ersten vier Wochen nach der Geburt wieder auf ein Niveau nahe dem vor der Schwangerschaft. Allerdings führen Saugreize durch das Neugeborene zu temporären Anstiegen des Prolaktins (Prolaktinpeaks), die nach 90 bis 120 Minuten wieder abklingen. Die Stärke des Saugens bestimmt somit maßgeblich den Anstieg des Prolaktinspiegels.

In den ersten Tagen werden Prolaktinrezeptoren an den Brustdrüsenzellen vermehrt gebildet, wobei deren Zahl vom Serumprolaktinspiegel und v. a. von den Prolaktinpeaks abhängt. Ein ausreichender Aufbau dieser Rezeptoren ist zeitlich begrenzt, da der Prolaktinspiegel mit der Zeit sinkt. Nichtsdestotrotz kann durch die steigende Rezeptorkapazität eine stabile Milchproduktion bei ausreichender Rezeptorzahl aufrechterhalten oder gesteigert werden.

Den Prolaktinspiegel beeinflussende Faktoren

- **Physiologische Stimuli:** Verschiedene physiologische Stimuli können den Prolaktinspiegel erhöhen, dazu zählen:
  - Stillen
  - Schlaf
  - Schwangerschaft
  - Sex
  - Stress
- **Pharmakologische Stimuli (Medikamente):**
  - Folgende Medikamente **fördern den Prolaktinspiegel:**
    - Neuroleptika
    - TSH
    - Metoclopramid
    - Östrogene
    - Hypoglykämie
    - Phenothiazine, Butyrophenone
    - Norepinephrine (Noradrenalin)
    - Histamine
    - Acetylcholine
  - Folgende Medikamente wirken als **Prolaktinhemmer:**
    - L-Dopa
    - Ergotamine
    - Clomiphencitrat
    - Große Mengen Pyridoxin
    - Monoaminoxidase-Hemmer
    - Prostaglandine
- Ein **Ausbleiben der Prolaktinproduktion** kann folgende Ursachen haben – das Sheehan-Syndrom: die Zerstörung der prolaktinbildenden Zellen aufgrund traumatischer Schwangerschafts- oder Geburtskomplikationen (Eklampsie, atonische Nachblutung) [2]

3. Initiale Brustdrüsenschwellung (IBDS)

Charakteristika

Die initiale Brustdrüsenschwellung, die häufig zu Beginn der Stillzeit zwischen dem dritten und fünften Tag im Wochenbett auftritt, manifestiert sich durch eine schmerzhafte Vergrößerung beider Brüste. Diese Schwellung variiert in ihrer Intensität. Bei milden Symptomen, die mit leichten Schmerzen einhergehen, reicht es aus, die empfohlene Stillfrequenz von acht- bis zwölfmal in 24 Stunden einzuhalten. Stärkere Schwellungen erfordern jedoch eine Behandlung, um mögliche Komplikationen wie Mastitis oder wunde Brustwarzen zu vermeiden.

Studien

Studien berichten uneinheitlich über die Häufigkeit dieser Schwellung, mit Angaben zwischen 25 % und 50 %. Innerhalb der Gruppe von 50 % leiden 20 % der Betroffenen unter starken Beschwerden. Frauen, die selten oder unregelmäßig stillen, genauso wie Multiparae und Frauen mit Brustimplantaten, haben ein erhöhtes Risiko für eine verstärkte Schwellung.

Symptome und Ursachen

- Symptomatisch zeigt sich die initiale Brustdrüsenschwellung durch generelle Schwellung, Rötungen, Schmerzen und gestörten Milchfluss, oft begleitet von leicht erhöhter Temperatur.
- Ursachen: Verstärkte Schwellungen entstehen durch erhöhte Durchblutung und Lymphstauungen, die den Abfluss behindern. Sie sind selten Folge einer übermäßigen Milchproduktion, sondern meist durch unzureichende Entleerung der Brust aufgrund zu seltener Stillmahlzeiten oder schwachem Saugen des Neugeborenen bedingt. Differenzialdiagnostisch lassen sich Milchstau, Mastitis oder Hauterkrankungen abgrenzen. [1] [3]

4. Therapeutische Ansätze

Ein sanfter Beginn der Laktation wird durch häufiges Anlegen des Neugeborenen in den ersten Lebenstagen optimal unterstützt. Die regelmäßige Entleerung der Brüste verhindert das Auftreten von Stauungssymptomen und ermöglicht es dem Kind, eine effektive Saugtechnik zu entwickeln.

Beschwerden im Zusammenhang mit der initialen Brustdrüsenschwellung sind oft nur von kurzer Dauer, meist weniger als 24 Stunden.

- Die Brüste sollten innerhalb von 24 Stunden acht- bis zwölfmal entleert werden. Diese Maßnahme unterstützt den venösen und lymphatischen Abfluss.
- Wärmeanwendungen vor dem Stillen können den Milchfluss fördern.
- Bei verstärkter initialer Brustdrüsenschwellung (IBDS) können sanfte Brustmassagen (➤ Abb. 43.1) und das manuelle Abstreichen einiger Tropfen Kolostrum vor dem Stillen Erleichterung bringen. Um die Areola besser greifen zu können, empfiehlt sich eine sanfte Druckmassage rund um die Mamille, wie die Reverse-Pressure-Softening-Methode (RPS), die jedoch wissenschaftlich nicht hinreichend belegt ist.

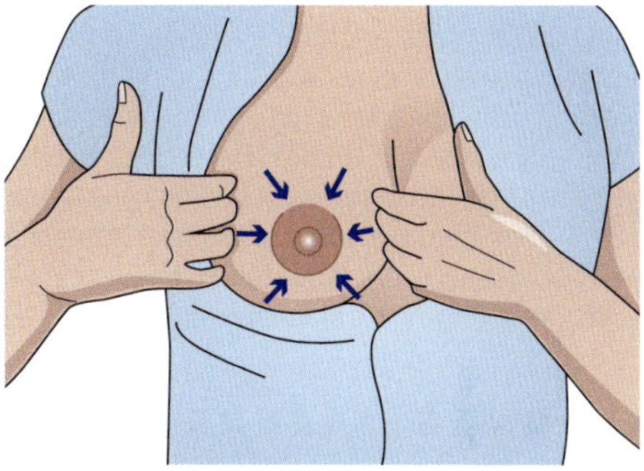

Abb. 43.1 Sternförmiges Ausstreichen der Brust [L157]

- Nach dem Stillen haben sich kühlende Anwendungen als wohltuend und symptomlindernd erwiesen, auch wenn Studien hierzu fehlen. Zu den Methoden gehören Auflagen aus Kohlblättern, Quark oder Kühlelemente, die die Entzündung lindern sollen. Die Wahl der Methode sollte nach den persönlichen Vorlieben der Frau getroffen werden. [1] [3]

Maßnahmen zur Reduktion der Milchproduktion werden im Allgemeinen nicht empfohlen, da der Bedarf des Neugeborenen in den ersten Tagen kontinuierlich steigt und sich entsprechend reguliert. Eine Verringerung der Milchmenge ist nur selten nötig, beispielsweise wenn eindeutig ein Milchüberschuss vorliegt, der durch hervorragende Gewichtszunahme des Kindes und erheblichen Milchtransfer gekennzeichnet ist. [3]

MERKE

Laut Bovermann [3] kann die Vorstellung, dass ein Baby alle drei Stunden gestillt wird, oft ein ungenaues Bild über die tatsächliche Häufigkeit der Stillmahlzeiten vermitteln. In der Praxis führen Schlafpausen in der Nacht und verlängerte Stillphasen häufig dazu, dass Babys weniger Mahlzeiten erhalten als ursprünglich angenommen. Eine präzisere Methode zur Erfassung der Stillhäufigkeit ist es, zu fragen, wie oft das Kind in den letzten 24 Stunden gestillt wurde.

CAVE

Es gibt zahlreiche Ansätze und Hilfsmittel zur Bewältigung von Stillproblemen, aber nur wenige sind durch wissenschaftliche Forschung in Bezug auf ihre Wirksamkeit und Sicherheit bestätigt worden. Daher muss die Hebamme sich sorgfältig mit der jeweiligen Methode vertraut machen, bevor sie diese nutzt. Selbst bei auftretenden Schwierigkeiten sollte das Stillen für Mutter und Kind erfreulich und so einfach wie möglich gestaltet werden. [3]

ZUSAMMENFASSUNG

Ein problemloser Beginn der Laktation wird durch häufiges Anlegen des Neugeborenen in den ersten Lebenstagen unterstützt. Dies hilft, Stauungssymptome zu verhindern und die Saugtechnik des Kindes zu verbessern. Besonders wichtig ist das regelmäßige Entleeren der Brüste, idealerweise acht- bis zwölfmal täglich, um den venösen und lymphatischen Abfluss zu fördern.

Bei stärkeren initialen Schwellungen der Brüste, meist zwischen dem dritten und fünften Tag nach der Geburt, können zusätzliche Maßnahmen wie Wärmeanwendungen vor dem Stillen, sanfte Massagen und das manuelle Entleeren von Kolostrum helfen. Kühlende Anwendungen nach dem Stillen bieten ebenfalls Erleichterung, auch wenn wissenschaftliche Belege dafür fehlen.

Die initiale Brustdrüsenschwellung wird durch erhöhte Blut- und Lymphflussstauungen verursacht, oft als Folge unzureichender Entleerung. Bei ernsthaften Symptomen können Milchstau und Mastitis als mögliche Differenzialdiagnosen in Betracht gezogen werden. Die hormonelle Steuerung der Laktation erfolgt in mehreren Phasen: Laktogenese I bereitet die Brust während der Schwangerschaft vor, während Laktogenese II und III die Milchproduktion und -erhaltung regulieren. Der Prolaktinspiegel, der zum Milchfluss beiträgt, wird durch verschiedene physiologische und pharmakologische Faktoren beeinflusst.

WAS WÄRE, WENN ...

- ... die initiale Brustdrüsenschwellung bei Nina nicht behandelt worden wäre?
  – In diesem Szenario könnte die fehlende oder verspätete Intervention die Effizienz des Stillens beeinträchtigen, indem sie das Anlegen erschwert und die Stimulation der Milchproduktion unzureichend ist. Diese Situation könnte langfristig die Stillbeziehung zwischen Mutter und Kind negativ beeinflussen, da die daraus resultierenden Schmerzen und Unannehmlichkeiten möglicherweise die Stillbereitschaft der Mutter reduzieren und somit die Mutter-Kind-Bindung schwächen.

LITERATUR

1. Deutsche Gesellschaft für Gynäkologie und Geburtshilfe (DGGG). S3-Leitlinie Therapie entzündlicher Brusterkrankungen in der Stillzeit. AWMF-Registernummer: 015/071. Stand: Februar 2013. Version 1.1. Unter: https://www.thieme-connect.de/products/ejournals/pdf/10.1055/s-0033-1360115.pdf (letzter Zugriff: 27.02.2025).
2. Geist C, Bovermann Y, Friedrich J. Laktation und Stillen. In: Stiefel A, Brendel K, Bauer N (Hrsg.). Hebammenkunde. 6. A. Stuttgart: Thieme; 2020.
3. Bovermann Y. Stillprobleme. In: Stiefel A, Brendel K, Bauer N (Hrsg.). Hebammenkunde. 6. A. Stuttgart: Thieme; 2020.

44

Vom Moppelchen bis Spargeltarzan

Inga Adler

Fallbeispiel

Nach einer physiologischen Geburt im Krankenhaus entschied sich Lara Schwalbe, IG/IP, mit ihrem neugeborenen Sohn Ben, ambulant nach Hause zu gehen, um im vertrauten Umfeld zu stillen. In den ersten Tagen verlor Ben physiologisch bedingt etwa 7 % seines Geburtsgewichts, was im Rahmen der üblichen initialen Gewichtsreduktion bei Neugeborenen liegt. Um den dritten Tag herum stagnierte jedoch sein Gewicht, gefolgt von einer minimalen Gewichtszunahme am vierten Tag. Anschließend blieb eine Gewichtszunahme aus. Bei einem Kontrolltermin mit der Hebamme, sieben Tage nach der Geburt, stellte sich heraus, dass Bens Gewicht nicht wie erwartet gestiegen war. Diese Entwicklung besorgte und verunsicherte Lara. Die Hebamme erkannte die Notwendigkeit, die Milchproduktion zu steigern und Bens Stilltechnik zu optimieren. Sie besuchte Lara regelmäßig zu Hause, um sie bei ihren Bemühungen zu unterstützen.

1. **Beschreiben Sie, welche Empfehlung die WHO gibt, um die kindliche Entwicklung zu unterstützen, und welche Herausforderungen bei einem Milchmangel auftreten können.**
2. **Benennen Sie, welche Kriterien erfüllt sein sollten, um ein erfolgreiches Stillen gewährleisten zu können.**
3. **Erklären Sie, wann unterstützende Maßnahmen notwendig sind, um das Stillen gewährleisten zu können.**
4. **Stellen Sie die kindlichen und mütterlichen Ursachen für einen Milchmangel dar.**
5. **Führen Sie aus, welche kindlichen und mütterlichen Indikationen laut der *Academy of Breastfeeding Medicine* und der *Österreichischen Stillkommission* das Zufüttern mit industriell gefertigter Formulanahrung in den ersten Lebenstagen rechtfertigen.**

1. Empfehlung der WHO

Unterstützung der kindlichen Entwicklung
Zur Unterstützung der kindlichen Entwicklung empfiehlt die WHO eine wöchentliche Gewichtszunahme für gestillte Kinder, die sicherstellen soll, dass sie ihr volles Potenzial entfalten. Eine geringere Gewichtszunahme sollte nur akzeptiert werden, wenn gemeinsam mit der Kinderärztin alle relevanten Faktoren geprüft wurden und das Wohlbefinden von Kind und Eltern gewährleistet ist. [4]

Herausforderungen bei Milchmangel
Ein schlechteres Gedeihen, das durch die Anzeichen eines Milchmangels charakterisiert wird, stellt eine erhebliche Herausforderung in der Wochenbett- und Stillbetreuung dar. Ein tatsächlicher oder vermuteter Mangel an Milch ist neben Schmerzen beim Stillen eine der Hauptursachen für ein vorzeitiges Abstillen. Von entscheidender Bedeutung ist der Zeitpunkt des Auftretens dieser Probleme. Die Hebamme muss sich der Belastung bewusst sein, die eine unzureichende Gewichtszunahme beim Kind für die Eltern darstellt, da oft Schuldgefühle und Trauer ausgelöst werden.

MERKE
Geist et al. [2] beschreiben, dass ein gesundes Neugeborenes, das nicht durch Medikamente beeinflusst wird, von Natur aus in der Lage ist, aktiv nach Nahrung zu suchen und diese durch Saugen und Schlucken aufzunehmen.

2. Kriterien für erfolgreiches Stillen
Um erfolgreiches Stillen bei Mutter und Säugling zu gewährleisten, müssen mehrere Kriterien erfüllt sein:
- **Gewichtsverlust bis zum 3. Lebenstag:**
  - Eine Gewichtsabnahme von maximal 5–7 % des Geburtsgewichts des Neugeborenen.
  - Kein weiterer Gewichtsverlust nach dem dritten Lebenstag.
- **Stuhl und Urin:**
  - Mindestens drei Darmentleerungen innerhalb von 24 Stunden ab dem ersten Lebenstag.
  - Ab dem fünften Tag sollte Muttermilchstuhl (gelb, kein Mekonium) vorhanden sein.
  - Ab dem vierten Tag mindestens sechs nasse Windeln, wobei der Urin klar oder blassgelb ist.
- **Gewicht ab dem 5. Lebenstag:**
  - Eine tägliche Gewichtszunahme von 20–35 Gramm ab dem fünften Lebenstag.
  - Das Geburtsgewicht sollte zwischen dem zehnten und vierzehnten Tag wieder erreicht werden.
  - Eine wöchentliche Gewichtszunahme von 170–330 Gramm bis zum dritten Monat.
- **Stillprozess:**
  - Hörbares Schlucken des Babys während des Stillens.
  - Ein zufriedenes Kind nach dem Stillen, das satt wirkt.
- **Mammae:**
  - Erkennbare Zunahme von Gewicht, Größe und Festigkeit der Brüste.
  - Weichere Brüste nach dem Stillen.
  - Keine signifikanten Verletzungen oder abheilende Wunden an den Mamillen. [2] [3] [5]

3. Gewährleistung des Stillens
Unterstützende Maßnahmen sind notwendig, wenn das Kind zu schwach ist oder Schwierigkeiten beim Trinken hat.
- Hierbei spielen Kolostrumgaben eine wichtige Rolle. Die manuelle Gewinnung von Kolostrum und die Verwendung einer Milchpumpe ab dem zweiten Tag fördern die Milchproduktion, selbst wenn das Saugen des Kindes schwach ist.
- Studien belegen, dass eine häufige Stimulation der Brust in den ersten Tagen zu einer höheren Milchmenge nach drei Wochen führt, während ein ungenügendes Angebot nach vier bis sechs Wochen oft nicht mehr gesteigert werden kann. [2]

4. Kindliche und mütterliche Ursachen für Milchmangel
Das Gefühl, zu wenig Milch zu produzieren, ist eine häufige Sorge unter stillenden Müttern und wird oft durch fehlende Stillinformation verstärkt. Dazu gehören Missverständnisse wie das Weichwerden der Brüste als Zeichen für nachlassende Milchproduktion oder häufi-

ges Stillen als Hinweis auf ein hungriges Kind. Tatsächlich ist „zu wenig Milch" eine der häufigsten Ursachen für ein frühes Abstillen. Die Aufgabe der Hebamme besteht darin, die Situation gemeinsam mit der Mutter zu bewerten und entweder unbegründete Ängste abzubauen oder bei der Entscheidungsfindung pro oder contra Stillen zu unterstützen.

Symptome

Symptome eines tatsächlichen Milchmangels können umfassen:

- Gewichtsabnahme des Neugeborenen um mehr als 10 % des Geburtsgewichts
- Fortgesetzter Gewichtsverlust nach dem sechsten Lebenstag
- Unzureichende Gewichtszunahme
- Seltener und kleiner Stuhlgang in den ersten Lebenstagen
- Weniger als fünf nasse Windeln täglich mit konzentriertem Urin
- Schlaffer Muskeltonus und schlechter Hautturgor
- Apathisches Verhalten des Säuglings

Milchmangel: mütterliche Ursachen

Mögliche mütterliche Ursachen für einen Milchmangel können sein:

- Schilddrüsenunterfunktion
- Diabetes mellitus
- Vorangegangene Brustoperationen
- Starke Blutungen postpartal
- Plazentareste
- Polyzystisches Ovarialsyndrom

Milchmangel: kindliche Ursachen

Bei Anzeichen von Gedeihstörungen des Kindes sollte das Stillmanagement überprüft sowie mögliche zugrunde liegende Erkrankungen identifiziert und behandelt werden. Während der Behandlung sollte das Kind gegebenenfalls Formulanahrung erhalten. In Fällen, in denen der Säugling aufgrund von unzureichender Sättigung unruhig wird, kann die Milchproduktion durch eine effiziente Pumpe oder Stillhilfsmittel wie ein Brusternährungsset angeregt werden. [1]

5. Kindliche und mütterliche Indikationen für das Zufüttern

Die *Academy of Breastfeeding Medicine* und die *Österreichische Stillkommission* haben bestimmte Ausnahmesituationen definiert, in denen das Zufüttern mit industriell gefertigter Formulanahrung (Pre-Nahrung) in den ersten Lebenstagen gerechtfertigt ist. Diese Ausnahmen werden in kindliche und mütterliche Indikationen unterteilt.

Kindliche Indikationen

Kindliche Indikationen umfassen:

- Asymptomatische Hypoglykämie, die sich durch regelmäßiges Stillen nicht verbessert
- Diagnostizierte Dehydration mit über 10 % Gewichtsverlust, geringer Muttermilchaufnahme, Lethargie und erhöhtem Natrium
- Ein Gewichtsverlust von 8–10 % kombiniert mit verzögerter Laktogenese II
- Unzureichende Darmaktivität oder Mekoniumausscheidung nach dem fünften Lebenstag
- Unzureichende Muttermilchaufnahme trotz ausreichendem Angebot
- Hyperbilirubinämie mit Werten über 20 mg/dl
- Nicht-Erreichen des Geburtsgewichts bis zum Ende der dritten Lebenswoche

Mütterliche Indikationen

Mütterliche Indikationen beinhalten:

- Verzögerte initiale Brustdrüsenschwellung nach 72 Stunden
- Brusterkrankungen oder vergangene Brustoperationen
- Anhaltende Schmerzen der Brust trotz optimaler Stillberatung
- Notwendige Medikamenteneinnahme der Mutter
- Räumliche Trennung von Mutter und Kind

In diesen Situationen sollte eine sorgfältige Abwägung und Beratung durch Fachkräfte erfolgen, um das Wohl von Mutter und Kind zu gewährleisten. [4]

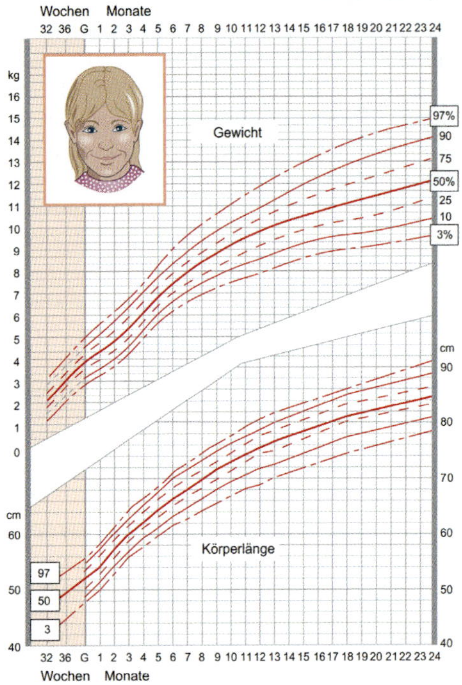

Abb. 44.1 Perzentilkurve bei Mädchen [L190, L157]

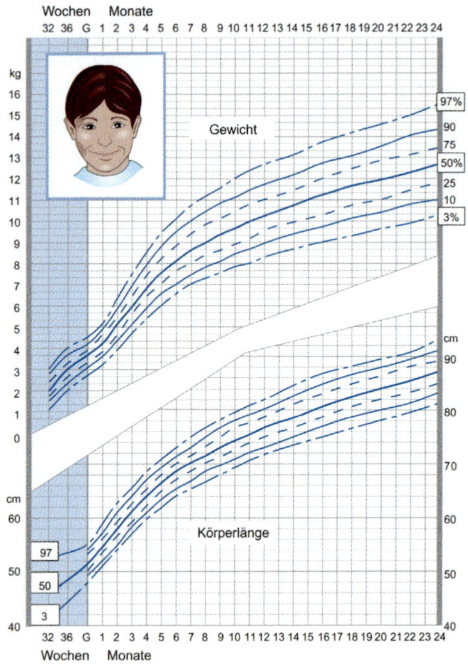

Abb. 44.2 Perzentilkurve bei Jungen [L190, L157]

MERKE

Die normale Gewichtsentwicklung gestillter Säuglinge (➤ Abb. 44.1, ➤ Abb. 44.2) wurde durch eine weltweite Studie erhoben. Dabei ermittelte die WHO-Gewichtstabellen für gestillte Jungen und Mädchen. Demnach sollen Säuglinge im ersten Lebensjahr folgendermaßen an Gewicht zunehmen [2]:

- 0–2 Monate = 170–330 g/Woche
- 2–4 Monate = 110–330 g/Woche
- 4–6 Monate = 70–140 g/Woche
- 6–12 Monate = 40–110 g/Woche [2]

CAVE

Wenn bei einem Säugling die Ursache einer Gedeihstörung nicht schnell ermittelt werden kann und eine Erhöhung der Milchzufuhr nicht zu einer Gewichtszunahme führt, sollte der Säugling sofort für eine gründliche Diagnose an einen Kinderarzt überwiesen werden. [3]

ZUSAMMENFASSUNG

In der Wochenbett- und Stillbetreuung sind bestimmte Herausforderungen und Kriterien zu beachten, um erfolgreiches Stillen zu gewährleisten und das Wohl von Mutter und Kind sicherzustellen. Ein verbreitetes Problem ist die Angst vor einer zu geringen Milchproduktion, was oft auf Missverständnissen beruht. Um Missverständnisse auszuräumen und wenn nötig Formulanahrung zu verabreichen, ist eine professionelle Beurteilung essenziell, speziell bei Symptomen wie erheblicher Neugeborenengewichtsabnahme, unzureichender Milchaufnahme oder medizinischen Indikationen bei Mutter oder Kind.

Die Academy of Breastfeeding Medicine und die Österreichische Stillkommission definieren in speziellen Fällen das Zufüttern als gerechtfertigt.

Eine enge Zusammenarbeit mit Hebammen und Kinderärzten, sowie das regelmäßige Überprüfen des Stillmanagements, können helfen, Ernährungsprobleme frühzeitig zu erkennen und zu beheben.

Die WHO empfiehlt eine bestimmte wöchentliche Gewichtszunahme bei gestillten Kindern, um eine gesunde Entwicklung zu unterstützen.

WAS WÄRE, WENN ...

- ... bei Lara und ihrem Sohn Ben keine stillfördernden Maßnahmen durchgeführt werden würden?
  - Die fehlende Unterstützung durch Hebammen oder Stillberaterinnen könnte dazu führen, dass Stillprobleme, wie Bens unzureichende Gewichtszunahme, nicht rechtzeitig behoben werden. Damit einhergehen könnte eine verkürzte Stilldauer und möglicherweise eine Beeinträchtigung der Mutter-Kind-Bindung auftreten.

LITERATUR

1. Bovermann Y. Stillprobleme. In: Stiefel A, Brendel K, Bauer N (Hrsg.). Hebammenkunde. 6.A. Stuttgart: Thieme, 2020.
2. Geist C, Bovermann Y, Friedrich J. Laktation und Stillen. In: Stiefel A, Brendel K, Bauer N (Hrsg.). Hebammenkunde. 6.A. Stuttgart: Thieme, 2020.
3. Lohmann I. Gedeihstörungen beim gestillten Kind. In: Egelkraut R, Freisburger D, Friedrich J et al. Praxisbuch: Besondere Stillsituationen. 2. A. Stuttgart: Thieme, 2021.
4. Polleit H, Ortmeier E. Ernährung des gesunden Neugeborenen und Säuglings. In: Stiefel A, Brendel K, Bauer N (Hrsg.). Hebammenkunde. 6.A. Stuttgart: Thieme, 2020.
5. Polleit H, Ortmeier E. Gewichtsentwicklung. In: Stiefel A, Brendel K, Bauer N (Hrsg.). Hebammenkunde. 6.A. Stuttgart: Thieme, 2020.

45

Die Brust mechanisch entleeren

Siegrun Baldes

Fallbeispiel

Wiebke Bacher, die 26-jährige Mutter des vier Monate alten Nico, lebt vom Vater des Kindes getrennt. Beide Eltern teilen sich die Sorgeverantwortung. Da das Geld knapp ist, hat Wiebke mit ihrem Arbeitgeber vereinbart, in vier Wochen mit einem Stundenumfang von 80 % an ihren Arbeitsplatz zurückzukehren. Dass sie noch stille, so ihre Vorgesetzte, sei kein Problem. Für Nico haben die Eltern eine Tagesmutter in Wohnortnähe gefunden. An einem Tag in der Woche wird Nico von seinem Vater betreut, sodass dieser Nico zum Stillen an Wiebkes Arbeitsplatz bringen kann. Nico wird zurzeit voll gestillt. Wiebke legt großen Wert darauf, Nico mindestens bis zum vollendeten 6. Lebensmonat ausschließlich mit Muttermilch zu ernähren.

Heute ist Wiebke mit ihrer betreuenden Hebamme verabredet, um sich über die Gewinnung von Muttermilch per Hand und mit Hilfe einer Milchpumpe zu informieren. Die unterschiedlichen Informationen zur hygienischen Aufbewahrung von abgepumpter Muttermilch in verschiedenen Internet-Foren haben Wiebke verunsichert. Auch hier erhofft sie sich Orientierung durch ihre Hebamme.

1. Erläutern Sie die Gewinnung von Muttermilch per Hand und mithilfe einer Milchpumpe und berücksichtigen Sie hierbei die Bedürfnisse von Wiebke.

2. Erklären Sie die hygienische Aufbewahrung von abgepumpter Muttermilch.

3. Benennen Sie die gesetzlichen Regelungen zum Schutz stillender Mütter.

1. Gewinnung von Muttermilch per Hand und mithilfe einer Milchpumpe

Aus dem Fallbeispiel geht hervor, dass Wiebke zusätzlich zu den Stillmahlzeiten Muttermilch gewinnen möchte. Damit sollte Wiebke 1–2 Wochen vor Arbeitsantritt beginnen. Die Stillende sollte sowohl zur hygienischen Gewinnung als auch zur korrekten Aufbewahrung von Muttermilch beraten werden.
Zunächst wird die Hebamme ihrer Klientin verschiedene Brustmassage-Techniken erläutern, da diese die Oxytocinausschüttung begünstigen, den Milchspendereflex anregen und somit den Milchfluss befördern. Die Massagetechniken können sowohl bei der Gewinnung von Muttermilch mit der Hand als auch vor dem Abpumpen angewendet werden. Grundsätzlich sollte Wiebke alle Massagetechniken mit ihren eigenen Händen unter Anleitung ihrer Hebamme durchführen. Hierzu sollte sie eine bequeme, sitzende Position einnehmen und zu einer entspannten Atmung angeleitet werden. Die Massage der Brust darf zu keiner Zeit schmerzen [1], [2].

Oxytocin steigernde Brustmassage

- Die Mutter dazu anleiten, ihre Hände flach auf die Brust zu legen und das Brustdrüsengewebe vorsichtig zu massieren. Die Berührung sollte sanft und liebevoll sein, sodass sich der Oxytocinspiegel erhöht und die Brust gewärmt wird.
- Brustgewebe durch das Hin- und Herschieben mit beiden Händen lockern. Wichtig ist hierbei, dass nur das Brustgewebe bewegt wird und die Hände nicht über die Haut rutschen.
- Mit den Fingerspitzen vom Brustkorb bis über die Mamille hinwegstreicheln. Diese Bewegung regt den Milchspendereflex an.
- Die Massage endet mit dem so genannten „Milchshake". Die Brüste werden vorsichtig geschüttelt, um das Gewebe zusätzlich zu lockern.

Brustmassage nach der Marmet-Methode

Die Marmet-Methode eignet sich zur Unterstützung des Milchflusses während einer Stillmahlzeit, bei der Gewinnung von Muttermilch per Hand sowie beim Abpumpen.

- Hierzu wandern die Fingerspitzen sanft kreisend in Schneckenform über das Brustgewebe.
- Danach die Brust wie bei der Oxytocin-Massage vorsichtig streicheln und schütteln.

Brustkompression

Diese Technik verbessert den Milchfluss, erhöht den Fettgehalt in der Muttermilch und kann im Zusammenhang mit dem Abpumpen von Muttermilch zur Steigerung der Milchmenge genutzt werden („Hands-on-Pumping") [1].

- Hierzu die Brust nahe am Brustkorb möglichst flächig mit der gesamten Hand im C-Griff fassen, die Areola bleibt frei.
- Im nächsten Schritt die Brust behutsam komprimieren, einige Sekunden halten und Druck allmählich wieder lösen.

Muttermilchgewinnung von Hand

- Daumen und Zeige-/Ringfinger einander gegenüber ca. 2–3 cm von der Areola entfernt platzieren.

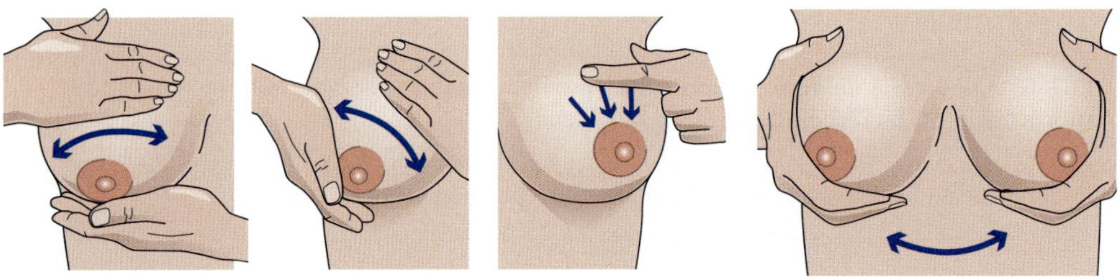

Abb. 45.1 Schematische Darstellung/Zeichnung der Brustmassage nach der Marmet-Methode [M1652, L157]

- Nun hebt die Mutter die Brust leicht an und bewegt diese waagerecht in Richtung Brustkorb („Press Back“) [1].
  - Die Finger jetzt nach vorne hin abrollen, sie sollen nicht über die Haut rutschen.
  - Für die Frau muss der gesamte Bewegungsablauf schmerzfrei sein. Weder das Brustgewebe noch die Mamille dürfen gedrückt oder gequetscht werden.
- Nach einer Abrollbewegung folgt eine kurze Pause, bevor die Bewegung sanft wiederholt wird.

Muttermilchgewinnung mithilfe einer Milchpumpe

Da Wiebke eine ausreichende Milchmenge zum Verfüttern durch andere Betreuungspersonen benötigt, bietet sich der Einsatz einer einfachen oder doppelseitigen elektrischen Milchpumpe (➤ Abb. 45.2) an. Die Verwendung einer Milchpumpe kann im geschilderten Fall auch deshalb von Vorteil sein, weil Wiebke während der mehrstündigen Trennung von ihrem Sohn an ihrem Arbeitsplatz abpumpen muss.

Das Abpumpen von Muttermilch sollte aus einer Kombination aus Brustmassagen, Abpumpen und kurzen Unterbrechungen bestehen. Das Europäische Institut für Stillen und Laktation empfiehlt die folgende Vorgehensweise: **Power-Pumping** (nach Arnold, 2010: 143) ist geeignet als grundlegende Standardmethode für den Alltag in folgender Durchführung:

1. Brustmassage/Oxytocinmasssage
2. Doppelseitiges Abpumpen für ca. 5 Minuten
3. Kurze Unterbrechung – ein Glas Wasser trinken, strecken, aufstehen (Steigerung der Oxytocinausschüttung)

Die Punkte 1–3 sollen 3-mal wiederholt werden. Die Gesamtdauer des Power-Pumpings beträgt 15–20 min. Eine Gewinnung der Mich von Hand im Anschluss an das Pumpen (mit Seitenwechsel rechts-links-rechts-links) bringt wichtige fettreiche Zusatzmilliliter (Morton, 2012/2017). [1] Der Pumpvorgang sollte, wie die Gewinnung von Muttermilch per Hand, nicht schmerzen.

MERKE

Zur effektiven Beratung stillender Mütter zum Pump-Management gehören [2],

- die Kenntnis über geeignete, moderne Pumpsysteme und Möglichkeiten der Beschaffung wie z. B. Ausleihen einer Milchpumpe in der Apotheke,
- die Auswahl der passenden Pumptrichter – hier muss der Pumpkanal zur Größe/Dicke der Mamille passen, um Schmerzen oder Verletzungen während des Pumpvorgangs zu vermeiden,

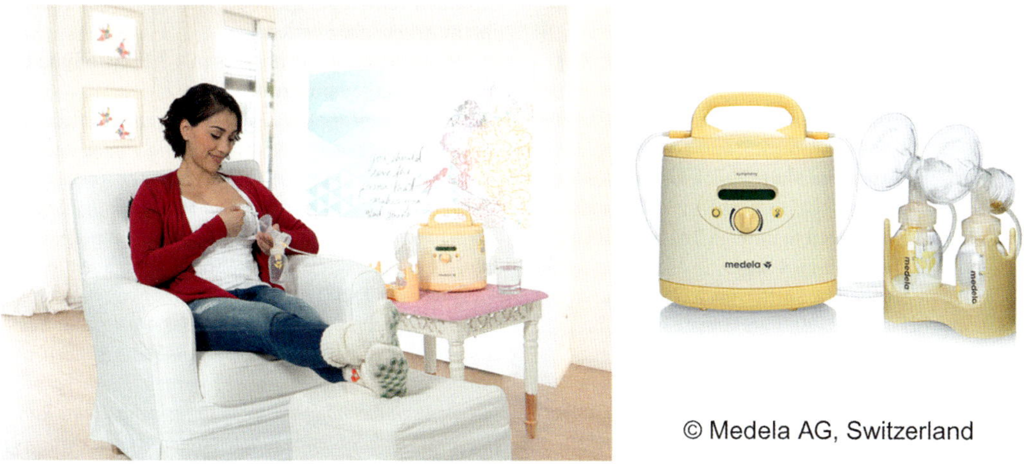

Abb. 45.2 Wöchnerin beim Abpumpen mit einer elektrischen Milchpumpe [U144]

- der Hinweis auf das korrekte Halten des Pumptrichters direkt an der Brust,
- die Hilfestellung bei der Auswahl des passenden Pumpvakuums; die Stärke des Vakuums korreliert hierbei nicht mit der Milchmenge, sondern sollte sich angenehm für die Frau anfühlen [2].

2. Hygienische Aufbewahrung abgepumpter Muttermilch

Hygienische Aufbewahrung

Geeignete Gefäße zur hygienischen Aufbewahrung von Muttermilch sind Milchflaschen aus Glas oder trübem Plastik (ohne Bisphenol A/BPA), die innen frei von Beschädigungen/Kratzern sein müssen. Anbieter von Milchpumpen vertreiben als platzsparende Alternative auch Muttermilchgefrierbeutel, die jedoch nicht wiederverwendet werden können [3].

Aufbewahrungszeiten

Die Angaben zu den Aufbewahrungszeiten von abgepumpter Muttermilch variieren in der Literatur, da derzeit noch keine ausreichenden Evidenzen vorliegen. Das Europäische Institut für Stillen und Laktation empfiehlt für gesunde, reif geborene Kinder folgende Zeiten:

- Für frisch gewonnene Muttermilch bei einer Raumtemperatur zwischen 16°–29 °C zwischen 4 bis maximal 8 Stunden, wenn die Milch in dieser Zeit verfüttert wird. [1][3]
- Bei einer Raumtemperatur zwischen 29°–32 °C eine maximale Aufbewahrungszeit von 4 Stunden.
- Für frisch gewonnene Muttermilch in einer Kühltasche mit Coldpacks (ca. 15 °C) bis zu 24 Stunden.
- Aufbewahrt im hinteren, unteren Teil des Kühlschranks bei 4 °C bis zu 4 Tage.
- Für frisch gewonnene Muttermilch im Gefrierschrank bei -18° bis -20 °C: 6 Monate bis 1 Jahr [1], im Eisfach bei -15 °C: 1–2 Wochen; empfohlene Portionierung 60–120 ml. [3]

Wird die Muttermilch transportiert, so darf die Kühlkette nicht unterbrochen werden. Dies gelingt am besten in einer verschließbaren Kühltasche, die zuvor mit einem tiefgefrorenen Coldpack aus dem Gefrierschrank bestückt wurde [3].

MERKE

Abgepumpte Muttermilch sollte nicht in der Mikrowelle aufgetaut oder erwärmt werden, da hierdurch wertvolle Bestandteile der Milch zerstört werden. Außerdem wird die Muttermilch in der Mikrowelle nicht gleichmäßig erhitzt. Es kommt zur Bildung von so genannten Hot Spots mit Verbrühungsgefahr für den Säugling.

- Stattdessen Milch über 24 Stunden im Kühlschrank auftauen, sie kann dort ungeöffnet weitere 24 Stunden aufbewahrt werden.
- Kurz vor dem Verfüttern die Milch schonend im Flaschenwärmer oder Wasserbad erwärmen.
- Nicht sofort verfütterte Milch kann noch bis zu einer Stunde gegeben werden. Danach sollte der Milchrest verworfen werden [3].

3. Gesetzliche Regelungen zum Schutz stillender Mütter

In Deutschland regelt das Mutterschutzgesetz (MuSchG) auch die Schutzbestimmungen für stillende Mütter, die vor Erreichen des ersten Lebensjahres ihres Kindes wieder an den Arbeitsplatz zurückkehren. Aus diesen Regelungen lässt sich der Anspruch Wiebkes auf Pausenzeiten zum Abpumpen oder zum Stillen von Nico an ihrem Arbeitsplatz herleiten.

Im Mutterschutzgesetz heißt es in § 7 **Freistellung für Untersuchungen und zum Stillen:**

(2) Der Arbeitgeber hat eine stillende Frau auf ihr Verlangen während der ersten zwölf Monate nach der Entbindung für die zum Stillen erforderliche Zeit freizustellen, mindestens aber zweimal täglich für eine halbe Stunde oder einmal täglich für eine Stunde. Bei einer zusammenhängenden Arbeitszeit von mehr als acht Stunden soll auf Verlangen der Frau zweimal eine Stillzeit von mindestens 45 Minuten oder, wenn in der Nähe der Arbeitsstätte keine Stillgelegenheit vorhanden ist, einmal eine Stillzeit von mindestens 90 Minuten gewährt werden. Die Arbeitszeit gilt als zusammenhängend, wenn sie nicht durch eine Ruhepause von mehr als zwei Stunden unterbrochen wird.“ [4]

Für Beamtinnen, Richterinnen und Soldatinnen gelten analog die Mutterschutzverordnungen [1].

ZUSAMMENFASSUNG

Das Mutterschutzgesetz und die Mutterschutzverordnungen regeln in Deutschland den Anspruch stillender Mütter auf regelmäßige und ausreichend lange Pausen zur Gewinnung von Muttermilch oder zum Stillen ihres Kindes am Arbeitsplatz.

Stillende Mütter sollten 1–2 Wochen vor Wiederaufnahme der Erwerbstätigkeit mit der Gewinnung von Muttermilch beginnen und sich einen ersten Vorrat anlegen. Wünschenswert ist eine vorbereitende Anleitung durch Fachpersonen wie z. B. eine Hebamme oder einer Still- und Laktationsberaterin. Diese Personen können die Mutter zu Techniken der Brustmassage, zum korrekten Vorgehen bei der Gewinnung von Muttermilch per Hand sowie zum Umgang mit einer Milchpumpe anleiten. Sowohl die Stillende als auch die Betreuungspersonen des Säuglings benötigen Instruktionen zum Transport, zur hygienischen Aufbewahrung und zum Umgang mit abgepumpter Muttermilch. Die Betreuungspersonen sollten für ein bindungsorientiertes, physiologisches Verfüttern der wieder aufgewärmten Muttermilch (responsive feeding) sensibilisiert werden [1].

WAS WÄRE, WENN ...

- ... Wiebke nach ihrer Rückkehr an den Arbeitsplatz mit den folgenden Herausforderungen konfrontiert wäre:
  - Unzureichende Milchproduktion beim Abpumpen am Arbeitsplatz: Wiebke erinnert sich daran, dass Stress die Ausschüttung des Hormons Oxytocin hemmen kann und sich dies ungünstig auf ihren Milchfluss auswirkt. Sie beginnt deshalb jeden Pumpvorgang mit einer Oxytocin-stimulierenden Brustmassage, bei der sie ihr Brustgewebe sanft mit flachen Händen massiert, es hin und her bewegt und von der Brust in Richtung Brustwarze streicht. Außerdem wendet sie die Marmet-Methode an, bei der sie mit den Fingerspitzen sanft spiralförmig über das Brustgewebe kreist. Während des Abpumpens umschließt sie ihre Brust nahe des Brustkorbs mit der ganzen Hand in einem C-Griff, wobei sie den Warzenhof frei lässt, drückt einige Sekunden lang sanft, hält den Druck und löst den Druck allmählich wieder. Diese Technik unterstützt den Milchfluss und erhöht den Fettgehalt der Milch. Um ihre Milchproduktion weiter anzuregen, integriert sie das Power-Pumping in ihre Routine, um das häufige Stillen von Nico nachzuahmen.
  - Druck am Arbeitsplatz in Bezug auf Stillpausen: Trotz der ursprünglichen Vereinbarung versucht Wiebkes Vorgesetzter subtil, ihre Stillzeit zu verkürzen, indem er andeutet, dass sie zu lange braucht oder dass ein leerstehender Lagerraum als Stillraum ausreichend sei. Wiebke weiß, dass § 7 (2) des Mutterschutzgesetzes ausdrücklich festlegt, dass ein Arbeitgeber einer stillenden Frau in den ersten zwölf Monaten nach der Geburt zusätzlich zu den regulären Pausenzeiten eine Freistellung zum Stillen am Arbeitsplatz gewähren muss. Konkret bedeutet dies, dass Wiebke mindestens zweimal täglich eine halbe Stunde oder einmal täglich eine Stunde Still- oder Pump-Zeit zustehen.

LITERATUR

1. Europäisches Institut für Stillen und Laktation (EISL). Brustmassage. EISL: Unterwaltersdorf (AT), 2024. Unter: https://www.stillen-institut.com/de/brustmassagen.html 3/2024 (letzter Zugriff: 26.02.2025).
2. Bier A. Pumpmanagement und Handgewinnung – Aufbau und Etablierung einer guten Milchproduktion. Hebamme 2021; 34 (06): 58–63. DOI: 10.1055/a-1474-8835 (letzter Zugriff: 26.02.2025).
3. Friedrich J, Harder U. Gewinnung und Aufbewahrung von Muttermilch. In: Bach J, Friedrich J, Kirchner S et al. (2022). Wochenbettbetreuung. 5. A. Stuttgart: Thieme, 2022.
4. Mutterschutzgesetz vom 23. Mai 2017 (BGBl. I S. 1228), das zuletzt durch Artikel 1 des Gesetzes vom 24. Februar 2025 (BGBl. 2025 I Nr. 59) geändert worden ist. (Mutterschutzgesetz – MuSchG). Unter: https://www.gesetze-im-internet.de/muschg_2018/MuSchG.pdf (letzter Zugriff: 27.02.2025).

46

Essen am Familientisch

Siegrun Baldes

Fallbeispiel

Viola Temme hat ihre zweite Tochter Lilly neun Monate voll gestillt. Lilly zeigt inzwischen großes Interesse an den Familienmahlzeiten, sodass Viola ihre Tochter gerne an Beikost gewöhnen und die Stillmahlzeiten allmählich reduzieren möchte. Mit ihrer Hebamme Katja hat Viola einen Hausbesuch verabredet. Sie möchte sich von Katja darüber beraten lassen, wie sie möglichst schonend und ohne den Einsatz von Medikamenten in den kommenden Wochen abstillen kann.

Zu Beginn der Stillzeit ist einmalig ein Milchstau aufgetreten, der Viola als sehr schmerzhaft in Erinnerung blieb. Sie möchte von ihrer Hebamme wissen, wie sie einen wiederholten Milchstau in der Phase der Beikost-Einführung vermeiden kann.

1. Erläutern Sie die Einführung von Beikost.

---

2. Beschreiben Sie das Vorgehen bei nicht medikamentösem Abstillen.

---

1. Einführung von Beikost

Die Einführung von Beikost (➤ Abb. 46.1) bei gesunden, reif geborenen Kindern wird ab einem Alter von 5 bis 7 Monaten empfohlen [1, 2, 3]. Die Entscheidung, Beikost anzubieten, sollte sich nach dem individuellen Entwicklungsstand eines Kindes richten. Lilly ist neun Monate alt, an den Speisen am Familientisch (➤ Abb. 46.2) interessiert und motorisch vermutlich in der Lage, pürierte Speisen vom Löffel oder Stücke von gedünstetem Gemüse aufzunehmen.

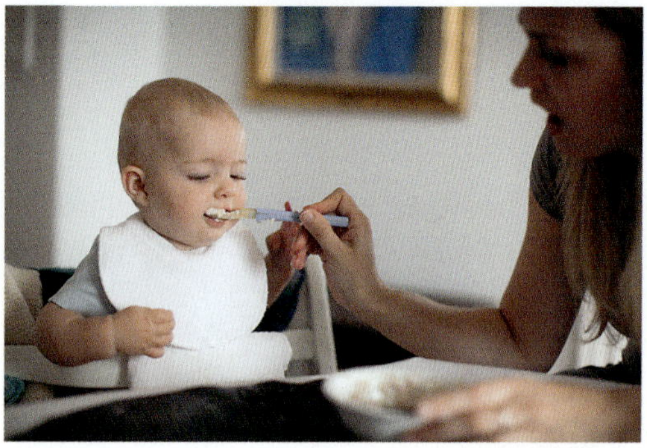

Abb. 46.2 Die Verabreichung von Beikost erfolgt im Sitzen – das gilt sowohl für das Kind als auch für die Betreuungsperson. [J787]

Responsive Feeding

Hebamme Katja sollte ihre Klientin Viola darüber informieren, dass im Gegensatz zu früheren Empfehlungen inzwischen weniger nach starren Ernährungsplänen gefüttert wird, sondern das Prinzip des *„Responsive Feeding"*, des achtsamen und respektvollen Fütterns [1] vorherrscht. Das Kind sollte keinesfalls zum Essen gedrängt werden, noch sollte es durch Ablenkungen oder spielen „überlistet" werden. Eine angenehme, entspannte Atmosphäre am Familientisch trägt dazu bei, dass der Vorgang des Essens für Lilly positiv besetzt wird.

Beikostreifezeichen

Viola sollte die so genannten Beikostreifezeichen bei Lilly beachten:

- Ist der Zungenstreckreflex verschwunden? Dies äußert sich darin, dass Lilly den angebotenen Gemüsebrei nicht mehr aus dem Mund schiebt, sondern vom Löffel nimmt und herunterschluckt.
- Aufgrund der inzwischen ausgereiften Rumpfmuskulatur sollte Lilly in der Lage sein, über die Dauer einer Mahlzeit aufrecht und mit wenig Unterstützung auf dem Schoß eines Elternteils oder eigenständig im Hochstuhl zu sitzen.
- Kann Lilly eigenständig Nahrung wie z. B. ein gedünstetes Stück Gemüse greifen? Dies zeigt, dass die Augen-Hand-Mund-Koordination bei ihr ausreichend ausgereift ist.
- Viola ist aufgefallen, dass Lilly große Begeisterung für die Mahlzeiten am Familientisch zeigt. Vor al-

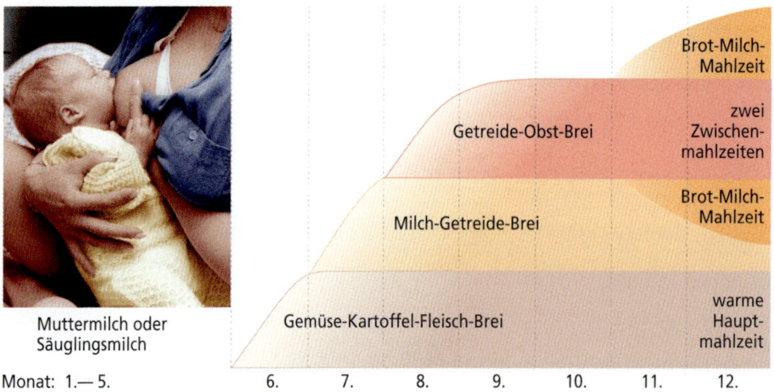

Abb. 46.1 Säugling Beikostschema, angepasst an die Gepflogenheiten in Deutschland. Das Schema soll eine Hilfe sein, ein Muss ist es nicht. In den Folgemonaten isst das Kleinkind zunehmend am Familientisch mit. [J787, L190]

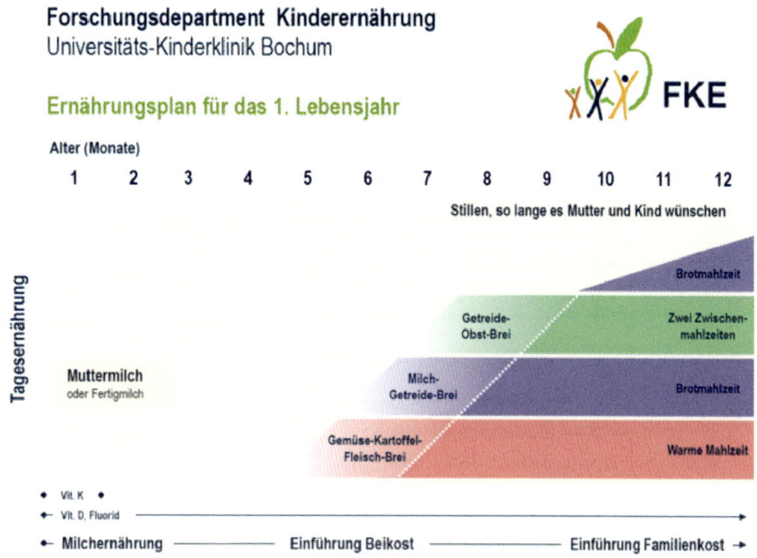

Abb. 46.3 Ernährungsplan im 1. Lebensjahr (Forschungsinstitut für Kinderernährung Dortmund) Beikost Ernährungsplan [T1297]

lem interessieren sie Nahrungsmittel, die ihre große Schwester verspeist.

Babyled Weaning (BLW – babygeführte Beikost-einführung)

Neben dem Verfüttern von Gemüse-, Obst-, oder Getreidebrei (➤ Abb. 46.3) hat sich seit einigen Jahren außerdem das Konzept des Babyled Weaning (wörtlich: babygeführte Beikosteinführung) verbreitet. Hierbei wird dem Kind stückige, gedünstete Kost angeboten, die es mit den eigenen Händen greifen, kauen und schlucken kann. Der Übergang von einer ausschließlichen Ernährung mit Muttermilch hin zum Essen am Familientisch wird hierbei vom Kind gesteuert. Da Lilly bereits 9 Monate alt ist, kann Viola ihrer Tochter zu den gemeinsamen Mahlzeiten am Familientisch stückige Nahrungsmittel anbieten.

Das „Netzwerk gesund ins Leben" [2] empfiehlt, das Verfüttern von aufeinander abgestimmten Breien mit dem Konzept des **Babyled** Weaning zu kombinieren, um eine ausreichende Nährstoffzufuhr zu gewährleisten. Viola könnte ihrer Tochter im Rahmen einer ovo-laktovegetarischen Ernährung als Mittagsmahlzeit z. B. einen Brei, bestehend aus Gemüse und Kartoffeln anbieten. Wenn in der Familie Fleisch und/oder Fisch verzehrt werden, könnte dies als Komponente noch hinzugefügt werden. Etwa 4 Wochen später kann eine weitere Hauptmahlzeit durch einen Milch-Getreide-Brei und weitere 4 Wochen darauf ein Getreide-Obst-Brei eingeführt werden. Die jeweilige Stillmahlzeit entfällt. Lilly sollte zu jeder Mahlzeit Leitungswasser, ungesüßter Kräuter- oder Früchtetee aus einem Becher als Getränk angeboten werden [2], [3].

Die WHO empfiehlt, auch nach der Einführung von Beikost und auch über das 1. Lebensjahr hinaus weiter begleitend zu stillen.

MERKE

- **Allergien:** Aktuelle Studien belegen, dass der Einfluss der angebotenen Lebensmittel auf die Entwicklung von Allergien bei Kindern eher gering ist. Bei der Einführung von Beikost sollten deshalb auch Lebensmittel in kleinen Mengen angeboten werden, die Allergien eher befördern. Gleiches gilt für glutenhaltige Nahrungsmittel.

- **Zubereitung:** Die Nahrung sollte schonend gedünstet oder dampfgegart, jedoch nicht gesalzen oder gezuckert werden.
- **Pflanzenöl:** Das Hinzufügen von hochwertigem Pflanzenöl ist notwendig, damit die in der Nahrung vorhandenen Vitamine optimal verwertet werden können und dem Kind ausreichend Kalorien zugeführt werden.
- **Selbst zubereitete Kost vs. Gläschenkost:** Selbst zubereitete Mahlzeiten sind der so genannten „Gläschenkost" vorzuziehen, da diesen Produkten im Herstellungsprozess Vitamine und häufig auch Salz und Zucker zugesetzt werden.
- **Cave:**
  - **Honig und Ahornsirup** sind für Kinder unter 1 Jahr nicht geeignet! Beide Lebensmittel können hitzeresistente **Clostridium-botulinum-Sporen** enthalten, die zum lebensbedrohlichen **Säuglingsbotulismus** führen [3], [4].
  - Auch von einer rein **veganen Ernährung** in der Säuglings- und Kleinkinderzeit ist nach derzeitigem wissenschaftlichem Kenntnisstand abzuraten. Trotz entsprechender Nährstoffsupplementierung ist hier die Gefahr eines Vitamin-B_{12}-Mangels gegeben, der zu schweren, irreversiblen neurologischen Schäden beim Kind führen kann [4].

2. Vorgehen bei nichtmedikamentösem Abstillen

Im Zusammenhang mit der schrittweisen, systematischen Einführung von Beikost sollte sich die Milchmenge von Viola auf natürlichem Wege reduzieren. Dadurch, dass zunächst die Stillhäufigkeit abnimmt, reguliert sich auch Violas Milchproduktion. Sie passt sich an die verminderte Nachfrage durch Lilly an. Das allmähliche Ersetzen der Hauptmahlzeiten durch Beikost befördert für Viola einen schonenden Übergang.

- Sollte Viola zu Beginn ein unangenehmes Spannungsgefühl verspüren, könnte sie die Brust mit kalt-warm-Kompressen aus dem Kühlschrank kühlen, Kohlblätter auflegen oder einen Quarkwickel anlegen.
- Pfefferminz- und Salbeitee unterstützen, in Maßen genossen, ebenfalls die Reduktion der Milchmenge. Auch kürzeres Stillen unterstützt den Prozess [5].

MERKE

- Keinesfalls sollte Viola zur Reduktion der eigenen Trinkmenge geraten werden.
- Auch das früher empfohlene „Hochbinden" der Brüste ist kontraindiziert. Mit dem vollständigen Leerpumpen der Brüste wird sogar ein gegenteiliger Effekt erzielt: dadurch, dass die Konzentration des Molkenproteins FIL im Zusammenhang mit einer vollständigen Entleerung der Brüste sinkt, wird die Milchproduktion erneut angeregt. Wird die Milchmenge konsequent, jedoch schonend reduziert, benötigt der Prozess des Abstillens ungefähr 14 Tage [5].

ZUSAMMENFASSUNG

Für gesunde, reif geborene Kinder wird die Einführung von Beikost zwischen dem vollendeten 5. und bis zum 7. Lebensmonat unter Berücksichtigung der individuellen Reifezeichen des Kindes empfohlen.

Die Eltern sowie weitere Betreuungspersonen sollten auf ein achtsames und respektvolles Füttern des Kindes achten. Das Füttern sollte in die gemeinsamen Mahlzeiten der ganzen Familie eingebunden sein und Freude an der Nahrungsaufnahme vermitteln. Das Kind sollte nicht zum Essen gezwungen oder überlistet werden.

Geeignet sind Gemüse- oder Gemüse-Fleisch/Fisch-Breie, Milch-Getreide-Breie sowie Getreide-Obst-Breie. Die Breimahlzeiten können mit gedünstetem, stückigem Gemüse oder Obst, welches das Kind selbst aufnehmen und zum Mund führen kann, ergänzt werden. Die nach und nach eingeführten Mahlzeiten ersetzen jeweils eine Stillmahlzeit, sodass ein natürlicher Prozess des Abstillens für die Mutter ermöglicht wird.

WAS WÄRE, WENN ...

- ... Viola aus Ungeduld entscheiden würde, gleich mehrere Stillmahlzeiten durch Beikost zu ersetzen?
  - Ein zu abruptes Vorgehen könnte dem Prinzip des „Responsive Feeding" zuwiderlaufen. Lilly sollte nicht zum Essen gedrängt oder überlistet werden. Erfolgt die Umstellung auf Beikost zu schnell und gegen den möglichen Widerstand von Lilly, könnte dies dazu führen, dass Essen für Lilly negativ besetzt wird.
  - Viola sollte sich an den Empfehlungen der WHO orientieren, auch nach der Einführung von Beikost über das 1. Lebensjahr hinausbegleitend weiter zu stillen.
  - Das Ersetzen mehrerer Stillmahlzeiten durch Beikost könnte bei Viola zu einem unangenehmen Spannungsgefühl der Brüste oder sogar zu einem Milchstau führen.

LITERATUR

1. Europäisches Institut für Stillen und Laktation (EISL). Beikost-Empfehlungen. EISL: Unterwaltersdorf (AT); 2023. Unter: https://www.stillen-institut.com/de/beikost-empfehlungen.html (letzter Zugriff: 28.02.2025).
2. Heilemann Y, Cremer. Brei und Baby-led weaning: Was ist bei der Beikost zu beachten? Bonn: Netzwerk gesund ins Leben, 2023. Unter: https://www.gesund-ins-leben.de/fuer-fachkreise/bestens-unterstuetzt-durchs-1-lebensjahr/nachgefragt/brei-und-baby-led-weaning-was-ist-bei-der-beikost-zu-beachten/ (letzter Zugriff: 28.02.2025).
3. Spalinger J. Ernährung in den ersten 1000 Tagen. Primary and Hospital care – allgemeine innere Medizin 2019; 19 (10): 315–318.
4. Robert Koch-Institut (RKI). Botulismus. RKI-Ratgeber. Unter: https://www.rki.de/DE/Aktuelles/Publikationen/RKI-Ratgeber/Ratgeber/Ratgeber_Botulismus.html (letzter Zugriff: 28.02.2025).
5. Kraus B. Stillen, abstillen oder doch nicht stillen? Hebammen Wissen 2024: 5 (2): 37–40. DOI: 10.1007/s43877-024-1161-6 (letzter Zugriff: 28.02.2025).

Fallbeispiele: Wochenbett

47

Wenn der Baby-Blues länger bleibt

Inga Adler

Fallbeispiel

Frau Lilly Regenbogen, IG/IP, hat per eiliger sekundärer Sectio in der 40+3 Schwangerschaftswoche aufgrund eines Geburtsstillstands bei 7 cm Muttermundöffnung und einem pathologischen CTG, welches eine Herzfrequenz von 160 spm, eine Bandbreite von weniger als 5 spm, späte Dezelerationen bis auf 70 spm mit langsamer Erholung, keine Akzeleration, OF< 6 sowie regelmäßige Wehentätigkeit alle 3–4 Minuten aufwies, geboren. Sie hatte eine PDA erhalten, die für die Sectio nochmals aufgespritzt wurde. Die Geburt dauerte insgesamt 15 Stunden bis zur Sectio. Der Blasensprung ereignete sich 9 Stunden davor, wobei klares Fruchtwasser abging. Ursprünglich hatte Lilly eine spontane Geburt mit ambulanter Entlassung angestrebt. Ihre Wünsche hat sie in einem Geburtsplan verschriftlicht gehabt. Zur Geburt war ein Kinderarzt anwesend, da das Neugeborene deprimiert zur Welt kam und sofort versorgt werden musste. Der 1-Minuten-APGAR lag bei 3. Nach der Gabe von Sauerstoff stabilisierte sich der Zustand des Kindes. Der 5-Minuten-APGAR unter Sauerstoffgabe betrug 5, und der 10-Minuten-APGAR lag bei 7. Der Junge, Tom, wurde zur Beobachtung in die Neonatologie verlegt, mit einem Geburtsgewicht von 3250 g. Lilly besuchte ihn regelmäßig, und zwei Tage nach der Geburt wurde Tom zu ihr auf die Wochenbettstation verlegt.

Fünf Tage nach der Geburt verließen Tom und Lilly das Krankenhaus. Das Entlassungsgewicht von Tom betrug 3120 g, und Lilly füttert ihn mit PRE-Nahrung. Seit der Sectio fühlt sie sich wie in einer anderen Welt. Sie ist erschöpft, hat Schmerzen an der Narbe und fühlt sich traurig. Sie empfindet eine unerklärliche Last und erledigt ihre täglichen Aufgaben mechanisch. Vier Wochen nach der Geburt fühlt sie sich, trotz der Unterstützung ihres Ehemanns Markus und ihrer Mutter, die sie regelmäßig besucht, zunehmend isoliert und überfordert.

Lilly konnte bisher keine echte Verbindung zu ihrem Neugeborenen aufbauen. Schlafmangel und die Anpassung an das Leben mit ihrem Baby verstärkten ihre Emotionen. Sie fühlt sich schuldig und schämt sich, diese vermeintlich glücklichste Zeit ihres Lebens nicht genießen zu können. Obwohl Tom ein gesundes Baby ist, hat sie Angst, eine schlechte Mutter zu sein und ihrem Kind nicht gerecht zu werden. Markus bemerkte die Veränderungen in ihrem Verhalten und ermutigte sie, professionelle Hilfe in Anspruch zu nehmen.

1. **Erläutern Sie die vorliegende Erkrankung.**

2. **Benennen Sie die Risikofaktoren und Beschwerden einer Wochenbettdepression.**

3. **Analysieren Sie, inwiefern die Erwartungen an eine natürliche Geburt und die tatsächlichen Ereignisse die Entstehung einer Wochenbettdepression beeinflussen können.**

4. **Erörtern Sie die Bedeutung der rechtzeitigen Inanspruchnahme professioneller Hilfe bei Wochenbettdepressionen.**

5. **Entwickeln Sie einen Maßnahmenplan, der dabei helfen könnte, eine Wochenbettdepression zu bewältigen.**

1. Definition: Postpartale Depression

Eine spezielle Form der Depression ist die Wochenbettdepression auch postpartale Depression genannt. Sie tritt in den ersten 4 Wochen bis zu 12 Monaten nach der Geburt mit einer Häufigkeit von 6 % bis 25 % auf. [3] Unterschieden werden der postpartale Blues (postpartale Dysphorie – eine milde und vorübergehende emotionale Reaktion, die viele Frauen in den ersten Tagen nach der Geburt erleben), die postpartale Depression (PPD) und die postpartale Psychose (PPP). [3] Differenzialdiagnostisch abgegrenzt werden müssen folgende psychiatrischen Erkrankungen: bipolare Störungen, postpartale Psychosen, Zwangsstörungen und Schilddrüsenfunktionsstörungen. [1]

MERKE

Der Babyblues, auch als postpartale Dysphorie bekannt, muss klar von der postpartalen Depression (PPD) unterschieden werden. Diese vorübergehende Gefühlslage tritt in den ersten Tagen nach der Entbindung, meist zwischen dem dritten und zehnten Tag, mit einer Häufigkeit von 25 bis 80 % auf. Betroffene Frauen erleben häufig einen Rückgang oder Schwankungen ihrer Stimmung, sind häufig zu Tränen gerührt, machen sich vermehrt Sorgen um ihr Baby, fühlen sich niedergeschlagen (aber nicht depressiv) und reagieren gereizt. Auch wenn es sich nicht um eine behandelbare Erkrankung handelt, ist es wichtig, dass die Symptome der Frau ernst genommen und mit Einfühlungsvermögen darauf reagiert wird. [3]

2. Risikofaktoren und Symptome einer PPD

Risikofaktoren

- Risikofaktoren [1]:
  - Frühere depressive Episoden
  - Bipolare oder depressive Störungen in der Familiengeschichte
  - Suizidversuche in der eigenen Vor- oder der Familiengeschichte
  - Somatische und psychische Erkrankungen
  - Substanzmissbrauch bzw. Substanzabhängigkeit
  - Aktuell belastende Lebensereignisse
  - Mangel an sozialer Unterstützung
- Ergänzen lassen sich die (schwangerschaftsspezifischen) Risikofaktoren um folgende Faktoren [3]:
  - Traumatische Ereignisse in der Schwangerschaft und unter der Geburt
  - Abruptes medikamentöses Abstillen
  - Erschöpfung und Übermüdung
  - Trennung vom Kind und Sorge um das Kind

Symptome

- **Hauptsymptome [1]:**
  - Körperliche Abgeschlagenheit, Mattigkeit, Kraftlosigkeit
  - Schlafstörungen (Ein- und Durchschlafstörungen, Früherwachen)
  - Appetitstörungen, Magendruck, Gewichtsverlust, Obstipation, Diarrhö
  - Diffuser Kopfschmerz
  - Druckgefühl in Hals und Brust, Globusgefühl
  - Funktionelle Störungen von Herz und Kreislauf (z. B. Tachykardie, Arrhythmie, Synkopen), Atmung (z. B. Dyspnoe), Magen und Darm
  - Schwindelgefühle, Flimmern vor den Augen, Sehstörungen
  - Muskelverspannungen, diffuse Nervenschmerzen (neuralgiforme Schmerzen)
  - Libidoverlust, Sistieren der Menstruation, sexuelle Funktionsstörungen
  - Gedächtnisstörungen
  - Merkmale des äußeren Erscheinungsbildes und des interaktionellen Verhaltens:
    - Vernachlässigung von Körperpflege und Kleidung
    - Veränderte Gestik, Mimik und Physiognomie
    - Verändertes Sprechverhalten (Klang, Tempo, Modulation)
    - Beeinträchtigung des sprachlichen Ausdrucks und des Sprachverständnisses
    - Psychomotorische Verlangsamung
- Weitere (geburts- und wochenbettspezifischen) Symptome [4]:
  - Stillprobleme
  - Zwangsgedanken, -impulse, das Kind betreffend
  - Ambivalente Gefühle, Gefühllosigkeit gegenüber dem Kind
  - Versagensängste, Insuffizienzgefühle als Mutter
  - Häufiges Erwachen vor dem Kind

Mithilfe der EPDS (Edinburgh Postnatal Depression Scale ➤ Abb. 47.1) kann die Hebamme die depressiven Symptome der Frau und die Bedeutung von professioneller Begleitung verbalisieren. Bei einem Wert ab 13 sollte die Frau darin unterstützt werden, zur weiteren Abklärung einen Arzt aufzusuchen. [5]

MERKE

Eine Anamnese in der Schwangerschaft, in der sich ausreichend Zeit genommen wird, um klassische Risikofaktoren für eine PPD zu ermitteln und die Frauen sowie ihre Partner für die Thematik zu sensibilisieren, kann vorbeugend wirken. Eine selbstbestimmte Geburt, welche die Frau als bestärkend empfindet, senkt weiter das Risiko, an einer PPD zu erkranken. [3][5]

3. Erwartungen an eine natürliche Geburt und Entstehung einer Wochenbettdepression

Traumatische Ereignisse in der Schwangerschaft und unter der Geburt können die Entstehung einer PPD begünstigen. Zudem kann die Erschöpfung, das medikamentöse Abstillen und wie die hier im Fallbeispiel geschilderte Trennung von Mutter und Kind mit der verbundenen Sorge um das Kind, die PPD auslösen.[3] Frau Regenbogen hatte sich explizit eine selbstbestimmte Geburt gewünscht, die sie mit einem Geburtsplan skizziert hatte. Die Folgen einer traumatischen Geburt, es zählt hier das Empfinden der Frau, können als Auslöser der PPD betrachtet werden. Eine selbstbestimmte Geburt fördert hingegen das Selbstwertgefühl der Frau. [4]

4. Rechtzeitige Inanspruchnahme professioneller Hilfe

Bei einer PPD kann es bei schweren Verläufen zu Entwicklungsstörungen beim Kind kommen, zum Suizid der Mutter, der 20 % aller Todesfälle in der Mutterschaft ausmacht, dem seltenen Infantizid mit einer Inzidenz von 0,001 % und zu Störungen in der Partnerschaft. [4]

MERKE

Die fortlaufende Unterstützung durch eine Hebamme hat sich als eine der effektivsten Maßnahmen erwiesen, um das Risiko von depressiven Verstimmungen bei jungen Müttern zu verringern. [4]

5. Maßnahmenplan zur Bewältigung einer Wochenbettdepression

Um gezielte Maßnahmen als Hebamme einleiten zu können, muss diese zunächst eine Diagnose stellen: Indem die Hebamme die Mutter genau beobachtet (Was sagt sie und wie? Und was tut sie und wie?).

- Die Entlastung der Mutter und das Sorgen für Ruhe sollten Vorrang haben. Durch eine Haushaltshilfe kann die Frau/Familie entlastet werden. Um die Frau langfristiger betreuen und unterstützen zu können, empfiehlt sich eine Verlängerung der Betreuung.
- Auch der Einsatz von Lichtquellen sowie Musik und Farbe können einen positiven Einfluss auf die Frau haben.
- Bezugspersonen sollten über die besonderen Umstände und Bedürfnisse aufgeklärt werden und zur Entlastung sowie zur Unterstützung der Frau einbezogen werden. [3]
- Selbsthilfe umfasst Maßnahmen, die eine Person eigenständig zur Verbesserung ihrer Gesundheit ergreift, während ärztliche Unterstützung professionelle medizinische Betreuung und Interventionen beinhaltet. Dabei sollten die Grenzen der Selbsthilfe genau beobachtet werden, um rechtzeitig ärztliche Hilfe in Anspruch zu nehmen. [5]
- Interdisziplinäres Arbeiten mit Psychiatern oder ggf. stationäre Aufnahme mit Kind ist empfohlen und sollte zeitnah erfolgen bei einer ausgeprägten PPD. [3]

MERKE

Eine postpartale Depression bei Vätern kann durch ähnliche Risikofaktoren bedingt sein wie bei Müttern, dazu zählen neue Herausforderungen, gesteigerte Verantwortung und ein verändertes Selbstbild. Ramchandani et al. (2011) fanden heraus, dass etwa 5–10 % der Väter von einer PPD betroffen sind. In diesem Bereich besteht weiterhin erheblicher Forschungsbedarf. [2]

Fall 47 Wenn der Baby-Blues länger bleibt

Edinburgh Depressions-Fragebogen nach der Geburt (EPDS)

Diabetes-Schwerpunkteinrichtung	ID Name, Vorname Geb.-Datum: Geb.-Datum des Kindes:

Vor wenigen Wochen ist ihr Kind geboren worden. Heute möchten wir gerne wissen, wie Sie sich fühlen. Bitte beurteilen Sie die Antworten zu den Fragen so, dass diese Ihr Gefühl **in den letzten 7 Tagen** beschreiben, nicht, wie Sie sich gerade heute fühlen.

Hier eine bereits beantwortete **Beispielfrage**:

Ich fühlte mich glücklich:

- ☐ Ja, die ganze Zeit
- ☒ Ja, die überwiegende Zeit
- ☐ Nein, nicht so oft
- ☐ Nein, überhaupt nicht

Das bedeutet: „Ich habe mich in der vergangenen Woche die meiste Zeit glücklich gefühlt". Bitte beantworten Sie die 10 Fragen in der gleichen Weise. Vielen Dank!

In den letzten 7 Tagen:

1. Ich konnte lachen und das Leben von der heiteren Seite sehen:

- ☐ Genauso oft wie früher
- ☐ Nicht ganz so oft wie früher
- ☐ Eher weniger als früher
- ☐ Überhaupt nie

2. Es gab vieles, auf das ich mich freute

- ☐ So oft wie früher
- ☐ Eher weniger als früher
- ☐ Viel seltener als früher
- ☐ Fast gar nicht

3. Ich habe mich unberechtigterweise schuldig gefühlt, wenn etwas daneben ging:

- ☐ Ja, sehr oft
- ☐ Ja, manchmal
- ☐ Nicht sehr oft
- ☐ Nein, nie

4. Ich war ängstlich und mache mir unnötige Sorgen:

- ☐ Nein, nie
- ☐ Ganz selten
- ☐ Ja, manchmal
- ☐ Ja, sehr oft

5. Ich fühle mich verängstigt und wurde panisch ohne wirklichen Grund:

- ☐ Ja, ziemlich oft
- ☐ Ja, manchmal
- ☐ Nein, fast nie
- ☐ Nein, überhaupt nie

6. Mir ist alles zuviel geworden:

- ☐ Ja, ich wusste mir überhaupt nicht mehr zu helfen
- ☐ Ja, ich wusste mir manchmal überhaupt nicht mehr zu helfen
- ☐ Nein, ich wusste mir mmeistens gut zu helfen
- ☐ Nein, ich konnte alles so gut wie immer bewältigen

7. Ich war so unglücklich, dass ich kaum schlafen konnte:

- ☐ Ja, fast immer
- ☐ Ja, manchmal
- ☐ Nein, nicht sehr oft
- ☐ Nein, nie

8. Ich war traurig und fühlte mich elend:

- ☐ Ja, sehr oft
- ☐ Ja, ziemlich oft
- ☐ Nein, nicht sehr oft
- ☐ Nein, nie

9. Ich war so unglücklich, dass ich weinen musste:

- ☐ Ja, sehr oft
- ☐ Ja, ziemlich oft
- ☐ Nur manchmal
- ☐ Nein, nie

10. Gelegentlich kam mir der Gedanke, mir etwas anzutun:

- ☐ Ja, oft
- ☐ Manchmal
- ☐ Selten
- ☐ Nein, nie

Score: ☐

Abb. 47.1 Edinburgh Postnatal Depression Scale (EPDS) – EPDS-Fragebogen mod. nach Cox et al. 1987 und S3-Leitlinie Gestationsdiabetes mellitus (GDM), Diagnostik, Therapie und Nachsorge; DDG, DGGG-AGG 2018 [F1227-001, L157]

Edinburgh Depressions-Fragebogen nach der Geburt (EPDS)

Auswertung (Punktzahl steht vor der Antwort)

1. Ich konnte lachen und das Leben von der heiteren Seite sehen:

0 ☐ Genauso oft wie früher
1 ☐ Nicht ganz so oft wie früher
2 ☐ Eher weniger als früher
3 ☐ Überhaupt nie

2. Es gab vieles, auf das ich mich freute

0 ☐ So oft wie früher
1 ☐ Eher weniger als früher
2 ☐ Viel seltener als früher
3 ☐ Fast gar nicht

3. Ich habe mich unberechtigterweise schuldig gefühlt, wenn etwas daneben ging:

3 ☐ Ja, sehr oft
2 ☐ Ja, manchmal
1 ☐ Nicht sehr oft
0 ☐ Nein, nie

4. Ich war ängstlich und mache mir unnötige Sorgen:

0 ☐ Nein, nie
1 ☐ Ganz selten
2 ☐ Ja, manchmal
3 ☐ Ja, sehr oft

5. Ich fühle mich verängstigt und wurde panisch ohne wirklichen Grund:

3 ☐ Ja, ziemlich oft
2 ☐ Ja, manchmal
1 ☐ Nein, fast nie
0 ☐ Nein, überhaupt nie

6. Mir ist alles zuviel geworden:

3 ☐ Ja, ich wusste mir überhaupt nicht mehr zu helfen
2 ☐ Ja, ich wusste mir manchmal überhaupt nicht mehr zu helfen
1 ☐ Nein, ich wusste mir mmeistens gut zu helfen
0 ☐ Nein, ich konnte alles so gut wie immer bewältigen

7. Ich war so unglücklich, dass ich kaum schlafen konnte:

3 ☐ Ja, fast immer
2 ☐ Ja, manchmal
1 ☐ Nein, nicht sehr oft
0 ☐ Nein, nie

8. Ich war traurig und fühlte mich elend:

3 ☐ Ja, sehr oft
2 ☐ Ja, ziemlich oft
1 ☐ Nein, nicht sehr oft
0 ☐ Nein, nie

9. Ich war so unglücklich, dass ich weinen musste:

3 ☐ Ja, sehr oft
2 ☐ Ja, ziemlich oft
1 ☐ Nur manchmal
0 ☐ Nein, nie

10. Gelegentlich kam mir der Gedanke, mir etwas anzutun:

3 ☐ Ja, oft
2 ☐ Manchmal
1 ☐ Selten
0 ☐ Nein, nie

Beurteilung Gesamtpunktzahl (Score):

0–9	Wahrscheinlichkeit für Depression gering
10–12	Wahrscheinlichkeit für Depression mäßig vorhanden
≥ 13	Wahrscheinlichkeit für Depression hoch

Besonderheit Frage 10

Mit dieser Frage können schnell Frauen identifiziert werden, die Selbstmordgedanken haben. Wurden hier überhaupt Punkte vergeben, muss genau nachgefragt werden, ob es sich um Selbstverletzungen, Lebensüberdruss oder richtige Selbstmordgedanken handelt.

Allgemein

Sind die depressiven Symptome wenoger schwer oder weniger als zwei Wochenvorhanden, kann auch eine Anpassungsstörung, Minordepression oder Angststörung vorliegen.
Ursächlich für depressive Symptome können auch Anämie, Schlafentzug, Schilddrüsenfunktionsstörung, Trauerreaktion, fehlende Unterstützung durch den Partner/die Familie oder soziale Isolierung sein. Bitte daran denken.

Sozial erwünschte Beantwortung

Möglich bei einem Gesamt-Score von „0". Im Zweifel nachfragen.

Abb. 47.1 *(Forts.)*

CAVE

Wenn der Verdacht auf eine postpartale Depression besteht und entsprechende Maßnahmen ergriffen wurden, sollte rasch eine Besserung beobachtet werden. Verschlechtert sich der Zustand jedoch weiter oder treten suizidale Gedanken auf, ist eine zügige Reaktion der Hebamme erforderlich und es sollte interdisziplinäre Hilfe hinzugezogen werden. Eine nicht frühzeitig behandelte PPD kann sich ausprägen. [5]

HILFSANGEBOTE

Folgende Hilfsangebote können genutzt werden [5].

- Die Stiftung Deutsche Depressionshilfe bietet kompakte Artikel rund um Depressionen in der Schwangerschaft und nach der Geburt: www.deutsche-depressionshilfe.de/depressioninfos-und-hilfe/depression-in-verschiedenen-facetten/in-der-schwangerschaft-und-nach-dergeburt
- Schatten & Licht e.V. ist eine 1996 von betroffenen Frauen gegründete Selbsthilfe-Organisation. www.schatten-und-licht.de
- Der Verein *Postnatale Depression Schweiz* stellt auf seiner Website unter der Rubrik Fachhilfe verschiedene Therapieformen zur Behandlung dieser Krankheit vor. In der Rubrik Selbsthilfe gibt es anschauliche Präventionstipps, zudem steht die Edinburgh-Postnatal-Depressions-Skala (EPDS) zum Download bereit: www.postnatale-depression.ch
- Die Initiative *Frauen Gesundheit Familien Zukunft e.V.* hat sich die Prävention peripartaler psychischer Erkrankungen zum Ziel gesetzt und organisiert u.a. Schulungen für Hebammen und andere Fachpersonen, die mit Schwangeren, Gebärenden, Wöchnerinnen und jungen Müttern arbeiten. Auch Betroffene und Angehörige finden Tipps, wie sie mit Krisen umgehen, Stabilität erhalten, Hilfe annehmen und Veränderung ermöglichen können: www.fgfz-online.de
- Die *Marcé Gesellschaft für Peripartale Psychische Erkrankungen e.V.* ist die deutschsprachige Sektion der *International Marcé Society for Psychaitric Disorders of Childbearing.* Sie bietet ebenfalls Fortbildungen für Fachpersonal an und setzt sich für die Verbesserung der Versorgungsangebote und die Entstigmatisierung der Erkrankungen ein: www.marce-gesellschaft.de

ZUSAMMENFASSUNG

Die Wochenbettdepression ist eine ernsthafte Erkrankung, die innerhalb des ersten Jahres nach der Geburt bei einem großen Anteil der Mütter auftreten kann. Sie kann von leichteren Formen, wie dem postpartalen Blues, bis hin zu schweren psychischen Störungen reichen.

Häufige Risikofaktoren beinhalten vorherige depressive Phasen, belastende Lebensereignisse und unzureichende soziale Unterstützung. Symptome umfassen sowohl körperliche als auch psychische Beschwerden, die das Wohlbefinden der Mutter und die kindliche Entwicklung beeinträchtigen können.

Die Hebamme spielt eine zentrale Rolle bei der Früherkennung und Betreuung von betroffenen Müttern durch ihre Nähe und regelmäßigen Kontakt im Wochenbett. Eine frühzeitige Diagnosestellung und angemessene Unterstützung, auch durch interdisziplinäre Zusammenarbeit, sind entscheidend, um negative Auswirkungen auf die Familie zu verhindern und die Gesundheit von Mutter und Kind zu fördern.

WAS WÄRE, WENN ...

- ... Lilly ihre Erwartungen an die Geburt im Vorfeld realistischer auf mögliche medizinische Eingriffe angepasst hätte?
  - Eine umfassendere Vorbereitung durch Geburtsvorbereitungskurse und gezielte Gespräche über unerwartete Geburtsverläufe könnte die Flexibilität von Lilly erhöhen und die emotionale Bewältigung der Situation verbessern. Es ist fraglich, ob ihr Geburtsplan klar formuliert war und ob dieser mit dem betreuenden Personal ausreichend besprochen wurde. Ein solider und besprochener Plan hätte evtl. dazu beitragen können, dass Lilly besser auf die verschiedenen Situationen während der Geburt eingestellt gewesen wäre.

LITERATUR

1. AWMF: S3-Leitlinie „Nationale VersorgungsLeitlinie Unipolare Depression". AWMF-Registernummer: nvl/005. Stand: September 2022. Version: 3.2. Unter: https://register.awmf.org/de/leitlinien/detail/nvl-005 (letzter Zugriff: 03.02.2025).
2. Ramchandani PG, Psychogiou L, Vlachos H et al. Paternal depression: an examination of its links with father, child and family functioning in the postnatal period. Depression and anxiety 2011; 28 (6): 471–477.
3. Salis B. Psychische Störungen im Wochenbett. Möglichkeiten der Hebammenkunst. Elsevier: München, 2007.
4. Wagner C. Perinatale Depression – eine szientometrische Analyse. Dissertation. Frankfurt am Main: Johann Wolfgang Goethe-Universität, 2019.
5. Wiecker A. Begleitung von Frauen mit postpartalen psychischen Erkrankungen. Die Hebamme 2019; 32: 61–69.

48

Tränen in der Neugeborenenphase

Siegrun Baldes

Fallbeispiel

Lena Scholz hat vor fünf Wochen in der 40+2. Schwangerschaftswoche ihr zweites Kind geboren. Das frühe Wochenbett verlief unauffällig. Seit einigen Tagen leidet Lenas Sohn Marlon unter ausgeprägten Blähungskoliken, welche die ganze Familie bis in den späten Abend hinein beschäftigen. Dass Lenas dreijährige Tochter als Säugling nie unter Bauchschmerzen gelitten hat, führt zu einer zusätzlichen Verunsicherung der Eltern. Obwohl Lena von ihrem Mann gut unterstützt wird, fühlt sie sich aufgrund der unruhigen Abendstunden inzwischen sehr erschöpft. Sie schildert ihrer betreuenden Hebamme im Rahmen des vormittäglichen Hausbesuches die Problematik: „Am schlimmsten ist es in den Abendstunden, manchmal auch in der Nacht und häufig nach dem Stillen. Manchmal hat Marlon nach der Stillmahlzeit ein ganz aufgeblähtes Bäuchlein. Er schreit dann sehr schrill und lässt sich nur im engen Körperkontakt mit mir beruhigen."

1. Beschreiben Sie, wie Sie die Eltern zu der geschilderten Problematik und den Umgang mit Marlon beraten und begleiten können.

2. Benennen Sie alternative Möglichkeiten zum Umgang mit Blähungskoliken.

1. Beratung der Eltern

Stillmanagement

Die Hebamme sollte gemeinsam mit Lena zunächst das Stillmanagement überprüfen. Gedeiht Marlon gut und liegt eine physiologische Laktation vor, kann Hunger als ein möglicher Grund für Marlons Unruhe und Schreiverhalten vermutlich ausgeschlossen werden (➤ Kap. 10.2 „Übermäßige Laktation"). Lena sollte darauf achten, dass Marlon nicht zu hastig an der Brust trinkt und hierbei übermäßig viel Luft schluckt. Ausreichendes Aufstoßen nach der Stillmahlzeit oder auch kurze Pausen während einer Mahlzeit, bei denen Marlon zum Aufstoßen in eine aufrechte Position gebracht wird, können hier Entlastung schaffen. Unter Fachpersonen wird zudem die These diskutiert, dass die relative Unreife des Magen-Darm-Trakts bei Neugeborenen und kleinen Säuglingen die Entstehung von Koliken auch bei ausschließlicher Ernährung mit Muttermilch begünstigen könnte (so genannte Dreimonatskoliken).

Überprüfen des Allgemeinzustands

Die Hebamme sollte sich einen Überblick über Marlons Allgemeinzustand verschaffen, um andere Ursachen für das exzessive Schreien wie z. B. eine Windeldermatitis auszuschließen. Auch die Konsultation der Kinderärztin außerhalb einer der regulären Vorsorgeuntersuchungen kann Sicherheit schaffen. In einem einfühlsamen Beratungsgespräch mit beiden Eltern sollte nach möglichen Gründen für elterliche Anspannung gesucht und, soweit möglich, die Bedenken und Sorgen der Eltern mittels fachlicher Aufklärung ausgeräumt werden. Die Eltern sollten auch darüber informiert werden, dass entschäumende und andere, die Blähungen lösende Medikamente den Abgang von Winden nur erleichtern, diese jedoch nicht beseitigen [2], [3].

Empfehlungen

Hebammen berichten von guten Erfahrungen in der Versorgungspraxis mit

- wiederholter Bauchmassage im Uhrzeigersinn (➤ Abb. 48.1) z. B. mit einem für Säuglinge geeigneten Kümmelöl,

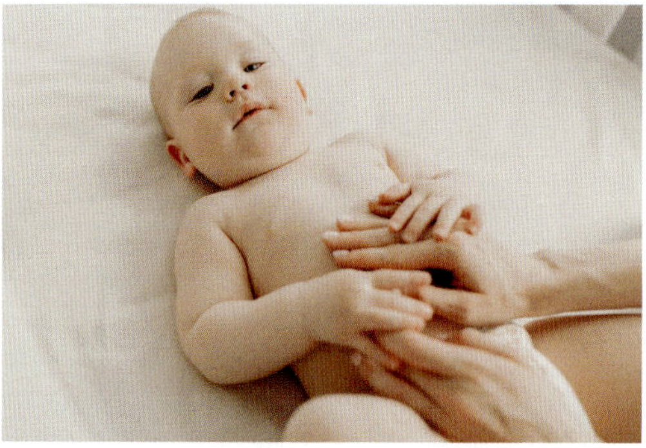

Abb. 48.1 Eine Bauchmassage im Uhrzeigersinn hilft, die Koliken zu lindern. [J751–142]

- Anwendung eines Kirschkernkissens als trockene Wärmflasche,
- osteopathische oder manuelle Therapie durch ausgebildete Fachpersonen, die auf die Behandlung von Säuglingen oder Kleinkindern spezialisiert sind,
- Gabe entschäumender Medikamente nach Anleitung an das Kind,
- Gabe von Lactobacillus reuteri nach Anleitung an das Kind [3].

CAVE

Im Gegensatz zu früheren Empfehlungen wird von der Gabe von Fencheltee zur Linderung von Blähungskoliken bei Säuglingen inzwischen abgeraten.

„Die Europäische Arzneimittelbehörde EMA warnt in einer aktualisierten Stellungnahme aufgrund des Estragol-Gehalts vor Zubereitungen mit Fenchel für Säuglinge und Kinder." [4]

Fenchel- und Anistee sind für Säuglinge und Kinder bis zu 11 Jahren nicht geeignet, da in beiden Pflanzen das krebserregende Estragol enthalten ist. Auch Schwangere und Stillende Mütter sollten diese Teemischungen entgegen bisherigen Empfehlungen meiden [4].

2. Alternativer Umgang mit Blähungskoliken

Ausschließliches Stillen

Eltern, die mit einem unruhigen oder häufig weinenden und geblähten Säugling konfrontiert sind, sollten zunächst darüber aufgeklärt werden, dass das ausschließliche Stillen des Kindes für eine optimale Darmgesundheit sorgt. Die zusätzliche Gabe von Wasser, Tees oder Probiotika ist nach derzeitigem Wissensstand überflüssig und bessert Blähungskoliken nicht.

Körperkontakt

Es wird ein Zusammenhang zwischen häufigem Weinen, das beim Säugling zum Verschlucken von Luft führen kann und dem gehäuften Auftreten von Blähungskoliken vermutet. Um den Säugling zu beruhigen und Beschwerden wie Blähungen oder kolikartige Bauchschmerzen zu verringern, sollte er so viel wie möglich am Körper einer engen Bezugsperson getragen (➤ Abb. 48.2) oder gehalten werden. Hierzu kann auch eine Tragehilfe verwendet werden. Dem physiologischen Bedürfnis eines Säuglings nach unmittelbarem Körperkontakt wird auf diese Weise Raum gegeben, so dass dieser nicht durch Weinen oder ein unruhiges Verhalten auf sich aufmerksam machen muss. Die Sorge vor einem Verwöhnen des Kindes beruht auf heute überholten und wissenschaftlich widerlegten Vorstellungen vom gedeihlichen Umgang mit einem Säugling.

Viele Säuglinge durchleben zwischen der 4. und 8. Lebenswoche einen Wachstums- und Entwicklungsschub, auf den sie mit vermehrter Unruhe v. a. in den Abendstunden reagieren. Enger Körperkontakt und das so genannte Clusterfeeding können die Situation entspannen. Beim Clusterfeeding stillt der Säugling häufig und in kurzen Abständen und hält danach ein kurzes Nickerchen, um bald darauf erneut zu stillen.

Nutritives und nonnutritives Saugen

Neugeborene bringen ein Saugbedürfnis mit, welches über die reine Nahrungsaufnahme hinausgeht. Beim Saugen an der Brust muss zwischen nutritivem und nonnutritivem Saugen unterschieden werden. Beide Anteile sind für die gesunde Entwicklung des Säuglings bedeutsam. Beim nonnutritiven Saugen stillt das Kind sein Bedürfnis nach Sicherheit und Nähe und lernt, sich selbst zu regulieren [1].

ZUSAMMENFASSUNG

Berichten Eltern über Bauchschmerzen und Blähungskoliken ihres Säuglings, so wird die Hebamme den Säugling zunächst gründlich von Kopf bis Fuß untersuchen. Lassen sich keine anderen Ursachen für Unruhe, Schreien und Blähungen finden, sollten den Eltern schnell wirksame Hilfsmaßnahmen wie z. B. eine Bauchmassage im Uhrzeigersinn mit einem für Säuglinge geeigneten Kümmelöl, die Anwendung eines Kirschkernkissens als trockene Wärmflasche, eine osteopathische oder manuelle Therapie sowie die Gabe entschäumender Medikamente nach Anleitung an das Kind empfohlen/gezeigt werden. Die Eltern

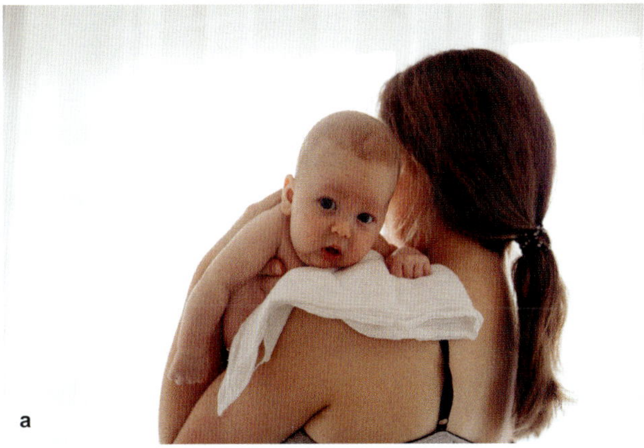

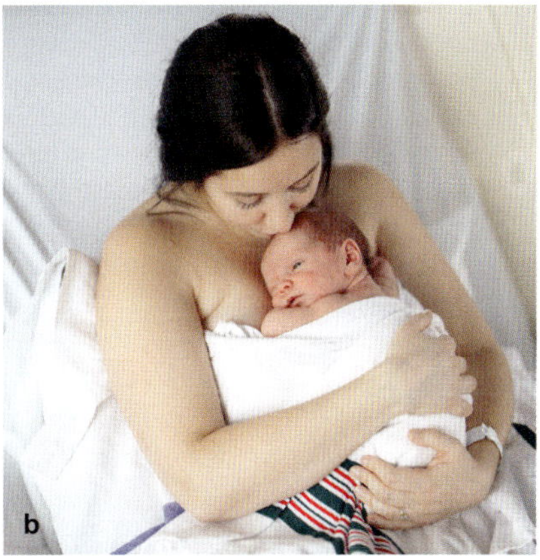

Abb. 48.2 Um Blähungskoliken zu lindern, kann ein „Bäuerchen" dem Kind nach dem Essen helfen (a), es empfiehlt sich auch, den Säugling möglichst eng am Körper zu tragen (b). [J751–143] [J751–144]

darauf hinweisen, dass diese Maßnahmen die Koliken nicht beseitigen, dem Säugling jedoch Erleichterung beim Abgang der Blähungen verschaffen können.
In einem weiteren Schritt sollte sowohl das Stillmanagement als auch das Handling des Kindes gemeinsam mit den Eltern angeschaut werden.

- Sehr unruhige Kinder benötigen während des Tagesverlaufs einen engen und möglichst konstanten Körperkontakt zu einer Bezugsperson.
- Exzessives Weinen kann zum Verschlucken von Luft und damit zu vermehrten Bauchschmerzen führen.
- Wird das ausgeprägte Bedürfnis eines Babys nach Körperkontakt über das Tragen am Körper z. B. in einer Tragehilfe befriedigt, führt dies oftmals zu einer signifikanten Verbesserung der Gesamtsituation.
- Ausschließliches Stillen nach Bedarf fördert die Darmgesundheit des Babys.
- Sollte sich die Situation nach Umsetzung der genannten Maßnahmen nicht deutlich entspannen, empfiehlt die Hebamme eine Vorstellung des Babys bei der betreuenden Kinderärztin.

WAS WÄRE, WENN ...

- ... sich Marlons Beschwerden trotz gewissenhafter Umsetzung der Empfehlungen der Hebamme durch Lena und ihren Mann nicht wesentlich bessern würden?
  - Vorstellung des Säuglings bei der Fachärztin für Kinderheilkunde, um andere, krankheitsbedingte Ursachen für Marlons Beschwerden auszuschließen.
  - Engmaschige Begleitung der Familie durch die betreuende Hebamme und Anerkennung des hohen Leidensdrucks, gemeinsame Suche nach Entlastungsmöglichkeiten im Familien- und Freundeskreis.
  - Falls noch nicht vollständig ausgeschöpft, sollten erneut spezialisierte Therapien wie z. B. eine osteopathische oder manuelle Behandlung des Säuglings in Betracht gezogen werden.

LITERATUR

1. Bier A, Grill R, Groiss N et al. Produkte gegen „Bauchweh" und „Koliken" bei Säuglingen? Ein Beitrag zur aktuellen Diskussion. In: Europäisches Institut für Stillen und Laktation (EISL): EISL: Unterwaltersdorf (AT), 2024. Unter: https://www.stillen-institut.com/de/produkte-gegen-bauchweh-und-koliken-bei-saeuglingen-ein-beitrag-zur-aktuellen-diskussion.html (letzter Zugriff: 12.03.2025).
2. Bundeszentrale für gesundheitliche Aufklärung (BZgA). Kindergesundheit-info.de. Die Verdauung bei Säuglingen. Unter: https://www.kindergesundheit-info.de/themen/ernaehrung/0-12-monate/verdauung/ (letzter Zugriff: 14.03.2025).
3. Büthe K. Koliken. In: Büthe K. Evidenzbasierte Wochenbettpflege: Eine Arbeitshilfe für Hebammen im Praxisalltag. 3. A. Stuttgart: Kohlhammer, 2023.
4. European Medicines Agency (EMA) Public statement on the use of herbal medicinal products containing estragole.2023. Unter: https://www.ema.europa.eu/en/documents/other/public-statement-use-herbal-medicinal-products-containing-estragole-revision-1_en.pdf (letzter Zugriff: 15.03.2025).

49

Unser Kind nimmt nicht zu

Siegrun Baldes

Fallbeispiel

Marleen kommt per Sectio caesarea in der 38+5 Schwangerschaftswoche auf die Welt. In der Geburtsklinik ist Bonding im Operationssaal unüblich, und so haben Marleen und ihre Mutter Charlina Hansen erst drei Stunden nach der Geburt die Möglichkeit zu ausgiebigem Haut-zu-Haut-Kontakt. Auf der Brust der Mutter schläft Marleen schnell ein, ohne zuvor getrunken zu haben. Auch in den darauffolgenden Tagen schläft Marleen viel und muss zu den Stillmahlzeiten energisch geweckt werden.

Am 4. Lebenstag werden Mutter und Kind mit der Auflage entlassen, ab sofort Formula-Nahrung zuzufüttern, da Marleen bereits 7 % ihres Geburtsgewichts abgenommen hat. Charlina und ihr Mann Dennis sind unzufrieden und besorgt um das Wohlergehen ihrer Tochter. Ihnen ist wichtig, dass Marleen in den ersten 6 Monaten ausschließlich gestillt wird. Sie bitten ihre Hebamme Lilly um einen Hausbesuch, um mit ihr das weitere Vorgehen zu besprechen.

1. **Beschreiben Sie alle stillförderlichen Maßnahmen, zu denen Lilly ihre Klientin Charlina beraten könnte.**

2. **Benennen Sie alle Kriterien, nach denen Sie das Gedeihen eines Stillkindes beurteilen.**

3. **Erläutern Sie, mit welchen Methoden Sie die Mutter dabei unterstützen können, um das Stillen trotz Zufüttern aufrecht zu erhalten.**

1. Stillförderliche Maßnahmen

Lilly empfiehlt Charlina, ab sofort so viel wie möglich im ununterbrochenen Haut-zu-Haut-Kontakt mit ihrer Tochter zu sein. Hierzu wird Charlina bequem und unterstützt durch ausreichend große Kissen im Bett oder auf dem Sofa gelagert, so dass sie sich nach hinten lehnen kann. In dieser Position ist das intuitive Stillen für die Mutter am leichtesten. Dennis versorgt seine Frau mit Getränken und warmen Mahlzeiten, hilft bei der Positionierung von Marleen und übernimmt das Wickeln. Lilly leitet Charlina außerdem zum Stillen in einer asymmetrischen Stillposition an. Wenn das Saugen an der Brust weiterhin nur unzureichend gelingt, sollte Charlina nach einer Brustmassage zur Stimulation der Oxytocinausschüttung Muttermilch von Hand gewinnen und ihrer Tochter mit einer Spritze oder Sonde stündlich verfüttern. Die Eltern werden über das Erkennen von frühen Hungerzeichen bei ihrer Tochter aufgeklärt und Charlina wird dazu ermutigt, Marleen bei den ersten erkennbaren Hungerzeichen anzulegen. Der Stillvorgang kann für Marleen anfänglich durch eine Kompression der Brust während des Trinkens erleichtert werden. Das Saugen am Finger, ein Beruhigungssauger sowie das Verfüttern von Milch mit der Flasche sollten die Eltern vermeiden.

Lilly verabredet mit den Eltern tägliche Hausbesuche, um die Entwicklung der Stillbeziehung zu unterstützen und um gemeinsam mit den Eltern Gewichtskontrollen durchzuführen. Sie fertigt eine Gewichtskurve für das Neugeborene an, mit der das Gedeihen von Marleen gut überprüft werden kann.

Sie informiert die Eltern außerdem darüber, dass Marleen möglichst 8- bis 12-mal in 24 Stunden immer an beiden Seiten gestillt werden sollte, um eine ausreichende Milchproduktion für ihr Baby anzuregen [1], [2].

MERKE

- Viele Eltern zeigen Irritationen und Verunsicherungen über das häufige und hochfrequenzielle Stillen ihres Säuglings in den ersten Lebenswochen. Sie benötigen Informationen darüber, dass die Milchmenge in den ersten 4–6 Lebenswochen aufgebaut wird. Danach bleibt die an einem Tag produzierte Milchmenge bis zur Einführung von Beikost ungefähr gleich und auch der Stillrhythmus kann sich ändern.
- Ist die zusätzliche Gabe einer Formula-Nahrung erforderlich, helfen Zufütterungsmethoden an der kindlichen Brust, um mittelfristig eine Rückkehr zum ausschließlichen Stillen zu befördern. Zufüttern kann z. B. mit Hilfe eines Brusternährungssets erfolgen [1].

2. Beurteilung des Gedeihens eines Säuglings

Definition

Der Begriff des Gedeihens bezieht sich in der Neugeborenen- und Säuglingszeit v. a. auf das Längenwachstum, das Wachstum des kindlichen Köpfchens sowie auf die Gewichtsentwicklung des Kindes [4].

Optimales Gedeihen

Um das optimale Gedeihen eines voll gestillten Säuglings beurteilen zu können, sollte die Hebamme zu Beginn einer Betreuungsbeziehung eine Stillmahlzeit beobachten. Nur so kann das Saug- und Trinkverhalten des Kindes tatsächlich eingeschätzt werden.

- Bis zum 10. Lebenstag, spätestens jedoch bis zum 14. Tag nach der Geburt sollte das Geburtsgewicht wieder erreicht sein. Um eine physiologische Gewichtsentwicklung objektiv beurteilen zu können, bietet sich die Verwendung der WHO-Perzentilenkurven an. Das kindliche Geburtsgewicht wird hierbei auf der dem Gewicht zugeordneten Perzentile vermerkt.
- Die weitere Gewichtszunahme sollte perzentilenparallel verlaufen.
- Überkreuzungen nach oben gelten für ausschließlich gestillte Kinder als physiologisch.
- Eine Überkreuzung nach unten gibt einen klaren Hinweis auf eine unzureichende Gewichtsentwicklung des Kindes. Je nach Lebensalter des Säuglings macht dies eine intensivere Betreuung von Mutter und Kind beim Stillen erforderlich.

Mögliches Zufüttern

Bei einer Gewichtsabnahme des Säuglings von mehr als 10 % seines Geburtsgewichts in den ersten Lebenstagen ist ein sofortiges Zufüttern oder das Verfüttern

der Muttermilch nach Handgewinnung oder Abpumpen mit einer Spritze, Sonde oder einem Brusternährungsset (mit oder ohne Zufüttern) erforderlich. Insbesondere dann, wenn zugefüttert wurde und die Mutter zum ausschließlichen Stillen zurückkehrt, können auch ältere Säuglinge unter „ihre" Perzentile rutschen.
Das Stillmanagement sollte dann gemeinsam mit den Eltern erneut überprüft und optimiert werden. Eventuell wurde das Zufüttern zu früh beendet. Andere Ursachen für eine Gedeihstörung wie Erkrankungen des Säuglings müssen pädiatrisch abgeklärt werden [1], [2], [3].
Inzwischen steht auch eine spezielle Software zur Verfügung, mit der die individuelle Gewichtsentwicklung eines Kindes v. a. bei Still- und Fütterschwierigkeiten exakt dokumentiert werden kann [5].
„Die wöchentliche Gewichtszunahme beträgt in den ersten beiden Monaten 170–330 g/Woche, in den Monaten 2–4 sind es 110–330 g/Woche. Die Gewichtszunahme verlangsamt sich danach weiter und in Monat 4–6 beträgt sie noch 70–140 g/Woche. Bei perzentilenparallelem Wachstum verdoppelt das Kind sein Geburtsgewicht mit ca. 3–4 Monaten." [2]

Ausscheidung
Die Eltern sollten dahingehend angeleitet werden, Wachstum und Gedeihen immer auch im Zusammenhang mit den kindlichen Ausscheidungen zu beurteilen. Ein gut gedeihender Säugling setzt in den ersten 4 Lebenswochen mindestens 3-mal täglich Stuhl ab. Mindestens 5 bis 6 schwernasse Windeln zeigen an, dass ausreichende Flüssigkeitsmengen gestillt wurden [2].

3. Stillen trotz Zufüttern

Erstes Mittel der Wahl sollte immer das Zufüttern an der Brust sein. Hierbei wird mithilfe einer Sonde oder eines Brusternährungssets bei jeder Stillmahlzeit zusätzlich Formula-Nahrung oder zuvor abgepumpte Muttermilch über einen dünnen, neben der Mamille positionierten Schlauch verfüttert. Der Säugling stillt hierbei an der mütterlichen Brust und nimmt gleichzeitig Nahrung über das Brusternährungsset auf.
„Während der Zufütterung an der Brust wird die Prägung auf die Brust erhalten, das Saugen an der Brust geübt und verbessert, außerdem wird die Milchbildung stimuliert." [3]

Sollte dies nicht zu einer physiologischen Gewichtszunahme führen, muss gemeinsam mit den Eltern über ein effektiveres Pumpmanagement aufgeklärt und zur Einnahme von Laktagoga zur Steigerung der Milchmenge beraten werden.

ZUSAMMENFASSUNG

Zur Förderung einer positiven Stillbeziehung und einem guten Gedeihen des Säuglings benötigen Mutter und Kind vom ersten Lebenstag eine enge Begleitung durch entsprechend ausgebildetes medizinisches Fachpersonal. Von der ersten Lebensstunde an sollte das Bonding in Form eines ungestörten Haut-zu-Haut Kontakts zwischen Mutter und Kind gefördert werden, da dies eine wesentliche Voraussetzung zur Anbahnung einer gedeihlichen Stillbeziehung darstellt. Das intuitive Stillen wird so gefördert und der Gewichtsverlust in den ersten Lebenstagen verringert. Die Gewichtsentwicklung eines Säuglings kann mittels einer Perzentilenkurve sicher überprüft werden und sollte bei einem unzureichenden Gedeihen des Kindes auch in der häuslichen Wochenbett-Betreuung als Assessmentinstrument eingesetzt werden. Bei einer unzureichenden Gewichtszunahme ist das Zufüttern an der Brust erstes Mittel der Wahl. Hierdurch wird die Laktation aufrechterhalten und gleichzeitig die gesunde Entwicklung des Säuglings sichergestellt.

WAS WÄRE, WENN ...

- ... Marleen in den ersten Lebenstagen mehr als 10 % ihres Geburtsgewichts verloren hätte?
  - In diesem Fall wäre ein sofortiges Zufüttern an der Brust erforderlich. Im Idealfall wird hierbei zuvor abgepumpte Muttermilch verfüttert. Bei unzureichender Laktation sollte auf Formula-Nahrung zurückgegriffen werden.
  - Intensiviertes Bonding: Marleen sollte so häufig wie möglich im direkten Hautkontakt mit ihren Eltern bleiben und v. a. mit ihrer Mutter bonden. Hierdurch wird das intuitive Stillen gefördert und Charlinas Oxytocin-Ausschüttung unterstützt.
  - Anleitung zur Brustmassage und Überprüfung des Pumpmanagements.

LITERATUR

1. Guóth-Gumberger, M. Stillen und Gewichtsentwicklung im Wochenbett – differenziert beurteilen und begleiten. Hebamme 2021; 34 (4): 34–46. DOI: 10.1055/a-1515-1389 (letzter Zugriff: 15.03.2025).
2. Gewichtsentwicklung und Gedeihen In: Europäisches Institut für Stillen und Laktation (EISL) (2025) https://www.stillen-institut.com/de/gewichtsentwicklung-und-gedeihen.html (letzter Zugriff: 15.03.2025).
3. Guóth-Gumberger M. Wie zufüttern, um das Stillen zu schützen? Laktation & Stillen 2021; 2: 18–25. Unter: https://cdn.website-editor.net/fbecae35f0d04078b90baf90c3032ed5/files/uploaded/2021-2_DE_Wie-zufuettern-um-das-Stillen-zu-schuetzen---Guoth-Gumberger.pdf (letzter Zugriff: 15.03.2025).
4. Büthe K. Gedeihen des Kindes. In: Büthe K. Evidenzbasierte Wochenbettpflege: Eine Arbeitshilfe Für Hebammen Im Praxisalltag. 3. A. Stuttgart: Kohlhammer; 2023. DOI: 10.17433/978-3-17-041529-4 (letzter Zugriff: 14.03.2025).
5. Guóth-Gumberger M. Gewichtsverlauf und Stillen – Dokumentieren, Beurteilen, Begleiten. 2. A. Frankfurt am Main: Mabuse, 2018.

50

Wochenbett im Rückstau

Inga Adler

Fallbeispiel

Isabell Grün, 28 Jahre alt, brachte ihr erstes Kind in der 40+5 SSW per sekundärer Sectio zur Welt. Ursprünglich hatte sie eine Hausgeburt geplant, doch nachdem der Muttermund 1,5 Stunden vollständig geöffnet war und die Hebamme weiterhin einen hohen Geradestand ertastete, wurde sie ins Krankenhaus verlegt. Dort wurde dieser Befund bestätigt und eine sekundäre Sectio unter Spinalanästhesie durchgeführt. Direkt nach der Geburt begann Isabell mit dem Bonding.

Sie versuchte noch im Kreißsaal zu stillen, jedoch ohne großen Erfolg, da sie aufgrund von Schmerzen und Unsicherheiten Schwierigkeiten hatte. In der Nacht übernahm ihr Mann die Versorgung des Neugeborenen mit der Flasche. Am nächsten Tag fand eine Stillberatung statt, da Isabell weiterhin Probleme beim Stillen hatte. Am vierten Tag nach der Geburt verließ Isabell das Krankenhaus. Das Stillen blieb problematisch; sie legte das Kind für 30 Minuten an und pumpte anschließend etwa 15 ml Milch ab. Sie ergänzte die Mahlzeit mit 20 ml PRE-Nahrung.

Am fünften Tag berichtete sie der Hebamme beim Hausbesuch von starken Stirnkopfschmerzen und ausbleibendem Wochenfluss. Die Gebärmutter zeigte eine verzögerte Rückbildung. Isabell fühlte sich emotional blockiert und überfordert, da sie den Eindruck hatte, den Erwartungen an die Mutterschaft nicht gerecht zu werden. Diese Gedanken und Gefühle lasteten schwer auf ihr und verstärkten das Gefühl der Erschöpfung. Ihr Mann setzte die Fütterung des Neugeborenen überwiegend mit PRE-Nahrung fort, da auch das Stillen und Abpumpen Isabell zu sehr belastete.

1. **Erläutern Sie, aus welchen Bestandteilen sich die Lochien zusammensetzen und wie sich diese im Verlauf verändern.**
2. **Definieren Sie die Problematik des Lochialstaus.**
3. **Benennen Sie Ursachen für einen Lochialstau.**
4. **Erklären Sie die Symptome eines Lochialstaus.**
5. **Erläutern Sie Behandlungsschritte, welche bei einem Lochialstau erforderlich sind. Beziehen Sie die Aufgaben der Hebamme mit ein.**
6. **Beschreiben Sie mögliche Folgeerkrankungen.**

1. Bestandteile der Lochien

Lochien bestehen überwiegend aus verflüssigten Überresten der Decidua basalis spongiosa. Zusätzlich enthalten sie Blutbestandteile wie Serum, Erythrozyten und Leukozyten, sowie Lymphe, Zervixschleim, abgestoßene Vaginalepithelzellen und Bakterien, darunter Streptokokken, E. coli, geringe Mengen Staphylokokken und weitere Mikroorganismen. Im Verlauf der Wundheilung verändert sich die Zusammensetzung der Lochien:

- **1. bis 3. Tag – Lochia rubra:** Anfangs ist der Ausfluss überwiegend blutig; ab dem 2. Tag wird er blutig serös. Das Volumen des Ausflusses beträgt am ersten Tag etwa 300 ml und nimmt an den folgenden Tagen ab. Hauptbestandteile sind Blut, Blutgerinnsel, Lymphe und Gewebereste. Die Blutstillung ist zu diesem Zeitpunkt noch nicht vollständig, während sich ein Wundschutzwall bildet.
- **4. bis 8. Tag – Lochia fusca:** Der Ausfluss verändert sich zu einer rötlich-bräunlichen, dünnflüssigen und blut-serösen Konsistenz, mit einem Gesamtvolumen von etwa 100 ml. Der Ausfluss enthält weniger Erythrozyten, dafür aber viele Leukozyten, Lymphe, Gewebereste sowie viele Dezidualzellen und Bakterien. Die Blutstillung erfolgt durch Gefäßverschluss mittels Thromben und kontinuierliche Kontraktionen.
- **9. bis 15. Tag – Lochia flava:** Der Ausfluss wird gelblich bis weiß und ist spärlicher, insgesamt etwa 50 ml. Diese Phase ist gekennzeichnet durch einen hohen Gehalt an verflüssigten Dezidualresten, Lymphe und Leukozyten. Es erfolgt eine Abstoßung nekrotischer und verflüssigter Zellen.
- **2. bis 4. Woche – Lochia alba:** Der Ausfluss ist nun weiß und klar, ähnelt zunehmend einem normalen Ausfluss. Er enthält Leukozyten und Zervixschleim, während die Epithelisierung fortschreitet.
- **4. bis 6. Woche:** Die Wundheilung gilt als abgeschlossen, wenn das Endometrium vollständig regeneriert ist. [1]

2. Problematik des Lochialstaus

- Bei einem beeinträchtigten Abfluss des Wochenflusses kann sich das Wundsekret in der Gebärmutter ansammeln, was zu einem Lochialstau führt. Diese Ansammlung fördert das Wachstum von Mikroorganismen im Uterus und erhöht somit das Risiko einer Infektion.
- Ein Lochialstau kann oft auch eine allgemeine Stagnation im Zustand der Wöchnerin widerspiegeln. Dies äußert sich häufig in einem emotionalen Tief, das von der Hebamme an zurückgehaltenen Tränen zu erkennen ist und einem Milchstau. [2]

MERKE

Bei einem Lochialstau geht kein oder sehr wenig fötide riechender Wochenfluss ab. Der Uterus ist meist druckempfindlich, vergrößert und weich. [4]

3. Ursachen eines Lochialstaus

Es gibt folgende Ursachen für einen Lochialstau [4]:

- Muttermundspasmus
- Abflussbehinderung bei einer Verlegung des inneren Muttermundes durch Koagel oder Eihautreste (in seltenen Fällen auch durch einen nicht entfernten Tupfer nach der Naht einer Geburtsverletzung)
- Volle Harnblase und Rektum
- Retroflexio uteri
- Ineffiziente Uteruskontraktionen
- Mangelnde Bewegung

4. Symptome eines Lochialstaus

- Leicht gestörtes Allgemeinbefinden
- Stirnkopfschmerz
- Subfebrile Temperaturen, später auch Fieber
- Uterus mangelhaft kontrahiert und größer, als der Zeit entspricht
- Uterus evtl. schlecht zu tasten, wenn das Uteruskorpus retroflektiert ist

5. Behandlungsschritte bei Lochialstau und Aufgaben der Hebamme

Behandlungsschritte

Ein Lochialstau erfordert eine gezielte Behandlung zur Vermeidung einer Infektion. Zunächst kann die Verabreichung eines Spasmolytikums angezeigt sein, um den Zervikalkanal zu erweitern. Anschließend wird ein Mittel zur Förderung der Uteruskontraktionen, wie z. B. Oxytocin, verwendet, um den Abfluss der Lochien zu unterstützen. Die Verwendung von Ergotamin sollte vermieden werden, insbesondere bei HIV-positiven Frauen unter antiretroviraler Therapie, da es zu einer erhöhten Ergotaminkonzentration und damit zu Ergotismus führen kann.

Aufgaben der Hebamme

In der klinischen und häuslichen Versorgung kommen verschiedene unterstützende Maßnahmen zur Anwendung:

- Feuchtwarme Bauchwickel können die Wirkung des Spasmolytikums verstärken.
- Eine Bauchmassage kann die Wirkung des Kontraktionsmittels fördern, wobei mögliche Schmerzen zu beachten sind.
- Eine Bauchlage für 30 Minuten zweimal täglich unterstützt die korrekte Lagerung eines retroflektierten Uterus und fördert somit den Abfluss der Lochien.
- Das Stillen unterstützt die Uteruskontraktion durch die Freisetzung von Oxytocin.
- Die Mobilisierung der Frau, sofern sie fieberfrei ist, fördert den Wochenfluss.

Folgende tägliche Kontrollmaßnahmen sind durchzuführen:

- Überwachung der Körpertemperatur
- Kontrolle der Menge, des Geruchs und der Farbe der Lochien
- Überprüfung des Stands und der Konsistenz des Uterus
- Beurteilung der Ausscheidung

Sollten die genannten Maßnahmen nicht erfolgreich sein, wird eine vaginale Untersuchung oder die Überprüfung der Durchgängigkeit des Zervikalkanals in Betracht gezogen. In der häuslichen Betreuung überweist die Hebamme die Frau, abhängig von der Körpertemperatur und dem Zustand des Uterus, an eine Ärztin.

Die emotionale Verfassung der Frau mit einem Lochialstau kann schwanken; geduldiges Zuhören und das Zeigen von Verständnis durch die Hebamme können hilfreich sein. [4]

6. Mögliche Folgeerkrankungen

Eine Endometritis beschreibt die Entzündung sowohl der Stelle, an der die Plazenta anhaftet, als auch an der des Endometriums. Sie stellt die häufigste Ursache von Fieber im Wochenbett dar und tritt in der Regel innerhalb der ersten Woche nach der Geburt auf, wobei sie in 84 % der Fälle während dieses Zeitraums diagnostiziert wird.

Nach einer spontanen vaginalen Entbindung liegt die Inzidenz von Endometritis bei etwa 1 %. Bei primären Kaiserschnitten, bei denen prophylaktisch Antibiotika verabreicht wurden, schwankt die Häufigkeit zwischen 0,1 % und 0,5 %. Wird ein sekundärer Kaiserschnitt mit prophylaktischer Antibiotikagabe durchgeführt, erhöht sich die Inzidenz auf bis zu 11 %, wobei sie ganz ohne antibiotische Prophylaxe auf 28 % ansteigt.

Die Infektionserreger umfassen hauptsächlich Bakterien wie Escherichia coli, Streptokokken der Gruppen A und B, Pseudomonas, Staphylokokken, Clostridien sowie Bacterioides und Peptostreptokokken. Häufig handelt es sich um eine Mischinfektion aus aeroben und anaeroben Bakterien. Diese Mikroorganismen besiedeln in erster Linie das verbleibende Dezidualgewebe und können, je nach ihrer Virulenz, in die obere Muskelschicht des Uterus eindringen, was dann zur Entwicklung einer Endomyometritis führen kann. [3]

CAVE

Tritt bei einem hochstehenden Uterus zusätzlich eine leicht erhöhte Temperatur, ein Lochialstau oder Druckempfindlichkeit auf, ist unverzüglich eine Behandlung erforderlich. Um einer Endometritis vorzubeugen, sollte die Kontraktion des Uterus verstärkt werden, und die Frau sollte zur weiteren medizinischen Versorgung in ein Krankenhaus überwiesen werden. [4]

ZUSAMMENFASSUNG

Die Lochien verändern sich im Verlauf der Wochenbettperiode von einem anfänglich blutigen Wochenfluss (Lochia rubra) hin zu einer klaren und weniger viskosen Konsistenz (Lochia alba), während die Menge kontinuierlich abnimmt.

Ein Lochialstau, bei dem der Abfluss der Lochien behindert ist, erfordert gezielte Maßnahmen, darunter die Gabe von Spasmolytika zur Erweiterung des Zervikalkanals und Oxytocin zur Förderung der Uteruskontraktionen für den Lochienabfluss.

Zur Unterstützung können Hebammen feuchtwarme Bauchwickel, Bauchmassagen, Bauchlage und Stillen empfehlen, verbunden mit täglichem Monitoring der Körpertemperatur und des Uteruszustands.

Ursachen für einen Lochialstau sind Zervikalkanalverengung, Blockaden im Muttermund, eine volle Blase oder ineffiziente Uteruskontraktionen. Die Hebamme sollte die emotionale Situation der Frau mitbeachten. Ein Lochialstau kann zu weiteren Komplikationen wie einer möglichen Endo(myo)metritis führen.

WAS WÄRE, WENN ...

- ... Isabell emotionale Unterstützung und psychologische Beratung während des Wochenbetts erhalten hätte?
  - Die Bereitstellung von psychosozialen Interventionen durch Hebammen oder Therapeuten könnte ihr helfen, Überforderung und emotionale Blockaden besser zu bewältigen. Zudem könnte die Teilnahme an Stillgruppen oder Selbsthilfegruppen eine wichtige Rolle bei der emotionalen Stabilisierung spielen, indem Isabell die Erfahrung macht, mit ihren Herausforderungen nicht allein zu sein. Dadurch könnte sie sich besser an die neue Lebenssituation anpassen.

LITERATUR

1. Geist C, Bauer N. Physiologische Veränderungen im Wochenbett. In: Stiefel A, Brendel K, Bauer N (Hrsg.). Hebammenkunde. 6. A. Stuttgart: Thieme, 2020.
2. Harder U. Lochialstau/Lochiometra. In: Harder U, Borchard C (Hrsg.) Wochenbettbetreuung. 5. A. Stuttgart: Thieme, 2022.
3. Stiefel A. Kritische Ereignisse im Wochenbett. In: Stiefel A, Brendel K, Bauer N (Hrsg.). Hebammenkunde. 6. A. Stuttgart: Thieme, 2020.
4. Stiefel A. Regelwidrigkeiten im Wochenbett. In: In: Stiefel A, Brendel K, Bauer N (Hrsg.). Hebammenkunde. 6. A. Stuttgart: Thieme, 2020.

51

Ein turbulenter Start ins Wochenbett

Inga Adler

Fallbeispiel

Irene Spatz hatte vor drei Jahren ihr erstes Kind per primärer Sectio aufgrund einer Beckenendlage geboren. In ihrer aktuellen Schwangerschaft liegt das Kind in Schädellage mit einem geschätzten Gewicht von 3450 g. Die Vorsorge erfolgt sowohl bei ihrer Hebamme als auch bei ihrer Gynäkologin.

In der 39+1 Schwangerschaftswoche setzten die Wehen spontan ein. Nachdem zu Hause die Fruchtblase mit Abgang von klarem Fruchtwasser gesprungen war, entschloss sich Irene aufgrund zunehmender Erschöpfung, ins Krankenhaus zu fahren. Dort wurde sie um 8:00 Uhr untersucht: Die Portio war teilerhalten, der Muttermund war 5 cm geöffnet, der Kopf des Kindes tief im Becken, und klares Fruchtwasser ging weiterhin ab. Aufgrund ihrer Erschöpfung erhielt Irene auf eigenen Wunsch eine PDA um 9:00 Uhr und ruhte sich im Kreißsaal aus. Das CTG zeigte keine Auffälligkeiten.

Nach 1,5 Stunden (10:30 Uhr) wurde Irene erneut untersucht, und es stellte sich keine Veränderung im Geburtsfortschritt dar. Die Hebamme informierte Irene über die Option eines Oxytocin-Tropfs, um die Wehentätigkeit zu stimulieren, dem Irene zustimmte. Der Tropf wurde gestartet und schrittweise bis zur maximalen Dosis erhöht, aber auch nach zwei weiteren Stunden (12:30 Uhr) änderte sich der Befund nicht, und das CTG blieb unauffällig.

Die Wehen waren trotz Oxytocin-Tropf nicht palpapierbar. Aufgrund eines fehlenden Geburtsfortschrittes empfahl die Gynäkologin einen sekundären Kaiserschnitt.

1. **Benennen Sie die Besonderheiten im Wochenbett nach einer Sectio caesarea.**
2. **Führen Sie den Grund der sekundären Sectio im Fallbeispiel auf.**
3. **Erläutern Sie die möglichen Folgen einer Uterusruptur während der Geburt.**
4. **Stellen Sie dar, worauf geachtet werden soll, wenn nach einer Sectio eine vaginale Geburt anstrebt, wird.**

1. Besonderheiten im Wochenbett nach Sectio caesarea

In den ersten Tagen nach einer Sectio sollte bei der Frau regelmäßig die Temperatur und die Naht auf Infektionszeichen kontrolliert werden. Es besteht zudem ein erhöhtes Thromboserisiko, weshalb, je nach Risiko in der Vorgeschichte, eine angepasste Thromboseprophylaxe stattfinden muss. In den ersten Tagen ist ebenfalls eine ausreichende Analgesie zur Schmerzreduktion empfohlen. Der Frau sollte im Hinblick auf die Rückbildungsübungen und die postoperativen Bauchmuskelveränderungen Beratung angeboten werden. Heben, Tragen und Sportverhalten sind dabei relevante Inhalte. [1] Im Wochenbett ist eine ausführliche Aufarbeitung der Re-Sectio durch die Hebamme indiziert, um das Geburtserlebnisses adäquat zu verarbeiten und ggf. Traumata zu identifizieren. [2]

Bei den Kindern ist in den ersten Tagen ebenfalls regelmäßig die Temperatur zu kontrollieren. Um die Adaption des Kindes zu optimieren und den Stress bei der Mutter zu reduzieren, ist ein früher Haut-zu-Haut-Kontakt empfohlen. Dies hat einen ebenfalls positiven Einfluss auf den Stillbeginn. Es sollte die Frau ermuntert werden, sobald sie wach und orientiert ist, ihr Kind anzulegen oder alternativ Kolostrum zu gewinnen. [1] [2]

Im häuslichen Wochenbett, nach der Entlassung, kann es aufgrund des erschwerten Stillstartes zu weiteren Stillschwierigkeiten kommen. Hier sollte die Frau in ihre Fähigkeiten unterstützt und beraten werden. Gezielte angepasste Maßnahmen, wie milchfördernde Maßnahmen, können den Stillprozess unterstützen. [2]

MERKE

Bei einem Kaiserschnitt erlebt die Mutter häufig Wundschmerzen, die durch Nachwehen verstärkt werden können. Dazu kommt oft die Enttäuschung, nicht aktiv bei der Geburt dabei gewesen zu sein. Das Bedürfnis, die Geburtserfahrung für sich aufzuarbeiten, hängt stark von den individuellen Umständen und der medizinischen Begründung für den Kaiserschnitt ab. Insbesondere, wenn der Eingriff unter Vollnarkose stattfindet, fehlt der Mutter ein bedeutender Moment, auf den sie sich während der gesamten Schwangerschaft gefreut und vorbereitet hatte. [4]

2. Ursachen einer sekundären Sectio

Im beschriebenen Fall war der Grund für die sekundäre Sectio der Verdacht auf einen Geburtsstillstand. Während des Kaiserschnitts wurde jedoch festgestellt, dass es eine Uterusruptur an der ehemaligen Kaiserschnittnarbe gab. Diese Ruptur hätte schwerwiegende Komplikationen für Mutter und Kind nach sich ziehen können, daher war die sekundäre Sectio letztendlich medizinisch notwendig, um diese Komplikation zu beheben.

Eine Uterusruptur ist ein ernstzunehmender medizinischer Notfall, der oft eine sofortige operative Entbindung erforderlich macht.

MERKE

Wenn eine Wehenschwäche auftritt, sollte stets überprüft werden, ob sie möglicherweise auf eine Überlastung des Myometriums zurückzuführen ist. [5]

3. Mögliche Folgen einer Uterusruptur

Eine Uterusruptur tritt in weniger als 2 % auf. Da die Diagnose oft durch eine Re-Sectio caesarea gestellt wird, dürfte die Dunkelziffer höher sein. Im vorliegenden Fall erleidet Frau Spatz eine stille, gedeckte Uterusruptur. Hierbei hält das sich in den Wehen kontrahierende Myometrium den Belastungen nicht mehr stand. Gründe dafür können eine unzureichende Stabilität der Gebärmutterwand oder das die Kontraktionstätigkeit im Sinne eines geburtsmechanischen Hindernisses zu hoch ist.

Die stille, gedeckte Uterusruptur verläuft häufig ohne Symptome. Die Wehentätigkeit lässt nach oder ist ineffektiv und daraus resultiert in der Regel ein Geburtsstillstand. [6] [5]

4. Zu beachten bei späterer vaginaler Geburt nach Sectio

Wünscht sich die Frau nach einer oder wiederholter Sectio eine Spontangeburt bzw. einen VBAC-Versuch (vaginal birth after ceasrean sectio), muss diese gut beraten und aufgeklärt werden. Nach Basters-Hoffmann [3] kann nach einer Sectio oder auch nach zwei Sectiones in der Anamnese eine VBAC versucht werden, wenn keine

Kontraindikationen bestehen. Das Risiko für eine Uterusruptur ist allerdings minimal erhöht (statisch nicht signifikant). Wobei Zahlen zum Rupturrisiko grundsätzlich schwer zu bewerten sind, da in der Literatur kaum zwischen asymptomatischen Dehiszenzen und dramatischen Rupturen unterschieden wird.

Die Frauen sollten in einem **Krankenhaus Level 1** oder **2** entbinden, wo jederzeit die Möglichkeit für eine eilige Sectio bzw. Notsectio besteht mit adäquater Versorgung des Kindes. Ein Gespräch über die Modalitäten der Geburt, in dem die Sectiones genau reflektiert werden, sollte im Vorfeld durchgeführt werden. Dort werden ebenfalls mögliche Situationen wie z. B. vorzeitiger Blasensprung, Terminüberschreitung, PDA besprochen und dokumentiert. Als günstige Kriterien um ein VBAC-Versuch zu machen gelten: vorangegangene Spontangeburt, spontaner Wehenbeginn vor der 40. SSW, ein BMI unter 30 und ein Geburtsgewicht < 4000 g. Unter der Geburt ist ein CTG zur kontinuierlichen Überwachung obsolet. [1]

Der Zustand nach einer Uterusruptur stellt eine absolute Kontraindikation für einen VBAC-Versuch dar [3].

MERKE

Die S3-Leitlinie zur Sectio caesarea (2020) steht in der Kritik, weil sie keine Vorschläge zur Förderung einer geburtshilflichen Betreuung mit minimalen Eingriffen enthält. Sie rät stattdessen zur Anlage einer PDA bei Schmerzempfinden und zur Einleitung der Geburt nach vorangegangenem Kaiserschnitt, obwohl die Datenlage dazu nicht ausgereift ist. Ein vorsichtiger und interventionsarmer Ansatz in der Geburtshilfe könnte jedoch das Risiko einer Uterusruptur senken. [5]

ZUSAMMENFASSUNG

In den ersten Tagen nach einem Sectio caesarean sollten Mütter regelmäßig auf Anzeichen von Infektionen überwacht werden, insbesondere durch Temperaturkontrollen und Beobachtung der Naht. Aufgrund eines erhöhten Thromboserisikos ist eine angepasste Thromboseprophylaxe essenziell. Wichtig sind zudem Schmerztherapie und Beratung zu Rückbildungsübungen und postoperativen Bauchmuskelveränderungen, einschließlich Empfehlungen zum Heben, Tragen und zum Sport.

Eine Hebamme sollte die Erlebnisse der Re-Sectio mit der Mutter aufarbeiten, um traumatische Erfahrungen zu identifizieren. Für Neugeborene ist ein regelmäßiges Temperaturmonitoring wichtig, und Haut-zu-Haut-Kontakt wird empfohlen, um den Stillbeginn zu erleichtern und Stress bei der Mutter zu reduzieren. Bei Stillproblemen nach der Entlassung sollte die Mutter unterstützt und in milchfördernden Maßnahmen beraten werden.

Uterusrupturen kommen selten vor (unter 2 %), wobei die Diagnose oft erst bei einer Sectio erfolgt. Sie verlaufen meist symptomlos, führen jedoch häufig zum Geburtsstillstand. Frauen, die nach einer oder mehreren Sectiones eine vaginale Geburt (VBAC) anstreben, sollten gut informiert und in einem Krankenhaus des Level 1 oder 2 mit Notsectio-Möglichkeiten gebären. Ein Gespräch über den Geburtsmodus sollte vorab geführt werden, um alle Eventualitäten zu berücksichtigen. Positive Kriterien für einen erfolgreichen VBAC-Versuch sind u. a. eine vorangegangene Spontangeburt und ein Geburtsgewicht unter 4000 g. Nach einer Uterusruptur gilt ein VBAC-Versuch als kontraindiziert.

WAS WÄRE, WENN ...

- … Irene keine PDA erhalten hätte und zugleich umfassender über die Risiken und Chancen einer vaginalen Geburt nach einem Kaiserschnitt (VBAC) aufgeklärt worden wäre?
  - Ohne PDA wäre die Geburt sicherlich anders verlaufen, denn die PDA verändert die Wahrnehmung von Wehen und das Erleben der Geburt. Eine intensivere Aufklärung über eine VBAC würde es Irene ermöglichen, eine fundierte Entscheidung zu treffen, indem die damit verbundenen Risiken, insbesondere das Risiko einer Uterusruptur, genau abgewogen werden. Vor diesem Hintergrund könnten alternative Methoden zur Förderung des Geburtsfortschritts, wie spezifische körperliche Positionen oder nichtmedikamentöse Schmerzmanagementtechniken, in Betracht gezogen werden, um sowohl den persönlichen Wohlfühlfaktor als auch die Sicherheit von Mutter und Kind zu gewährleisten.

LITERATUR

1. Deutsche Gesellschaft für Gynäkologie und Geburtshilfe (DGGG), Österreichische Gesellschaft für Gynäkologie und Geburtshilfe (OEGGG), Schweizerische Gesellschaft für Gynäkologie und Geburtshilfe (SGGG). S3-Leitlinie „Die Sectio caesarea". AWMF-Registernummer: 015/084. Stand: Juni 2020. Version: 1.1 Unter: https://www.awmf.org/service/awmf-aktuell/die-sectio-caesaea (letzter Zugriff: 04.01.2025).
2. Bauer N. Wochenbettbetreuung zu Hause. In: Stiefel A, Brendel K, Bauer N (Hrsg.). Hebammenkunde. 6. A. Stuttgart: Thieme, 2020.
3. Basters-Hoffmann B. Vaginale Geburt nach zwei Kaiserschnitten. Es geht! DHZ 2020; 06: 40–44.
4. Herber-Löffler A, Stiefel A. Nachteile einer Sectio. In: Stiefel A, Brendel K, Bauer N (Hrsg.). Hebammenkunde. 6. A. Stuttgart: Thieme, 2020.
5. Hildebrandt S, Göbel E. Uterusruptur. In: Hildebrandt S, Göbel E (Hrsg.). Geburtshilfliche Notfälle. 3. A. Stuttgart: Thieme, 2023.
6. Krause M. Komplette und „stille" Uterusruptur. Die Hebamme 2005; 18 (03): 149–152.

Fallbeispiele: Besondere Stillsituationen

52

Zu wenig Muttermilch

Siegrun Baldes

Fallbeispiel

Elena Popow befindet sich nach einer anstrengenden Geburt mit hohem Blutverlust in der Nachgeburtsphase heute am 5. Wochenbett-Tag. Ihr Sohn Levi ist das dritte Kind von Elena und ihrem Mann Andi. Da Elena ihre beiden Töchter lange und ausgiebig ohne Probleme gestillt hat, wurde Elena von den Stillschwierigkeiten mit Levi überrascht. Im Gegensatz zu seinen Schwestern scheint Levi an der Brust nicht effektiv zu saugen und muss zu den Stillmahlzeiten geweckt werden. Elena hat bemerkt, dass die initiale Brustdrüsenschwellung bisher ausgeblieben ist und erklärt sich diese Situation mit dem zögerlichen Trinkverhalten ihres Sohnes.
Andi unterstützt seine Frau nach Kräften und fragt sich, wie er Elena und Levi noch besser helfen könnte. Die Eltern besprechen mit ihrer betreuenden Hebamme mögliche Maßnahmen zur Steigerung der Milchmenge.

1. Benennen Sie die möglichen Ursachen, die bei Elena zu einer derzeit verminderten Laktation geführt haben.

2. Erläutern Sie Ihr fachliches Vorgehen bei Verdacht auf verminderte Laktation einschließlich aller Maßnahmen zur Steigerung der mütterlichen Milchmenge.

3. Nennen Sie die häufigsten medizinischen Ursachen für einen echten Milchmangel.

1. Ursachen einer verminderten Laktation (➤ Abb. 52.1)

- **Blutverlust:** Elena hat unter der Geburt einen hohen Blutverlust erlitten. Abnorm starke postpartale Blutungen treten bei ca. 0,5 % aller Geburten auf und stellen eine medizinische Ursache für einen tatsächlichen Milchmangel in Abgrenzung zu einem subjektiv empfundenen Milchmangel dar [1]. Frauen, die unter der Geburt eine atonische Blutung erlebt haben, kommen häufig verzögert in ihre Laktation. Die produzierte Muttermilch ist dabei in ihrer Zusammensetzung qualitativ hochwertig, reichhaltig und auf die Bedürfnisse des Neugeborenen abgestimmt. Dennoch kann sie aufgrund des mütterlichen Zustands quantitativ nicht ausreichen. Sobald sich die Mutter erholt hat, steigt auch die Milchmenge. Elena sollte daher konsequent „Wochenbett halten“ und regelmäßige, insbesondere warme Mahlzeiten und Getränke nach Bedarf zu sich nehmen. Alle häuslichen Pflichten einschließlich der Versorgung der größeren Kinder müssen an weitere Familienmitglieder delegiert werden. Auch der Einsatz einer durch die Hebamme beantragten Haushaltshilfe kann für die ersten Wochen mit dem Neugeborenen für die Eltern hilfreich sein.
- **Eisenmangel:** Infolge des hohen postpartalen Blutverlusts leidet Elena vermutlich unter einem ausgeprägten Eisenmangel. Sie sollte deshalb Eisen medikamentös substituieren.
- **Stillmanagement:** Darüber hinaus benötigen Elena und Levi eine gute Unterstützung bei ihrem Stillmanagement. Vorübergehend könnte über das Abpumpen und Verfüttern der so gewonnenen Muttermilch sichergestellt werden, dass Levi ausreichende Mengen Milch erhält. Gleichzeitig wird über das regelmäßige Abpumpen, insbesondere ein Wechsel aus Power- und Cluster-Pumping [2] die Milchproduktion angeregt. Je nach Levis Gewichtsentwicklung kann auch ein temporäres Zufüttern indiziert sein. Diese Entscheidung sollte jedoch wohlüberlegt und in enger Absprache mit Elena und Andi erfolgen. Levi sollte konsequent alle 3–4 Stunden zum Stillen oder Füttern geweckt werden, bis er sich von selbst zu den Mahlzeiten meldet.

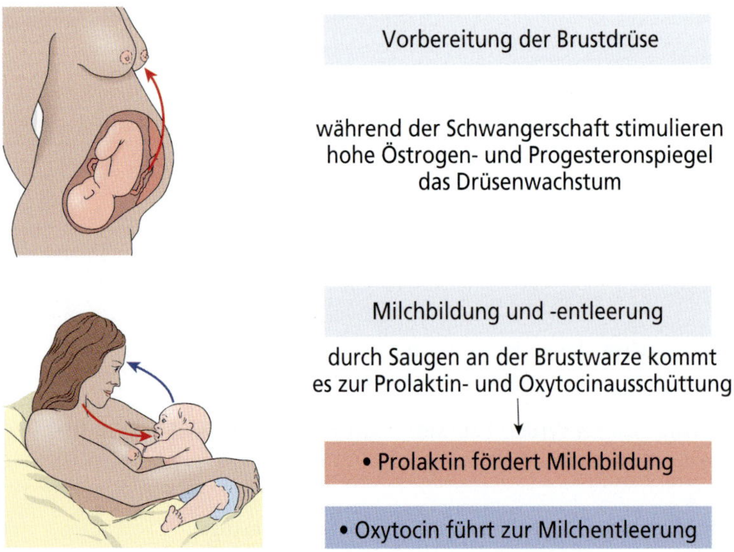

Abb. 52.1 Laktation. Sie wird hormonell gesteuert und kann auch über Arzneimittel beeinflusst werden. Oxytocin fördert den Milchfluss, während Hemmstoffe des Prolaktins die Milchbildung unterdrücken. [L190]

2. Steigerung der mütterlichen Milchmenge

Eine verminderte Laktation zeigt sich in einer unzureichenden Gewichtszunahme und in einem schlechten Gedeihen des Säuglings.

Anamnese

Um die betroffenen Eltern optimal zu unterstützen, sollte zunächst eine ausführliche mütterliche und kindliche Anamnese erstellt werden. Die Hebamme verschafft sich einen Überblick über die Gesamtsituation, um mögliche Ursachen zu identifizieren und, wenn möglich, gemeinsam mit den Eltern zu beseitigen.

Gewichtskurve

Für den Säugling wird eine Gewichtskurve angefertigt (z. B. WHO-Gewichtskurve, abrufbar auf der Homepage der WHO [4]), in der alle Mahlzeiten einschließlich Zufütterung bezüglich des Zeitpunktes, der Frequenz und der Menge erfasst werden. Der Einsatz von Stillhilfsmitteln und eines Beruhigungssaugers müssen erfasst und die negativen Auswirkungen auf die Milchbildung thematisiert werden. Es sollten mehrere Stillmahlzeiten beobachtet und gemeinsam mit den Eltern analysiert werden. Hier wird auch das Saugverhalten des Babys beurteilt, um orale Besonderheiten erfassen zu können.

Gesundheitszustand der Mutter

Ebenso wird der aktuelle Gesundheitszustand der Mutter erneut anamnestisch erfasst. Dies ist insbesondere dann bedeutsam, wenn die Hebamme die Familie im Zusammenhang mit der Wochenbett-Betreuung kennenlernt und wichtige Gesundheitsinformationen evtl. noch fehlen. Die mütterliche Brust wird gründlich untersucht, um mögliche anatomisch-physiologische Stillhindernisse (z. B. tubuläre Brust) auszuschließen.

Zufüttern, Stillmanagement

Um die Gesamtsituation zu entspannen, wird zunächst gemeinsam mit den Eltern überlegt, auf welchen Wegen der Säugling ausreichend Nahrung bekommen kann. Je nach individueller Problemlage kann auch (temporäres) Zufüttern von Formula-Nahrung erforderlich sein. Das mittel- und langfristige Stillmanagement hängt nun davon ab, ob sich die Ursachen für den Milchmangel beseitigen lassen oder ob ein medizinischer Grund vonseiten der Mutter oder des Kindes ein ausschließliches Stillen behindert. In jedem Fall sollte das Stillmanagement überprüft und optimiert werden [3].

Intensiver Haut-zu-Haut Kontakt

Die Eltern sollten darüber aufgeklärt werden, dass intensiver Haut-zu-Haut Kontakt zwischen Mutter und Kind unabhängig von den Stillmahlzeiten einen positiven Einfluss auf die Milchbildung hat. Das Baby sollte nach Bedarf und so lange, wie es möchte, stillen und zu jeder Stillmahlzeit an beiden Brüsten trinken [5].

Weitere Maßnahmen zur Steigerung der Milchmenge

Weitere, oftmals sehr zeitaufwändige Maßnahmen zur Steigerung der Milchmenge setzen ein gutes Vertrauensverhältnis zwischen Hebamme und Eltern sowie den unbedingten Willen der Eltern zur ausschließlichen Muttermilchernährung voraus. Unter diesen Voraussetzungen kann die Hebamme die Mutter zu einem Wechsel aus Power- und Cluster-Pumping anleiten.

- Beim **Power-Pumping** geht dem fünfminütigen, doppelseitigen Pumpen eine Brustmassage zur Stimulation der Oxytocinausschüttung voraus. Es folgen nach kurzer Pause bis zu drei Wiederholungen.
- Beim **Cluster-Pumping** wird im Anschluss an eine Brustmassage 10–12 Minuten gepumpt, bis keine Milch mehr gewonnen werden kann. Auch hier erfolgen nach einer ebenso langen Pause bis zu drei Wiederholungen [2].
- **Natürliche Galaktogogene:** Für den Einsatz so genannter natürlicher Galaktogogene wie milchbildende Teemischungen oder Bockshornkleesamenkapseln liegen derzeit keine ausreichenden wissenschaftlichen Evidenzen vor. In Studien konnte stattdessen nachgewiesen werden, dass eine entsprechende fachliche Beratung und Betreuung zu einer Steigerung der Milchmenge führt [6].

MERKE

Eine echte Hypogalaktie muss sorgfältig von einem subjektiv empfundenen Milchmangel unterschieden werden. Fachpersonen sind dafür verantwortlich, stillende Mütter und ihre Familien über die Physiologie der Laktation aufzuklären. Normale Phänomene, die *nicht* in einem Milchmangel begründet sind, können sein [3]:

- Clusterfeeding/häufiges Stillen insbesondere in den Abendstunden
- Unruhiger oder weinender Säugling, v. a. in den Abendstunden
- Geringe oder keine Gewinnung von Muttermilch von Hand/mit der Pumpe
- Weiche(re) Brüste nach den ersten Lebenswochen des Kindes
- Unterschiedlich lange Stillmahlzeiten

Ausschlaggebend ist das Gedeihen des Säuglings. Zeigt er eine physiologische Gewichtszunahme und altersgerechte Entwicklung, kann davon ausgegangen werden, dass das Kind genügend Muttermilch erhält.

3. Häufigste medizinische Ursachen für Milchmangel

- **Geburt per Sectio:** Durch diesen Geburtsmodus, v. a. in Verbindung mit einer zu geringen Oxytocin-Ausschüttung (primäre Sectio/Wunschsectio) steigt das Risiko einer Hypogalaktie signifikant. Das Bonding im OP sollte gefördert werden und den betroffenen Frauen viel Unterstützung beim Stillen in den ersten postpartalen Tagen zuteilwerden.
- **Plazentarest:** Progesteron hemmt die Laktogenese II (sekretorische Aktivierung).
- **Mütterliches Alter:** Ältere, erstgebärende Frauen ab ca. 40 Jahre sind häufiger von einem echten Milchmangel betroffen. Die genauen Ursachen hierfür sind noch unklar. Vermutet wird ein Zusammenhang mit einem höheren mütterlichen Gewicht oder einer relativen Insulinresistenz.
- **Mütterliches Übergewicht und Adipositas** (BMI > 27): Dies führt zu einer geringeren Entwicklung der Brustdrüsen in der Schwangerschaft und einem schlechteren Stillbeginn aufgrund des erhöhten Östrogenspiegels.
- **SIH, HELLP-Syndrom:** Eine Schwangerschaftinduzierte Hypertonie sowie Mütter, die in der Schwangerschaft ein HELLP-Syndrom entwickeln, können unter einer Hypogalaktie leiden. Die betroffenen Frauen sollten darüber aufgeklärt werden, dass Stillen eine kardioprotektive Wirkung hat.
- **Insulindysregulation:** Eine mit den verschiedenen Formen von Diabetes mellitus einhergehende Insulindysregulation wirkt sich oftmals ungünstig auf die Entwicklung der Brustdrüsen sowie die Milchbildung aus. Die betroffenen Frauen sollten zur manuellen, vorgeburtlichen Gewinnung von Kolostrum aufgeklärt und angeleitet werden.
- **Schilddrüsendysfunktionen:** Diese beeinflussen sowohl die Ausschüttung von Oxytocin als auch von Prolaktin. Eine entsprechende Diagnostik und medikamentöse Therapie unterstützen eine physiologische Laktation.
- **Hormonelle Dysfunktionen:** Frauen nach reproduktionsmedizinischer Behandlung und/oder mit polyzystischem Ovarialsyndrom leiden aufgrund der hormonellen Dysfunktion häufig auch unter einer Hypogalaktie.
- **Antidepressiva:** Einnahme von Antidepressiva [1], [2].

ZUSAMMENFASSUNG

Bei der Diagnosestellung einer Hypogalaktie muss zwischen irrtümlich angenommenem Milchmangel, einem vorübergehenden und einem medizinisch begründbaren Milchmangel differenziert werden. Echte Stillhindernisse sind eher selten. Die Problematik eines Mangels an Muttermilch gerade im frühen Wochenbett lässt sich häufig mit einer intensivierten Betreuung und Optimierung des Stillmanagements durch Fachpersonen wie z. B. Hebammen und/oder qualifizierten Stillberaterinnen beheben. Die betroffenen Mütter profitieren nicht nur von der Begleitung bei praktischen Maßnahmen (Pumpmanagement, stillförderliche Zufütterungsmethoden), sondern auch durch Ermutigung und Zuspruch im Rahmen der fachlichen Betreuung.
Hebammen, die in der Wochenbett-Betreuung und Stillberatung tätig sind, sollten die häufigsten medizinischen Ursachen einschließlich Diagnostik und Therapie einer Hypogalaktie kennen. Je nach Situation ist hier eine enge interdisziplinäre Zusammenarbeit vonnöten und die Eltern sollten liebevoll auf ihrem individuellen Weg begleitet werden.

WAS WÄRE, WENN ...

- ... Elena unter einer Schilddrüsendysfunktion leiden würde?
  - Eine Schilddrüsendysfunktion zählt zu den häufigsten medizinischen Ursachen für einen tatsächlichen Milchmangel.
  - Die Ausschüttung des körpereigenen Prolaktins und von Oxytocin kann insbesondere durch eine Hypothyreose (Schilddrüsenunterfunktion) vermindert werden.
  - Eine korrekte Diagnose und medikamentöse Therapie der Schilddrüsenfehlfunktion wären in diesem Fall neben konservativen Methoden unerlässlich, um Elenas Milchmangel zu beheben.

LITERATUR

1. Von der Ohe G. Mögliche medizinische Ursachen für tatsächlichen Milchmangel. Europäisches Institut für Stillen und Laktation (EISL): Unterwaltersdorf (AT), 2024. Unter: https://www.stillen-institut.com/media/Erkrankungen-Mutter-Milchmangel-2023.pdf (letzter Zugriff: 04.03.2025).
2. Büthe K. Zeitgerechte und verspätete initiale Brustdrüsenschwellung sowie Hypogalaktie. In: Büthe K. Evidenzbasierte Wochenbettpflege: Eine Arbeitshilfe für Hebammen im Praxisalltag. 3. A. Stuttgart: Kohlhammer, 2023.
3. Europäisches Institut für Stillen und Laktation (EISL). Zu wenig Milch. Europäisches Institut für Stillen und Laktation (EISL): Unterwaltersdorf (AT), 2025. Unter: https://www.stillen-institut.com/de/zu-wenig-milch.html (letzter Zugriff: 04.03.2025).
4. World health organization. Weight-for-age. Unter: https://www.who.int/tools/child-growth-standards/standards/weight-for-age (letzter Zugriff: 04.03.2025).
5. La Leche Liga Deutschland e.V. 10 Tipps: So fließt reichlich Muttermilch. Unter: https://www.shop-lalecheliga.de/images/kostenfreieDownloads/LLL_So_fliesst_reichlich_Muttermilch.pdf (letzter Zugriff: 05.03.2025).
6. Von der Ohe G. Domperidon und andere Galaktogogene zur Steigerung der Milchmenge. Europäisches Institut für Stillen und Laktation (EISL): Unterwaltersdorf (AT), 2025. Unter: https://www.stillen-institut.com/media/galaktogogen-und-domperidon-2024.pdf (letzter Zugriff: 05.03.2025).

53

Zu viel Muttermilch

Siegrun Baldes

Fallbeispiel

Leandra Brinkmann ist 24 Jahre alt und stillt ihre Tochter Fine, sechs Wochen alt, von Geburt an voll. Fine gedeiht ausgezeichnet, verschluckt sich jedoch bei den Stillmahlzeiten häufig und unterbricht das Stillen immer wieder. Nach jedem Stillen spuckt sie einen Teil der Muttermilch wieder aus. Seit mehreren Tagen leidet Fine außerdem unter Blähungskoliken. Trotz der Unterbrechungen beim Stillen leert Fine die Brüste bei den Stillmahlzeiten scheinbar gut. Deshalb wundert es Leandra, dass sie ihre mit Muttermilch vollgesogenen Stilleinlagen zwischen den Stillmahlzeiten mehrfach wechseln muss. Ihr Milchfluss ist so üppig, dass sie gelegentlich spezielle Auffangschalen zum Sammeln der überschüssigen Milch verwendet und diese im Still-BH platziert. Die übermäßige Laktation bindet Leandra sehr an zu Hause, da BH und Oberteile häufig von Milch durchnässt sind. Das Stillen ihrer Tochter empfindet sie trotz der positiven Gewichtsentwicklung als anstrengend, zumal ihre Brustwarzen durch das unterbrochene Stillen ihrer Tochter seit einigen Tagen wund sind. Sie vereinbart mit ihrer betreuenden Hebamme einen Beratungstermin zur Optimierung des Stillmanagements.

1. **Beschreiben Sie das Stillmanagement für Leandra.**

2. **Benennen Sie alle, an einem Säugling zu beobachtenden Symptome, die auf eine mütterliche Hypergalaktie hinweisen.**

1. Stillmanagement

Die in Leandras Fall beschriebenen Symptome deuten auf eine Hypergalaktie, gepaart mit einem übermäßigen Milchspendereflex, hin. Die betreuende Hebamme sollte mit Leandra alle Maßnahmen zur Reduktion der übermäßigen Milchmenge besprechen und die Durchführung engmaschig begleiten.

Maßnahmen zur Reduktion der übermäßigen Milchmenge

- Zunächst sollte Leandra beide Brüste **einmalig** vollständig mithilfe einer elektrischen Milchpumpe entleeren. Sie kann Fine nun an **einer** Seite stillen, um ihrer Tochter ein positives Stillerlebnis zu vermitteln. Das Kind wird nach der nahezu kompletten Entleerung der Brust nicht durch einen übermäßigen Milchspendereflex irritiert und erhält nun ausschließlich die fettreichere Hintermilch. Nach der Stillmahlzeit erlebt es ein Sättigungsgefühl. Über einen Zeitraum von mindestens 3 bis zu 6–8 Stunden wird dem Kind weiterhin nur **eine** Brust angeboten (block feeding).
- Die zweite, nicht gestillte Seite kann vorsichtig per Muttermilchgewinnung von Hand so weit entleert werden, bis Leandra kein Spannungsgefühl mehr empfindet.
- Um eine erneute Irritation Fines durch den übermäßigen Milchspendereflex zu vermeiden, kann die Mutter diesen vor dem Anlegen durch eine behutsame Brustmassage auslösen und ein wenig Milch von Hand gewinnen. Alternativ kann der Milchspendereflex durch das Auflegen eines Tuches auf die Brustwarze gestoppt werden. Das Stillen im Liegen oder zurückgelehnt „gegen die Schwerkraft" hemmt ebenfalls den übermäßigen Milchfluss. Manchen Kindern hilft es auch, wenn die Mutter mit einem Brusthütchen (➤ Abb. 53.1) stillt. Das Hütchen drosselt als künstliche Barriere den ausgeprägten Milchspendereflex.

Medikamentöse Therapie

Sollte sich Leandras Milchproduktion mittels der beschriebenen Maßnahmen nicht regulieren lassen, könnte interdisziplinär eine medikamentöse Reduktion der Milchmenge durch die Gabe von Pseudoephedrin, Östrogen (in Form von oralen Kontrazeptiva) oder Cabergolin überlegt werden [1], [2], [3].

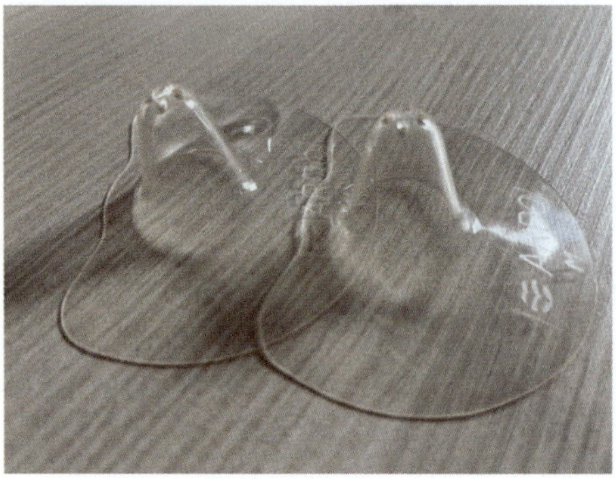

Abb. 53.1 Stillhütchen [M1652]

2. Auf eine mütterliche Hypergalaktie hinweisende Symptome

Ein voll gestillter Säugling, deren Mutter unter einer Hypergalaktie/Hyperlaktation leidet, trinkt häufig sehr schnell und gierig an der Brust. Das Kind zeigt hierbei ein unruhiges Verhalten. Entweder verschluckt es sich oft, hustet und/oder schluckt viel Luft beim Trinkvorgang. Manche Kinder lassen die Brust während des Stillens immer wieder los oder versuchen, die Brustwarze aus dem Mund zu schieben, da der Mund durch den ausgeprägten Milchspendereflex regelrecht mit Milch überschwemmt wird. Auch nach einer ausgiebigen Stillmahlzeit zeigt das Kind noch Hungerzeichen, da es bei einer Hypergalaktie v. a. die laktosereiche und weniger sättigende Vordermilch, jedoch nicht die fetthaltige Hintermilch abtrinkt. Das Kind neigt zudem zu Blähungskoliken, spannt den Bauch an und setzt reichlich grünlich-schaumigen Stuhl ab. Durch das Übermaß an laktosereicher Vordermilch wird die Darmpassage beschleunigt. Eventuell spuckt das Kind häufig kurz nach dem Stillen oder leidet unter einem Reflux. Mutter und Kind erleben die Stillmahlzeiten als wenig entspannend [1], [2].

MERKE

In der Regel ist eine Hypergalaktie idiopathisch bedingt. Dennoch sollte bei einem Verdacht auf eine mütterliche Hypergalaktie immer auch differenzialdiagnostisch und somit ein interdisziplinärer Behandlungsansatz mitgedacht werden. Ausgeschlossen werden müssen folgende möglichen Erkrankungen:

- Polyzystisches Ovarialsyndrom
- Prolaktinom
- Hyperthyreose
- Morbus Cushing
- Niereninsuffizienz
- Leberzirrhose

Ebenso können bestimmte Medikamente (Antidepressiva, Antihistaminika, Antihypertensiva) den Milchfluss fördern.

ZUSAMMENFASSUNG

Ein übermäßiger Milchspendereflex und die damit einhergehende Hypergalaktie (übermäßige Milchbildung) sind für die stillende Mutter und ihren Säugling gleichermaßen belastend.

- Die Mutter leidet an einem permanenten, schmerzhaften Spannungsgefühl der Brüste, an wunden Brustwarzen bis hin zu wiederkehrenden Mastitiden und ständigem Auslaufen der Milch. Beim Säugling verursacht es ein unruhiges und ineffizientes Trinkverhalten.
- Das Kind leidet unter häufigem Verschlucken an der Brust, Reflux und Erbrechen zwischen den Stillmahlzeiten, Blähungskoliken sowie schaumig-grünlichen Stuhlgängen. Der beim Anlegen ausgelöste, übermäßige Milchspendereflex kann den Säugling massiv irritieren, sodass dieser nur noch selektiv an der Brust trinkt oder die Brust sogar komplett verweigert.

Eine Hypergalaktie lässt sich in den meisten Fällen erfolgreich durch das sog. block feeding therapieren. Eine liegende oder zurückgelehnte Stillposition lässt den Säugling gegen die Schwerkraft stillen und sorgt dafür, dass die Milch nicht so schnell in den kindlichen Mund strömt. Auch der Einsatz von Stillhütchen hilft bei der Regulation des Milchflusses. Als letzte Option kann die Hypergalaktie in Absprache mit der behandelnden Gynäkologin auch medikamentös behandelt werden. Bei frustranem Therapieversuch sollte differenzialdiagnostisch auch an andere mütterliche oder kindliche Erkrankungen gedacht werden.

WAS WÄRE, WENN ...

- ... es Leandra trotz einer konsequenten Umsetzung aller empfohlenen Maßnahmen nicht gelingen würde, die übermäßige Milchproduktion zu reduzieren?
  - Die betreuende Hebamme sollte Leandra eine interprofessionelle Betreuung insbesondere durch die betreuende Gynäkologin empfehlen. Es ist gemeinsam mit der Klientin zu überlegen, ob eine medikamentöse Therapie (z. B. Pseudoephedrin, Östrogen oder Cabergolin) zur Verringerung der Milchmenge infrage kommt. Außerdem könnte die Begleitung durch eine zertifizierte Still- und Laktationsberaterin hilfreich sein.
  - Bei persistierenden Beschwerden sollten als eine mögliche Ursache auch andere mütterliche oder kindliche Erkrankungen in Betracht gezogen und von ärztlicher Seite entsprechende Untersuchungen eingeleitet werden.

LITERATUR

1. Kämmerer B, Korsch E. Klinische Bedeutung von Hypergalaktie und überaktivem Milchspendereflex, in: Gynäkologische Praxis 2017; 42: 81–87. Unter: https://www.stillen-institut.com/media/Hypergalaktie-Kaemmerer.pdf (letzter Zugriff: 05.03.2025).
2. ABM Clinical Protocol #32. Management of Hyperlactation. In: Breastfeeding Medicine 2020; 15 (3): 1–6. https://www.bfmed.org/assets/DOCUMENTS/PROTOCOLS/Protocol%20%2332%20-%20English%20Translation.pdf (letzter Zugriff: 06.03.2025).
3. Trimeloni L, Spencer J. Diagnosis and Management of Breast Milk Oversupply. The Journal of the American Board of Family Medicine 2016; 29 (1): 139–142. 10.3122/jabfm.2016.01.150164 (letzter Zugriff: 06.03.2025).

54

Wenn die Milch nicht mehr fließt und sich die Brust entzündet

Siegrun Baldes

Fallbeispiel

Eva Strasser hat vor einer Woche ihre zweite Tochter Bente geboren. Auf eine anstrengende Schwangerschaft folgte eine rasche, komplikationslose Geburt. Eva fühlt sich auch im Wochenbett weiterhin erschöpft und kraftlos. Bente scheint die Erschöpfung ihrer Mutter zu spüren. In den ersten Lebenstagen schläft sie viel und meldet sich nur zu den Stillmahlzeiten, manchmal muss Eva ihre schläfrige Tochter auch aufwecken. Wie im ersten Wochenbett erlebt Eva auch diesmal eine ausgeprägte initiale Brustdrüsenschwellung. Sie produziert viel Milch, die ein unangenehmes Spannungsgefühl der Brüste verursacht und Bente das effektive Saugen erschwert.

In der Nacht wacht Eva mit Schmerzen in der linken Brust auf. Bei einer genaueren Untersuchung fällt ihr auf, dass die Brust im Bereich des oberen, hinteren Quadranten in Richtung ihrer Achselhöhle gerötet und verhärtet zu sein scheint und sich heiß anfühlt. Eva fühlt sich insgesamt unwohl und klagt gegenüber ihrem Mann über Kopf- und Gliederschmerzen. Besorgt tastet Eva auch die rechte Brust ab und stellt erleichtert fest, dass sich das Gewebe hier weich anfühlt und bei der Tastuntersuchung auch ein wenig Milch aus der Brust tropft. Bis zum Morgen versucht Eva, vor der Stillmahlzeit auf der linken Seite etwas Milch von Hand zu gewinnen, um den Milchfluss anzuregen und ihrer Tochter das Stillen zu erleichtern. Zwischendurch kühlt sie die Brust. Während Eva Bettruhe hält, informiert ihr Mann die betreuende Hebamme und bittet sie um einen Hausbesuch.

1. **Benennen Sie die im Fallbeispiel geschilderten Kardinalsymptome und die hieraus ableitbare Diagnose.**

2. **Beschreiben Sie die Behandlung von Eva, die sich aus Ihrer Diagnose ergibt.**

3. **Erläutern Sie die Entstehungsursachen einer Mastitis puerperalis.**

4. **Beschreiben Sie die derzeit empfohlene Behandlung einer Mastitis puerperalis.**

1. Kardinalsymptome und Diagnose

Die wichtigsten Kardinalsymptome zur Sicherung einer Diagnose bieten die von Eva wahrgenommenen Beschwerden und Besonderheiten an ihrer linken Brust. Bei der Selbstuntersuchung der schmerzenden Brust tastet Eva eine lokal begrenzte, schmerzende Verhärtung des Gewebes. Der hintere, obere Quadrant der linken Brust erscheint gerötet und das Gewebe fühlt sich überwärmt an. Die restliche Brust ist blass, das Gewebe weich. Im Gegensatz dazu fühlt sich die rechte Brust voll an, ist insgesamt jedoch frei von Verhärtungen.

Während die Milch an der rechten Seite von selbst zu fließen beginnt, muss Eva den Milchfluss aus der linken Brust vor den Stillmahlzeiten durch eine Brustmassage und die Gewinnung von etwas Milch von Hand anregen. Dies liegt darin begründet, dass das Auslösen des Milchspendereflex durch Schmerzen und Stauung bei Eva erschwert wird. Evas eingeschränkter Allgemeinzustand, der mit Kopf- und Gliederschmerzen einhergeht, weist zusammen mit den lokalen Symptomen auf einen Milchstau hin. Für einen Milchstau spricht auch, dass sich der gestaute Bereich gut vom restlichen Gewebe abgrenzen lässt und dieser sich einseitig lokalisiert hat [1], [2], [4], [5].

MERKE

Ein Milchstau wird häufig durch mütterlichen Stress und Erschöpfung, oftmals in Kombination mit Schmerzen beim Stillen, provoziert. Die genannten Faktoren wirken sich ungünstig auf den Milchspendereflex aus, sodass die Milch nicht optimal fließt und das Neugeborene die Brust während einer Stillmahlzeit nicht ausreichend entleeren kann. Andere Ursachen können eine mütterliche Hyperlaktation, ein ineffektives Entleeren der Alveolen und Milchgänge oder eine nicht korrekte Anlegetechnik sein. Seltener kommt es aufgrund eines schlechtsitzenden Büstenhalters oder der falschen Verwendung einer Tragehilfe zum Milchstau. Gelegentlich kann auch ein verstopfter oder überhäuteter Milchgang die Stauung verursachen [5].

2. Behandlung der Stillenden

Instinktiv hat Eva bereits zwei wichtige Behandlungsschritte unternommen, um die Milch zum Fließen zu bringen. Vor den Stillmahlzeiten versucht sie, den Milchspendereflex mittels Handgewinnung von Muttermilch anzuregen und legt ihre Tochter regelmäßig an. Zwischen den Stillmahlzeiten kühlt sie die Brust. Hier eignen sich so genannte Cold Packs (Gelkompressen) aus dem Kühlschrank, alternativ auch kühle Quark- oder Weißkohl-Wickel. Außerdem hält Eva Bettruhe, während ihr Mann Unterstützung durch die Hebamme anfordert. Die Behandlung kann durch ein sanftes Lockern des Brustgewebes vor und während der Stillmahlzeit optimiert werden. Vor dem Stillen kann die Anwendung von feuchter Wärme den Milchfluss unterstützen.

Eventuell benötig Eva ein stillverträgliches Schmerzmittel. Hier könnte ihre Hebamme Ibuprofen als entzündungshemmendes und schmerzstillendes Mittel empfehlen. Das Schmerzmittel sollte von Eva in regelmäßigen Abständen eingenommen werden und ausreichend hoch dosiert werden, um eine durchgängige Schmerzentlastung zu gewährleisten [2], [4], [5].

CAVE

Die Handgewinnung von Muttermilch oder andere therapeutische Maßnahmen zur Behandlung eines Milchstaus dürfen niemals schmerzhaft sein! Tiefer Druck in das Brustgewebe oder feste Massagen sind unbedingt zu vermeiden. Die stillende Mutter sollte nach Bedarf

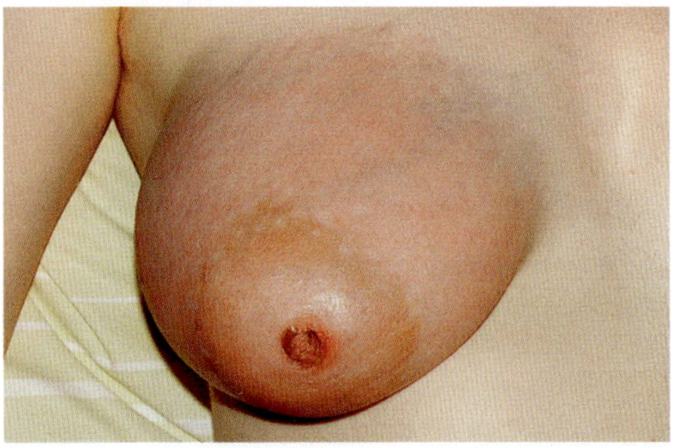

Abb. 54.1 Mastitis puerperalis [M438]

und Durstgefühl trinken. Eine Einschränkung der Flüssigkeitszufuhr ist kontraindiziert. Das Baby kann die gestaute Brust effektiver entleeren als eine Milchpumpe. Daher sollte die Stillende zugewandt unterstützt und über die Bedeutung des Weiterstillens aufgeklärt werden. Die Gabe eines Prolaktinhemmers löst nicht das Kernproblem und ist deshalb ebenfalls kontraindiziert. Ein Milchstau ist keine Indikation zum Abstillen [2],[4],[6].

3. Ursachen einer Mastitis puerperalis

Die Entstehung einer Mastitis puerperalis (➤ Abb. 54.1) kann durch eine unzureichende Behandlung einer verstärkten initialen Brustdrüsenschwellung oder durch eine verzögerte Laktogenese II begünstigt werden. Sie kann sich aus einem unzureichend behandelten Milchstau, aufgrund einer Infektion oder aus einer Dysbiose des Milchmikrobioms entwickeln. Eine Mastitis kann rezidivierend auftreten oder auf einen mütterlichen Erschöpfungszustand mit niedrigem Immunstatus zurückzuführen sein. Schließlich kann eine Mastitis auch aufgrund von mangelhafter Handhygiene, insbesondere im Zusammenhang mit Klinikaufenthalten und bei offenen Mamillen provoziert werden [1], [6]. In einer Studie aus dem Jahre 2013 konnte ein Zusammenhang zwischen Antibiotikagaben unter der Geburt und der Entstehung von Mastitiden nachgewiesen werden [3].

Inzwischen wird zwischen einer akuten Mastitis puerperalis und einer subakuten Mastitis unterschieden.

- Die **akute Mastitis** gilt als inflammatorische Mastitis, wenn sie infolge eines unzureichend behandelten Milchstaus entstanden ist. Hieraus entwickelt sich eine zytokinvermittelte Entzündung. Bakterielle Mastitiden entstehen dadurch, dass Hautkeime von außen und häufig über offene Mamillen in die Brust gelangen. Es entwickelt sich eine Infektion mit toxinbildenden Bakterien wie Staphylococcus aureus (90 % aller Infektionen) oder Streptokokken (10 % aller Infektionen) [2], [6].
- Bei der **subakuten Mastitis,** früher fälschlicherweise als Soor-Mastitis bezeichnet, kommt es zu einer Entzündung des Epithels der Milchgänge sowie zu einer Verdickung des Biofilms. Verursacher des Entzündungsprozesses sind nicht-toxinbildende Keime, was das Fehlen klassischer lokaler Entzündungszeichen wie Rötung, Schwellung und Schmerz sowie von grippeähnlichen Symptomen und erhöhter Körpertemperatur erklärt. Die von einer subakuten Mastitis betroffenen Frauen klagen über tief stechende, brennende Schmerzen in der Brust, die bis in die Achselhöhlen oder in den Rücken ausstrahlen können. Die Beschwerden beginnen entweder mit Einsetzen des Milchspendereflex oder erst nach Beendigung der Stillmahlzeit [6].

4. Empfohlene Behandlung

Die akute Mastitis puerperalis wird unter Einhaltung strenger Bettruhe zunächst auf die gleiche Weise behandelt wie ein Milchstau.

- Häufiges, effektives Stillen, um den natürlichen Milchfluss anzuregen und einem Rückgang der Milchmenge entgegenzuwirken.
- Regelmäßige Entlastung der Brust mithilfe einer Milchpumpe oder Gewinnung von Muttermilch per Hand, ohne die Brust hierbei komplett zu entleeren.
- Strenge Bettruhe einhalten, viel Haut-zu-Haut-Kontakt mit dem Baby herstellen.
- Mütterliche Trinkmenge nicht einschränken.
- Zur Einnahme eines stillverträglichen Analgetikums beraten/Ibuprofen empfehlen.
- Keine Stillpausen machen.

Wenn die Maßnahmen nicht innerhalb von 12 bis maximal 24 Stunden zu einer deutlichen Besserung der Situation führen, liegt mit großer Wahrscheinlichkeit eine bakterielle Mastitis vor und eine Antibiotikatherapie ist unumgänglich. Folgende, Staphylokokken-wirksame und zugleich stillverträgliche Antibiotika können verordnet werden:

- Cephalosporine, z. B. Cefalexin® oder Cefuroxim®: gute orale Verfügbarkeit (keine i. v.-Gabe nötig)
- Dicloxacillin®, Flucloxacillin®: in der englischen Literatur als Mittel der 1. Wahl angegeben (i. v.-Gabe wirksamer)
- Clindamycin®: als Mittel 2. Wahl angegeben
- Amoxicillin® + Clavulansäure

Die Antibiotikatherapie sollte über 10–14 Tage durchgeführt werden, um die Gefahr eines Rückfalls zu minimieren und einer möglichen Abszessbildung vorzubeugen [1], [6].

CAVE

Bei einer Mastitis puerperalis ist Abstillen kontraindiziert! Die betroffenen Frauen sollten unbedingt beim Weiterstillen unterstützt und engmaschig durch eine Hebamme sowie eine Gynäkologin begleitet werden. Dadurch, dass es beim Abstillen zu einer weiteren Stauung der Milch in der Brust kommt, kann sich die Gesamtsituation für die Stillende gravierend verschlechtern. Das Risiko für eine Abszessbildung in der entzündeten Brust steigt signifikant [1],[6].

ZUSAMMENFASSUNG

Viele stillende Mütter erleben im Wochenbett oder zu einem späteren Zeitpunkt der Stillperiode einen schmerzhaften Milchstau, je nach Literaturquelle zwischen 2 % bis sogar 50 % aller Stillenden eine Mastitis puerperalis [2]. Eine engmaschige, zugewandte Betreuung sowie die klare Vermittlung und rasche Umsetzung von Lösungsstrategien sind entscheidend, um den betroffenen Müttern und ihren Säuglingen langfristig eine entspannte und für beide Seiten befriedigende Stillbeziehung zu ermöglichen. **In der Akutphase** zählt das **Weiterstillen** zu den wichtigsten therapeutischen Maßnahmen! Wird übereilt abgestillt, kann dies zu einer dramatischen Verschlechterung der Situation (vom Milchstau zur Mastitis zum Abszess) führen. Bei der Behandlung sollte die Mutter frühzeitig über eine adäquate Schmerz- und im Falle einer bakteriellen Mastitis auch über eine Antibiotikatherapie aufgeklärt werden. Hierzu steht eine ausreichende Anzahl an stillverträglichen Medikamenten zur Verfügung. Sollte die Mutter nach der Überwindung der Krisensituation weiterhin abstillen wollen, so wird ihr Wunsch respektiert und die Hebamme begleitet die Frau empathisch durch den Prozess.

WAS WÄRE, WENN ...

- ... sich Evas Zustand weiter verschlechtert hätte?
  - Dann wäre mit großer Wahrscheinlichkeit eine bakterielle Mastitis aufgetreten. Diese akute Mastitis entsteht häufig durch einen unzureichend behandelten Milchstau, der wiederum zu einer durch Zytokine vermittelten Entzündung führt. Häufig verursachen auch Hautbakterien wie Staphylo- oder Streptokokken, die über wunde Brustwarzen in die Brust gelangen, zu einer Infektion.
  - Eva sollte ohne weitere Verzögerung zu ihrer Gynäkologin überwiesen werden, um frühzeitig mit einer medikamentösen Therapie (Antibiose, Schmerzmedikation) beginnen zu können.
  - Die Hebamme begleitet die Akutphase empathisch und zugewandt und unterstützt Eva und Bente beim Weiterstillen.

LITERATUR

1. Abou-Dakn, M. (2024). Stillen – Laktationsmedizin. In: Kaisenberg C. von, Klaritsch P, Hösli-Krais, IM. (Hrsg.). Die Geburtshilfe. 6. A. Berlin Heidelberg: Springer, 2024.
2. Bovermann I. Milchstau und Mastitis. In: Stiefel, A., Brendel, K. & Bauer, N.H. (2020). Hebammenkunde: Lehrbuch für Schwangerschaft, Geburt, Wochenbett und Beruf. 6. A. Stuttgart: Thieme, 2020.
3. Hertel, E. Was tun bei Milchstau, Mastitis & Co.? Hebammen Wissen 2021; 2 (1): 35–39. DOI: 10.1007/s43877-021-0079-5 (letzter Zugriff: 12.03.2025).
4. Ledger WJ, Blaser MJ. Are we using too many antibiotics during pregnancy? BJOG: an international journal of obstetrics and gynaecology 2013; 120 (12): 1450–1452. DOI: 10.1111/1471-0528.12371 (letzter Zugriff: 12.03.2025).
5. Leitgeb K. Beraten und unterstützen bei Stillproblemen. Hebammen Wissen 2024; 5 (4): 20–23. DOI: 10.1007/s43877-024-1205-y (letzter Zugriff: 12.03.2025).
6. Europäisches Institut für Stillen und Laktation (EISL). Milchstau. EISL: Unterwaltersdorf (AT), 2025. Unter: https://www.stillen-institut.com/de/milchstau-%E2%80%93-mastitis-%E2%80%93-mamma-abszess-in-der-stillzeit.html#Milchstau (letzter Zugriff: 12.03.2025).
7. Europäisches Institut für Stillen und Laktation (EISL). Mastitiden. EISL: Unterwaltersdorf (AT), 2025. Unter: https://www.stillen-institut.com/de/milchstau-%E2%80%93-mastitis-%E2%80%93-mamma-abszess-in-der-stillzeit.html#Mastitiden (letzter Zugriff: 12.03.2025).

55

Schmerzen beim Anlegen und Stillen des Kindes

Siegrun Baldes

Fallbeispiel

Maja Nasser, 29-jährige Zweitgravida/Erstpara in der 35+2 Schwangerschaftswoche, sitzt mit ihrer Geburtshaus-Hebamme zur Vorbesprechung des Wochenbetts zusammen. Sie hat darum gebeten, nach der Vorsorge-Untersuchung die Stillschwierigkeiten mit ihrem Sohn Oskar zu thematisieren. „Acht Wochen nach der Geburt habe ich nämlich aufgegeben!", erzählt Maja. „Ich hatte von Anfang an sehr empfindliche und schnell blutig-wunde Brustwarzen. Bei jedem Anlegen gab es diesen brennend-stechenden Schmerz, der erst nach ein paar Minuten nachgelassen hat, wenn die Milch gut lief. Schließlich hat sich daraus eine Brustentzündung entwickelt, da konnte ich einfach nicht mehr." Maja möchte von ihrer Hebamme wissen, wie sie das Wundwerden der Mamillen möglichst vermeiden kann und welche Therapieempfehlungen ihre Hebamme zur Behandlung wunder Brustwarzen gibt.

1. **Benennen Sie alle präventiven Maßnahmen, die Maja zum Stillbeginn mit ihrem Baby beachten sollte.**

2. **Erläutern Sie alle Ihnen bekannten, möglichen Ursachen für wunde Mamillen in der frühen und späteren Stillzeit.**

3. **Beschreiben Sie die korrekte Vorgehensweise zur Sanierung wunder Mamillen.**

1. Präventive Maßnahmen zum Stillbeginn

Derzeit liegen kaum evidenzbasierte Empfehlungen zur Prävention und Behandlung wunder Brustwarzen vor. Alle hier aufgeführten Maßnahmen beruhen vornehmlich auf Erfahrungswissen. Hebammen, Stillberaterinnen und anderes medizinisches Fachpersonal betonen, dass das **korrekte Anlegen** und **Positionieren** des Neugeborenen an der **mütterlichen Brust** als die wichtigsten Maßnahmen zur Vermeidung wunder Brustwarzen gelten. Hierbei hat das Baby den Mund weit geöffnet und saugt mit möglichst viel Brustgewebe im Mund an.

Eine entsprechende Anleitung und Begleitung des Stillens ab der ersten Lebensstunde des Kindes ist unerlässlich.

Für Maja könnte förderlich sein,

- vor dem Anlegen ihres Kindes z. B. eine Brustmassage nach der Marmet-Methode durchzuführen (➤ Kap. 45) um den Milchspendereflex auszulösen. Ein guter Milchfluss verringert die Gefahr des Wundwerdens,
- sie und auch ihren Partner/ihre Partnerin bereits in der Schwangerschaft über Self Attachement und intuitives Stillen aufzuklären,
- unterschiedliche Stillpositionen kennenzulernen und hierbei Unterstützung durch ihre Hebamme zu erhalten,
- nach Bedarf zu stillen (bezogen auf ihr Baby, auf Majas Milchbildung und auch auf Majas Bedürfnisse),
- über das Management der initialen Brustdrüsenschwellung aufgeklärt zu werden (RPS-Methode),
- in den ersten Wochen häufig zu stillen (10–12 Stillmahlzeiten in 24 Stunden),
- ihr Baby so lange trinken zu lassen, bis dieses die Stillmahlzeit von selbst beendet,
- den Einsatz von Schnuller und Fläschchen zu vermeiden,
- Muttermilch an der Brust trocknen zu lassen,
- Stilleinlagen in den ersten Tagen nach der Geburt zu vermeiden,
- nach dem Stillen hochgereinigtes Lanolin (Wollwachs) dünn auf die Brustwarze aufzutragen [2], [3].

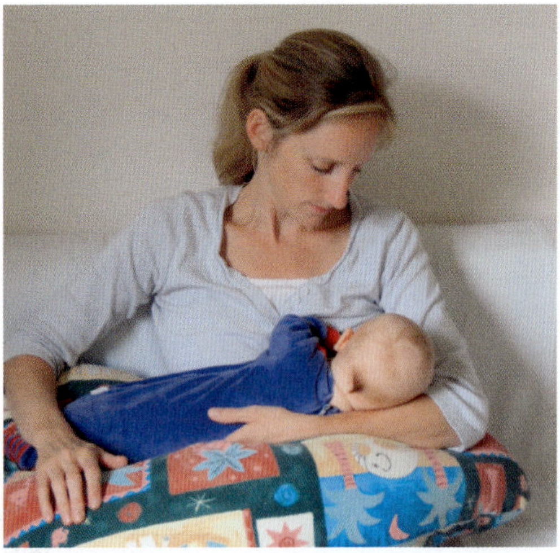

Abb. 55.1 Wiegegriff: Die Mutter nimmt sitzend eine bequeme Haltung ein. Ein Stillkissen stützt ihren Unterarm, die Füße stellt sie auf einem Fußschemel ab. Damit das Baby die Brust erreichen kann, liegt der Bauch des Kindes am Bauch der Mutter. [O408]

2. Ursachen für wunde Mamillen

Frühe Stillzeit

Als die häufigsten Ursachen für wunde Mamillen lassen sich in der frühen Stillzeit

- eine ungünstige Stilltechnik (günstige Positionen ➤ Abb. 55.2),
- ein nicht physiologisches Saugverhalten des Kindes,
- die (falsche) Anwendung von Stillhilfsmitteln wie Stillhütchen oder Abpumpen mit der falschen Trichtergröße,
- anatomische Besonderheiten bei Mutter und Kind sowie
- in den ersten Lebenstagen eine übermäßige initiale Brustdrüsenschwellung mit Lymphödem identifizieren [1], [2], [3].

Späte Stillzeit

In der späteren Stillzeit kann es durch z. B.

- durch versehentliches Beißen des Kindes oder
- durch Essensreste im kindlichen Mund nach der Einführung von Beikost zu Verletzungen und Irritationen an der Mamille kommen.
- Allergische Reaktionen auf Pflegemittel sollten ausgeschlossen werden.

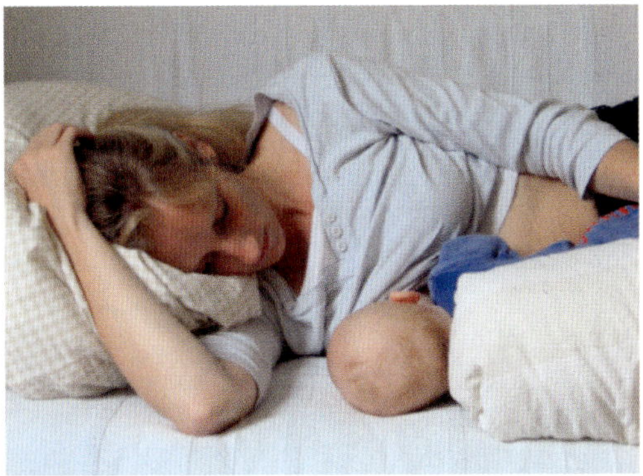

Abb. 55.2 Stillen im Liegen: Mutter und Kind liegen einander zugewandt. Der Kopf der Mutter wird durch ein Kissen abgestützt und zwischen die Knie klemmt sie sich ein Kissen. Ein Kissen im Rücken verleiht Stabilität. [O408]

- Auch während der Menstruation oder bei Eintritt einer erneuten Schwangerschaft kann es zum Wund Sein von zuvor intakten Mamillen kommen [1], [3].

3. Sanierung wunder Mamillen

Jeder Therapie muss eine sorgfältige Anamnese vorgeschaltet sein. Hierzu zählt die Beobachtung einer Stillmahlzeit sowie ein Assessment der Mamillen auf Veränderungen wie z. B. Quetschung oder eine abgeflachte Form nach dem Stillen. Die Stillmahlzeit sollte nach einer behutsamen Brustmassage an der weniger betroffenen Seite begonnen werden. Es sollte ein stillverträgliches Schmerzmittel (Mittel erster Wahl ist Ibuprofen) angeboten und ca. 30 Minuten vor der Stillmahlzeit eingenommen werden. Je nach Situation kann auch eine Stillpause und das regelmäßige Entleeren der Brust mithilfe einer Milchpumpe Entlastung schaffen. Beim Verfüttern der so gewonnenen Muttermilch müssen die Eltern über stillfreundliche Zufütterungsmethoden wie Fingerfeeding oder Füttern mit dem Löffel/Becher aufgeklärt werden. Die Anatomie des kindlichen Mundes muss berücksichtigt werden. Ein zu kurzes Zungenband kann das physiologische Saugen verhindern und sollte deshalb gelöst werden [1], [3].

- **Antientzündliche Maßnahmen:** Insbesondere bei Rhagaden, Hautabschürfungen oder Entzündungszeichen an den Mamillen ist zunächst eine sorgfältige Reinigung der Wunden, am besten mithilfe einer sterilen Kochsalzlösung oder eines Antiseptikums nach jedem Stillvorgang erforderlich. Je nach Schweregrad der Verletzungen kann auch die systemische Gabe eines Antibiotikums indiziert sein, um der Entstehung einer Mastitis vorzubeugen.
- **Mamillenpflege:**
  - Jeder Druck auf die Mamillen muss vermieden werden, um eine optimale Durchblutung zu gewährleisten.
  - Die Mutter sollte über die heilende Wirkung von Muttermilch aufgeklärt werden und die Milch

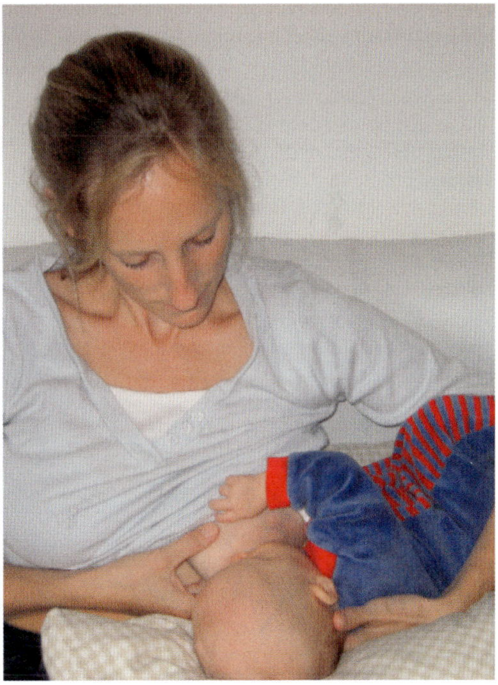

Abb. 55.3 Rückengriff: Diese Position ist besonders vorteilhaft für Mütter nach einem Kaiserschnitt, da das Baby nicht auf die Operationswunde drückt. Auch bei großen Brüsten oder wenn das Baby Schwierigkeiten beim Anlegen hat, kann der Rückengriff eine gute Option sein. Die Mutter legt ihr Kind neben sich auf ein (Still)Kissen und hält den Kopf des Babys in ihrer Hand, wobei der Unterarm auf dem Kissen aufliegt und den kindlichen Rücken stützt. [O408]

nach der Stillmahlzeit auf Mamille und Areola trocknen lassen.
- Um eine Keimverschleppung zu vermeiden, darf die Milch nicht mit dem Finger verrieben werden. Anschließend wird eine hochgereinigte Lanolin-Salbe auf die Wunde gegeben.
- Um Druck auf die Mamillen zu vermeiden, eignen sich die so genannten „Wiener Brust-Donuts" (Anleitung unter https://www.stillen-institut.com/de/wunde-mamillen-und-mamillenprobleme.html#Vorgehensweise), die aus Gaze-Tupfern hergestellt werden können.

Bei **schlechter Heilung** sollte als Ursache auch eine Mischinfektion der Mamillen in Betracht gezogen werden. Dann können Salbenmischungen, bestehend aus einer Kombination aus Antimykotikum, Antibiotikum und Cortison die Abheilung unterstützen [1], [3].

MERKE

Halten die Schwierigkeiten trotz intensiver Sanierungsmaßnahmen an, so wird inzwischen empfohlen, auch den Mikronährstoffhaushalt der Mutter zu berücksichtigen (Eisenstatus, Vit. C, Zink, Omega-3-Fettsäuren). Ergänzend zu einer Antibiotikatherapie wird auch der Einsatz von Probiotika angeraten (Lactobacillus fermentum, Lactobacillus salivarius und Lactococcus lactis). Differenzialdiagnostisch sollte die Stillende auf Hauterkrankungen wie z. B. ein Ekzem oder eine Pilzinfektion untersucht werden [3].

ZUSAMMENFASSUNG

Wunde oder verletzte Mamillen sollten unverzüglich saniert werden. Die betroffenen Frauen benötigen eine individuelle und engmaschige Betreuung durch medizinisches Fachpersonal wie z. B. eine Hebamme oder eine Stillberaterin. Alle Verletzungen an der Mamille oder Areola stellen eine Eintrittspforte für Bakterien dar, die zu einer Mastitis puerperalis führen können. Die wichtigsten Maßnahmen zur Vorbeugung und auch bei der Behandlung wunder Mamillen sind das korrekte Anlegen und Positionieren des Säuglings an der Brust und eine Analyse des kindlichen Saugverhaltens. Je nach individueller Situation kann auch eine Stillpause für Entlastung sorgen. Nach der Stillmahlzeit sollte die Milch nicht von der Mamille/Areola gewischt werden, sondern antrocknen. Im Anschluss wird eine hochgereinigte Lanolin-Salbe aufgetragen. Bei nur zögerlicher Heilung muss an eine Mischinfektion der Mamille und Areola gedacht werden und mit einer entsprechenden Salbenmischung behandelt werden. Alle Maßnahmen zielen auf die Wiederherstellung intakter Mamillen und Areolen sowie das für die Mutter beschwerdefreie Stillen ab.

WAS WÄRE, WENN ...

- ... Maja in ihrer ersten Schwangerschaft bereits umfassende Aufklärung und praktische Anleitung zum Stillen erhalten hätte? Welche Informationen haben möglicherweise gefehlt?
  - Majas und Oskars Stillbeziehung hätte durch eine entsprechende Aufklärung positiver gestaltet werden und besser gelingen können.
  - Vermutlich hat Maja keine Informationen über das Self-Attachment und intuitives Stillen, das richtige Anlegen und Positionieren des Neugeborenen an der Brust erhalten oder/und wurde nicht ausreichend durch medizinisches Fachpersonal begleitet.
  - Informationen und Begleitung bei der korrekten Anwendung von Stillhilfsmitteln wie z. B. Stillhütchen sowie das Abpumpen von Muttermilch mit einer Trichtergröße, die auf Majas Brüste abgestimmt war, haben evtl. gefehlt.
  - Eine mögliche Pilz- oder auch Mischinfektion wurde als Ursache von Majas dauerhaft wunden Mamillen offensichtlich nicht in Betracht gezogen. Hier fehlte ein entsprechender Behandlungsversuch. Auch wurde der Mikronährstoffhaushalt von Maja nicht überprüft.

LITERATUR

1. Karall D, Nindl G, Zittera I et al. Stillen und Stillberatung. Monatsschrift Kinderheilkunde 2020; 168 (6): 547–560. DOI: 10.1007/s00112-020-00911-1 (letzter Zugriff: 13.03.2025).
2. Leitgeb K. Beraten und unterstützen bei Stillproblemen. Hebammen Wissen 2024; 5 (4): 20–23. DOI: 10.1007/s43877-024-1205-y (letzter Zugriff: 12.03.2025).
3. Europäisches Institut für Stillen und Laktation (EISL). Wunde Mamillen und Mamillenprobleme. EISL: Unterwaltersdorf (AT), 2024. Unter: https://www.stillen-institut.com/de/wunde-mamillen-und-mamillenprobleme.html (letzter Zugriff: 13.03.2025).

Register